요가 기능해부학

3D 그래픽으로 쉽게 배우는 요가

Functional Anatomy of Yoga

A Guide for Practitioners and Teachers

데이비드 카일(David Keil)

영 문 출 판 사

■ **역자**

최우석 경희양정한의원 원장
곽미자 춘해보건대학교 요가과 학과장
김상수 국제삿상요가과학회 회장
박창은 사단법인 코리아요가얼라이언스 회장
김인중 행복심리명상연구소 소장
정연옥 동원대학교 보건운동관리과 교수
성기석 경희대학교 체육대학원 겸임교수

Functional Anatomy of Yoga: A Guide for Practitioers and Teachers

의학적 책임 한계의 고지: 다음 정보는 일반적인 정보 목적용으로만 제공됩니다. 독자 개인은 이 책에서 제시하는 제안을 실시하기에 앞서 반드시 항상 자신의 건강관리 제공자와 상담해야 합니다. 이후에 제시되는 내용의 모든 적용은 독자의 재량에 따라 실시되며 독자 본인에게 전적으로 책임이 있습니다.

요가 기능해부학

2017년 3월 23일 초판인쇄
2017년 3월 30일 초판발행

지은이 : David Keil
역 자 : 최 우 석 외
발행인 : 박 병 조
발행처 : 도서출판 영문출판사
등 록 : 1987년 12월 21일 제2-419호
주 소 : 서울시 강남구 삼성동 69-1
전 화 : (02) 514-5590, 776-5590
팩 스 : (02) 756-8943
홈페이지 : www.ymsbook.net
E-mail : yeongmunsa@empal.com
정 가 : 35,000원
ISBN 978-89-7224-398-4 93510

※ 파본은 교환해 드립니다.

차례(Contents)

감사의 글(Acknowledgments)

이 책이 나올 수 있었던 것은 많은 분들 덕분입니다. 이 작업을 그만두었다가 다시 시작하기를 반복하고, 마침내 이 일을 끝낼 때까지 온갖 불평을 했던 저를 참고 견뎌 준 제 아내에게 그 누구보다 감사합니다. 두 번째는 엄청난 참을성으로 제가 마감 기한을 한참 넘겨도 참아 준 출판사가 있습니다. 세 번째는 이 주제를 명료하게 전달할 수 있도록 대단한 능력을 발휘해서 저를 도와준 편집장 에린 커크우드입니다.

딱 알맞은 시간에 딱 알맞은 순서로 모든 일이 일어나지 않았더라면, 이 책은 지금 당신 손에 없을 것입니다.

플로리다 주 마이애미 소재 에듀케이팅 핸즈 마사지 학교에서 저를 도와준 아이리스 버먼과 교직원들에게도 특별한 감사의 말을 전해야 마땅합니다. 그분들의 도움과 지도가 없었다면 그리고 궁극적으로 제가 강의를 시작하도록 저를 몰아가 주지 않았더라면 저는 교사로서 필요한 기술을 연마하지 못했을 것입니다. 제가 보디워크 분야에서 저의 첫 스승이었던 닉 치티 선생님을 만났던 것도 이 학교였습니다. 그의 지도와 우정과 가르침이 제 작업을 더 높은 다음 단계로 나아가게 해 주었습니다.

요가 학생들을 위한 저의 첫 해부학 워크숍은 지난 2000년에 자신의 요가 강습소에서 본인의 친구들에게 수업을 해 달라고 저에게 부탁했던 캐런 색터가 있었기에 가능했습니다. 저를 처음으로 불러 주신 분들은 플로리다 주 마이애미 소재 요가 그로브의 라이언 스필먼과 마리사 가야르도였습니다.

해부학을 이해하기 위한 저의 진지한 작업은 요가 수련을 통해 시작되었습니다. 2001년에 존 스콧과 루시 스콧 부부를 만나서야 비로소 그것이 가능해졌습니다. 그들을 만나지 못했더라면 제가 인도의 마이소르에 가는 일은 결코 일어나지 않았을 것입니다. 그곳에서 저는 스리 파타비 조이스와 그의 손자 스리 샤라트 조이스를 만나게 되었습니다. 제 수련이 더 깊어질 수 있었던 것은 존과 루시의 지도, 그리고 마이소르에서의 수련 덕분이었습니다. 이러한 심오함과 집중을 통해 저는 해부학, 특히 요가와 관련된 해부학을 더 잘 이해할 수 있게 되었습니다.

그 외에도 저를 환대해 주시고 훈련 프로그램의 일부로 받아들여 학생들에게 해부학에 관한 발표를 할 수 있도록 해 주신 셀 수 없이 많은 요가 강습소들이 있었습니다. 당신의 손에 이 책이 지금 있는 것은 그 모든 분들이 도와주신 덕분이기도 합니다. 그 학생들의 모든 질문과 의견 그리고 도무지 이해가 안 된다는 얼굴 표정이 없었다면 저는 제 강의를 가다듬고 개선하지 못했을 것입니다. 늘 그렇듯이, 우리는 항상 관계를 통해 성장합니다. 그 모든 학생들에게 큰 감사의 말씀을 드리며 동시에 당신의 피드백과 소통 또한 감사히 받고자 합니다.

끝으로 이곳 요가나토미닷컴(Yoganatomy.com)의 모든 분들로부터의 도움도 빼놓을 수 없습니다. 크리스틴 위즈, 에이미 돌런, 에런 시걸, 가이 앤더퍼스에게 깊은 감사의 말씀을 전합니다.

서문(Foreword)

2001년에 데이비드는 자신의 아쉬탕가 빈야사 요가 수련을 발전시키기 위해 루시와 저와 작업을 하려고 영국 콘월 주 펜잔스에 있는 저희 요가 강습소를 찾아왔습니다. 데이비드는 그전 얼마 동안 '아사나(요가 자세)'를 수련했었지만 호흡이나 '반다(미세한 신체 조절)'를 올바르게, 효율적으로 하고 있지 못한 것이 분명해 보였습니다. 그는 자신의 인간관계뿐만 아니라 '스티라(안정되고 고요하고 확고한 토대)'와 '수카(좋은 공간)' 사이의 균형을 개선해야 했습니다. 요긴(요가 수련자)은 스티라와 수카를 이해함으로써 자세, 중력, 호흡 간의 관계에 대한 이해를 심화시킬 수 있고, 아사나를 수련하는 해부학자는 스티라와 수카를 발견함으로써 인체의 구조와 기능, 호흡, 움직임에 대한 이해를 이전과는 완전히 다른 더 높은 수준으로 끌어올릴 수 있습니다.

수년 전 저희가 데이비드를 처음 만났을 때, 그가 마사지 분야에서 가르치고 일하면서 얻은 해부학에 대한 그의 방대한 지식과 경험이 여실히 드러났습니다. 그는 저희 강습소에서 루시와 저와 함께 요가를 수련하고 있던 동네에 거주하는 수강생들과 외부에서 방문하는 학생들에게 단기 요가 해부학 워크숍을 열었습니다. 그는 생동감 넘치는 화법으로 인체가 얼마나 대단한지 강조했습니다. 그날 저녁, 그 자리에 참가했던 저희 동네 의사 한 분은 자신이 수년 간 받았던 그 어느 의학 교육과 해부학 강의보다 데이비드와 함께 했던 이 한 번의 시간을 통해 살아 있는 신체를 생생하게 느낄 수 있었다고 말했습니다. 본인도 숙련된 보디워커이자 마사지 치료사였던 루시 또한 너무나 깊은 감명을 받은 나머지 곧장 데이비드를 찾아가 저희 요가 강사 훈련 과정에서 해부학을 가르쳐 달라고 초청했습니다.

루시와 데이비드 그리고 저는 저희가 살고 있는 이 놀라운 몸을 탐구하고, 발견하고, 통찰을 얻고, 그 진가를 저희 스스로 새롭게 이해할 수 있게 되는 상호 성장의 여정을 그날 저녁 시작하게 되었습니다. 데이비드와 함께 하는 이 여행은 앞으로도 몇 년 간 계속될 것입니다. 그리고 이 책은 그가 앞으로 저술할 많은 책 중 첫 번째라고 저는 확신합니다.

이 책에서 제시되는 정보들은 다른 책을 통해서가 아니라 요가 매트 위에서 심도 있는 탐구를 한 끝에 나온 내용입니다. 데이비드는 신체를 단순히 각 부분들로 환원시키고 있지 않습니다. 현실적인 이유에서 이 책은 여러 장으로 나뉘어 있지만, 데이비드는 언제나 더 넓은 관점을 견지하면서 신체를 살아 있고 숨 쉬고 움직이는 통합된 유기체로 보았습니다. 그는 해부학을 한 단계 더 높은 수준으로 끌어올렸습니다.

다른 해부학 서적들과 마찬가지로, 데이비드는 신체의 각 부분을 해부학적인 설명과 용어로 언급하고 있습니다. 하지만 그는 거기에서 멈추지 않고 본인의 요가 아사나 경험을 활용하고, 자신의 몸을 중력에 저항하는 여러 구조로 나누어 당신과 같은 독자들의 일상 언어로 이해할 수 있도록 만들었습니다. 이 책은 전문 연구와 요가를 독학하는 학생 간의 간극을 좁혀 주는 다리와 같은 역할을 합니다. 데이비드가 얻은 지혜의 정수를 요가 매트 위에서 실행함으로써 당신도 이해와 통찰을 얻을 수 있을 것입니다. 또한 당신 나름대로 실제로 탐구하는 과정을 통해 각각의 부분들이 따로 떨어져 있는 것이 아니라 단일한 총체로서 작동하고 숨쉬며, '아사나-스티라/수카' 안에서 차분하게 살아가는 모습으로 연결해 볼 수 있을 것입니다.

신체의 기능을 탐구하는 이 여행의 추천사를 쓸 수 있게 된 것을 크나 큰 영광이자 즐거움으로 생각합니다. 데이비드의 초고를 훑어보면서, 복잡하면서도 간결하게 발표하는 그의 목소리가 들리는 듯했습니다. 마치 제가 그의 워크숍에 참석해서 그가 요가 매트 위에서 해부학 실습을 이끌어 주기를 고대하고 있는 것 같은 기분이 들었습니다. 이 책은 해부학적인 중립 즉, '사마스티티'에 머물러 있을 뿐만 아니라 호흡을 통한 움직임으로 아사나를 만들어 내는 인체에 깃들어 있다는 것이 진정으로 어떤 의미인지를 개개인이 더욱 잘 이해할 수 있도록 해 주는 심오한 탐구 여행입니다. 그 인체란, 곧 우리 몸의 자세를 이해하고, 긴장을 풀고, 이완되고, 고요하고, 평안한 상태로 갈 수 있도록 '형태를 바꾸는', 공간 속에서 우아하게 움직이고 자세, 호흡, 중력의 관계에 통달하는 존재일 것입니다.

즐거운 여행 하시기를 바랍니다.

존 스콧(John Scott)

John Scott

역자 서문

이 책은 아사나(요가 자세)를 기능해부학적 관점에서 분석하고, 또 통합한 책입니다.

요가해부학 책은 많지만, 이 책처럼 아사나 수련에 직접 도움이 되는 책은 드문 것 같습니다. 파드마아사나를 예로 든다면 다음과 같습니다. 파드마아사나를 할 때 왜 무릎이 아픈가? 파드마아사나가 왜 안 되는가? 파드마아사나를 무릎이 아프지 않으면서 제대로 하려면 어떻게 해야 하는가? 발을 잡아 올릴 때 손을 어떻게 해야 하는가? 또 왜 그렇게 해야 하는가? 이런 물음에 대한 해답들이 들어 있으며, 그대로 따라 하면 됩니다.

이 책은 요가 수련자로서, 요가 강사로서 많은 생각을 하게 합니다. 위에서 예로 든 파드마아사나의 경우, 그대로 따라 하면 된다고 했지만, 실제로는 그렇지 않은 경우도 많습니다. 이럴 경우 어떻게 해야 하는지 책 전반에 걸쳐 기능해부학적으로 생각하는 힘을 길러 주기 때문에 스스로 생각해서 답을 낼 수 있습니다. 물론 그 답이 정답이 아닐 수도 있습니다만, 그러면 또 다시 새로 생각하면 됩니다.

이 책의 장점은 매우 많지만 위의 것만 언급하고 더 이상 언급하지 않겠습니다. 본문을 조금만 보기만 해도 금방 이 책의 장점을 알게 되시고, 또 이 책에 빠지시게 될 것이기 때문입니다.

옮긴이는 책의 번역에 많은 정성을 기울였습니다. 원서를 우리말로 옮기는 도중에 오류라고 생각되는 부분이 있으면 반드시 지은이인 데이비드 카일 선생에게 물었습니다. 데이비드 카일 선생은 단 한 곳을 제외하고 모두 역자의 견해를 받아들였습니다. 심지어는 제가 자신의 편집 팀에 있었어야 한다고 할 정도였습니다. 그렇다고 해서 번역에 오류가 없을 수는 없을 것입니다. 번역에 오류를 발견하신다면 언제든지 연락 주시면 매우 고맙겠습니다.

2017년 3월

역자 대표 최우석

머리말(Introduction)

이 책의 구상은 장래의 요가 강사들에게 해부학을 가르치기 위해 세계를 돌아다니면서 생겨났습니다. 저는 대개 강사 훈련 프로그램에서 객원 강사로 재직하면서 신규 강사 인증을 받기 위해 필요한 최소한의 해부학 교육을 진행합니다. 12시간으로는 경이로울 만큼 복잡한 몸에 대한 서론을 마무리하기에도 빠듯합니다. 이 책이 보다 접근하기 쉽고 재미있는 방식으로 인체를 온전하게 탐구할 수 있는 기회를 제공해 주었으면 하는 것이 제 바람입니다.

저는 학생들을 가르치면서 이따금 진지하게 요기가 되기 위한 길을 걷고 있는 사람들이 정말로 해부학을 알아야 할지 의문이 듭니다. 무슨 말인가 하면, 매트 위에서 뛰어다니기 위해서가 아니라 궁극적으로 자신에 대한 이해를 얻기 위한 목적으로 요가를 수련하는 사람이라면 얼마만큼의 해부학 지식을 알아야 할 것인가 하는 질문입니다. 사실 파탄잘리의 『요가수트라』에 나온 요가의 정의를 충실히 따른다면 요가는 마음의 동요를 멈추는 것입니다. 요가는 우리 머릿속의 모든 목소리들과 이야기들로부터 충분히 멀어짐으로써 진정한 우리 자신을 깨닫는 것입니다.

그렇다면 이것이 해부학과 무슨 상관일까요? 솔직히 큰 상관은 없습니다. 우리들 중에 곧바로 자리에 앉아서 마음을 평정시키고 요가 상태로 몰입할 수 있는 능력을 가진 사람은 드뭅니다. 그러면 어떻게 해야 할까요? 이런 상태로 들어가기 위해 우리는 어떤 수단을 써야 할까요? 그 상태로 가는 길은 어떻게 찾을 수 있을까요? 그 답은 간단합니다. 우리 각자가 가진 실험실 즉, 우리 몸을 통해서입니다.

하타 요가는 자리에 앉아 곧바로 마음을 고요하게 만들 수 없는 우리 같은 사람들을 위해 태어났습니다. 아사나(즉, 매트 위에서 이리저리 움직이는 동작들)가 몸(안나마야코샤)을 정화시키기 위해 우리가 처음으로 활용하는 수단이 됩니다. 아사나는 모든 수준에서 우리에게 영향을 미칩니다. 가장 기초적인 수준에서 아사나는 우리의 유연성과 힘을 길러 줍니다. 좀 더 미세한 차원에서는 우리 조직을 정화시키고 더 미세하게는 우리 조직을 지탱하고 유지하는 에너지 체계에 영향을 미칩니다. 끝으로 모든 움직임과 펄쩍거림이 끝나고 나면, 아사나는 우리 마음이 우리 몸의 방해를 받지 않는 상태로 편하고 조용히 앉아 있도록 하는 단계로 우리를 데려갑니다. 동시에 매트 위에서 '펄쩍거리는' 이런 행위들은 또한 심오하고 운동감각적인 방식으로 인체를 연구할 수 있는 수단이 되기도 합니다. 해부학과 아사나의 접점이 여기에 있습니다.

매일 최소한 1시간씩 10년 이상 꾸준히 아사나를 수련해 온 사람이라면 자기 몸의 작동 방식에 대해 분명 상당히 잘 알고 있을 것입니다. 기술적인 해부학 명칭이나 지식은 없을지라도 운동감각적 지식은 매우 현실적이고 강렬한 방식으로 몸을 이해하게 해 줄 것입니다. 이런 지식은 책에서는 배울 수 없습니다.

안타깝게도, 오늘날에는 혼자서 요가 수련을 1년도 해 보지 않고 요가를 가르치고 있는 사람들이 많습니다. 일반적으로 자기 몸에 대한 탐구를 해 보지 않은 경우, 다른 사람들이 자기 몸을 탐구할 수 있게 이끌어 주기는 더 힘듭니다. 하지만 어떤 선생이나 학생이라도 어디서부터인가는 시작해야만 한다는 점은 분명합니다. 매일 꾸준히 자신의 몸을 탐구하는 데에 전력하기 위한 시간을 내 본 적이 아직 없는 사람이라면 해부학 일반과 더불어 개인의 해부학적 편차가 얼마나 큰 지를 이해하는 것은 필수입니다. 다만 어떤 시점에서는 반드시 자신에 대한 탐구를 해야만 한다는 점을 명심하시기 바랍니다.

당신 학생 중에 이런저런 증상이나 통증이 있는 사람들이 해야 하거나 해서는 안 되는 것들이 무엇인지 배우기 위해 이 책을 읽고 있다면 그에 대한 답은 "없다."입니다. 정말입니다. 그런 증상들이 요약되고, 유형화되고, 체계화된 다음 그에 대한 답이 툭 튀어나올 수 있다고 생각한다면 절대로 훌륭한 강사가 될 수 없습니다. 저는 모든 강사가 할 수 있는 한 최선을 다하고자 한다고 믿지만 그 때문에라도 수년간의 수련과 연구가 필요합니다. 생각하고, 의문을 갖고, 모든 가능성을 열어 두고 있어야 합니다!

당신은 이 책에서 제시하는 정보가 어떤 특정한 상황이나 문제에 대한 최종 해답이 아닌 것 같다는 점을 간파했을 수도 있습니다. 당신의 생각이 맞습니다. 그러나 당신이 수업 중에 보게 되는 상황에 맞아떨어지는 설명을 발견할 수도 있습니다. 저는 이런 설명들을 제시함으로써 당신이 당신의 수업 중에 일어나는 개별적 상황이라는 작은 그림과 더불어 더 큰 그림을 이해할 수 있게 돕고자 했습니다. 저는 당신이 당신 수업에 참여 중인 어떤 학생에게라도 적용할 수 있는 포괄적인 해부학적 설명을 제시하고자 합니다.

이 책을 읽고 나면 비판적으로 사고할 수 있도록 자극을 주는 지식이 풍부해질 것입니다. 학생이나 당신 자신의 몸에서 무슨 일이 일어나고 있고 어떻게 대처해야 할지에 대한 가설을 세울 수 있는 도구를 얻게 되는 것입니다. 저는 당신이 생각하는 사람이 되기를 바랍니다. 제가 하는 말을 포함해서 당신이 읽고 듣는 모든 것들을 의심하십시오. 의심하는 것 자체를 위해서가 아니라 보다 깊이 이해하기 위해서입니다. 그리고 끝으로 수련을 통해 당신이 배운 것을 이해할 수 있게 되기를 바랍니다.

저는 해부학을 가르칠 때 간단명료한 설명과 인체의 복잡함을 있는 그대로 받아들이는 태도 사이에서 균형을 잡으려고 노력합니다. 학생들에게서 받는 질문은 대부분 '왜'와 '무엇'으로 시작하는 질문입니다. "왜 이런 아사나는 하면 안 됩니까?" "무엇 때문에 저는 이 자세를 하는 데에 제약이 있습니까?" "무릎통증이 있을 때에는 무엇을 해야 합니까?" "이런 증상이 있을 때에는 무슨 자세를 피해야 합니까?" 이런 것들이 실제로 많이 나오는 질문입니다.

이 책의 목표는 가능한 한 실제로 쓸모가 있는 것입니다. 더불어 저는 다양한 가능성과 관점을 제시하려고 합니다. 당신을 혼란시키려고 그러는 것이 아니라 무수한 가능성이 있음을 계속 인식시켜 주기 위해서입니다. 여러 가지 가능성들을 걸러 내는 것이 요가 강사의 현실입니다. 저는 학생들에게 각자의 문제, 상태, 제약에 대한 제안을 할 때 확답이 아닌 가설을 제시합니다. 다시 말해, 무엇이 문제를 일으키고 있을지, 그 상황을 완화시키거나 개선시키는 데에 어떤 것이 도움이 될 수 있을지에 대해 경험과 지식에 근거해서 추측하는 것입니다. 학생의 피드백 또는 우리가 함께 진행하면서 학생의 모습을 관찰한 바에 따라 저는 제 가설을 기꺼이 바꿀 수 있습니다.

해부학 연구에 본질적인 문제가 있다면 우리가 인체에 대한 이야기를 하기 위해 인체를 각 부분으로 나눈다는 점입니다. 어떤 지식에 접근하기 위해 다른 방식을 생각해 낼 수는 없을 것 같습니다. 다만 이런 방법의 단점은 어떤 식으로든 하나로 결합되어 있는 인체를 마치 개별적인 부분인 것처럼 생각하게 된다는 것입니다.

우리는 요가로 우리 몸의 형성이 시작된다는 점을 기억해야 합니다. 요가를 직역하면 '멍에를 씌움', '연결'이라는 뜻입니다. 우리 몸에서 최초의 물리적 '결합'이 시작되는 것은 정자가 난자를 만날 때입니다. 이 시점에서부터 하나의 세포가 형성됩니다. 그리고 그 세포로부터 뼈, 근육, 장기 등 신체의 온갖 부분이 세포분열을 통해 형성됩니다. 인체가 직접 각 부분에 이름을 붙인 것이 아닙니다. 우리 인간이 그렇게 한 것입니다.

그러므로 인체는 개별적인 부분의 결합이 아니라 하나의 전체로서 기능하고, 따라서 우리도 인체를 하나의 전체로 접근해야 합니다.

해부학적 관점에서 요가를 접근할 때에도 비슷한 문제가 있습니다. 진지하게 배우려고 하는 학생이라면 누구나 요가의 8단계를 배우기를 바랍니다. 이 책은 해부학 책이므로 우리는 오로지 그 중 한 단계인 아사나만을 다루게 될 것이기 때문입니다. 오늘날 대부분의 요가 학생들은 아사나를 통해 요가에 입문합니다. 이 자체는 좋은 것도 나쁜 것도 아닙니다. 아사나는 요가를 접하는 훌륭한 방법 중 하나입니다. 요가는 우리가 어떤 식으로 상호작용하는지는 별로 신경 쓰지 않습니다. 우리가 어떤 수준에서든 요가와 상호작용하고 있다는 사실만으로도 우리는 점차 온전한 수련을 향해 나아가고 있다는 의미가 될 수 있습니다.

그러나 수련자로서 우리는 아사나에만 머물러서는 안 된다는 점이 중요합니다. 분명히 그럴 수도 있습니다. 요가 자세들을 완전히 이해하고 경험하는 것만도 평생의 작업이며, 해부학 공부를 하게 되면 신체에 대한 이런 본질적인 강조에 더욱 힘을 실어 줍니다. 제 의도는 결코 당신의 사고나 신체를 한 가지에만 집착하게 하려는 것이 아닙니다. 저는 당신이 이 책을 읽으면서 이런 정보들을 가지고 스스로 경험해 보고 그럼으로써 당신의 지성을 당신의 신체와 잘 결합해 내기를 바랍니다.

책을 읽으면서 해부학에 대한 당신의 이해가 넓어질 수 있게 하십시오. 당신의 몸을 통합된 전체로서 탐구하기 시작하십시오. 수련을 할 때에는, 개별적인 자세들로서가 아니라 보다 큰 전체의 맥락 속에서 서로 연결된 요소로서 아사나를 경험하십시오.

이 책은 당신이 자신의 몸이라는 개인적인 실험실을 통해 해부학에 대한 이해를 심화시키도록 격려해 줄 것입니다. 그 결과로서 당신은 더욱 사려 깊은 수련자이자 좋은 선생이 될 것입니다. 제가 제 임무를 제대로 해낸다면 당신은 아마도 이 책에 담긴 내용을 넘어서 해부학과 수련 그리고 당신 자신에 대한 연구를 지속하고자 하는 영감을 얻을 것입니다.

나마스테

데이비드 카일(David Keil)

제1부

기능해부학
(Functional Anatomy)

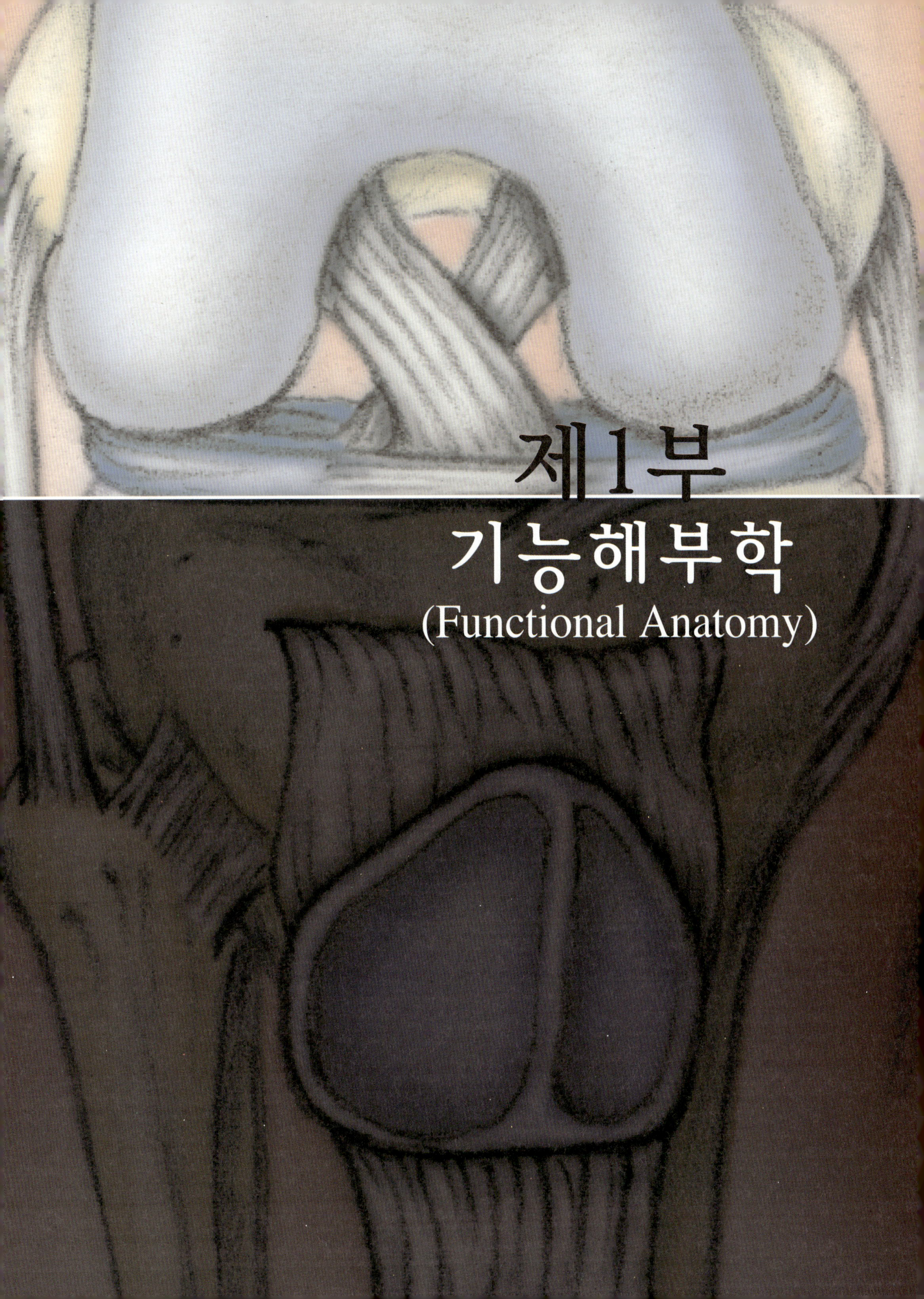

통합사(CONVERGING HISTORIES)

우리가 태어난 순간부터 우리 몸은 우리가 사는 삶의 영향을 받는다. 우리 안에서 정보와 에너지가 만나는 융합이 일어난다. 주변 상황, 결정, 우연한 사건, 의도와 같은 모든 것들이 우리가 어떤 사람인지에 영향을 미친다. 우리가 어머니의 자궁에서 물리적으로 형성된 것처럼 그런 것들도 분명히 우리를 형성한다. 어떤 사람을 자기 삶의 경험과 분리하기는 불가능하다.

나는 이런 인생 경험이나 인생의 영향을 '통합사'라고 부른다. 우리 인체는 다종다양한 정보가 담긴 에너지들로 구성된 이런 역사를 흡수한다. 영화 보기부터 자전거 타기나 요가 수련에 이르기까지 우리 삶의 모든 사건들이 우리 존재에 영향을 미친다. 고유의 에너지적, 물리적, 감정적 특성들을 띠고 있는 이런 모든 사건들은 우리 신체의 각 부분에 영향을 미치고 나아가 각 부분 그 자체가 된다.

우리의 통합사는 지금 이 순간 우리 모습 그대로를 만든다. 이런 역사 중에는 의식적 통제와는 무관하게 우리에게 그저 일어난 것도 있다. 어떤 것들은 우리가 인생 경험에 의식적으로 추가하기로 선택한 것이기도 하다. 우리가 살아가는 매 순간마다 우리는 경험과 활동, 인간관계를 선택하고 그것들은 우리 삶의 넓은 바다에서 통합사의 일부가 된다. 그것들이 곧 우리의 일부가 되는 것이다.

우리 모두는 이 역사의 가장 기초가 되는 부분을 잘 알고 있다. 그것은 바로 '인간 진화의 역사(history of human evolution)'이다. 인간의 진화는 우리 몸에 어떤 일을 했는가? 잠시 수십억 년 전으로 돌아가 우리가 사족동물이라고 상상해 보라. 네발짐승이 된 우리의 무게 중심은 지금과는 다른 곳에 있을 것이다. 발과 손도 다를 것이다. 따라서 우리가 이족보행으로 진화할 때에는 우리 몸도 바뀌어야 한다. 두발짐승에게는 근육과 뼈의 관계도 달라져야만 하는 것이다.

두발짐승으로 우리의 주된 이동 방식은 걷기이다. 때문에 우리가 앞으로 나아갈 수 있게 생긴 튼튼한 하체가 발달했다. 이와 더불어 상체도 진화했다. 우리는 우리 앞에 놓인 물건들과 상호작용하는 데에 상당히 능하다. 우리는 우리의 눈, 코, 입으로 지각한 물질세계를 붙잡고, 끌어당기고, 조작한다. 우리 손의 대단한 운동 능력 덕분에 우리는 우리 몸의 앞면과 취약한 아랫도리를 더 잘 보호할 수 있다.

환상적인 '새로운' 팔 · 다리 덕분에 우리는 도구를 사용하고 피아노를 칠 수도 있게 되었다. 그리고 우리의 손은 우리가 뇌를 더 발달시킬 수 있게 해 주었다. 즉, 우리가 손으로 물건을 집어 들고, 사물을 조작하고, 새로운 것들을 만들어 내는 능력이 우리 뇌에 막대한 양의 정보를 공급했고, 결과적으로 이는 현재 우리가 알고 있는 인간의 의식과 지능을 만들어 냈다. 우리의 팔은 또한 다리와의 조화에도 유용하다. 우리는 달리는 동안 팔을 사용해서 온몸의 움직임을 보조하며 힘든 상황에서 균형을 잡는다.(혹시 우티타 하스타 파당구쉬타아사나가 생각나는 사람이 있는가?)

우리 통합사의 또 다른 부분은 우리 '유전사(genetic history)'에서 찾을 수 있다. 우리는 엄청나게 많은 가능성들 중의 하나로 선택되어 지금의 부모에게서 태어났고, 그 부모들 역시 각자 자신만의 유전자 조합을 갖고 있다. 이런 유전자의 조합을 통해 눈 색깔, 발 크기, 발바닥이 오목한 정도 등이 결정된다. 키와 몸무게의 전반적 경향, 팔 길이 대비 몸통의 길이 등도 이런 조합을 통해 나왔다. 생리적 차원에서 우리 부모의 유전사는 우리가 특정한 질환이나 질병에 더 쉽게 걸리게 한다. 이런 유전사의 숨은 영향력은 넓은 범위에 걸쳐 있다.

유전과 어떤 식으로든 관련된 역사를 나는 '학습된 부모 행동'이라고 한다. 어떤 이들에게는 두려운 이야기일 수도 있다. 어느 날 잠에서 깨어 보니 우리가 우리 부모처럼 변하고 있음을 깨닫게 된다면 심히 괴로울 수 있다. 우리가 절대 그들처럼은 되지 않겠다고 맹세했다면 더욱 그럴 것이다. 우리의 형성기에 부모가 남겨 놓은 강력한 각인들로부터 벗어나기란 힘들다.

신체적 차원에서 우리는 우리 부모가 걷는 방식을 보고 따라 하면서 걷는 법을 배운다. 우리는 우리 부모처럼 표정을 짓고, 부모와 비슷한 신체 언어를 쓴다. 지극히 자연스러운 일이다. 우리는 부모를 통해 이런 것들을 처음 보게 되기 때문이다.

더불어 우리가 택하게 되는 사고방식, 생활 방식, 생각의 방향 또한 부모가 주입하는 내용과 영향 아래에 있다. 우리의 정신 태도 조차도 부분적으로는 우리의 학습된 부모의 역사에서 비롯된다. 그 파급효과는 크다. 아마도 이를 통해 수백만 명의 사람들이 자기 부모의 '부정적'영향을 끊기 위해 여러 요법을 받고 있는 이유 하나를 설명할 수 있을 것이다. 그러나 어떤 경우에라도 우리는 '엄마와 아빠'에게 책임을 전가해서는 안 된다. 그분들은 당신들의 최선을 다했다. 우리의 학습된 부모 행동에서 야기되는 특성과 행동들을 인식하고 그 중 어떤 것은 취하고 어떤 것은 버릴지 결정하는 것은 우리가 할 일이다.

내가 찾아낸 네 번째와 다섯 번째 통합사는 신체와 관련되어 있다. 우리의 '활동사(Activities History)'는 우리가 여러 해에 걸쳐 학습한 신체 활동 전체를 포괄한다. 아마도 우리는 야구, 미식축구, 축구 같은 운동을 했을 것이다. 아니면 무용이나 승마, 무술 등을 하면서 시간을 보냈을 수도 있다. 이런 활동은 모두 우리 몸에 움직임의 패턴을 형성하고 뇌, 감각, 운동 기능 간의 관계를 만들어 낸다. 우리가 이런 활동을 통해 숙련되는 정도와 얼마나 오랫동안 이런 활동에 참여했는지에 따라 그런 패턴이 발달되는 정도도 달라진다.

나는 유치원 때 엘펜바인 선생님을 통해 일찍부터 요가를 접하게 되었다. 우리는 작은 깔개 위에서 매주 몇 번씩 요가를 했다. 이런 활동이 내 몸이나 마음에 얼마만큼의 영향을 미쳤는지는 정확히 알 수 없다. 그러나 나는 형성기의 이런 경험들이 내가 나중에 태극권과 요가를 수련하는 데에 일정한 역할을 했다고 믿는다.

나는 또한 유도를 잠깐 배웠고 몇 년 동안 야구를 하기도 했다. 나는 포수를 맡았는데 그때의 경험은 내 신체에 확실한 각인을 남겼다. 나는 장시간 동안 쪼그리고 앉아 있어야 했는데 그 덕분에 하체의 특정한 근육이 길어지고 튼튼해졌으며 내 자세에 까지도 영향을 미쳤던 것 같다. 나처럼 살면서 여러 가지 활동을 했던 사람들도 있지만 몇 가지 활동만을 해 본 사람들도 있다. 어느 쪽이든 그런 것들 모두가 우리 몸이 발달하는 방식과 우리가 획득하게 되는 특정 행동 양식에 영향을 미친다.

우리는 또한 우리의 '손상사 (Injury History)'도 생각해보아야 한다. 때로 우리가 당하는 손상은 우리가 하는 활동이나 운동의 결과이다. 또 때로는 나무에서 떨어져서 팔이 부러진다거나 갓돌에서 발이 미끄러져 발목을 접질린다거나 차에 치이는 등 사고의 결과로 손상을 당하기도 한다. 원인이 무엇이든 모든 손상은 우리 행동 양식에 영향을 미치지만 우리는 그것이 무엇인지 의식하지 못할 수도 있다. 떨어지면서 엉치뼈(sacrum)나 골반(pelvis)의 위치가 달라졌을 수도 있다. 또는 부러진 뼈가 나으면서 한쪽 다리가 미세하게 길어졌을 수도 있다. 우리가 우리 몸을 알고 이해하려면 우리 손상사의 장기적이고 광범한 영향을 반드시 의식하고 있어야 한다.

나는 아홉 살 때 넙다리뼈(femur)가 부러졌다. 나는 그때 축구를 하고 있었다. 내가 축구공을 차려고 하던 바로 그 순간에 정반대 방향에서 최소한 나보다 두 배는 컸던 동네 형이 그 공을 찼다. 우리가 동시에 공을 찼던 그 충격으로 내 넙다리뼈는 완전히 부러졌다. 그 다리가 약간 뒤틀려 있고, 약간 더 길고, 내 머리 뒤쪽으로 끌어올리기가 확실히 더 어려운 것은 그리 놀랄 일이 아닌 것이다. 우리가 어렸을 때 먹었던 음식이나 대학생 때 마셨던 맥주의 양도 우리 몸, 그리고 우리 몸이 할 수 있는 일에 영향을 미칠 수 있다. 그러므로 우리의 지금 모습에 영향을 미치는 '영양사(Nutritional History)'도 있는 것이다.

끝으로 지금 우리가 어떤 사람인지, 어떤 손상을 겪었는지, 우리 몸이 어떻게 움직이는지에 영향을 미치는 보다 크고 심오한 역사가 있다. 이는 우리 존재의 본질에 영향을 미친다. 나는 이를 '영적 역사(Spiritual History)'라고 부른다. 이 역사에는 우리가 누구이며, 무엇을 믿고, 어떻게 사는지에 대한 매우 커다란 질문들이 담겨 있다. 우리의 영적 믿음은 우리의 내적 안녕에 지침이 될 뿐만 아니라 우리 신체에도 영향을 미친다.

우리는 지금 요가에 대해 이야기하고 있으므로 전생이 미치는 영향이 있는지도 검토해 보아야 할 것이다. 개인적인 카르마(업)나 삼스카라(잠재인상), 그리고 그것들이 우리의 신체에 미치는 효과는 무엇인가? 우리가 전생에서도 요가를 했을 수 있을까? 그렇다면 그것이 지금의 아사나 수련에 어떤 영향을 미치고 있을까?

언급할 필요가 있는 또 다른 역사가 한 가지 더 있다. 우리의 '정신사/감정사(Mental/Emotional History)'이다. 우리의 감정사는 우리가 세상과 우리 자신을 어떻게 보는지를 형성하는 역할을 한다. 이런 영향은 부모에게서 비롯될 수도 있고, 부끄럽거나 자랑스러웠던 순간들, 나아가 손상에서도 비롯될 수 있다. 교사인 나는 학생들에게서 이런 모습을 항상 보게 된다. 학생들이 수련에 어떤 식으로 접근하는지, 자신의 통증에 어떻게 대처하는지를 보면서 나는 그들의 역사에 대해 많은 것들을 알 수 있다. 수년 전에 입은 손상 때문에 특정한 자세를 시도 조차 못하게 될 수도 있는 것이다.

예를 들어, 나와 만나기 대략 15년 전에 엉덩 관절(hip joint)에 손상을 입은 적이 있던 한 학생이 있었다. 연골(cartilage)이 회복될 수 있도록 뼈끝이 연골에 닿지 않게 일시적으로 핀을 박아 놓았다. 그때부터 그는 엉덩 관절을 모으거나 넙다리뼈를 가슴 쪽으로 당기지 못하게 만드는 뼈의 변형이 일어났다고 짐작하게 되었다.

그는 요가를 수련할 때 조심스러운 자세로 임했다.(그 자체는 좋은 일이다.) 그러나 내가 그를 처음 만났을 때, 그는 규칙적으로 수련하기를 사실상 포기한 상태였다. 득보다 실이 많았기 때문이었다. 선생들은 대부분 그의 엉덩 관절 상태에 당혹스러워 했다. 나는 그가 얼마나 강한 믿음을 갖고 예전 부상에 대해 집착하고 있으며 그것 때문에 막연한 추측이 사실로 바뀌어 버렸음을 알 수 있었다. 이런 믿음과 사연을 버리지 않으면 도무지 할 수 없는 자세들이 많았다.

솔직히 나는 무엇이 진실인지 몰랐지만, 그것은 그 학생도 마찬가지였다. 3일 간의 수련과 그 과정에서 쌓인 신뢰를 통해 나는 그의 넙다리뼈를 가슴까지 끌어올렸고 엉덩 관절을 모으게 할 수 있었다. 서서히, 그러나 분명히, 몸에 쌓여 있던 믿음과 감정들은 해소되고 있었다. 그리고 그 해소의 과정은 대개 희망에 찬 기쁨의 눈물로 나타났다. 엉덩 관절 손상 그 자체만큼 오래 묵은 불신과 거짓 이야기에 대한 인식이 서서히 사라지고 있었다.

'역사들'을 어떻게 구분하거나 분류하는지는 중요하지 않다. 나도 다른 식으로 했을 수 있다. 중요한 것은 각각이 궁극적으로는 하나로 묶여 매 순간마다 우리의 상태를 만들어 낸다는 점을 이해하는 것이다.

우리가 어떤 학생을 볼 때 우리는 이런 통합사의 결과물을 보고 있는 것이다. 어떤 사람을 파악하는 최선의 방법은 그 순간 안팎으로 나타나는 모든 것들을 관찰하는 것이다. 눈에 보이는 몸 이상의 것들을 파악하는 법을 배우는 일도 요가 교육법 학습의 일부이다. 몸을 넘어서 그 이상을 볼 수 있게 되면 지금 이 순간 학생들의 모습을 있는 그대로 더 잘 알 수 있게 된다. 그러나 우리는 때로, 아마도 대형 강의를 하는 상황에서, 사람마다 차이가 있음에도 개별성은 사라지고 모든 사람이 같은 자세에 대한 강습을 받아야 하는 경우가 있음을 명심해야 한다.

각각의 학생들을 어떻게 개인에 따라 대해야 하는가? 모든 자세에는 기본적 원리와 지침이 있다. 예를 들어, 특정 자세에서는 누구나 넙다리(thigh)를 가쪽돌림(lateral rotation)이나 안쪽돌림(medial rotation)을 해야 하고 이러저러한 자세를 취해야 한다. 이런 기초 위에 어떻게 지금 이 순간 특정한 학생에 대한 우리의 고려 사항을 쌓아올릴 수 있을까? 그리고 어떻게 학생들을 지금 모습에서부터 우리가 생각하기에 그들에게 어울리는 모습으로 인도해 줄 수 있을까? 학생들이 수련하는 모습을 지켜보면 얼마나 많은 역사를 파악할 수 있는가? 학생들은 각자의 개인사에 따라 특정 자세를 하거나 하지 말아야 할까? 이런 역사는 요가라는 더 큰 그림에서뿐만 아니라 아사나 수련의 진행과 어떻게 맞물려야 할까? 이것 말고도 고려해야 할 사항들은 많다. 그러나 일단은 이 정도로 해 두겠다. 당신이 학생에게서 퍼즐의 이런 조각들을 찾으려고 하기 시작했다는 것만으로도 충분하다. 몸 이외에도 알아 보려고 한다는 점만으로도 충분하다.

결국 하나이다 (IT IS ALL ONE)

어떤 사람의 전부를 파악한다는 것이 실제로는 얼마나 어려운지 감을 잡았을 테니 인체가 얼마나 통합적인지를 강조하면서 해부학을 가르친다는 것이 얼마나 어려운지도 느꼈을 것이다. 또한 한 사람의 인생 경험을 더불어 고려하지 않고 그 사람의 몸을 파악하려는 예전의 사고방식으로 빠져들기도 쉽다. 너무나 자연스럽게 신체 부분의 상호 연결을 무시하게 되는 것이다. 어깨의 욱신거림, 엉덩부위(hip)의 타이트함(tight), 척주(spine, vertebral column)의 유연함이 서로 개별적인 문제이며 상호 연관이 거의 없다고 생각하는 경향이 있다. 게다가 해부학처럼 광범하고도 복잡한 주제를 다룰 때에는 쉽게 이해할 수 있도록 내용을 여러 조각으로 나누는 것이 유익하고 때로는 필수적이다. 거기에는 분명 그만한 가치가 있다. 문제는 우리가 이 모든 조각들을 다시 하나로 합치는 일을 잊어버리거나 각각이 어떻게 상호 연관되면서 전체를 형성하는지 이해하려는 노력을 하지 않을 때에 일어난다.

흔히 근육, 뼈, 결합조직을 각각 별개로 생각한다. 실제로 무릎, 엉덩 관절, 어깨를 갈아 끼울 수 있다는 사실은 오히려 우리 주장에 도움이 안 된다. 현대 의학의 기적은 우리가 개별적인 부품들로 되어 있다는 생각, 나아가 그 부품들을 교체할 수 있다(!)는 생각을 강화시킬 뿐이다. 고장 난 특정 부분들을 대체할 수 있는 것은 물론 사실이지만, 그런 식으로 너트와 볼트를 사용하여 공장에서 제조해 낸 존재가 아니다. 달라도 한참 다르다.

우리의 탄생, 그리고 우리의 모든 '부분들'의 탄생은 그 보다 훨씬 더 마법과 같으며 통합적으로 일어난다. 가장 처음부터 시작하면 두 개의 부분이 있었다. 정자와 난자이다. 수정이라는 기적적인 행위의 형성이라는 놀라운 과정을 개시한다. 우리는 그 시점에서부터 발달해 나간다. 하나의 세포가 두 개, 네 개, 여덟 개로 계속 쪼개진다. 이것이 진정한 탄생이다. 하나의 세포가 여러 개의 세포로 분화하면서 마침내 그 세포들은 특수한 기능을 띠고 결국 우리의 모든 부분들을 형성하게 되는 것이다. 즉, 우리 몸의 통합이지만 그 내용은 부분별로 제시될 수밖에 없다. 그렇다고는 해도 우리는 항상 한 발 물러서서 개별적인 부분들을 그 주변의 모든 것들과의 관계 속에서 바라보아야 한다.

1 기능해부학의 기초
(The Basics of Functional Anatomy)

결합조직(CONNECTIVE TISSUE)

해부학 탐구를 우리의 모든 '부분들'의 상호 연결성을 예시하는 조직 즉, 결합조직으로 시작하는 것이 적절할 것 같다. 결합조직의 구조 자체만 보더라도 몸의 한 부위의 사소하고 미세한 변화가 반드시 몸 전체에 영향을 미친다는 점을 인정할 수밖에 없게 된다. 엄지발가락의 작은 움직임은 마치 거미줄에 앉은 파리와 같다. 파리가 거미줄을 건드리면 진동이 거미줄을 타고 전체에 퍼져 거미가 앉아서 기다리고 있는 반대쪽까지 이른다. 엄지발가락의 작은 움직임이 발, 발목, 그리고 생각하기에 따라서는 골반의 위치에까지 영향을 미친다. 엄지발가락은 결합조직의 망으로 이 모든 부분들과 연결되어 있는 것이다.

아마도 결합조직에 대해서는 들어본 적이 없을 것이다. 그 모습을 그려보기는 어려울 수도 있지만 사실 당신 몸의 다음 부분들이 '모두' 결합조직이다.

- 뼈(bone)
- 연골(cartilage)
- 근육(muscle)
- 근막(fascia)
- 힘줄(tendon)
- 인대(ligament)
- 흉터조직(scar tissue)

결합조직은 요가에서 얼마나 중요한가? 결합조직은 유연성의 핵심 요소이다. 물론 다른 구성 요소들도 유연성을 결정하는 데 일조한다. 예를 들어, 근육, 뼈대계통(skeletal system), 근육에 무엇을 할지 명령하는 신경계통(nervous system) 등도 포함된다. 이런 요소들에 대해서도 앞으로 더 깊이 이야기해 보겠지만 일단은 결합조직을 살펴보겠다.

그러면 결합조직이 대체 무엇인가? 이것은 두 가지 단백질, 콜라겐과 엘라스틴으로 이루어져 있다. 콜라겐은 세기로 유명하다. 엘라스틴은 이름에서 추측할 수 있다시피 탄력적이다. 둘 중에 더 유연하고 원상 복구 능력이 좋은 쪽이다. 다양한 비율과 밀도로 둘을 결합하면 몸 전체에서 찾을 수 있는 엄청나게 다양한 종류의 결합조직이 나온다.

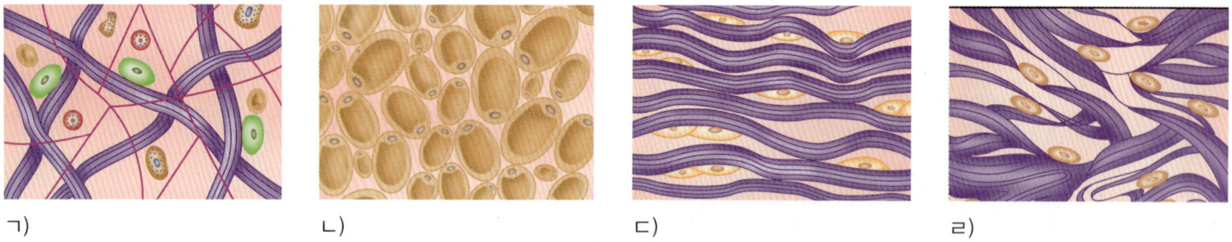

그림 1.1: 다양한 종류의 결합조직 구조. ㄱ) 성긴결합조직 (성근조직), ㄴ) 성긴결합조직 (지방조직), ㄷ) 치밀규칙결합조직, ㄹ) 치밀불규칙결합조직.

인대와 힘줄(Ligaments and Tendons)

조직이 더 치밀하고 튼튼할수록 콜라겐이 더 많이 들어 있다. 인대와 힘줄은 엘라스틴에 비해 콜라겐섬유의 비율이 더 높고 콜라겐섬유들이 서로 단단히 뭉쳐 있다. 인대와 힘줄은 매우 튼튼하다. 사실 인대와 힘줄은 같은 크기의 강철 케이블만큼 인장강도가 높다고 알려져 있다. 인대와 힘줄이 기능을 제대로 수행할 수 있는 이상적인 조직이 될 수 있는 것도 바로 이 때문이다.

인대는 서로 다른 방향으로의 움직임을 가능케 하거나 제한한다. 인대는 항상 두 뼈 사이의 연결부에 위치한다. 즉, 관절(joint)에 인대가 있다. 인대의 콜라겐 단백질은 매우 치밀하게 모여 있기 때문에 직접적으로 혈액을 공급받지 않는다. 인대의 깊은 속까지 침투해 들어갈 만한 동맥이 없는 것이다. 인대를 감싸고 있는 조직이 인대의 기능과 치유에 필요한 양분을 전달한다. 인대가 찢어지면 일반적으로 잘 낫지 않는 주요한 이유 중의 하나가 바로 이렇게 혈액 공급이 부족하다는 점이다.

힘줄은 인대와 비슷하지만 다른 기능을 수행한다. 힘줄은 정확히 말하면 근육의 끝에서 뼈와 붙어 있는 부분이다. 힘줄은 근육을 뼈와 이어주고 관절에서 특정한 방식으로 근육이 수축하고 뼈가 움직이게 해 준다. 힘줄과 인대는 콜라겐과 엘라스틴이 비슷한 비율로 들어 있으며 따라서 강도도 비슷하다.

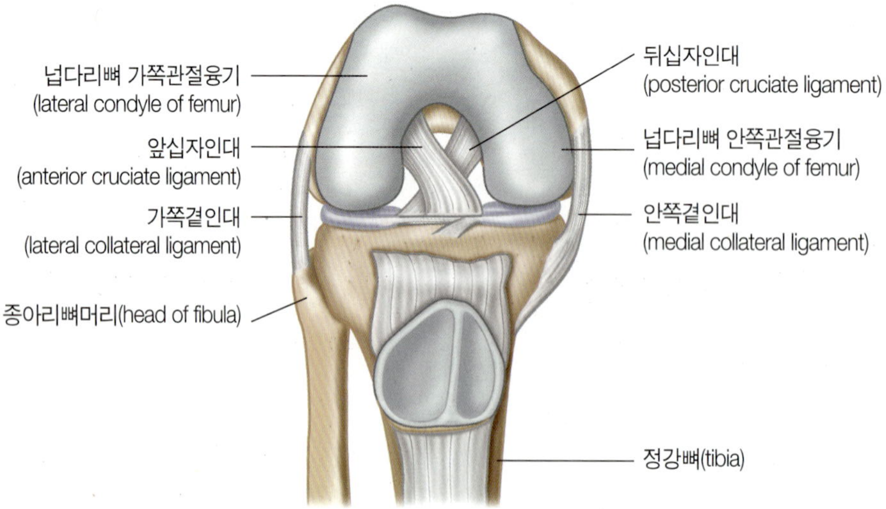

그림 1.2 : 인대는 두 뼈의 끝을 묶어 주는 끈과 같으며 여러 방향으로의 움직임을 안정화하거나 허용하거나 제한한다.

근막(Fascia)

몸에는 세 가지 주요한 유형의 근막이 있다. 얕은근막(superficial fascia)은 피부 바로 아래에 있으면서 표면에서 체온을 유지하도록 도와주는 지방세포를 포함하고 있다. 내장근막(visceral fascia)은 장기를 둘러싸고 그 자리에 붙잡아 두는데, 장뿐만 아니라 심장과 폐에도 있다.

우리가 가장 관심 있는 것은 세 번째 종류 즉, 깊은근막(deep fascia)이다. 이 근막은 모든 근육을 둘러싸고 있다. 근막계통은 몸의 장갑 또는 스타킹이라고 생각할 수 있다. 스타킹이 겉만 감싸고 있는 것이 아니라 근육, 동맥, 정맥, 뼈와 같은 깊이 있는 구조도 감싸고 있는 것이다. 이 구조들은 각각 자체적인 결합조직층이 있다. 근육, 동맥, 정맥, 뼈는 각각 또 다른 결합조직을 통해 서로 이어져 있다. 거미줄이 훌륭한 비유가 될 것 같다. 이 모든 연결부들이 한 구조물을 감싸고 있는 조직망을 형성하고 그것들이 다시 또 다른 구조물을 감싸고 이런 관계가 이어진다. 몸 전체가 실제로 이처럼 사방에 존재하는 결합조직의 망으로 연결되어 있다. 근육과 완전히 결합된 결합조직은 무수히 많다. 결합조직은 근육세포(muscle cell) 수준에서, 근육다발(muscle fascicle) 수준에서, 그리고 전반적 힘살(belly) 수준에서 근육을 둘러싸고 있다.

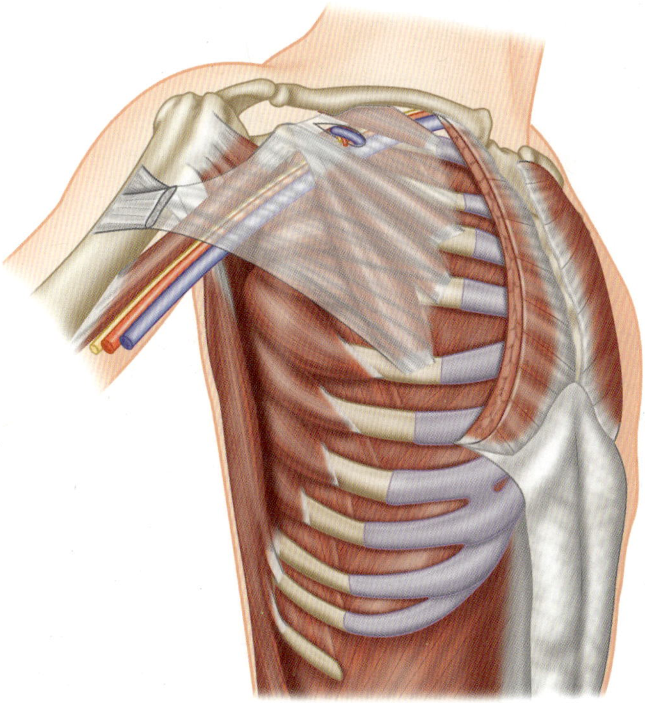

그림 1.3: 근막집 (fascial sheath).

우리가 근육과 근막이라는 별개의 용어를 사용하여 단일한 단위의 두 부분을 설명하고 있다는 사실을 명심하고 통합된 관점을 유지할 수 있도록 하라. 각각을 별개로 생각하는 것은 현실적이지도 않으며 우리 몸을 진정으로 통합된 방식으로 이해하는 데에 유익하지도 않다. 땅콩버터와 젤리를 넣은 샌드위치처럼 생각하라. 빵 한 쪽에는 땅콩버터를 얹고 다른 쪽에는 젤리를 얹는다. 두 쪽의 빵을 합치면 샌드위치가 만들어진다. 땅콩버터와 젤리를 샌드위치의 개별적인 부분으로 이야기할 수는 있겠지만 각각을 분리하기란 불가능하다. 이와 비슷하게 근육과 근막이 마치 두 개의 서로 다른 것처럼 이야기하는 것은 현실적이지 않다. 그러므로 우리는 보다 섬세한 언어를 사용하여 근육을 '근육근막(myofascia)'이라고 칭해야 한다. 'myo'는 근육을 가리키며 'fascia'는 당연히 근막을 뜻한다.

통합은 여기에서 그치지 않는다. 힘줄과 인대, 뼈를 싸고 있는 조직은 모두 결합조직이기 때문에 그 상호작용과 통합은 실로 경이적이다. 힘줄은 뼈 주위의 결합조직층 속에 얽혀 있기 때문에 어디가 그 끝인지 분명히 알 수 없다. 뼈와 얽혀 있는 인대의 시작점과 끝점이 어디인지도 분명치 않다. 여러 개의 힘줄과 인대, 관절주머니(joint capsule)가 모두 합쳐진 무릎의 그림을 보면 여러 구조물들 간의 분명한 구분선을 찾기가 힘들다. 이 모든 결합조직의 조합을 통해 요가뿐만 아니라 무용, 자전거 타기, 스키 타기 등과 같은 다른 활동에서 우리가 볼 수 있는 놀라운 움직임이 가능해지는 것이다.

결합조직이 더 자유로워지면 뼈와 자세는 더욱 최적의 위치로 이동한다. 장기간의 긴장 패턴을 해소함으로써 몸과 마음이 더 편안해진다. 요가는 이런 조직들을 조절하는 아주 좋은 방법이다. 어떤 근육의 힘을 사용하여 다른 근육을 늘이거나, 지면이나 중력을 저항으로 사용함으로써 우리는 능동적으로 우리의 결합조직을 늘일 수 있다. 그 결과 우리는 우리 자신의 뼈대를 재정렬할 수 있다.

근육계통과의 통합(Integrating into the Muscular System)

근육계통을 좀 더 자세히 살펴보자. 우선 질문을 하나 하겠다. 근육이 무엇으로 되어 있다고 생각하는가? 답을 찾느라 애쓰고 있다면 다른 각도에서 살펴보자. 당신의 근육 예를 들어, 뒤넙다리근(hamstring)이 찢어진다면 무슨 일이 일어나는가? 문자 그대로 무슨 뜻이라고 생각하는가? 아마도 근육섬유(muscle fiber)의 일부가 찢어졌다는 의미가 아니겠는가?

좋다. 근육섬유 하나가 찢어졌다고 하자. 근육섬유란 무엇인가? 근육의 구조를 살펴보면 길게 한 줄로 늘어 있는 두 종류의 단백질인 액틴과 미오신을 볼 수 있다. 이 두 종류의 단백질은 신경계통이 칼슘을 방출하라는 신호를 보내어 자석처럼 서로 달라붙게 만들기를 기다리고 있다. 이것이 바로 근육 수축의 기본이다. 이 두 단백질에 칼슘 분자들이 들어오면 둘은 서로에게 달라붙는다.

근육의 구조를 살펴볼 때 알 수 있는 것들로 돌아가 보자. 이 단백질들이 일렬로 늘어서 있을 수 있도록 지탱해 주고 특정한 방향으로 수축하도록 만들어 주는 것은 무엇인가? 결합조직이다. 이 경우에는 좀 더 구체적으로 '근막(fascia)'이라고 할 수 있을 것이다. 이 층의 근육에서는 근육원섬유(myofibril)들이 모여서 근육세포(muscle cell) 즉, 근육섬유(muscle fiber)를 형성한다. 이 근육세포들을 근육속막(endomysium)이라는 근막이 둘러싸고 있다. 감귤의 알갱이처럼 말이다.

이 근육세포들이 모여서 근육다발(muscle fascicle)을 이루고, 이 근육다발을 근육다발막(perimysium)이라는 근막이 둘러싸고 있다. 이는 마치 감귤 알갱이들이 모여서 감귤 한 쪽을 이루는 것과 같다. 그리고 끝으로 근육다발들이 모여서 근육을 이루고, 이 근육을 근육바깥막(epimysium)이라는 또 다른 층의 근막이 둘러싸고 있다. 이 마지막 층의 근막은 감귤의 껍질에 해당한다고 할 수 있다.

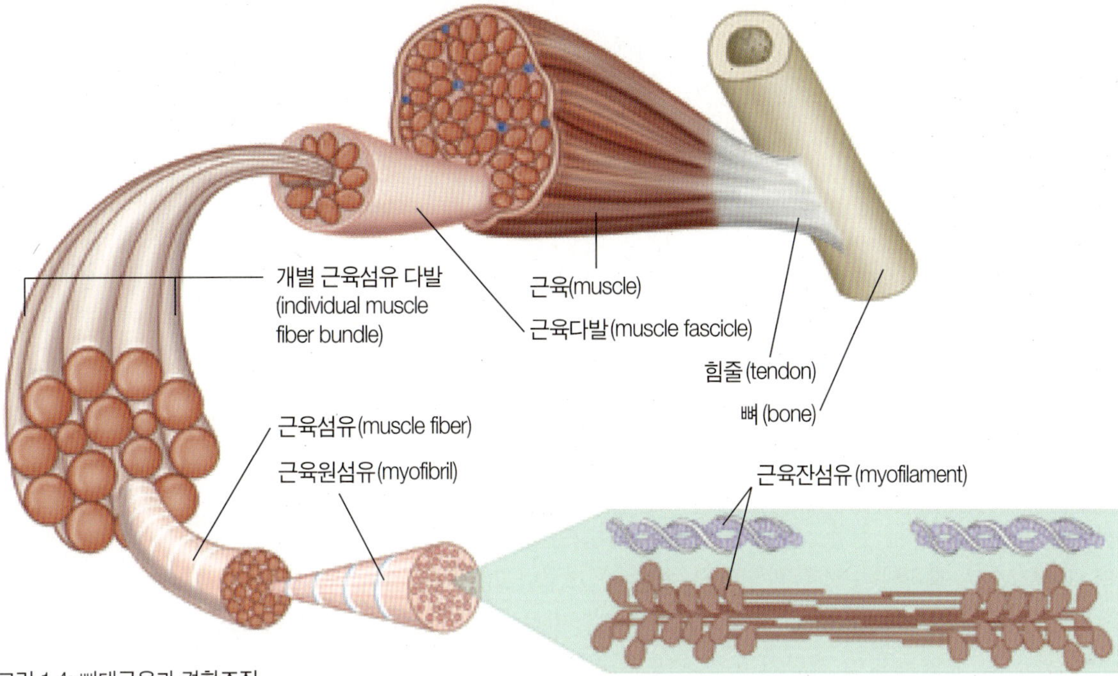

그림 1.4: 뼈대근육과 결합조직.

이제 원래 질문으로 돌아가자. 근육은 무엇으로 되어 있는가? 단백질을 둘러싼 여러 층과 여러 겹의 근막으로 되어 있다. 그렇다면 근육은 결합조직으로 되어 있다는 말이다. 그러므로 뒤넙다리근이 찢어지면 실제로는 결합조직이 찢어지는 것이다.

우리가 펼쳐 나가고 있는 통합적 관점은 움직임에 대한 더 복잡하고 역동적인 이해를 가능케 한다. 이제 우리는 수축이 단순히 일련의 단백질이 서로 가까워지면서 근육이 짧아지는 것만이 아님을 알게 되었다. 우리는 각각의 수축이 그 단백질들을 둘러싼 근막조직과 밀접하게 연관되어 있음을 안다. 근막의 건강은 근육의 기능을 저해하는 한 가지 요인이 될 수 있는 것이다. 근막과 근육은 함께 하나의 단위를 이룬다. 당신이 아사나에서 근육 하나를 늘이는 이야기를 할 때, 당신은 근육을 둘러싸고 있는 근막을 늘이는 것에 대한 이야기도 하고 있는 것이다. 근육과 근막은 불가분의 관계에 있다.

근막이 '너덜너덜해지면서' 함께 뭉쳐 버리는 다른 경우들도 있다. 근막은 모든 근육을 서로 떼어놓고 분리시킨다. 그러나 근육을 분리시키는 것은 또한 본질적으로 근육들을 서로 연결시키는 방식이기도 하다. 근막은 오직 하나의 전체 내에서 구분을 짓는 역할을 하고 있는 것이기 때문이다. 그러므로 이런 '개별적인' 근육들이 서로 분리되는 지점에서 함께 뭉치는 것도 가능하다. 이는 과도한 움직임이나 불충분한 움직임 또는 손상의 결과로 나타날 수 있다. 예를 들어, 과도한 움직임은 역기를 들 때 발생할 수 있다. 결합조직은 국소적으로 가해지는 압력에 대응할 수 있는 능력이 있다. 역기를 들어 올릴 때 결합조직은 근육에 가해지는 힘이 커짐에 따라 적응하고 변화해야 한다. 새로운 결합조직 섬유층이 생기고 더 치밀해짐으로써 그 조직에 가해지는 추가적인 힘에 대처하는 것이다.

불충분한 움직임이란 근육이 위축되면서 약해지기 시작한다는 뜻이다. 이 경우, 결합조직은 뭔가 쓸모 있게 늘어나거나 수축될 만큼의 압력을 받지 않는다. 결과적으로 결합조직은 근육과 더불어 타이트해지고 근육은 더 이상 최적의 건강상태를 유지하지 못한다.

손상 또한 결합조직에 변화를 일으킨다. 흉터조직이 형성되면 근막의 일부 영역에 가해지는 긴장의 양이 바뀐다. 그러면 근막이 옆 근육에 인접한 근막층과 서로 달라붙게 된다. 이는 별개였던 두 근육의 독립성이 사라진다는 것을 의미한다. 그 자리에 있던 두 층의 근막이 더 이상 서로 따로 쉽게 움직이지 못하는 것이다.

뒤넙다리근은 흉터조직이 아니라 과도한 사용 때문에 이런 일이 일어나게 되는 흔한 사례이다. 뒤넙다리근은 단지 걸을 때만 생각하더라도 하루에 수백 번씩 수축한다. 평균적인 사람이라면 이 근육들이 타이트한 상태에 있는 것이 일반적이다. 걷기, 앉아 있기, 각종 운동의 양과 연관되어 있는 문제인데 이것은 이런 활동을 통해 뒤넙다리근이 거듭 수축되면서 대개 타이트한 상태로 이어지기 때문이다.

그 결과 세 개의 개별 근육들이 시간이 지나면서 서로 '들러붙게' 되기 쉽다. '들러붙는다'는 것은 이 세 근육들을 서로 구분하고 나누는 결합조직의 층들 또한 서로 이어진다는 것을 의미한다. 이 세 근육들이 서로 뭉치게 되면 독립적으로 최대의 능력을 발휘하지 못한다. 그렇다고는 해도 뒤넙다리근을 사용할 때 정밀한 운동 기술을 필요로 하지 않는다. 뒤넙다리근은 힘을 내라고 만들어져 있기 때문이다. 그러므로 우리는 이 근육들이 얼마나 서로 뭉쳐 있는지 잘 깨닫지 못할 수도 있다. 우리가 근육을 신장하려고 하기 전까지는 말이다. 그제서야 우리의 뒤넙다리근이 그렇게 타이트해져 있음을 알고 깜짝 놀란다! 부분적으로는 단순히 근육 사용 방식과 그에 연관된 신경계통 및 긴장의 문제이다. 나머지 문제는 결합조직이 어떻게 자극에 반응해 왔느냐 하는 것이다. 즉, 뒤넙다리근이 함께 붙어서 자라나게 함으로써 세 근육들이 독자성을 잃게 되는 식으로 대응할 수도 있다.

더 작은 근육들, 예를 들어, 손가락을 움직이는 근육들에서 비슷한 수준의 들러붙음이 일어난다면 문제가 생길 것이다. 무릎관절(knee joint)과 엉덩 관절을 움직이기 위해 뒤넙다리근에서 필요로 하는 독립성보다 손가락을 움직이기 위한 근육들이 더 큰 독립성을 갖고 있어야 하므로 정밀한 운동 기술이 힘들어질 것이기 때문이다.

근육계통의 기능(FUNCTIONS OF THE MUSCULAR SYSTEM)

근육계통은 기본적으로 네 가지 기능을 수행한다. 운동, 열 생산, 외부로부터 체내로의 침입 차단, 자세 유지이다. 요가와 관련하여 근육계통이 운동과 어떻게 연관되어 있는지에 집중할 것이다.

근육계통의 여러 측면들은 운동을 전반적으로 이해하는 데에 도움이 된다. 무엇보다 중요한 것이 우리 몸에 있는 다양한 근육의 위치와 기능이다. 몸에 있는 모든 근육의 위치와 기능을 가르치는 것이 이 책의 목적은 아니지만 몇 가지는 구체적으로 살펴보려고 한다. 또한 모든 근육에 적용할 수 있는 개념과 원리들을 이해하도록 도움으로써 그 기능을 더 잘 이해할 수 있게 하려고 한다. 우리는 다양한 근육 수축의 유형에 대해 이야기할 것이다. 나아가 중력과 체위가 여러 상황에서 근육의 작동에 어떤 영향을 미치는지도 탐구할 것이다.

끝으로, 신경은 근육계와의 연결을 통해 근육이 무엇을 하고 있는지 그리고 얼마만큼의 긴장을 가지고 있는지를 알 수 있다.

근육계통에서 과도한 단순화로 혼란에 빠지기 쉽다. 그것보다는 근육계통에 대한 지식을 넓히기를 바란다. 또한 분리시켜 생각하는 그릇된 사고방식에서 벗어날 수 있기를 바란다. 그럼으로써 이 복잡한 계통의 아름다움과 역학에 대한 당신의 이해력을 증진시킬 수 있을 것이다.

근육의 명칭(Muscle Names)

근육들의 이름을 알면 근육의 기능, 위치, 크기, 모양, 갈래의 개수에 대한 소중한 정보를 얻을 수 있다. 복잡한 해부학용어를 볼 때 뇌를 꺼 놓지 말고 무슨 뜻인지 곰곰이 생각해보라.

몇 가지 예를 살펴보자. 넙다리에 있는 긴모음근(adductor longus)을 예로 들어보자. 이름을 보면 근육에 대해 무엇을 알 수 있는가? '모음근(adductor)'으로서의 기능을 한다. 즉, 관련된 신체 부분을 몸의 중앙으로 모아 준다. '긴(longus)'은 무슨 뜻인가? 당연히 길다는 뜻이다. 긴모음근은 모음근 중에 가장 길다.

비슷하게, 팔에 있는 위팔두갈래근(biceps brachii)도 이름을 통해 많은 것을 알 수 있다. '두(bi)'는 두 개를 의미한다. '갈래(ceps)'는 갈라짐을 가리킨다. '위팔(brachii)'은 글자 그대로 위팔(arm)을 가리킨다. 위팔두갈래근은 위팔에 위치한 두 갈래의 근육인 것이다. 이제 등세모근을 보자. 우리 등에 있는 삼각형 모양의 큰 근육이다. 모양을 따라 이름이 붙은 것이다. 등 위쪽에 자리 잡은 마름근(rhomboid)도 마찬가지다.

해부학과 요가의 또 다른 유사성을 아마 눈치챘을 수도 있겠다. 아사나의 이름이 그 모양, 흉내 낸 동물의 이름, 자세의 특징에 따라 지어진 것과 같은 방식으로 근육 이름도 그럴 만한 이유가 있어서 붙었다. 내가 언급한 것은 일부에 불과하다. 근육의 기능과 여러 중요한 정보를 배우겠다는 생각을 가지면 근육 명칭을 어떻게 볼 수 있을지에 대해 감을 잡았으리라고 생각한다.

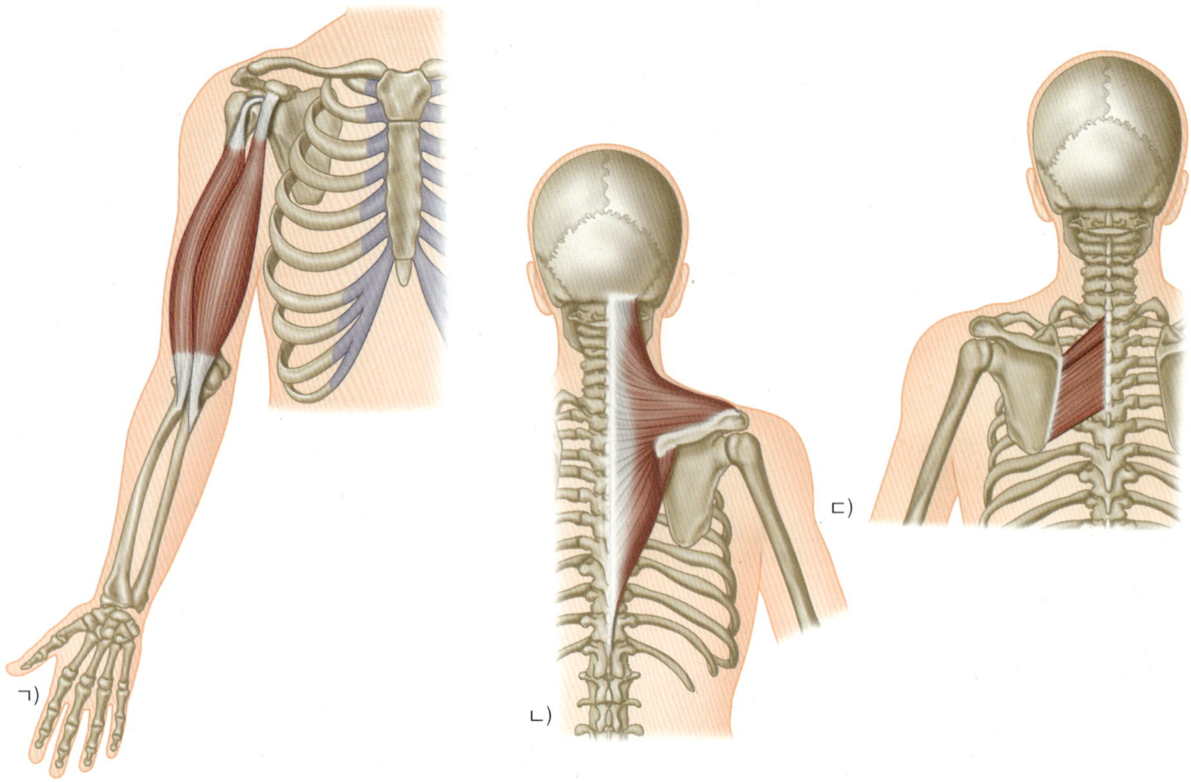

그림 1.5: ㄱ) 위팔두갈래근 (biceps brachii)이 갈라진 모습에 주목하라. 또한 ㄴ) 등세모근 (trapezius)과 ㄷ) 마름근 (rhomboid)의 모양도 살펴보라.

근육의 기능 이해하기(Understanding Muscle Function)

근육의 기능을 이는곳(origin), 닿는곳(insertion), 작용(action)에 기초하여 가르치는 모습을 자주 보게 된다. 예를 들어, 위팔두갈래근은 어깨뼈(scapula)의 부리돌기(coracoid process)와 접시위결절(supraglenoid tubercle)에서 인다. 그리고 노뼈거친면(radial tuberosity)이라는 큰 돌출부에 닿는다. 아래팔(forearm)을 뒤침으로써 손바닥이 위를 향하게 하거나[뒤침(supination)] 팔꿉(elbow)을 굽히게 하는 작용[굽힘(flexion)]을 할 수 있다. 근육 기능을 이런 식으로 생각함으로써 이는곳은 두 뼈 중 더 안정적인 뼈이고 닿는곳은 더 잘 움직이는 뼈로 볼 수 있다. 근육이 수축할 때, 닿는곳은 이는곳 쪽으로 움직이고 팔꿉과 아래팔이 뒤침되거나 굽혀지게 된다.

그러나 근육의 이는곳, 닿는곳, 작용에 대해 이야기할 때, 우리는 근육을 '해부학자세(anatomical position)'에서 언급하고 있는 것이다. 해부학자세는 요가의 타다아사나처럼 사람이 바로 서고 손바닥은 앞을 향하고 있는 것과 같다. 굽힘(flexion), 폄(extension), 벌림(abduction), 모음(adduction), 돌림(rotation) 운동에 대한 모든 지칭은 이 해부학자세에서 시작하고 끝난다. 물론 이것이 놀라운 일은 아니지만 잠재적으로 문제가 될 수 있다. 예를 들어, 내가 해부학자세가 아닌 자세에서 움직임을 시작하고 있다면 어떻게 될까? (실제로 실생활에서는 해부학자세에서 각각의 움직임을 시작하는 경우가 드물다.) 내가 뒤쪽 굽힘(後屈, backbend) 자세에 있거나 바닥에 누워 있거나 핀차 마유라아사나를 하고 있다면 어떨까? 근육의 기능 방식이 달라질까? 그 답은 '그렇다.'이다.

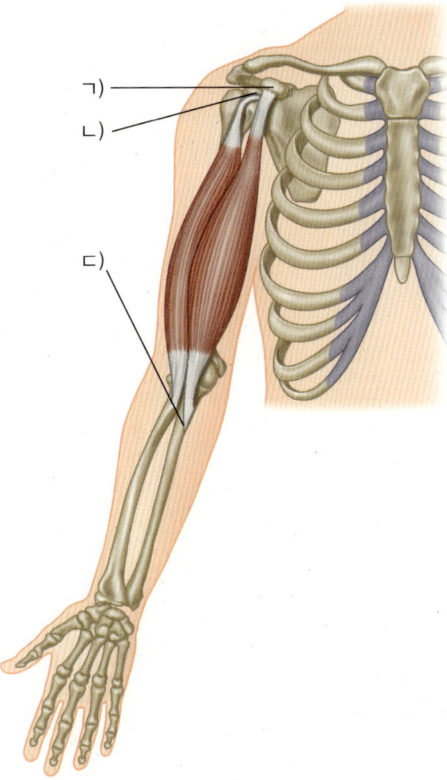

그림 1.6: 위팔두갈래근 (biceps brachii)-3요소 : ㄱ) 부리돌기 (coracoid process), ㄴ) 접시위결절 (supraglenoid tubercle), ㄷ) 노뼈거친면 (radial tuberosity). 아래팔 (forearm)이 상대적으로 안정적인 팔이음뼈 (shoulder girdle)와 비교하여 어떻게 움직이는지 상상해 보라.

더불어 근육을 이는곳, 닿는곳, 작용이라는 요소로 구분하면 마치 근육들이 서로 독자적으로 기능하는 것처럼 믿게 된다. 뿐만 아니라, 계통 전반을 과도하게 단순화하면 신체 조직의 아름다운 통합과 한 자세의 전체적인 경험과도 동떨어지게 된다.

사실은 특정한 작용에서 힘이 가장 많이 들어가는 하나의 근육이 있는 것이 일반적이지만, 그렇다고 해서 작동하는 근육이 단 하나뿐인 것은 아니다. 근육 하나만 작동하는 경우는 전혀 없다고 생각한다. 어떤 근육에만 집중해서 그 근육을 따로 떼어놓고 생각하면 물론 이론적으로는 하나의 근육만 작동하게 할 수 있을지 몰라도 실생활에서 동작하는 방식은 그렇지 않다. 근육이 이는곳, 닿는곳과 같이 뼈대계통의 특정 지점에 부착되어 있는 것은 사실이지만, 붙는곳(attachment)을 좀 더 객관적으로 보는 것이 좋다. 안정적인 붙는곳(이는곳)이 움직이는 붙는곳(일반적으로 닿는곳)이 될 수 없다고 짐작해서는 안 되는 것이다.

한 근육의 양쪽 끝을 붙는곳으로 생각하는 좀 더 개방적인 사고를 하면 안 될까? 어느 쪽도 항상 이는곳이나 닿는곳이 되는 것은 아니다. 처한 상황에 따라 서로 바뀔 수 있다. 어떤 자세를 취하는지 또는 근육 수축 동안 어느 뼈가 안정적으로 있는지에 따라 일반적으로 이는곳으로 여겨지는 쪽이 닿는곳 방향으로 움직이는 사례도 있다.

라구 바즈라아사나에서 넙다리네갈래근(quadriceps femoris)은 일반적인 이는곳과 닿는곳이 바뀐다. 넙다리네갈래근은 무릎관절에서 수축해서 정강뼈(tibia)를 움직임으로써 무릎을 편다. 이 자세에서 움직임은 여전히 무릎관절에서 일어나고 있지만 우리가 해부학자세로 서 있을 때처럼 일반적으로 닿는곳이 되는 종아리가 움직이는 대신, 일반적으로 이는곳이 되는 골반과 넙다리뼈가 무릎관절에서 종아리를 향해 움직인다.

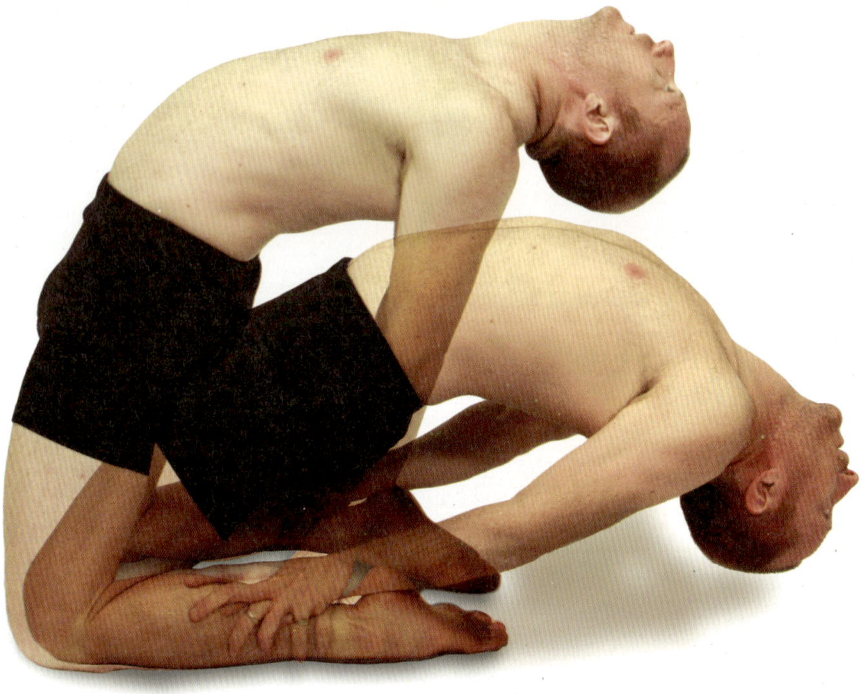

그림 1.7 : 움직임이 무릎관절에서 일어나지만, 정강뼈(tibia)는 고정되어 있다.

그림 1.7을 보라. 나의 종아리가 바닥에 있는 모습에 주의하라. 이 자세에서는 종아리가 어떻게도 움직일 수 없다. 그러려면 바닥을 파고들거나 해야 할 것이다. 내가 자세를 잡기 위해 뒤로 몸을 굽히는 동안 나의 넙다리뼈와 골반, 척주는 서로 상대적인 위치가 거의 바뀌지 않는다. 안정적인 상태에 있는 것이다. 또한 크게 변하는 유일한 관절이 무릎관절인 것도 보일 것이다. 그러나 종아리는 움직이지 않는다. 이 자세에서는 넙다리(넓적다리)와 나머지 몸 전체가 무릎관절을 따라 움직이는 것이다.

이 자세를 취한 다음에는 넙다리네갈래근을 사용해야(그리고 물론 배근육의 힘으로 골반을 안정적으로 유지해야) 원래 자세로 돌아올 수 있다. 이어지는 동작에서는 넙다리네갈래근을 수축시키면 무릎관절에 움직임이 일어난다. 그러나 이 경우 무릎을 펼 때 일반적으로 그러하듯이 정강뼈가 움직이는 대신, 우리는 무릎관절을 중심으로 나머지 몸 전체를 움직이게 되고, 사실상 일반적인 근육의 이는곳과 닿는곳이 바뀌게 된다. 이와 같은 다른 사례들도 많이 있지만, 어쨌든 요점은 다음이다. 근육은 수축한다는 것이다. 근육이 움직임을 일으키려고 하면 양쪽 끝 중 한쪽이 반대쪽을 향해 움직여야 한다. 또는 양쪽이 서로를 향해 움직여야 한다. 더 안정적인 쪽이 움직이지 않을 것이다. 근육의 기능을 이런 식으로 이해하면 이는곳, 닿는곳, 작용이라는 개념만을 사용할 때보다 더 현실적으로 움직임을 묘사할 수 있게 된다.

근육 수축(Muscular contractions)

근육의 기능에서 더 나아가 수축 자체에 대해 깊이 살펴보자. 근육이 수축할 때 해당 근육의 모든 세포가 필요한 것은 아니다. 몸은 과거의 경험과 신경계통이 수집한 현재의 고유감각(proprioception) 정보에 바탕을 두고 얼마나 많은 세포가 쓰일지 결정한다. 이 정보는 무게, 저항, 조직의 강도와 같은 것들을 포함한다. 어떤 물체를 들어 올릴 때 무게와 상관없이 모든 세포가 필요하다면 지독하게 비효율적일 것이다. 근육 내의 세포는 에너지 즉, 아데노신삼인산(ATP)을 다 소진할 때까지만 수축한다. 따라서 당신 몸은 9kg짜리 역기를 들 때보다 연필을 들 때 위팔두갈래근 안에 있는 세포들 중 더 적은 수를 사용하게 되는 것이다.

9kg짜리 역기를 반복해서 들거나 들고 있는 채로 계속 정지해 있으면 결국 그 근육 내의 모든 세포를 소진시키게 된다. 그 시점에서 당신은 그 근육 또는 근육들에 있는 모든 에너지(아데노신삼인산)를 소진시킨 상태가 된다. 그전까지 몸/마음은 당면 과제를 수행할 수 있는 에너지가 여전히 남아 있는 세포가 어느 것인지에 따라 한 세포에서 다음 세포로 짐을 넘겨주어야 할지 알고 있다. 이런 식으로, 한 근육 내에서 세포들의 수축은 교대로 꾸준히 일어난다. 한 세포가 수축하면서 아데노신삼인산을 다 써 버리는 동안 다른 근육세포가 수축을 시작한다. 이 과정은 각각의 근육세포가 잠시 휴식을 취하고 아데노신삼인산 수준을 복구할 때까지 계속된다.

일반적으로는 우리가 이런 교대 과정을 관찰하지는 못하지만, 뭔가를 꽤 오랜 시간 동안 들고 있으면 사용하고 있는 근육에서 떨림이 일어나는 모습을 볼 수 있을 것이다. 아데노신삼인산을 다 써 버리면서 수축하고 있는 한 세포와 그 과제를 떠맡기 위해 수축하는 새 세포 간의 공백을 관찰할 수 있는 순간이 바로 그때이다. 근육은 요가 시간에 더 흔하게 볼 수 있는 또 다른 이유로 떨리기도 한다. 바로 긴장(tension)이다. 긴장은 한 근육 예를 들어, 서서 앞쪽 굽힘(前屈, forward bend) 자세를 할 때 넙다리네갈래근과 엉덩 관절 굽힘근육(hip flexor)들이 한 방향으로 우리를 끌고 가는 동안 반대쪽에 있는 근육 즉, 이 경우에는 뒤넙다리근이 넙다리네갈래근의 동작에 저항하는 것이다. 이 둘 사이에서 일어나는 긴장의 갈등이 근육의 떨림을 일으킨다.

수축의 유형(Types of Contractions)

더 많은 에너지가 필요할 때 근육을 동원하는 능력과 더불어, 근육은 다른 방식으로도 작동한다. 세포 차원에서 근육은 항상 같은 방식으로 수축한다. 사실 근육세포가 하는 일이란 신경계통으로부터 자극을 받아 수축하는 것뿐이다. 자극이 사라지면 수축도 멈춘다. 가장 기본적인 수축은 '긴장성 수축(tonic contraction)'이라고 한다. 이것은 가장 기본이 되는 깨어 있지만 쉬고 있는 자세를 유지하는 지속적인 저강도의 근육 수축이다. 우리가 '의식을 잃으면' 근육의 긴장수축으로 형성된 긴장(tone)이 사라지고 우리는 바닥에 풀썩 엎어질 것이다.

다른 유형의 수축들이 더 있다. 등척성 수축(isometric contraction), 등장력성 동심성 수축(isotonic concentric contraction), 등장력성 편심성 수축(isotonic eccentric contraction)이다. 당신이 근육계통의 능력과 활용법에 대한 좀 더 큰 그림을 그릴 수 있도록 이 수축들에 대해 설명하고자 한다.

등척성 수축(isometric contraction)은 근육이 수축(즉, 긴장이 변화)하지만 전체적인 길이는 변화하지 않는 수축이다. 이런 유형의 수축에서는 근육의 양끝이 서로를 향해 움직이지 않는다. 예를 들어, 하이플랭크(팔굽혀펴기 동작 중에 위로 올라간 상태)를 하고 1분 정도 그대로 있으면 뼈는 전혀 움직이지 않지만 그 자세를 유지시키기 위해 여러 근육들이 수축하게 된다. 이 근육들은 모두 등척성 수축을 하고 있는 것이다. 긴장에는 변화가 있지만 움직임은 없기 때문에 근육의 전체적인 길이에는 변화가 없는 것이다.

등장력성 수축(isotonic contraction)에서는 근육의 '긴장(tone)'이 일정하다. 변화는 길이에서 일어난다. 등장력성 수축에서는 근육의 양끝 사이가 더 가까워지거나 멀어지게 된다. 기본적으로 뼈가 서로 가까워지거나(즉, 근육의 전반적인 길이가 짧아진다) 서로 멀어진다(즉, 근육의 전반적 길이가 길어진다). 근육 수축에서는 두 가지 상황이 모두 일어날 수 있다. (근육이 더 길어지면서 수축한다는 말이 혼란스럽다면 일단 계속 읽어보라.)

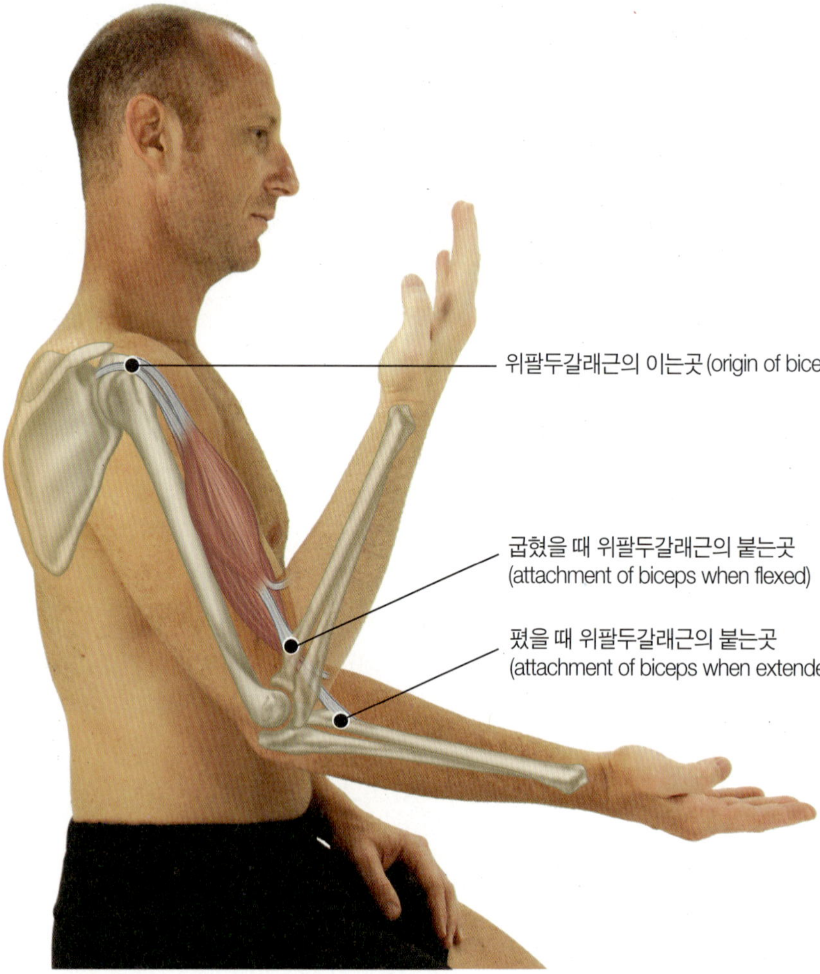

그림 1.8: 위팔두갈래근의 붙는곳은 팔꿉이 굽혀지면서 더 가까워진다.

두 가지 등장력성 수축 중 첫 번째는 등장력성 동심성 수축(isotonic concentric contraction)이다. 이 경우 근육의 양끝은 근육이 수축하면서 더 가까워진다. 위팔두갈래근에 친숙한 사람들이 많으므로 이 근육을 예로 들어보겠다. 즉, 위팔두갈래근은 아래팔 노뼈(radius)의 몸쪽끝(proximal end)에 붙고 위쪽으로는 어깨의 두 곳에 붙는다. 측정을 위해 붙는곳이 어깨 앞쪽 맨 윗부분이라고 하자. 9kg 아령으로 덤벨 컬을 하고 있다고 상상해 보라. 팔꿉을 편 상태에서 시작해서 아령을 든 상태로 팔꿉을 굽히기 시작하면 아래팔뼈와 어깨 사이의 거리가 줄어든다. 그러므로 근육도 짧아진다. 확실히 수축하고 있는 것이다. 9kg 아령을 덤벨 컬을 하기 위해 근육이 작동할 때 위팔에서 그런 느낌을 받을 수 있을 것이다.

등장력성 수축의 두 번째 유형에서는 근육이 수축함에 따라 근육의 전반적인 길이가 늘어난다. 이것을 등장력성 편심성 수축(isotonic eccentric contraction)이라고 한다. 다시 위팔두갈래근의 예로, 컬 자세에서 가장 높은 점인 상태(팔꿉이 굽혀진 자세)에서 팔의 모습을 상상해 보라. 9kg 아령을 서서히 내리기 시작하라. 굽힘 상태에서 거리가 더 짧아졌다는 데에 동의한다면 팔꿉이 펴지면서 거리가 길어져야 할 것이다. 어깨와 아래팔뼈 사이의 거리, 위팔두갈래근 붙는곳 사이의 거리는 늘어난다. 근육의 긴장을 풀었다면, 아령과 아령을 든 팔은 옆구리 쪽으로 털썩 떨어질 것이고, 아예 아령이 손에서 빠져 떨어졌을지도 모른다. 여러분 중에는 팔이 다시 아래로 내려가면서 펴지는 데에 위팔세갈래근(triceps brachii)이 주요한 역할을 했다고 생각하는 사람들이 많을 것이다. 이에 대해서는 잠시 후에 살펴보기로 하자.

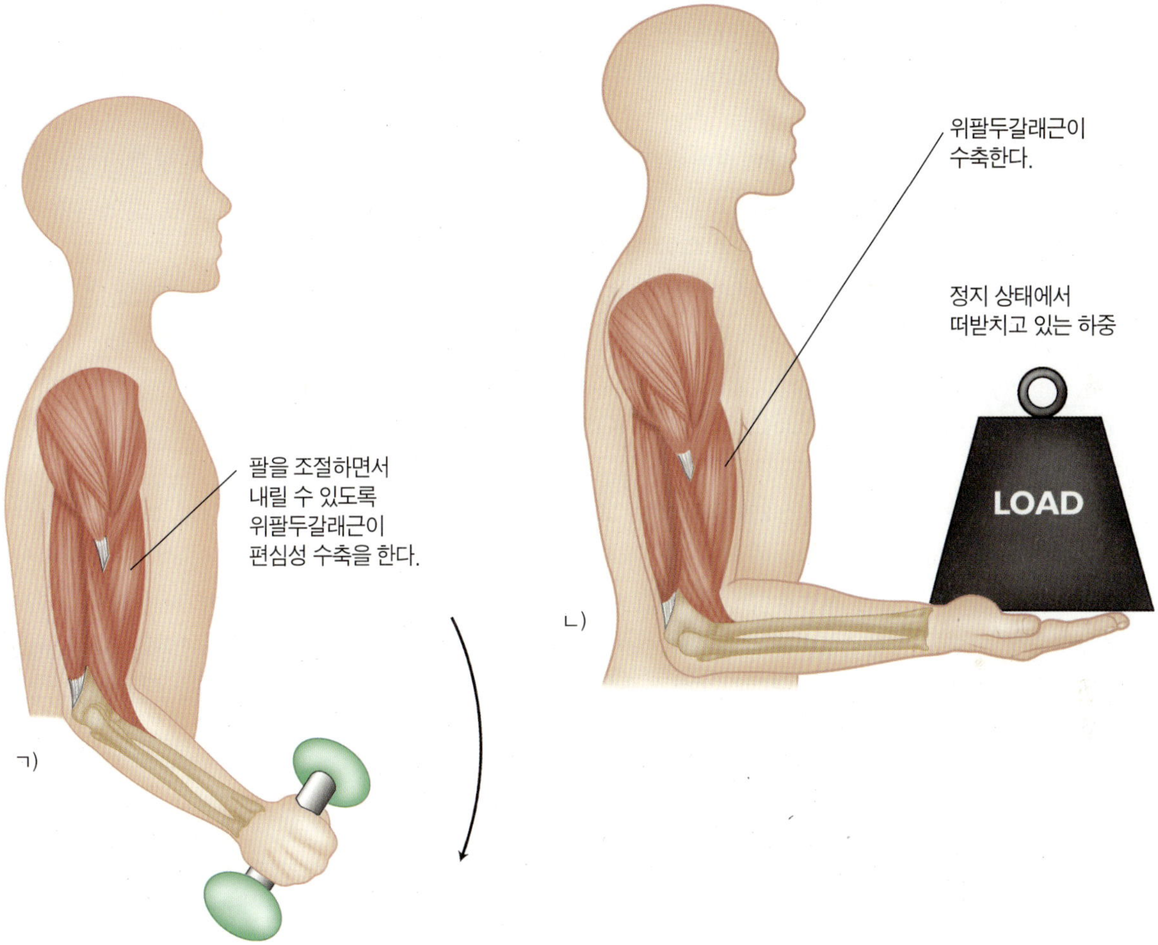

그림 1.9 : ㄱ) 편심성 수축 (eccentric contraction), ㄴ) 등척성 수축 (isometric contraction).

근육이 수축하면서 길어진다는 상상을 하기 힘든 학생들도 있을 것이다. 모순처럼 보이기 때문이다. 그러나 우리는 실제로 늘 이렇게 하고 있다. 예를 들어, 걷기와 달리기를 할 때에는 걸음이 너무 커지지 않도록 뒤넙다리근이 수축과 신장(등장력성 편심성 수축)을 해야만 한다. 걷거나 달릴 때 당신 다리가 허공을 날아다니지 않게 해 주는 것이 무엇이라고 생각하는가? 서로 반대쪽에 있는 근육들이 동심성 수축과 편심성 수축으로 조화롭게 상호작용하는 덕분에 정밀한 운동이 가능해지는 것이다.

타자, 피아노 치기, 기타 치기와 같은 활동이 이런 조율된 상호작용의 좋은 예이다. 우리 손, 그리고 우리가 손에 의지해서 수행하는 무수히 많은 활동들을 보면 명백히 알 수 있다. 그러나 걷기, 춤추기, 체조, 수리야 나마스카라, 그리고 요가 일반과 같이 더 큰 규모의 조화운동(coordinated movement)들도 동심성 수축과 편심성 수축의 조율된 상호작용에 의지한다.

다양한 유형의 수축에 대해 언급함으로써 근육계통에 대한 당신의 이해가 커지기를 바란다. 물론 아사나는 정적이다. 일단 한 자세를 취하면 별로 움직이지 않는다. 그러나 이런 해부학적 운동 원리들은 한 자세에서 다른 자세로 넘어가는 다양한 전환 과정에서 쓰인다.

우타나아사나로의 전환은 한 요가 자세 내에서 편심성 수축을 보여주는 사례이다. 우타나아사나에서 우리는 뒤넙다리근을 늘여야 한다. 그러면 이제 당신은 몸을 늘어뜨려 발을 잡거나 바닥에 손을 댈 수 있게 되거나, 서서히, 조심스럽게 아래로 내려가면서 엉덩 관절을 축으로 몸을 접을 수 있다. 뒤넙다리근은 먼쪽으로는 무릎 바로 아래에 붙어 있고 몸쪽으로는 궁둥뼈결절(ischial tuberosity)에 붙어 있다. 우리가 몸을 앞쪽으로 접으면 뒤넙다리근은 골반이 넙다리뼈머리(head of femur)를 중심으로 회전하게 만들어야만 한다. 통제력을 잃지 않고 이렇게 하려면 그 과정에서 긴장은 유지한 상태로 뒤넙다리근이 길어져야 한다. 이것이 바로 뒤넙다리근의 편심성 수축에 대한 정의라고 할 수 있다.
한편 다시 올라올 때에는 정반대의 작용이 일어난다. 뒤넙다리근은 넙다리뼈머리를 중심으로 돌면서 골반을 원위치로 돌려놓게 된다. 근육이 짧아지면서 동시에 수축하게 되는데 이것이 곧 동심성 수축이다.

신경근육원리(Neuromuscular Principles)

신경계통이 서로 다른 상황에서 근육을 통제하는 모습은 기가 막힌다. 전부 요가와 직접적으로 관련 있는 것은 아니지만 대항근(antagonist)의 원리에 대해서는 확실히 언급할 만한 가치가 있다. 이 신경근육원리에 따르면 근육이 감당할 수 없는 저항을 만나게 되면 대항근이 이완된다. 이는 물리치료에서 늘 사용되는 원리이며 고유수용성 신경근 촉진법(proprioceptive neuromuscular facilitation technique, PNF technique)의 영역에 속한다. 물리치료사들은 고유감각신경근육촉진기법을 사용하여 신경근육원리를 활용하고 상황에 따라 특정 근육을 활성화 또는 불활성화시킨다.

대항근의 원리는 몸 어디에서든 찾아볼 수 있다. 이 원리가 어떻게 작동하는지 위팔두갈래근과 위팔세갈래근(triceps brachii)을 예로 들어 설명하겠다. 위팔두갈래근은 굽힘근육(flexor)으로 팔꿉을 굽힌다. 위팔두갈래근은 위팔의 앞쪽에 위치한다. 위팔세갈래근은 위팔의 뒤쪽에 있으며 위팔두갈래근에 대항작용, 즉 팔꿉을 펴는 일을 한다. 팔꿉을 굽혔다가 저항에 맞서 다시 펴 보려고 하라. 바닥이나 지금 당신이 앉아 있는 근처의 아무 것이나 활용해 보라. 팔꿉을 펴려고 하면서 저항을 밀어 내라. 당신의 위팔두갈래근을 반대쪽 손으로 만져보면 마치 아무 일도 하고 있지 않은 것처럼 매우 부드러운 느낌이 날 것이다. 손을 위팔세갈래근에 대보면 지금 힘이 들어가 있음을 느낄 수 있다.

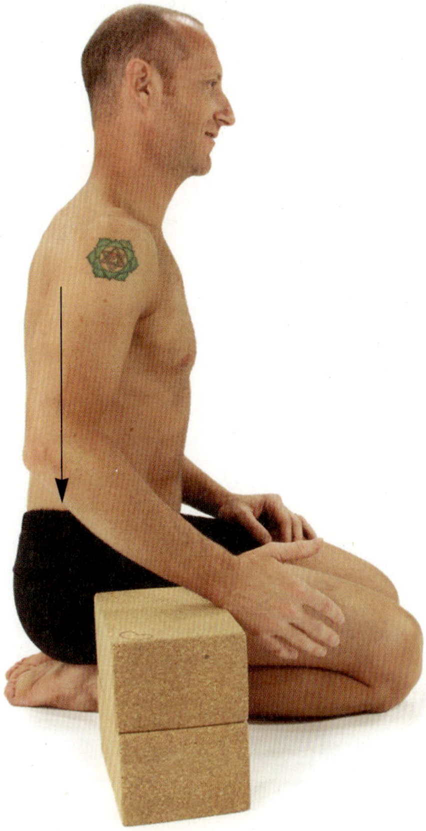

그림 1.10 : 저항점을 밀어내려고 하는 동안 위팔세갈래근(triceps brachii)이 수축한다.

위팔세갈래근이 극복할 수 없는 저항을 맞이하고 있기 때문에 당신의 몸은 그 저항이 더 커지게 하고 싶지 않다고 인식한다. 이 과업을 완수하기 위해 몸은 신경계통을 통해 위팔두갈래근에 전달되는 신호를 차단하면서, 결과적으로 위팔두갈래근이 더 이완되게 한다. 만약 위팔두갈래근에 힘이 들어가고 있다면 팔꿉을 펴려고 애쓰면서 만나게 되는 저항은 더 커질 것이다.

요가에 이 원리를 적용해 보자. 우리는 이미 뒤넙다리근과 우타나아사나에 대해 이야기했다. 엉덩부위와 무릎에서 뒤넙다리근의 대항근은 넙다리 앞쪽에 있는 넙다리네갈래근이다. 앞쪽 굽힘을 하면 넙다리네갈래근과 다른 엉덩 관절 굽힘근육들이 뒤넙다리근의 저항력에 맞서 나를 앞쪽으로 끌어당기려고 한다.

이럴 때 뒤넙다리근이 활성화되거나 수축성 긴장을 하고 있다면 앞쪽 굽힘에 대한 저항의 크기는 커질 것이다. 저항을 늘리면 신경계통은 뒤넙다리근에 이완하라고, 힘을 주지 말라고 명령하게 된다. 즉, 조직이 수축하라는 명령을 받지 않는 이때가 조직을 늘이고 길게 만들 최적의 시기이다. 그러므로 이 경우에 우리는 편심성 수축을 하면서 뒤넙다리근을 신장하기 위해 애쓰는 대신, 무릎관절의 저항을 활용하여 아예 뒤넙다리근으로 가는 명령을 끊어 버리는 것이다.

우리도 물리치료사처럼 의식적으로 이 원리를 활용할 수 있다. 앞쪽 굽힘을 하면서 넙다리네갈래근과 엉덩 관절 굽힘근육들이 활발하게 작동하게 만드는 것이다. 그렇게 하면 신경계통이 뒤넙다리근에 보내는 자극이 감소함으로써 뒤넙다리근은 더 이완되고 우리는 앞쪽 굽힘을 더 할 수 있게 된다. 팔을 과도하게 사용하는 것보다는 이런 식으로 우리는 더 많이 신장할 수 있게 되는 것이다. 내가 '과도하게 사용'이라는 표현을 쓴 것에 주목하라. 전혀 쓰지 말아야 한다는 뜻이 아니다. 다만 앞으로 그리고 아래로 몸을 숙이는 일에 신체의 앞면 전체가 완전히 전념하게 될 때 비로소 팔을 쓰는 것이 효과적이라는 뜻이다.

중력: 잊었던 힘(Gravity: The Forgotten Force)

지금까지 한쪽 끝을 다른 쪽 끝으로 수축시키는 근육의 잠재력에 대해 살펴보았다. 또 여러 종류의 수축에 대해서도 다루었다. 그러나 중력에 대해서도 검토해 보아야 한다. 어떻게 보면 이 모든 것에서 중력이 하는 역할이 너무나 당연해서 오히려 무시되는 경향이 있다. 생각해보라. 우리가 팔이나 다리를 들어 올리면 중력 때문에 무게가 생긴다. 들어 올리는 데에 사용했던 근육의 긴장을 풀어 버리면 그 팔이나 다리는 다시 우리 몸통으로 떨어진다. 왜 그런가? 중력 때문이다. 간단한 얘기 아닌가? 물론 그렇다. 그러나 다른 움직임에 대해 검토하기 시작하면 좀 더 복잡해진다.

우선 라구 바즈라아사나의 예(그림 1.7)로 돌아가 보자. 내가 뒤로 몸을 젖히면서 머리를 바닥을 향해 움직이면 나는 몸을 낮추기 위해 넙다리네갈래근의 편심성 수축을 활용하고 있는 것이다. 나의 넙다리 근육은 중력에 저항하기 위해 작동해야만 한다. 즉, 무릎이 굽혀지고 내가 바닥을 향해 가면서 정강뼈와 골반 간의 거리가 멀어지는 것이다. 이 자세를 취하고 있을 때, 나는 이 조직들의 등척성 수축 상태를 유지하게 된다. 즉, 나의 근육은 중력이 끌어당기는 힘에 저항하기 위해 일하고 있는 것이다. 내가 다시 일어나면 근육은 수축하고 근육 양끝의 거리도 짧아진다. 우리는 이를 동심성 수축이라고 한다. 거듭 말하지만, 중력이 곧 근육이 저항하려고 하는 힘이다.

라구 바즈라아사나를 처음 살펴보았을 때, 우리는 근육이 작동하는 방식에 따라 흔히 이는곳이라고 하는 것이 사실은 닿는곳에 따라 상대적으로 변한다는 점을 확인했다. 이제 거기에다가 동심성 수축, 편심성 수축, 등척성 수축, 그리고 중력에 대한 개념까지 쌓아올렸다. 요점을 분명히 하기 위해 또 다른 자세로 같은 작업을 해 보자.

지금쯤이면 누구나 익숙할 만한, 단순하지만 효과적인 예는 우타나아사나 즉, 서서 앞으로 굽히기 자세이다. 발가락을 잡기 위해 앞으로 몸을 굽히면 내 근육은 중력과 상체의 무게에 저항하기 위해 수축한다. 이 근육들이 수축하지 않는다면 나는 사실상 축 늘어지듯이 가속하면서 앞으로 몸을 굽히게 될 것이다. 왜냐하면 나의 근육이 나의 속도를 제약하지 않기 때문이다.

앞쪽 굽힘의 해부학적 움직임 명칭은 엉덩 관절 굽힘이다. 그렇다면 내가 앞으로 몸을 접는 일에 엉덩 관절 굽힘근육이 관여한다는 뜻인가? 아니다. 내가 앞으로 굽히는 데에는 중력과 상체 무게가 작용하는 것이다. 내가 서서히 몸을 숙이면 내 몸의 뒤쪽에 있는 근육들 특히, 뒤넙다리근이 작동하면서 체중과 중력에 맞서며 늘어나고 결과적으로 내 몸이 조절된 상태로 차분히 내려갈 수 있게 된다. 그러니까 이론적으로는 엉덩 관절 폄근육(hip extensor. 이 경우, 뒤넙다리근)이 앞으로 굽히는 동작(굽힘)을 통제하는 임무를 수행하는 것이다. 일단 이 자세를 취하고 나면 엉덩 관절 굽힘근육을 사용하여 더 깊이 내려갈 수는 있지만, 이 자세를 취하는 과정은 사실 해부학자들이 대항근이라고 부르는 것이 통제하는 것이다. 즉, 이것도 중력 때문이다.

앞으로 굽혔다가 다시 위로 돌아올 때, 같은 근육(뒤넙다리근)이 수축하면서 줄어든다. 뒤넙다리근이 궁둥뼈 결절과 무릎 아래의 정강뼈에 붙어 있다고 했던 것을 기억할지 모르겠다. 엉덩 관절에서 이 근육이 하는 주요 기능은 엉덩 관절을 펴는 것이다. 앞으로 굽힌 자세에서 이 기능을 수행하면, 당신을 다시 원래대로 일으켜 세우기 위해 작용하는 것이다. 이것이 뒤넙다리근의 동심성 수축의 사례이다. 또한 흔히 이는곳이라고 생각되는 것이 닿는곳으로 바뀌는 사례이기도 하다.

여기에서도 또 한 번 우리가 뒤넙다리근의 작용이라고 일반적으로 배우는 것과는 반대의 작용처럼 보이는 일이 일어난다. 왜 그런가? 일반적으로 우리는 궁둥뼈결절이 이는곳이며 무릎 아래 부위가 닿는곳이라고 배운다. 움직이는 것은 넙다리뼈이지 골반이 아니다. 앞으로 굽히기의 경우 골반이 절구관절(ball and socket joint)의 넙다리뼈머리를 축으로 회전한다. 그러므로 뒤넙다리근이 작동하면 골반이 다시 넙다리뼈머리를 축으로 위로 끌어올려진다. 그 결과, 상체는 다시 선 자세가 된다.

일반적인 해부학 책에서는 이렇게 신기하고 멋진 내용을 볼 수 없다. 왜냐하면 우리는 해부학자세에 있는 정지한 상태의 몸이 아니라 운동 중인 동적 신체를 다루고 있기 때문이다. 이 내용을 이런 식으로 설명하는 경우를 보기는 흔치 않다. 그러나 요가 수련을 하는 우리와 같은 사람들에게는 이 사소한 개념이 결정적으로 중요하다. 매트 위에서 우리는 해부학자세에서 시작하거나 해부학자세로 돌아갈 일이 거의 없다. 우리는 때로 아도 무카 브르샤아사나를 하거나 옆으로 몸을 기울이거나 두 가지를 동시에 한다. 우리의 자세는 우리가 어느 근육을 사용하여 움직이느냐에 따라 변한다.

일이 잘 풀리지 않을 때(WHEN THINGS GET STUCK)

요가 수련을 하다 보면 언제쯤엔가는 다치게 될 것이다. 아마도 스트레칭을 너무 무리하게 했거나 잠에서 깨어 보니 몸 어딘가가 욱신거린다거나 매트 밖에서 손상을 당했을 수도 있다. 이유야 어찌되었든 언젠가 한 번은 우리 모두 통증, 불편, 손상에 대처해야 한다. 이런 손상이 무엇인지, 우리가 이용할 수 있는 치유 요법은 무엇이 있는지 잠시 시간을 들여 살펴보자.

우리가 무엇을 스트레칭하고 있는지, 얼마나 오래 스트레칭을 하고 있어야 하는지 이해하는 것도 유익하겠지만, 현실적으로 무엇인가가 제 기능을 못하고 있을 때 우리는 대개 우리 몸의 소리에 귀를 기울이게 된다. 근막, 결합조직, 근육 수축이 움직임을 가능케 하는 것과 마찬가지로 그런 것들이 움직임을 불가능하게 만들기도 한다. 염증이 생기거나 다치거나 그저 근육이 뻣뻣하기만 해도 이런 조직들이 움직임을 제약할 수 있다. 각각의 근육세포, 근육다발, 힘살은 근막으로 둘러싸여 있기 때문에 근막 자체가 근육이 늘어나거나 줄어드는 능력을 제약할 수 있다.

몸의 특정 부위에 있는 근막이 두꺼워지는 원인은 손상뿐만이 아니다. 근육을 고강도로 또는 과도하게 사용하더라도 그 부위의 움직임이나 유연성이 제약될 수 있다.

재건 – 흉터조직(RECONSTRUCTION – SCAR TISSUE)

근육은 치유 과정에서 타이트해지거나 짧아지기도 한다. 결합조직 자체가 손상된 조직을 고치는 데에 사용된다. 예를 들어, 뼈가 부러지면 우선 부러진 자리의 틈을 메우기 위해 결합조직이 자리 잡는다. 그런 다음 뼈의 세포 성분들이 그 자리에 들어오면서 뼈를 다시 원상태로 돌려놓는다. '근육'이 찢어지면 근막에서도 이와 동일한 상황이 벌어진다.

우리 몸에서 결합조직을 형성하는 섬유모세포(fibroblast)가 흉터조직을 만드는 데에도 관여한다. 근육이 찢어졌을 때 재생되어야 하는 것도 결국 결합조직이다. 근막을 그 한계를 넘어서서 늘이면 그 근육을 둘러싼 결합조직이 찢어지는 것이다. 이런 일이 일어나면 몸은 그 손상 정도에 따라 염증, 체액, 부기 등으로 대응한다. 때로 그 부위에 멍이 들기까지 한다.

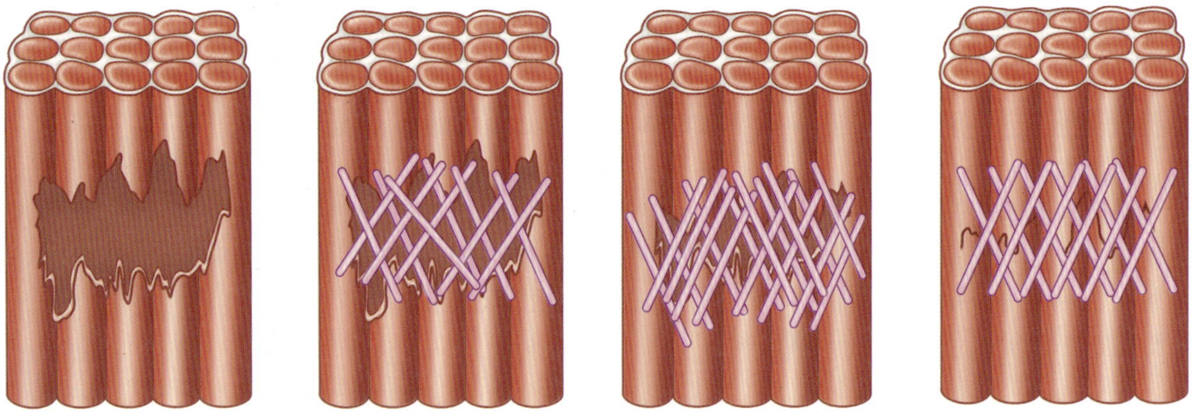

그림 1.11: 흉터조직(scar tissue). ㄱ) 조직이 찢어진다. ㄴ) 흉터조직이 무작위로 깔린다. ㄷ) 시간이 너무 많이 지나거나 움직임이 부족하면 재생되는 부위 주변에 긴장이 발생한다. ㄹ) 조직의 자연스러운 긴장에 따라 더 가지런히 정렬된 흉터조직.

결합조직 수준에서 섬유는 특정 방향으로 놓이면서 근막의 '흐름'을 만든다. 찢어진 부위가 생겼을 때, 우리가 '흉터조직'이라고 부르는 반응적 결합조직이 찢어진 부위 위에 깔린다. 근육이 치유될 수 있도록 튼튼하게 연결시키기 위해 섬유는 그물 모양으로 놓인다. 즉, 흉터조직은 찢어진 근막의 흐름을 거스르는 것이다. 이렇게 하면 찢어진 부위 주변이 더 단단히 연결되기는 하지만 손상 부위 주변에 잔주름이 생기기도 한다.

이제 복구된 부위 주변에는 긴장이 더 커진다. 주변의 조직이 복구된 부위를 향해 당겨졌기 때문이다. 손상이 왜 같은 부위에 계속 일어나는 것처럼 보이는지를 이런 식으로 설명할 수도 있다. 그 부위에 가중된 긴장 때문에 이후에도 그곳에 또 손상이 일어날 가능성이 커지는 것이다.

의학계도 이런 문제를 인식하고 있다. 지난 30년간 외과의사들은 수술 이후의 재활에 대한 접근법을 서서히 바꿔 왔다. 수술은 대개 조직에 큰 외상을 일으키며 흉터조직이 생길 필요가 나타나기도 하기 때문이다. 과거에는 무릎 손상 이후 오랜 시간(4~6주)동안 침대에 누워 지냈다. 무릎에 무게가 실리거나 조직이 재건되기 전에 환자가 나을 수 있게 한다는 생각이었다. 이런 접근법에서는 환자가 휴식을 취하는 동안 많은 흉터조직이 겹겹이 쌓인다. 결과적으로 환자는 그 관절의 운동범위(range of motion, ROM)를 상실하는 경우가 흔했다. 의사들은 수술 이후 환자를 더 빨리 재활시키면 흉터조직이 더 두꺼워진다는 사실을 알게 되었다. 여기서 '더 두껍다'는 말은 흉터조직이 그 부위의 결합조직의 원래 흐름에 맞게 정돈된다는 뜻이다. 그럼으로써 전반적인 회복 속도가 빨라지고 해당 관절의 장기적인 움직임도 나아진다.

나의 학생들은 손상을 당해도 운동을 하는 것이 나은지 아니면 쉬면서 회복되도록 하는 편이 나은지 나에게 자주 물어본다. 손상과 주변 상황이 무수히 다양하기 때문에 답하기가 어려운 문제이다. 그러나 우리가 앞서 묘사했듯이 누군가 근막이 찢어졌다면 나는 일반적으로 움직이기를 권한다. 뼈가 부러졌을 때처럼 움직이면 안 되는 손상들도 있다는 것은 분명하다. 그러므로 나는 이 질문에 대해서 지나치게 단순한 답을 내놓고 싶지는 않다. 다만 당신이 무엇이 가장 적절한지 생각해 낼 수 있도록 해당 환자와 손상, 해부학에 대한 충분한 이해를 당신이 할 수 있으면 좋을 것 같다.

그렇기는 해도, '찢어진' 조직 부위를 움직이는 것이 조직의 치유에 도움이 되는 경우가 결코 적지 않다는 점을 알아두는 것이 좋다. 근력과 움직임에도 장기적으로 득이 될 수 있다. 그런 점에서 요가는 몸의 모든 조직들을 데우고 나서 길게 늘일 수 있는 효과적인 방법이다.

신경계통(THE NERVOUS SYSTEM)

신경계통은 우리 신체에서 극도로 복잡한 구성 요소이다. 신경계통에 대해 쓰인 책은 이미 차고 넘칠 정도로 많다. 내 전문 지식은 신경계통의 생리학이 아니라 그 기능에 대한 것이다. 신경계통 자체는 우리가 요가를 이해하는 데에 불가결한 심신에 관한 여러 질문들을 제기한다. 몸과 마음은 어디에서 어떻게 연결되어 있는가? 하나가 끝나고 다른 하나가 시작되는 지점은 어디인가?

알다시피, 모든 신체 부분들은 통합적으로 연결되어 있으며 하나의 세포에서 형성되었다. 형성에 대해 이야기하자면, 세 겹의 조직이 발생 중인 배아에 들어 있다. 즉, 내배엽, 중배엽, 외배엽이다. 각각의 층들은 태아의 서로 다른 신체 부분들의 출발점이다. 내배엽은 내장을 형성하는 역할을 맡는다. 중배엽은 뼈, 근막, 근육 및 앞서 언급했던 모든 다른 부분들을 포함하는 결합조직을 형성한다. 외배엽은 몸의 가장 바깥 부분이며 가장 큰 기관인 피부를 만든다. 그러나 이것이 다가 아니다. 외배엽은 신경계통도 형성하면서 우리 몸의 가장 바깥 부분을 가장 깊은 부분과 긴밀하게 이어준다.

신경계통은 그 자체로 몸과 마음의 연결을 보여준다. 신경은 척주와 머리뼈(skull)의 보호막 깊은 곳에서부터 출발하여 몸 구석구석에까지 이른다. 신경은 온몸으로 정보를 보내고 뇌/마음을 통해 신체 전반에서 일어나고 있는 모든 활동에 대한 정보를 받는다. 그러므로 복잡하게 말할 필요 없이 몸과 마음은 하나다. 그러면 이제 요가로 들어가자. 요가는 무엇인가? 우리가 그냥 요가라고 생각하고 싶은 것이라면 무엇이든 요가가 되는가? 파탄잘리가 요가에 대해 이러하다고 말한 것이 요가인가?

아사나는 자신을 알아 가게 되는 거대한 계보를 접하게 되는 가장 유명한 방법이다. 요가는 신체적 형태만 남겨 두더라도 여전히 사람들을 신체적, 정신적, 감정적으로 변화시킬 수 있는 힘이 있다. 그 이유는 아마도 신경계통인 것 같다. 궁극적으로 요가는 곧 신경계통에 대한 이야기이다.

파탄잘리의 『요가수트라』는 "요가는 마음의 동요를 멈추는 것"이라는 문장으로 시작한다. 여기에서 언급된 동요라는 것은 신경계통에 담겨 있다. 나는 이따금 아쉬탕가 빈야사 요가가 하타 요가의 한 형태라는 이야기로 아쉬탕가 친구들과 말다툼을 해야 할 때가 있다. 거칠게 번역하자면 하타 요가는 방황하는 우리 마음을 통제하기 위한 신체적 도구이다. 하타 요가는 사람들이 너무나도 자주 불평하는 "나는 가만히 앉아서 마음을 조용히 가라앉히고 그냥 있는 것을 할 수가 없다."는 현대인의 병에 대한 해결책이다. 하타 요가는 우리가 몸을 사용하여 마음에 접근하고 마음을 통제할 수 있도록 해 준다. 신경계통이 아니라면 어떻게 이런 일이 가능하겠는가? 움직임은 우리가 우리 자신을 알게 되는 한 방법이다. 아사나 수련은 움직임 그 자체를 통해 우리 자신에 대한 가르침을 준다. 우리 조직을 압축하고 늘이고 수축시키는 행위가 신경계통을 자극함으로써 심신의 연결을 일깨우는 것이다.

감각수용기(Sensory Receptors)

신체의 감각수용기를 분류하는 방법은 여러 가지가 있다. 최근 생리학 서적들 중 어떤 것을 보더라도 상세하게 그 개요를 설명해 줄 것이다. 일반적으로는 우선 위치(얕은 또는 깊은, 즉 피부에 가까운지 아니면 몸속 깊이에 있는지)에 따라 분류된다. 그러나 특화된 수용기들도 있다. 근육, 관절주머니, 힘줄에서 찾을 수 있다. 이 범주에서는 움직임이나 형태, 화학물질, 체온의 변화, 그리고 압력이나 통증 같은 강한 자극이 수용기를 자극한다는 사실을 알게 된다.

움직임과 아사나에 대한 우리의 논의와 가장 관련 있는 종류의 수용기는 고유감각기(proprioceptor)라고 불린다. 우리 몸 안, 보다 구체적으로는 관절주머니, 근육, 힘줄에서 볼 수 있다. 관절주머니 안에서 수용기들은 압력, 움직임, 공간 내에서의 위치 등에 대한 정보를 우리에게 제공한다. 근육에는 근육방추(muscle spindle)라고 하는 특수한 수용기가 있다. 힘줄에 있는 수용기는 골지힘줄기관(Golgi tendon organ)이라고 한다.

근육방추는 휴식 중인 근육의 길이를 측정하는 근육의 힘살 안에 있는 특수한 조직이다. 그 정보를 바탕으로 근육방추는 '신장반사 (stretch reflex)'를 일으킬 수 있다. 신장반사가 무의식적으로 일어난다는 점에 주목하라. 이런 종류의 수용기는 온도나 통증과 같은 감각을 일으키는 일에는 관여하지 않는다. 이런 반사의 예는 의사들이 환자에게 실시하는 전형적인 반사 검사이다. 의사는 환자의 종아리를 진찰대 끝에 늘어뜨린 다음, 고무망치로 무릎뼈(patella) 아래의 힘줄을 두드린다. 휴식 중인 근육의 길이에 갑자기 변화가 일어나면 넙다리네갈래근[보다 정확히는 넙다리곧은근(rectus femoris)] 속에 있는 근육방추가 자극을 받고 신장반사가 시작되면서 근육 수축이 일어난다.

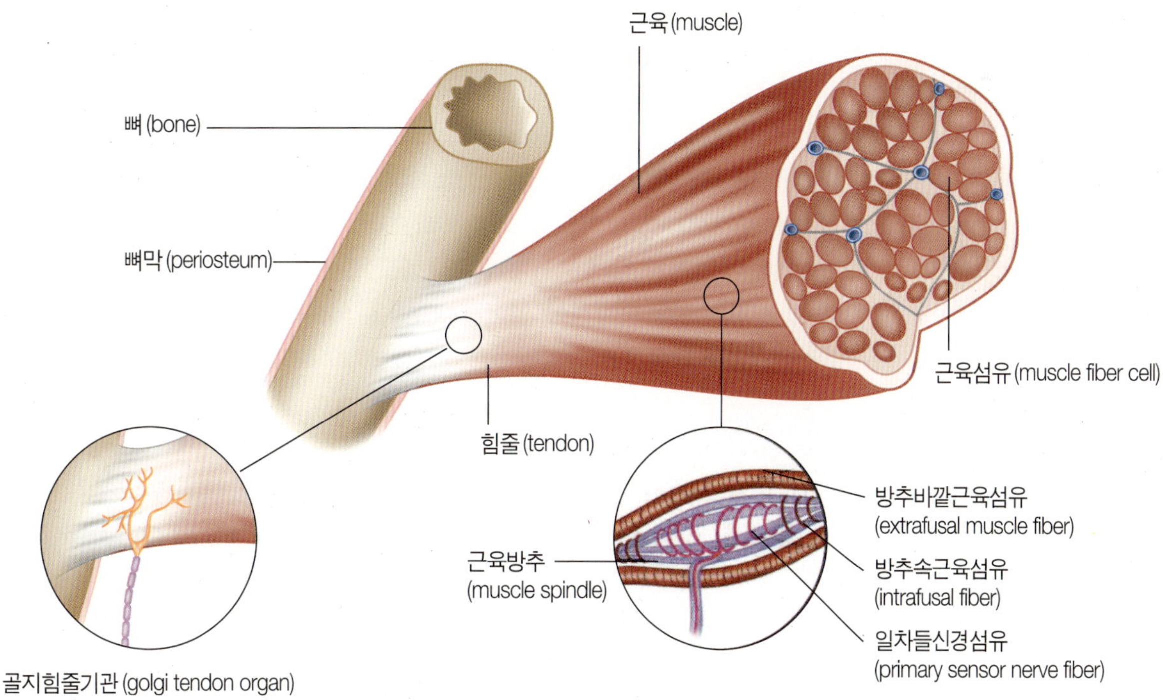

그림 1.12 : 근육방추 (muscle spindle)와 골지힘줄기관 (golgi tendon organ).

골지힘줄기관은 근육섬유가 힘줄이 되는 부위에서 찾을 수 있다. 골지힘줄기관은 근육방추와 정반대의 역할을 한다. 골지힘줄기관은 근육의 길이 변화를 측정하는 것이 아니라, 골지힘줄기관이 위치한 힘줄 부위에 생기는 힘의 크기를 측정한다. 근육이 과도하게 수축해서 찢어지는 한계에 가까워지면(그렇다. 근육이 수축의 결과로 찢어질 수도 있다) 골지힘줄반사(Golgi tendon reflex)가 일어난다. 골지힘줄반사는 근육의 이완을 일으켜서 손상을 방지하는 반사이다.

이 모든 다양한 감각수용기는 신경계통으로 정보를 보낸다. 이 정보는 신체 내에서 여러 가지 방식으로 사용된다. 어떤 경우든 이 정보에 대한 반응, 예를 들어, 근육 수축이나 특정 호르몬의 방출이 일어난다. 반응은 즉각적으로 일어날 수도 있고 시간이 걸릴 수도 있다.

우리가 너무 빠르게 움직이지 않으며 충분히 섬세하다면 이런 고유감각기들은 우리가 아사나를 수련하는 동안 우리를 손상당하지 않도록 지켜 줄 것이다. 요가 자세에서 하듯이 조직을 늘이면 신장반사가 일어날 가능성도 있다. 움직임의 시점과 속도가 적당하다면 이런 반사는 이미 우리를 손상에서 막아 주었을 것이다. 골지힘줄기관에서도 마찬가지다. 근력 중심의 아사나에서 근육을 무리하게 사용하면 갑자기 힘이 빠지는 느낌을 받을 수 있다. 근육이 이완되도록 해서 찢어지지 않게 함으로써 힘이 빠지는 느낌이 들고 그 자세가 풀리는 것이다.

정보가 반복적으로 몸에 입력되면 신경계통은 특정한 '자동반응(automatic response)'을 만든다. 예를 들어, 내 친한 친구 하나는 어렸을 적에 피클 한 병을 통째로 먹었다. 조금 지나서 몸은 위(胃)에 들어간 그 피클에 구역질을 냈고 친구는 토했다. 아마도 위의 특정한 수용기가 과도하게 자극되면서 이런 일이 일어났던 것 같다. 재미있는 것은 20년이 넘게 지난 요즘도 내가 피클 병을 열어서 친구의 코밑에 갖다 놓으면 친구는 욕지기를 한다. 그의 온몸이 그토록 강렬하게 그 사건을 '기억한다'는 사실은 신기하면서도 큰 깨달음을 준다. 특정한 자세에 있을 때 일어나는 신체적, 감정적 반응과도 상관관계가 있을 수 있다. 또한 우리가 앞으로 더 이야기하게 될, 아사나 수련의 일부가 된 움직임 패턴에도 일정한 작용을 한다.

이런 자동반응은 신체 수준에서도 일어난다. 우리가 규칙적으로 하는 활동은 거의 무의식적으로 신체 내에서 신경계통과 근육계통의 결합을 일으킨다. 나는 이런 반복적 활동의 결과를 '촉진 경로(facilitated pathway)'라고 부른다. 이 경로는 신체의 유사한 행동이나 움직임을 위해 반복적으로 거쳐 가게 되는 신경계통 경로이다. 이 용어는 또한 근육뼈대통증 패턴에서 되먹임 고리를 설명하는 데에도 사용될 수 있다. 우리 주제에 맞게 말하자면 어떤 행동이 되풀이 될 때 신경근육 조건형성이 일어난다. 매우 의식적인 근육의 동작이나 또는 일련의 근육 활동이 결국 더 무의식적인 근육 활동으로 진화하는 것이다.

예를 들어, 자동차 운전을 처음 배울 때에는 의식적 활동으로 시작한다. 우리는 속도, 방향, 그리고 양옆과 뒤에서 일어나는 일들에 대한 정보를 고려한다. 우리가 수동 변속기로 운전하는 법을 배운다면 클러치, 액셀러레이터, 그리고 브레이크를 밟으며 변속하는 일을 조율하는 일도 해야 한다. 운전은 복잡하다. 그러면 지금 우리는 대체 어떻게 휴대전화를 받으면서, 아침을 먹으면서, 화장을 하면서, 자동차의 균형도 유지하면서 운전을 할 수 있는 것일까? 그 답이 촉진 경로이다.

이런 활동을 거듭 되풀이하다 보면 신경계통으로 들어오는 정보는 더 이상 그렇게 의식적으로 처리될 필요가 없어진다. 심지어 처리를 위해 뇌에 도달해야 할 필요도 없어진다. 척수(spinal cord)에 전달되었다가 돌아오는 것만으로도 충분한 것이다.

우리는 평생 동안 여러 시기에 걸쳐 여러 활동을 하면서 많은 촉진 경로를 만들었다. 그중 어떤 것들은 우리가 의식적으로 선택한 것이다. 의식을 덜한 채로 발달된 것도 있다. 신체적인 것도 있고 감정적인 것도 있으며 본질적으로 에너지와 관련된 것도 있다. 어느 쪽이든 이러한 촉진 경로들의 모음은 우리가 움직이는 방식을 통해 드러난다. 우리의 움직임 패턴이 우리의 촉진 경로를 실제로 보여주는 것이다. 관찰 가능하고, 좋든 싫든 무의식적인 습관으로 나타난다.

이런 패턴은 움직임을 통해 드러날 뿐만 아니라 우리가 매트 위에서 움직임을 멈추고 우리 자세를 바라볼 때에도 관찰할 수 있다. 우리의 오른쪽 어깨는 계속 처지고 왼쪽 어깨는 계속 올라가는 부분적인 이유가 이것이다. 우리 왼쪽 엉덩부위가 오른쪽보다 높거나 낮아지는 이유의 일부도 이것이다. 이런 것들은 단지 몇 가지 가능성에 불과하다. 통합사를 돌이켜 생각해보라. 그 모든 것들이 신체적 차원에서든 더 미세한 차원에서든 지금 우리가 살아가는 방식을 형성하는 데에 일조한다.

우리가 수련하는 요가의 형태에 따라 우리는 우리 행동 양식을 뒷받침하면서 더 깊이 몸에 배도록 하고 있을지도 모른다. 우리 행동 양식을 되돌리거나 새로운 균형을 잡아 주기 시작하거나 심지어는 긍정적이고 치유를 촉진하는 행동 양식이 나타날 수 있게 수련할 수도 있다. 모든 사람에게 유익한 단 하나의 수련이나 방법이 있다는 뜻으로 말하려는 것은 아니다. 그러나 당신이 하고 있는 수련이 어떤 방식으로든 당신의 신경근육계통에 또 다른 행동 양식을 심어 주고 있다는 점을 명심하는 것이 중요하다.

더불어 우리가 각각의 자세를 취하는 방식 즉, 기술도 새로운 촉진 경로를 형성한다. 우리가 우르드바 무카 스바나아사나를 할 때마다 우리 몸은 특정한 방식으로 움직이는 법을 익힌다. 등을 비슷한 위치에 두어야 하는 다른 자세를 취할 때에도 비슷한 근육들이 자연스럽게 수축한다. 우리는 아사나를 할 때마다 새로운 신경근육 패턴을 만들고 있는 것이다.

특정 패턴을 변화시키거나 없애는 것이 가능한가? 입원한 환자가 가스와 인공호흡기를 쓰는 형식의 마취 상태에 있는 경우, 의사와 의료진은 환자를 움직일 때 각별히 조심해야 한다. 신경계통이 완전히 중지되어 근육에 긴장이 전혀 없기 때문에 환자를 너무 급하게 또는 부적절하게 움직이면 탈구가 일어날 수 있다. 신체의 움직임과 유지 패턴이 사라져 버리는 것이다. 엉덩부위 근육이 타이트한 사람들도 [뼈구조(bone structure)가 움직임을 불가능하게 하는 이유가 아니라면] 마취 상태에서는 에카 파다 시르사아사나를 아주 잘 할 수 있다.

신경계통이 중지되면 우리의 움직임 패턴이 사라지듯이 신경계통이 다시 활성화되면 긴장 패턴도 돌아온다. 신체 수련과 관련하여 이러한 사실은 흥미로운 함의가 있다. 예를 들어, 우리가 갖고 있는 긴장의 얼마나 많은 부분이 과도하게 자극된 신경계통과 관련 있을까? 우리가 스스로 신경계통의 활동을 중단시킬 수 있다면 우리 몸의 지속적인 긴장 패턴도 사라질까? 무엇을 통해 이런 자극을 계속 줄일 수 있을까? 신경계통은 기본적으로 양극이 있다. 즉, 몸과 마음이다. 이 둘은 하나의 연속선 위에 있다. 별개의 두 부분이나 영역이 아니라는 말이다. 신경계통 자극은 신체를 통해서도 일어날 수 있지만 마음을 통해서도 일어날 수 있다. 우리 마음은 뇌 기능과 직접 연관되어 있으며 따라서 신경계통과도 이어져 있다. 신체의 다른 부분들에 영향을 미치는 마음의 능력 또한 이 연속선 위 어딘가에 있다.

우리는 마음을 사용하여 우리 몸에 지시를 내린다. 당연한 말이다. 그러나 우리가 호흡에 우리 마음을 집중할 때에 우리 몸에는 어떤 일이 일어날까? 이는 명상을 시작하는 흔한 방법이다. 우리는 마음을 하나에 집중한다. 이렇게 하면 몸이 반응한다. 심장박동수가 떨어지기 시작한다. 나아가 우리가 집중하는 대상이었던 호흡 자체도 달라진다.

우리가 오랜 시간 동안 앉아 있으면 우리의 물리적 형태에 대한 인식까지도 변한다. 우리 몸이 차지하고 있다고 인식하는 공간도 바뀐다. 아마도 우리의 팔 · 다리가 우리로부터 아주 멀리 떨어져 있는 기분이거나 더 커진 기분이거나 아예 아무 느낌이 나지 않을 수도 있다! 마음의 집중과 초점을 통해 우리는 신체에 대한 우리의 인식을 변화시킬 수 있다. 적어도 왜곡시킬 수는 있다. 그러면 이런 명상 상태에서 돌아오게 하는 것은 무엇인가? 우리가 명상 상태로 앉아 있을 때 우리 신체의 경계가 흐릿해진다. 우리가 움직이는 순간, 경계가 재빨리 재건된다. 이런 식으로 움직임은 그 자체로 우리 마음에 우리가 누구이며 어디에 있는지 알려준다.

요가 아사나에서 우리는 마음을 집중하기 위해 신체의 움직임을 활용한다. 이는 몸 자체에 집중하는 것과는 다르다. 나는 움직임의 물리적 감각을 마음에 집중하는 수단으로 활용하는 것에 대해 말하고 있는 것이다. 이는 곧 파탄잘리가 요가는 마음의 동요를 멈추는 것이라고 말했던 바의 일부분이기도 하다.

요가 수련을 할 때 우리는 여러 층의 초점을 탐험한다. 우리가 애씀(수축)과 해소(이완)의 균형을 잡는 것과 같은 움직임의 여러 요소들을 쌓아 나가기 시작하면서 우리 마음이 집중할 수 있는 역량을 길러 나가는 것과 더불어 신경근육계통을 단련하게 된다. 우리는 호흡 조절, 협조(coordination), 자세의 반다를 쌓아 나감으로써 더 나아간다. 아사나를 규칙적으로 수련함으로써 우리의 정신적 패턴에 대해 얼마나 많은 것을 배울 수 있을까? 우리의 의지에 관한 문제들을 제기하지는 않을까? 우리의 부정적 또는 긍정적 사고 패턴을 드러내지 않을까? 나아가 부정적 사고를 극복할 수 있도록 도와줄 수 있지도 않을까? 규칙적인 신체 단련이 마음에 큰 파급력을 미친다.

신체 아사나는 말초신경계통(peripheral nervous system)을 다시 훈련시키는 방식으로 작용한다. 또한 마음/신경계통이 더 집중하고 조절될 수 있게 단련시킨다. 몸과 마음을 체계적으로 단련하면 신경계통을 온전히 통제할 수 있다.

통합된 신경계통과 근육계통의 정교함은 경이롭다. 몸에 새 패턴을 심기는 매우 벅찬 일이다. 때로는 예전의 패턴에서 벗어나는 것도 고되다. 이미 우리 몸은 다른 방식으로 움직이도록 패턴이 형성되어 있기 때문에 변화에 저항할 수 있다. 학생들이 교사로부터 수정이나 교정을 받을 때에 흔히 일어나는 일이다. 교사는 공간 속에서 우리가 몸의 위치를 바꾸거나 그 상태에 도달할 수 있도록 우리가 근육을 수축시키는 방식을 바꾸거나 우리가 어떤 자세를 유지하기를 바란다. 우리가 특정한 방식으로 그 자세를 해 왔던 기간에 따라 우리 마음은 반항하면서 "그건 옳지 않아!"라는 식으로 말할 것이다. 아니면 우리 신경계통과 근육이 저항하면서 우리가 교정된 자세 그대로 있도록 내버려두지 않을 수도 있다. 이렇게 생각해보면 놀랄 일도 아니다. 그렇게 하는 것이 우리의 정상적인 패턴이었으니까! 우리는 교사가 우리보고 그렇게 움직이라고 할 때 교사가 미쳤다고 생각할지도 모른다. 그러나 사실은 우리의 '규범'을 벗어나는 식으로 뭔가를 하는 것이 불편할 뿐이다.

초보자들이 새 행동 패턴을 만드는 것은 매우 힘든 일이다. 협조, 근력, 유연성 부족이 주요한 장애물이 된다. 다행스럽게도 신경계통은 특정한 동작을 하기 위해 항상 특정한 근육을 수축시키도록 생각하지 않아도 되도록 만들어져 있다. 우리는 그저 바라는 최종 목표만을 염두에 두면 된다. 그러나 때로는 무의식과 근력 부족이 뭔가 구체적인 행동을 하려는 우리의 의도, 예를 들어, 팔꿉을 안쪽으로 모은 채 차투랑가 단다아사나로 내려가는 것을 압도한다.

가장 최초의 수리야 나마스카라에서부터 초보자들은 차투랑가 단다아사나와 직면하게 된다. 일단 몸을 낮추는 것은 할 수 있다고 해도, 이런 신참들은 거의 항상 팔꿉을 몸에서 떨어지게 움직인다. 내가 아무리 이야기를 해도 이 자세에서 내려가면서 팔꿉을 안으로 도무지 모으지 못하는 사람들이 있다.

나는 교사로서 계속해서 그들을 바로잡아 주거나 그들의 위팔세갈래근이 너무 약해서 그들이 스스로는 이 자세를 완수하지 못할 뿐임을 인정한다. 신경계통은 몸을 낮춘다는 목표를 이해하고는 있다. 이 과제를 완수해야 하는데 위팔세갈래근이 너무 약하면 다른 근육들의 도움을 요청한다. 대개 큰가슴근(pectoralis major)이 도우러 온다. 팔꿉을 몸에서 떨어지게 움직임으로써 큰가슴근이 필요한 동작을 위해 도움을 주기에 더 수월한 자세가 된다. 왜 '큰가슴근'에 도움을 청할까? 큰가슴근은 더 크고 섬유도 많으며 어깨가 벌림 상태 즉, 팔꿉이 밖으로 나간 상태에서는 더 큰 영향력을 발휘할 수 있게 되기 때문이다.

위팔세갈래근이 더 튼튼해지면 큰가슴근의 도움을 필요로 하지 않게 된다. 점차 몸을 낮추면서 팔꿉을 안으로 모으고 있을 수 있게 된다. 이때가 바로 예전 패턴에서 벗어나 새 패턴을 만들어야 할 시작점이다. 이 상황에서는 위팔세갈래근을 돕는 두 가지 방법이 있다. 하나는 팔꿉이 몸에서 계속 멀리 떨어지게 내버려두는 것이다. 그렇게 하면서 손도 약간 더 넓게 움직인다. 또 학생에게 몸을 낮추면서 무릎을 바닥에 두라고 할 수도 있다. 이렇게 하면 팔꿉을 계속 안으로 모으고 있을 수 있다.

요가 교사로서 우리의 궁극적 임무는 학생에게 도움이 되는 패턴을 만들고, 자세를 통한 진전을 도와주는 것이다. 자세를 통한 진전은 학생 자신의 몸에 대한 점진적 이해와 연관되어 있다. 이것은 신체적 아사나와 요가에 대한 더 큰 개념뿐만 아니라 몸과 마음의 접점의 시작점이기도 하다.

당신이 교사라면 당신 자신의 신경계통을 통해 학생과 관계를 맺게 된다는 점을 명심하라. 당신이 학생을 관찰하는 것도 당신의 신경계통을 통해 일어난다. 학생들의 패턴을 다시 훈련시키는 모든 교정 역시 당신의 신경계통을 통해 전달된다.

학생들을 단체로 가르칠 때에는 그들에 대한 관찰을 하는 것이 당연하고 필요하다. 제시간에 오는지, 매트를 바닥에 조용히 내려놓는지, 아니면 소리를 내면서 내려놓는지와 같은 사소한 것들도 관찰의 대상이다. 우리는 이미 시각과 청각을 사용하여 그 학생들이 어떤 사람인지 그들과 어떻게 작업을 해야 할지에 대한 감을 잡을 수 있다. 이 모든 것들이 우리 신경계통의 패턴을 통해 걸러지며 우리가 이런 것들에 대해 품게 되는 정신적 패턴의 촉발자가 될 수 있다. 이런 점을 의식하고 있다면 서로 다른 학생들과 서로 다른 방식으로 작업할 수도 있다. 그들에게 다른 방식으로 접근하거나 다른 질문을 할 수도 있을 것이다.

우리는 또한 그들의 개별적인 신체적 특징을 관찰할 수 있다. 나는 학생들이 움직이고 걸어 다니고 공간으로 걸어 들어오는 모습에 자주 주의를 기울이게 된다. 수업 시작 전에 매트 위에 처음 앉았을 때 사람들이 하는 '준비 동작'들은 더 많은 것들을 말해 준다. 무릎이나 등, 엉덩부위를 문지르고 있는가? 시작하기 전에 특정 부위를 스트레칭하고 있는가? 이 모든 것들이 내 신경계통을 통해 처리되며, 당신도 분명히 그러하리라고 생각한다.

또 학생들이 실제로 아사나를 수련하는 동안 관찰하게 되는 것들이 있다. 어떤 긴장이나 근력의 패턴이 나타나고, 보다 중요하게는 아사나와 관련하여 되풀이되는가? 이런 것들은 우리가 각 개인별로 작업을 해야 할 패턴에 대해 많은 것들을 알려주는 실마리가 된다.

어떤 시점에서는 우리가 관찰한 내용들을 수정이나 교정의 형태로 학생들과 공유하기로 결정한다. 이제 우리는 그들의 신경계통을 통해 그들과 교류해야 한다. 우리가 말을 하고, 시범을 보이고, 교정을 해 주고, 실제로 손으로 그들과 접촉하게 되면 정보를 전달하는 이 모든 방식들은 학생의 신경계통을 통해 처리된다.

뼈대계통(THE SKELETAL SYSTEM)

일반인들은 흔히 뼈대계통을 뭔가 단단하고, 살아 있지 않은, 단지 우리 몸의 틀을 이루는 '사물'의 일종으로 이해한다. 사실, 뼈대계통은 복잡하고 끊임없이 변화하는 체계로서 가해지는 압력을 해부학적으로나 생리학적으로 처리하고 그에 대응한다. 뼈는 살아 있다. 뼈는 혈액을 공급받는다. 신경도 뼈를 안팎으로 지나간다. 뼈가 멍이 들거나 단단한 것에 부딪히면 느낄 수 있다. 부러지더라도 당연히 느낄 수 있다. 세포는 감당해야 하는 압력에 따라 형성되고 파괴되고 재배열된다. 뼈 자체도 세포 수준에서 끊임없이 변화를 겪는다.

뼈는 다양한 결합조직의 또 다른 한 형태이다. 뼈막(periosteum)이라는 뼈의 바깥면을 둘러싸고 있는 두꺼운 결합조직의 층이 있다. 뼈 속에는 골수(bone marrow)를 담고 있는 골수공간(medullary cavity)이 있다. 골수공간을 덮고 있는 뼈속막(endosteum)이라고 하는 또 다른 결합조직의 층이 있다. 이런 결합조직의 층들 사이에는 뼈를 단단하게 만들어 주는 결정화된 무기질들이 끼어 있다. 이 무기질들은 주로 칼슘과 인이다. 그 안에는 뼈 사이로 신경과 혈액이 지나다닐 수 있도록 해 주는 빈 공간들이 있다.

뼈대계통은 다섯 가지 기본 기능을 수행한다. 구조를 이루고, 적혈구를 생산하며, 무기질을 저장하고, 보호 기능을 하며, 움직임을 가능케 한다. 뼈대는 몸 내부의 틀이 된다. 뼈대는 제공하는 강도에 비해 상대적으로 가볍다. 우리 뼈는 건강하다면 그리 쉽게 부러지지 않는다. 뼈는 또한 근육과 다른 조직이 붙는곳을 제공한다. 전신에 걸쳐 뼈의 융기는 근육에 의한 긴장뿐만 아니라, 뼈 자체의 유전부호(genetic code)에 의해 형성된다.

적혈구가 어디에서 오는지 궁금한 적이 없었는가? 적혈구 생산에 대한 전문용어는 '조혈'이다. 성년들의 경우, 대부분의 적혈구는 몸의 납작뼈(flat bone), 예를 들어, 골반이나 복장뼈(sternum)에서 생산된다. 이런 기능은 우리 뼈가 얼마나 살아 있으며 역동적인지를 잘 보여준다.

보호는 단순하지만 필수적인 뼈의 기능이다. 머리뼈는 단단한 껍질로 뇌를 보호한다. 가슴우리(thoracic cage)는 심장과 폐를 보호한다. 척추뼈(vertebrae) 또한 몸통을 타고 내려오면서 척수를 보호하도록 만들어져 있다. 뼈는 뼈를 만들 목적으로 무기질을 저장할 뿐만 아니라, 몸에서 뼈 이외의 부분이 필요로 하는 무기질도 저장한다. 무기질을 저장하고 방출하는 기능은 뼈에 일어나는 끊임없는 변화의 증거이다.

두 뼈가 만나는 지점에서 움직임이 일어난다. 우리는 이런 만남의 지점을 관절(joint)이라고 한다. 움직임을 이렇게 일반적으로 가정할 수 있기는 하지만 움직일 수 없다고 여겨지는 유형의 관절 즉, 못움직관절(synarthrosis)도 있다. 이런 유형의 관절에서도 약간의 움직임이 가능할 수도 있지만, 근육 이외의 힘이 반드시 작용해야 한다. 예를 들어, 머리뼈는 여러 개의 뼈가 치밀한 섬유관절(fibrous joint)을 이루며 서로 단단히 결합되어 있다. 머리뼈의 이런 관절을 봉합(suture)이라고 한다. 이런 관절들은 움직일 수 없다고 생각되지만 충격을 받거나 두개천골요법사들의 섬세한 작업을 통해서는 상대적 위치가 움직일 수 있다.

뼈의 세포 성분에는 뼈를 만드는 뼈모세포(osteoblast), 완전히 발육된 형태의 뼈세포(osteocyte), 뼈를 파괴하고 흡수하는 뼈파괴세포(osteoclast) 등이 있다. 뼈가 만들어질 때, 무기질은 결정화되면서 뼈의 구조 안에 채워진다. 칼슘의 혈중농도가 낮아지면 뼈파괴세포가 활성화되고, 활성화된 뼈파괴세포는 뼈에 포함된 칼슘을 혈중으로 내보낸다.

비슷한 기전으로 뼈는 가해지는 압력에 따라 구조가 재형성될 수 있다. 뼈에 가해지는 압력은 실제로 뼈가 모양을 바꾸게 한다. 그렇다고 넙다리뼈가 한가운데에서 90°로 굽어질 수 있다는 말을 하려는 것은 아니다. 다만 지속적인 압력을 받은 뼈는 모양을 바꿈으로써 대응하게 된다는 뜻이다. 그럼으로써 뼈 전체에 힘이 전달되는 방식에 영향을 미친다.

특히 긴뼈(long bone)들의 양쪽 끝(예를 들어, 넙다리뼈의 몸쪽뼈끝)에는 놀라운 뼈잔기둥(bony trabecula)이 있다. 넙다리뼈의 몸쪽뼈끝(proximal epiphysis)은 상체의 무게가 주는 힘을 골반에서 넙다리뼈몸통(body of femur)으로 전달한다. 이곳에서 뼈바탕질(bone matrix)은 뼈의 세포 성분이 파괴되고 재건되는 방식에 따라 끊임없이 조정된다. 이 영역을 통해 지나가는 압력의 변화에 적응하고 대처하기 위해 이렇게 하는 것이다. 뼈는 변화한다. 뼈의 변화 중에는 반갑거나 긍정적인 변화만 있는 것은 아니다. 예를 들어, 발꿈치뼈돌기(heel spur)가 발달되는 경우 대개는 통증이 발생한다. 긴장이나 과사용 때문에 발꿈치뼈(calcaneus)의 가장 얇은부분의 결합조직층이 당겨지면서 염증이 발생한다. 이 부위에 염증이 생기면서 누르면 아프게 된다. 몸 각 부위에서의 뼈돌기(bony spur) 발달은 어떤 점에서 뼈가 적응하고 변화할 수 있음을 시사한다. 긍정적으로 보면, 이렇게 변화할 수 있는 능력은 또한 뼈엉성증(osteoporosis)에 걸린 사람들의 뼈가 유지되고 재건될 수 있도록 도와주기도 한다.

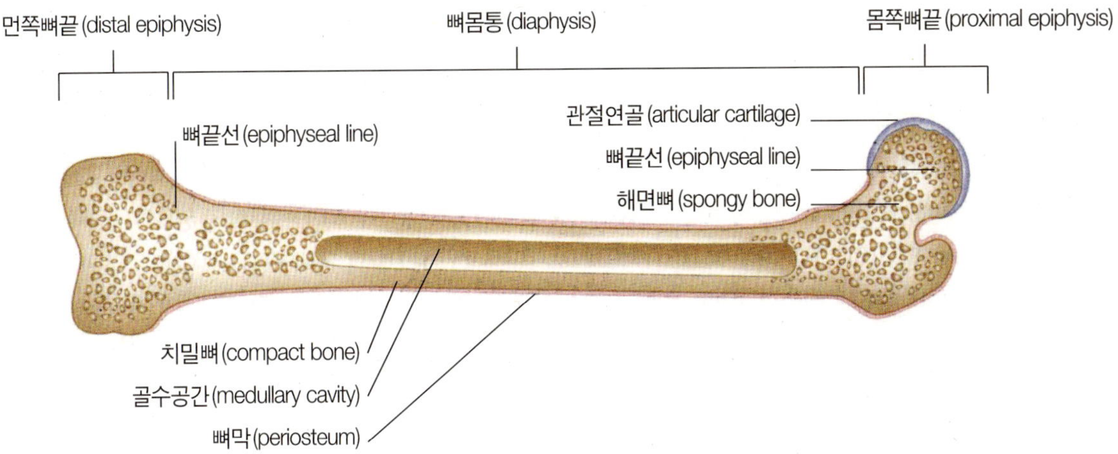

그림 1.13: 긴뼈 (long bone)의 구성 요소.

그러므로 뼈대계통은 가해지는 압력과 자극에 반응한다. 이런 압력은 부정적인 것이 아니다. 통상 범위의 바깥 또는 그보다 큰 것일 뿐이다. 자극에 따라 뼈는 크기, 대개는 두께와 밀도가 변화한다. 예를 들어, 내가 멈추지 않고 일주일 동안 한 발로 뜀뛰기를 한다고 하자. 내가 극도로 피곤해지기도 하겠지만, 그쪽 다리의 뼈들은 더 치밀해지고, 어떤 의미에서는 더 튼튼해질 것이다. 이것은 그 모든 뜀뛰기의 결과다. 더욱 기적적인 것은 내가 다시는 그쪽 다리로 뜀뛰기를 하지 않으면 그 다리에 있는 뼈들의 밀도는 내가 뜀뛰기를 시작하기 전 수준 정도로 돌아갈 것이라는 사실이다.

뜀뛰기를 시작하면 세포 수준에서 뼈모세포가 활발히 일하면서 더 많은 뼈세포를 만들어서 뼈에 가해지는 압력에 대처할 수 있게 한다. 자극이 사라지면, 내가 뜀뛰기를 멈추면 몸은 일상 활동에 필요한 것보다 더 많은 뼈세포가 있음을 인식한다. 그러면 몸은 뼈파괴세포에게 뼈세포 일부를 제거하도록 만드는 방식으로 대응한다.

모든 반복적 행위가 몸의 다른 계통뿐만 아니라 뼈대계통에도 영향을 미친다. 뼈엉성증과 같이 뼈세포가 파괴됨으로써 뼈밀도(bone density) 자체가 낮아지는 증상들은 일과에 중량 운동을 추가함으로써 호전될 수 있다. 이런 운동은 뼈모세포가 활동하도록 자극함으로써 뼈세포와 뼈밀도의 추가적인 손실을 막는다. 뼈는 또한 이 모든 생리적 기능의 일부로서 혈액과 신경 공급을 받는다. 즉, 뼈는 죽어 있는 건조한 구조물이 아니라 자극에 반응하는 몸의 살아 있는 조직이다.

근육 신장... 내가 이해한 바 (MUSCLE STRETCHING AND LENGTHENING... WHAT MAKES SENSE TO ME)

우리는 근육계통의 다양한 영역들을 다루었다. 근육 명칭, 근육 수축의 유형, 신경계통이 어떻게 근육계통과 결합하여 움직임을 만드는지, 근육이 몸을 움직일 때 중력이 어떻게 영향을 미치는지에 대해 이야기했다. 더 나아가, 이 책이 요가 해부학 책이므로 우리는 움직이고 있는 몸의 해부학이 단지 해부학자세를 취하거나 해부학자세에서 출발하는 몸과 어떻게 다를 수 있는지도 탐구했다.

근육계통에 대한 탐구는 매트에서 움직임으로써 우리 근육이 신장되고 늘어날 때 어떤 일이 일어나는지를 검토하기 전까지는 완전할 수 없다. 몸의 조직들을 어떻게 신장해야 하는지에 대해서는 수많은 의견들이 있다. 어떤 것이, 왜 최선의 방법인지 격한 논쟁이 벌어진다. 나는 내 해부학 지식, 논리, 그리고 내 몸의 조직들을 신장했던 개인적 경험이 나를 이끌도록 한다.

요가에서 우리는 우리가 이해한 지식을 신장(스트레칭)이나 늘이기와 같은 단어로 단순화시켰다. 우리가 이야기하고 있는 대상을 묘사하는 데에 나쁜 방법은 아니지만, 도대체 그것이 정말 무슨 뜻일까?

우리가 실제로 묘사하고 있는 것은 운동범위의 증가다. 이에 대해 가장 단순하게 생각하는 방식은 운동범위가 근육 길이에 기반을 두고 있으며, 따라서 우리가 운동범위를 늘이기 위해 '신장(스트레칭)'을 한다고 가정하는 것이다. 실제로는 신경계통 자극, 결합조직 자극, 관절 구조의 복잡한 조합이 우리가 운동범위라고 부르는 것을 만들어 내고, 우리는 바로 이 복잡한 조합에 대해 이야기하고 있다. 그러므로 우리는 단순히 근육을 늘이는 것이 아니라 이, 복잡한 조합을 재훈련시킴으로써 새로운 운동범위가 생길 수 있도록 하는 것이다.

내 경험에 따르면, 몸의 조직을 늘이기 가장 좋은 시간은 조직들이 이완되어 있을 때이다. 이완되어 있다는 말은 신경계통이 근육에게 수축하라고 명령하지 않고 있다는 뜻이다. 즉, 한 근육에 힘을 쓰려고 하면서 동시에 근육을 신장할 수는 없다는 것이다. 아무래도 말이 안 된다. 물론 근육근막에는 항상 어느 정도의 긴장이 있다. 이는 이미 앞서 근육 긴장(muscle tone)이라고 언급했던 것이다.

근육 긴장은 두 가지의 결과로 변화한다. 근육이 신장되거나 신경계통으로부터 수축하라는 신호를 받을 때이다. 두 번째 상황은 비교적 분명하다. 그러나 대부분의 사람들이 첫 번째 상황은 고려하지 않는다.

조직들에는 마치 고무줄처럼 탄성이 있다. 고무줄을 늘이면 장력(긴장)이 증가한다. 살짝 늘인 고무줄에 손가락을 퉁기면 다소 낮은 소리가 들릴 것이다. 고무줄을 더 늘여서 손가락을 다시 퉁기면 음이 높아질 것이다. 장력(긴장)이 증가했음을 나타낸다.

근육근막을 늘일 때에도 같은 일이 일어난다. 자리에 앉아서 앞쪽 굽힘을 하면 뒤넙다리근이 길어지고 근육에 걸리는 긴장도 따라서 증가한다. 근육을 수축시켜 근육 긴장을 변화시킬 때 형성되는 능동적 긴장(active tension)에 대비해서 이것을 수동적 긴장(passive tension)이라고 부를 수 있을지도 모르겠다. 이렇게 조직을 늘이는 상황에서 나타나는 수동적 긴장은 피할 수 없는 것이다.

스트레칭(신장) 시간은 흔한 대화 주제 중 하나이다. 얼마나 오래 해야 하는가? 나는 워크숍에서 자주 이 질문을 하는데 그때마다 떠도는 답변들을 무수히 많이 들을 수 있다. 사람들은 대개 5초에서 60초에 이르는 답변을 한다. 물론 사람들이 스트레칭을 유지해야 한다고 생각하는 평균 시간은 대략 30초이다.

스트레칭 자세를 얼마나 오래 유지해야 하는지 구글 검색을 해 보면 더욱 다양한 범위의 답변을 볼 수 있다. 심지어 어떤 사람들은 15분 이상 스트레칭을 해야 한다고 주장한다! 대개는 5번의 심호흡과 더불어 대략 30초가 적절한 시간이라는 데에 동의한다.

개인적으로 이것은 너무 단순화되어 있다고 생각한다. 우리는 이미 움직임을 가능케 하거나 제약하는 네 가지 기본 요소 즉, 결합조직, 근육(우리는 두 가지를 묶어서 근육근막 조직이라고 부른다), 신경계통, 뼈대계통이 있음을 언급했다. 여기에 더해 당신이 스트레칭에서 자신을 얼마나 밀어붙이는지도 관련이 있다. 당신이 충분히 스트레칭을 하지 않는다면 아무런 변화도 일어나지 않을 것이다. 반면 너무 심하게 하면, 몸에서는 당신의 의도와 정반대의 반응이 일어날 것이다. 즉, 과도한 스트레칭에 대한 반응으로 근육이 오히려 더 타이트해지거나 심지어는 손상을 당할 수도 있다.

스트레칭 상태를 유지하는 시간의 길이와 반복 횟수와 더불어 다른 요소들도 고려해야 한다. 스트레칭을 하는 당시의 체온도 효과에 영향을 미친다. 얼마나 자주 스트레칭을 하는지도 결정적인 요소다. 일주일에 한 번, 세 번, 또는 매일 실시하는가? 또한 통합사와 유전도 잊어서는 안 된다. 결론적으로, 답은 단순하지 않다. 당신은 당신에게 효과가 있는 빈도와 강도를 찾아내게 될 것이다.

모두 결합하기(TYING IT ALL TOGETHER)

신체 부분 각각을 좀 더 자세히 살펴보기에 앞서 전체의 통합성을 이해하기 위한 도구 하나를 소개하고자 한다. 동작, 자세, 근막과 근육의 통합에 대한 잠재력을 살펴보려면 1940년대와 1950년대에 케네스 스넬슨(Kenneth Snelson)이 개발했고 벅민스터 풀러(Buckminster Fuller)를 통해 유명해진 '텐세그리티(tensegrity)'라는 원리를 검토해야 한다. 텐세그리티라는 단어는 긴장(tension)과 통합성(integrity)이라는 두 단어로 되어 있다. 이 개념은 어떤 구조의 긴장이 그 구조의 통합성을 유지해 준다고 상정한다.

현수교를 예로 들어보자. 샌프란시스코에 있는 금문교 같은 것 말이다. 큰 탑에서 드리워진 길고 두꺼운 케이블을 상상해 보라. 그 탑들은 분명히 중요하지만 그 케이블들을 전부 제거하면 도로가 무너지는 데에 얼마나 걸릴까? 전혀 오래 걸리지 않을 것이다. 케이블이 주는 긴장이 더 큰 구조의 통합성을 유지하는 데에 필수적인 것이다. 이 원리에는 두 가지 요소가 있다. 첫 번째는 긴장재(tension member. 이 경우, 케이블)로서 긴장재는 전체를 함께 묶고 유지시킨다. 두 번째는 더 단단한 압축재(compression member. 이 경우, 탑과 도로)이다. 텐세그리티 모형에서 나무 막대기들은 압축재이며 고무줄들은 긴장재이다. 나무 막대기들이 서로 닿아 있지 않다는 것이 보일 것이다. 고무줄들의 긴장이 나무 막대기들을 제 위치에 유지시켜 주는 것이다.

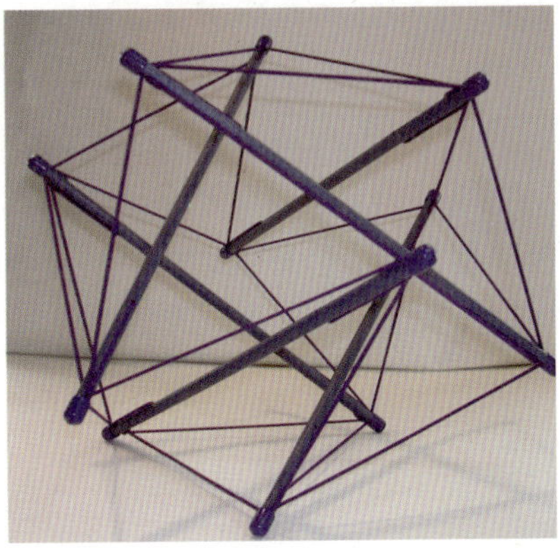

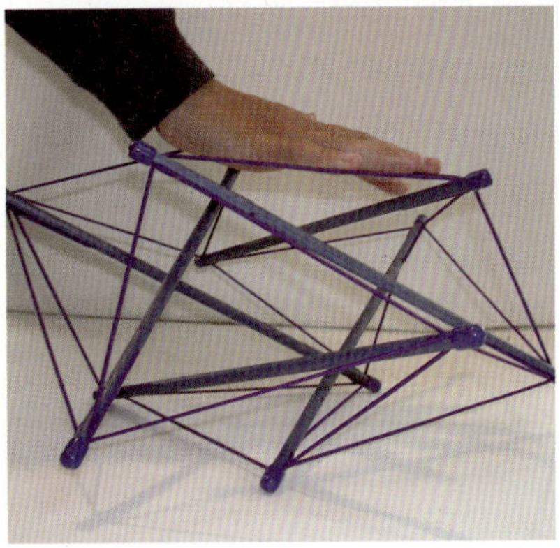

그림 1.14 : 텐세그리티(tensegrity) 구조물은 압력을 받으면 긴장을 집중시키지 않고 분산한다. 몸도 같은 식으로 움직이면서 그 결과 국소의 손상이 곧 총체적인 긴장 패턴을 만든다.

어느 줄에서든지 긴장이 변화하면 전체 모형의 긴장이 변화한다. 이것이 유일한 효과는 아니다. 긴장의 변화는 압축재들이 그 자리에서 움직이게 한다. 모형을 돌려서 압축재를 움직임으로써 모형 전체의 긴장에 변화를 줄 수 있다. 그러므로 긴장재와 압축재는 긴밀하게 연결되어 있다. 하나가 어떻게든 변화하면 전체 구조가 그 변화를 반드시 보상해야 한다.

이 모델에서 우리 몸으로 넘어가 보자. 우리 몸에도 긴장재와 압축재가 있다. 압축재는 뼈이고 긴장재는 결합조직이다. 본질적으로 우리의 뼈는 결합조직의 긴장 속에 매달려 있다. 아사나를 수련할 때 우리는 몸의 긴장재와 압축재 간의 역학을 변화시킨다. 근막이 어떤 식으로든, 어떤 정도로든 움직일 수 없게 되면 온몸이 영향을 받는다. 잠재적으로는 '걸린' 위치에서 가장 가까운 부위들이 더 많이 보상해야 할 것이다. 걸린 부위에서 더 멀리 떨어진 부위일수록 그 영향도 적게 받을 것이다. 더불어 압축재는 '걸린' 부위를 보정하기 위해 조정되고 움직인다. 그 조직의 제약이 사라지면 뼈는 원래의 자연스러운 배열로 돌아간다.

텐세그리티는 우리 몸의 구조가 어떻게 상호 연관되어 있는지에 대한 개념을 보여준다. 우리가 자세의 패턴이나 비틀림을 볼 때 구조의 통합성을 유지하면서도 적응할 수 있게 해 준 것은 바로 몸의 텐세그리티 덕분이다.

더 나아가기(Taking It Further)

몸의 각 계통은 각각의 세계를 만들고 그 안에서 살아간다. 예를 들어, 뼈대계통의 5가지 기능을 나열했는데, 이것이 뼈대계통의 '세계'의 경계를 짓는다. 이와 같은 단순한 비유가 순환계통이나 근육계통, 나아가 신경계통에도 적용될 수 있다. 각 계통들은 각각의 활동과 기능을 담당하고 있다. 그러나 이것이 진실의 전부는 아니다. 각각의 만들어 낸 이 세계들은 몸이라는 우주 속에서 살아가게 되고 따라서 전체가 반드시 조화롭게 공존해야 한다. 세계의 평화를 위해서가 아니라 우주의 생존을 위해서이다. 우리 몸이라는 우주 속에서 이 계통들 중 하나를 제거하면 어떻게 될까? 뼈대를 제거하면 근육은 어디에 붙어야 할까? 신경계통이 없다면 어떻게 근육을 수축시킬까? 근육계통이 없으면 우리는 어떻게 움직일까? 요점을 이해했을 것이다. 같은 방식으로, 우리는 움직임에서 뼈대계통 기능의 중요성을 보다 깊이 이해할 수 있게 된다. 비록 늘 근육계통을 뒷받침하는 역할을 그러나 움직임을 만들어 낼 때에는 하나가 없으면 나머지도 아무 것도 하지 못한다.

기능적 관절(FUNCTIONAL JOINTS)

세계와 우주를 신체에 비유하는 방식을 관절과 몸에 관해서도 사용해 보자. 이렇게 하면 분리가 아닌 상호 연결로 가는 길을 보여주는 그림을 더 잘 그릴 수 있을 것이다.

각각의 관절은 나름의 세계로서 다른 관절과 대비되며 독특한 각자의 문제와 기능, 구조가 있다. 각 관절은 기능과 모양에 따라 여섯 개의 분류 중 하나에 속한다. 각 관절은 각각의 세계인 동시에 몸이라는 우주 내에 살고 있는 관절의 은하 속에 살아간다.

몸은 형성된 것이라는 점을 기억하라. 관절도 형성된 것이다. 관절은 압력, 자극, 다른 계통으로부터의 투입과 발달 요소들뿐만 아니라 유전부호에 따라 특정한 모양으로 형성되었다. 구조적으로, 관절은 알맞은 자리에 배치된 연골로 만들어져 있다. 또한 관절 내의 연골을 위한 윤활액(synovial fluid)을 만들어 주는 윤활막(synovial membrane)도 형성한다. 윤활액은 바깥으로 빠져나가서는 안 되기 때문에 서로 만나는 두 뼈의 끝을 감싸고 있는 일종의 보호관이 형성되어 윤활액을 안에 담아 두게 된다. 보호관은 관절이 움직일 수 있을 만큼 유연하며 필요에 맞게 기능한다. 윤활액은 관절 자체의 움직임을 통해 연골 주변에서 출렁거린다. 무엇이 관절을 움직이게 하는가? 무엇이 관절을 안정화시키는가? 관절이 형성될 때, 두 뼈를 안전하게 묶어 주는 두꺼운 띠도 만들어진다. 보호관도 일부 기능을 수행하기 위해 튼튼하게 만들어지지만 모두 그런 것은 아니다. 더 두꺼운 띠 조직이 형성되어 여러 방향으로의 움직임을 가능케 하거나 제약한다.

뭔가가 관절을 움직이게 해야 하며, 그렇지 않으면 내부의 윤활액이 움직일 수 없고 관절의 건강이 손상될 것이다. 그러므로 더 긴 띠들이 관절 가까이에 형성되어 해당 관절의 움직임에 영향을 미친다. 이런 띠들은 두 개 이상의 관절에 연결된다. 그 띠들은 관절을 서로 연결시킨다. 따라서 한 관절의 기능은 다른 관절에 영향을 미친다. 이 띠들은 때로 케이블처럼 기능하면서 긴장뿐만 아니라 정보도 담고 있다. 관절은 그 모양과 결과적인 기능에 따라 사용된다. 마치 긴 케이블과 띠에 둘러싸이고 연결된 도르래와 지렛대처럼 조작되는 것이다. 이런 식으로 기능과 움직임은 일련의 관절을 통해 이어진다. 한 관절에서 일어난 긴장은 그 관절의 기능에 영향을 미치고, 나아가 가장 가까운 관절들에도 영향을 미친다. 이 관절들은 개별적으로 기능하지만 또한 그 은하의 일부를 이루는 다른 '세계들'에 의존하며 서로 영향을 미치는 것이다. 발, 발목, 엉덩 관절을 논하지 않은 채로 무릎에 대해 이야기하는 것은 많은 제약이 따른다.

2 발과 발목 (The Foot and Ankle)

의학의 한 분과가 오로지 발과 관련해서 만들어졌음을 잠시 생각해보라. 이것만으로도 이 구조물에 가해지는 부담이 얼마나 많은지를 보여준다. 발은 우리 체중의 대부분을 지탱할 뿐만 아니라 때로는 상충되는 다수의 기능을 처리한다. 이를 위해 발에는 총 26개의 뼈와 32개의 관절이 있다. 발을 포함한 다리 전체에는 총 30개의 뼈와 37개의 관절이 있다. 발에서는 수많은 일들이 일어나고 있는 것이다! 그 작은 부위에 왜 그토록 많은 뼈와 관절들이 있을까?

발은 물론 안정적이어야 한다. 안정성이야 말로 발의 핵심과 같기 때문이다. 발은 우리의 토대가 되며 우리가 걸어 다니는 기반이다. 서 있을 때 체중의 100%가 발을 통해 지나간다. 체중 부하 자세가 하나뿐인 것도 아니다. 사실 여러 가지가 있고, 요가를 하는 우리 같은 사람들에게는 특히 다양하다. 발이 체중을 버텨 줄 것이라 생각하면서 다양한 각도로 발을 두고 서 있는 자세들이 몇 개나 있는지 생각해보라. 때로는 한 발에 체중을 다 싣기도 한다! 이런 토대는 튼튼하면서도 또한 가동성도 있어야 한다. 발은 그 위에 있는 관절들의 변화와 움직임에도 적응해야 한다. 체중 부하 기능을 수행하면서도 그 무게를 흡수하기 위해 적응하고 변화해야 하는 것이다. 26개의 뼈와 32개의 관절이 필요한 것은 바로 이렇게 발이 적응성을 가질 수 있도록 하기 위한 것이다.

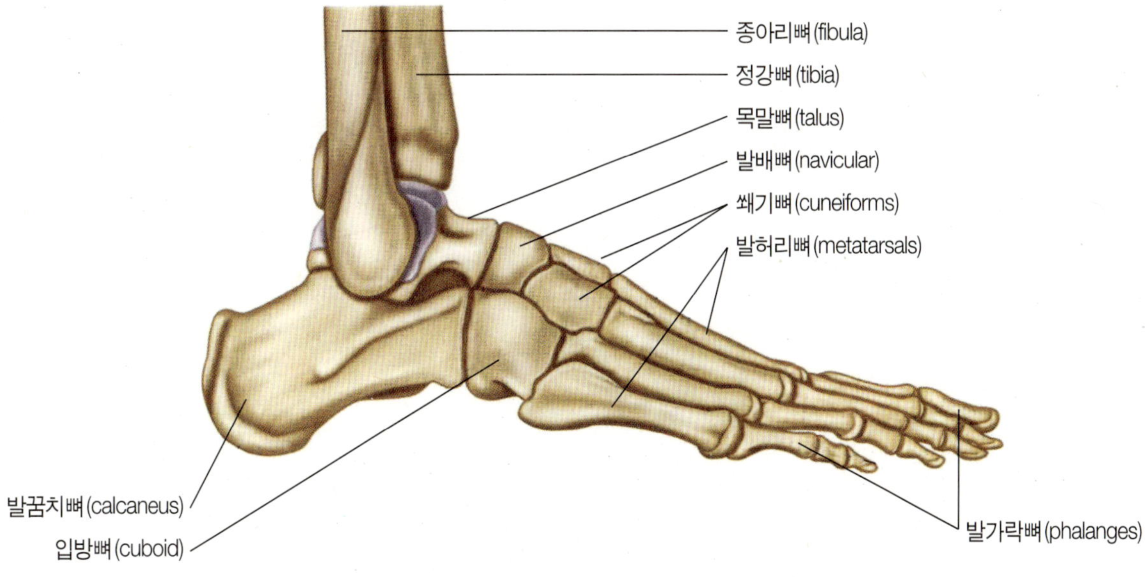

그림 2.1: 발과 발목 (측면도).

발은 두 가지 주요한 방식으로 적응한다. 첫째, 발은 체중을 흡수하고 분산한다. 말 그대로 우리가 무엇을 하고 있느냐에 따라 다양한 정도로 모양이 변한다. 둘째, 아래에 있는 지형의 변화에 적응한다. 예를 들어, 울퉁불퉁한 표면을 걷거나 뛸 때가 그렇다. 발의 가동성과 적응성은 요가 수련에서도 드러난다. 한 발 또는 양발이 눌리거나, 비틀리거나, 어떤 식으로든 힘을 받아 변화해야 하는 다양한 선 자세와 앉은 자세들이 있다. 이런 자세들은 발 위에 자리 잡은 발목관절(ankle joint)이 없다면 전혀 가능하지 않을 것이다. 발목은 목말뼈(talus)라는 발의 일부를 구성하는 뼈로 만들어져 있다. 정강뼈(tibia)가 바로 그 위에 있으며 가쪽으로는 이보다 작은 종아리뼈(fibula)가 있다. 이 두 뼈는 발목격자(mortise)라고 하는, 대략 몽키 스패너 같은 모양의 구조를 만든다. 이 모양이 이 관절에서 가능한 좌우 움직임의 범위를 제한하기 때문에 중요하다. 이런 좌·우 움직임을 안쪽들림(inversion)과 가쪽들림(eversion)이라고 한다. 발목관절의 모양은 앞뒤로 상당한 움직임을 가능하게 하는데, 이를 발등굽힘(dorsiflexion)과 발바닥굽힘(plantar flexion)이라고 한다. 이 두 동작은 걷기에 필수적이다.

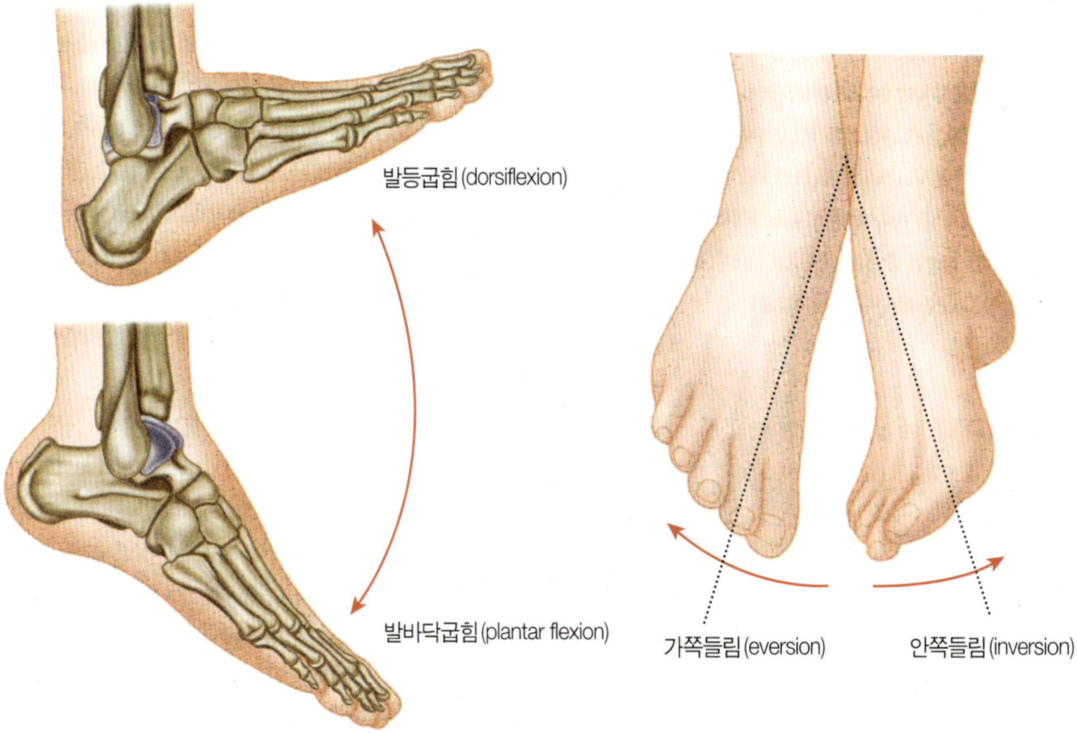

그림 2.2: 발목의 움직임.

(특히, 선 자세에서) 그 위치와 역할 덕분에 발은 지면 즉, 땅과 우리의 연결을 상징한다. 선 자세에서 발이 우리를 그 자리에 단단히 붙들어줄 때 우리는 발이 단지 나머지 몸 전체를 지탱하는 토대 이상이라는 점을 발견한다. 발은 또한 우리가 자세를 유지하고 있는 동안 움직이는 체중에 적응하고 대응해야만 하는 것이다.

발과 자세(FOOT AND POSTURE)

우리가 양발을 조금 벌린 채로 자연스럽게 서 있으면 중력은 우리가 꼿꼿하게 서 있든 말든 우리를 일직선으로 관통한다. 이 마법의 선은 지구의 중심부 어딘가에서 출발해서 무한한 공간 속으로 뻗어 나간다. 우리 몸이 비교적 잘 정렬되어 있다면, 그 선은 긴장성 구조(텐세그리티!)에 필요한 조정과 보상이 별로 없이도 우리의 몸을 통해 흘러갈 것이다.

그러나 우리의 몸이 이 '완벽한' 정렬에서 더 멀어질수록, 우리 몸의 조직들은 중력에 대해 바로 선 자세를 유지하기 위해 반응해야 한다. 오랜 시간이 지나면 잘못 배열된 뼈와 조직들이 받는 긴장과 압력은 만성통증으로 이어진다. 지금 현재 우리가 이런 상태에 오도록 만든 그 모든 '통합사'를 생각해보라. 자연스러운 자세에서 통합사의 역할이 무엇인지 생각해보라. 이제 자세를 지탱하기 위해 필요한 긴장들을 생각해보라. 자연스러운 자세 또는 기본 정렬 상태는 발에서 시작된다. 땅에 닫는 구조물이 발이기 때문이다. 물론 나머지는 그 발 위에 차곡차곡 쌓이며 중력선이 그 전부를 지나간다.

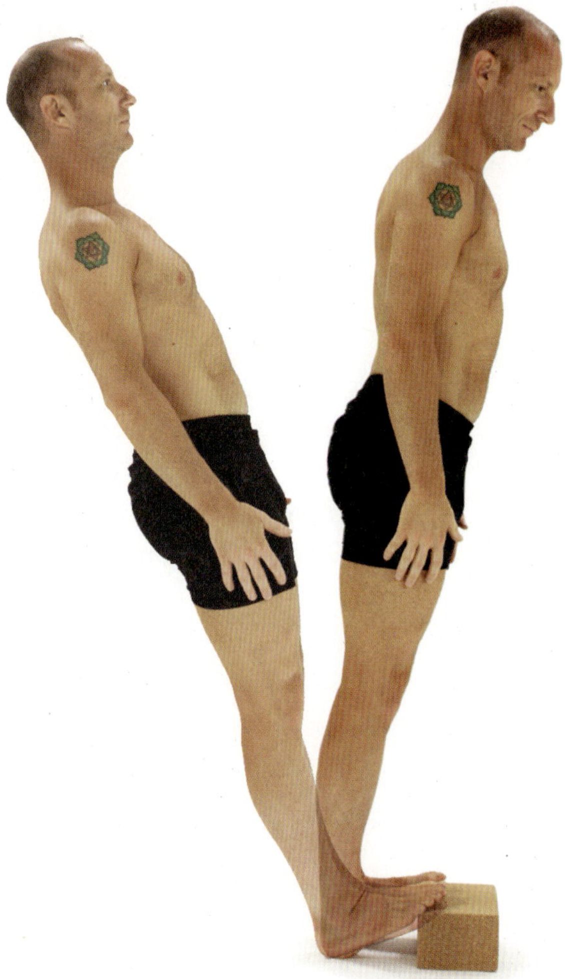

그림 2.3: 몸은 중력선에 적응한다.

우리의 몸이 어떻게 중력선에 맞추어 조정되고 발은 그렇지 않은지를 보려면 다음과 같이 생각해보라. 가파른 언덕을 올라갈 준비를 하듯이 선 자세에서 온몸을 앞으로 기울인다고 해 보자. 언덕의 오르막길을 마주하고 서 있을 때도 발은 지면에 평평하게 있고 몸만 위치를 바꾼다. 발은 경사면과 평행하겠지만 몸은 아무리 해도 지면에 수직으로 서 있을 수 없다. 우리 몸이 중력선에 적응한 것이다.

이런 조정이 일어나려면 근육 일부는 짧아져야 하고(즉, 양끝 사이의 거리가 줄어야 하고) 일부는 길어져서(즉, 양끝 사이의 거리가 커져서) 뼈들이 움직이면서 자세와 균형을 유지할 수 있게 해야 한다. 이 사례에서 주요한 적응은 발목관절을 중심으로 일어난다. 즉, 장딴지근(gastrocnemius) 등은 길어지고 앞정강근(tibialis anterior) 등은 짧아져야 한다.

발은 집의 토대와 비슷하다. 집의 토대는 반드시 평평해야 한다. 그래야 기본적으로 중력과 정렬을 이룰 수 있게 된다. 그러나 토대가 기울어 버린다면 집 자체에 문제가 생길 것이다. 예를 들어, 토대의 한쪽이 다른 쪽보다 몇 센티미터 정도 주저앉으면 그 구조물에 압력이 형성된다. 힘이 골조의 중앙으로 흘러서 토대와 수직으로 만나는 대신, 약간 경사지게 흘러갈 것이다. 때문에 문과 창문이 제대로 열리고 닫히지 않을 수도 있다. 같은 원리가 우리 몸에도 적용된다. 우리의 발바닥활(arch of foot) 중 한쪽이 무너지면 어떻게 될까? 나머지 몸 전체에는 어떤 여파가 미칠까? 집에서 움직이는 부분들(문과 창문)이 영향을 받듯이 우리 몸이라는 '집'에서도 움직이는 부분(관절)들이 변화를 일으킬 것이다. 어떤 이유에서든 오른쪽 발바닥활이 무너지면 지지가 줄어들고 오른쪽 무릎도 무너지며 엉덩관절도 아래로 그리고 앞으로 기울어질 것이다. 그 결과 오른쪽 허리도 압박을 받고 엉치뼈가 비스듬해지면서 척추옆굽음증(scoliosis)으로 이어진다. 발바닥활이 무너지면 그것을 보상하기 위한 작용이 끊임없이 이어진다.

발의 진화(EVOLUTION OF THE FOOT)

발을 올바르게 이해하기 위해 과거로 돌아가 진화상의 변화를 살펴보겠다. 우리 인간은 네 발 보행에서 두 발 보행으로 넘어왔다. 침팬지는 유전부호의 관점에서 보면 우리와 가장 가까운 친척이다. 이 영장류들을 보면 가끔 앞발을 땅에서 떼고 일어나 이족보행을 하기도 한다. 오랜 시간 이족보행을 하기가 어렵다는 것은 침팬지들이 마치 옆으로 걷듯이 뒤뚱거리는 모습을 관찰할 때 분명히 드러난다. 침팬지의 골반과 그 주변 조직들이 이런 식의 보행에 최적화된 위치에 있지 않다는 것을 보여주는 것이다.

인간의 발은 인간이 직립 자세로 발달하면서 세 가지 기본적 변화를 겪었다. 첫째, 우리는 발에서 어느 정도 맞섬(opposition) 기능을 할 수 있는 발가락을 잃었다. 영장류들은 뒷발로 여러 가지 물체(대개는 나뭇가지)를 붙잡고 매달려 있는 능력이 있다. 우리들 중 거의 모두의 발에서 그렇게 어느 정도 맞섬 기능을 할 수 있는 발가락이 사라졌다. 그럼으로써 우리의 엄지발가락은 둘째발가락에 가까워졌고 체중이 발을 통해 지나가는 방식도 바뀌었다.

둘째, 발의 중심축이 이제 정확히 둘째발가락을 관통한다. 대부분의 사람들은 둘째발가락이 엄지발가락보다 약간 더 길다.(최소한 진화적으로 더 발달된 사람들이 그렇다는 말이다. 하하! 사진 속 내 발이 보이는가?) 이런 변화는 우리가 걷는 동안 발을 통한 체중의 전달 방식, 그리고 보행과 관련한 뒤침(supination)과 엎침(pronation)의 발달과 아주 밀접하게 관련되어 있다.

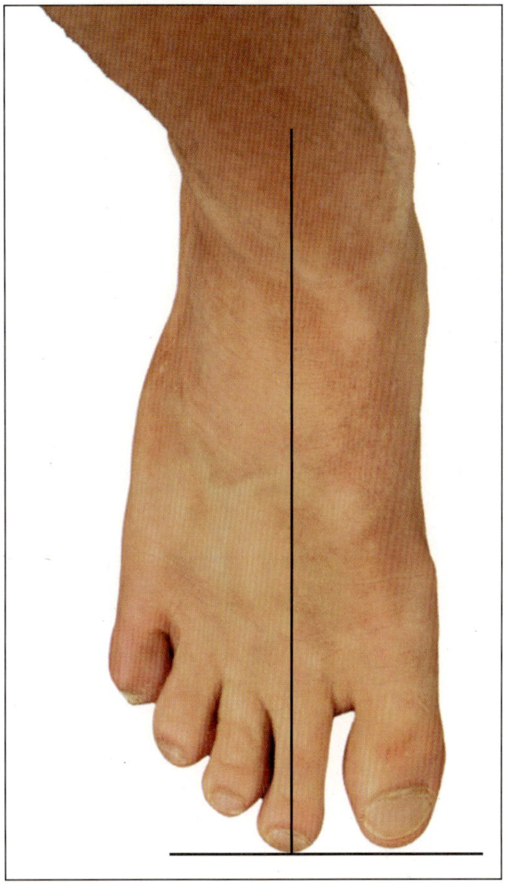

그림 2.4 : 사람들은 대부분 둘째발가락이 엄지발가락보다 약간 더 길다.

그러나 그 어떤 변화도 발바닥활의 발달만큼 발에 중요한 것은 없다. 직립 이족 자세로 옮겨가게 된 결과, 발은 비교적 작은 이 두 개의 부위에서 항상 체중과 보행의 압력을 감당하도록 적응했다. 발바닥활은 우리가 그토록 빠르고 능숙하게 걸을 수 있게 해 준 구조 중에서도 아마도 가장 중요한 부분을 차지한다. 게다가 우리는 오랜 시간 동안 그렇게 움직일 수 있다. 그러나 영장류들은 두 발로 걸어 다니는 데에 한계가 있다. 조금 시간이 지나면 그들은 앞발을 다시 땅에 내려놓아야 한다.

발바닥활(ARCHES OF THE FOOT)

누구나 발 안쪽에서 볼 수 있는 안쪽세로발바닥활(medial longitudinal arch)이라고 하는 발바닥활에는 익숙할 것이다. 그러나 발에는 사실 세 개의 발바닥활이 있다. 발의 가쪽에는 가쪽세로발바닥활(lateral longitudinal arch)이라고 하는 두 번째 발바닥활이 있고, 다섯 개의 발허리뼈(metatarsal)의 먼쪽끝(distal end)을 가로지르는 가로발바닥활(transverse arch)이라는 세 번째 발바닥활도 있다.

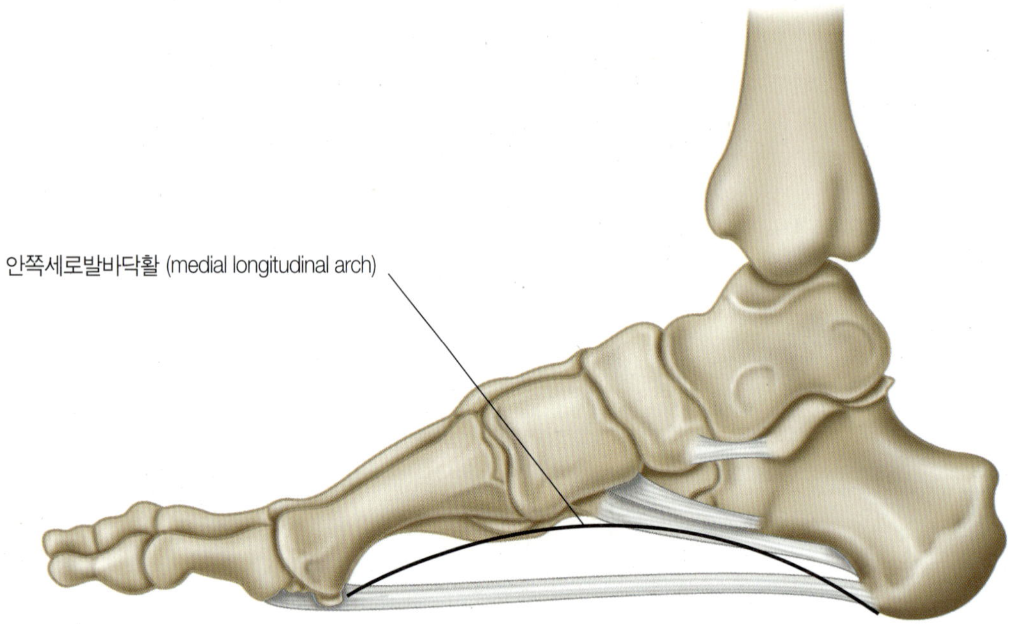

그림 2.5 : 안쪽세로발바닥활 (medial longitudinal arch).

위에서 언급한 두 번째와 세 번째 발바닥활은 안쪽세로발바닥활만큼 분명하거나 결정적이지는 않지만 이 발바닥활들이 함께 모여 발에 상승작용을 하며 우리가 땅과 맞닿는 부위에서 우리를 지지할 수 있는 능력을 준다. 무엇이 발바닥활들의 형태와 건강을 유지해 주는지 이해하기 위해 좀 더 자세히 살펴보자.

점 잇기 놀이를 해서 발바닥활들을 만들어 본다고 가정하면, 점 세 개가 보일 것이다. 하나는 발꿈치뼈(calcaneus)에 있고, 하나는 엄지발가락 시작 부분(첫째발허리뼈의 먼쪽끝), 그리고 나머지 하나는 새끼발가락의 시작 부분(다섯째발허리뼈의 먼쪽끝)이다. 이 삼각형이 세 개의 발바닥활인 안쪽세로발바닥활, 가쪽세로발바닥활, 가로발바닥활의 윤곽이 된다.

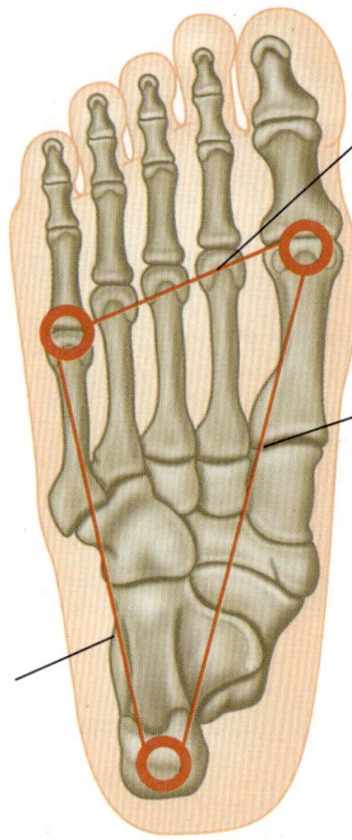

그림 2.6 : 세 발바닥활의 윤곽선.

이 발바닥활들은 개별적으로 기능하는 것도 아니고 우리가 그린 윤곽선에 정적으로 머물러 있는 것도 아니다. 안쪽세로발바닥활과 가쪽세로발바닥활은 발을 따라 세로로 뻗어 있는 서로 평행한 아치들이 나란히 모여서 만들어진다. 즉, 이 발바닥활들은 발 전체에 걸쳐 있는 연속적인 하나의 아치(arch) 모양을 이룬다는 뜻이다. 마찬가지로 가로발바닥활은 사실 발 뒷부분에서 시작해서 발 전체를 가로질러 앞쪽까지 이어지는 평행한 아치 형태가 늘어선 모양이다(그림 2.7 참고). 상당히 정교한 구조이지만 놀라운 일은 아니다. 아치는 수천 년 동안 구조물을 짓는 매우 튼튼하고 강한 방식이었다. 스페인 세고비아에 있는 수도교를 떠올려 보라. 일련의 아치들이 1세기 후반부터 도시에 물을 날랐다. 이 수도교는 700미터 이상 뻗어 있으며 아치의 힘을 보여주는 산 증거이다.

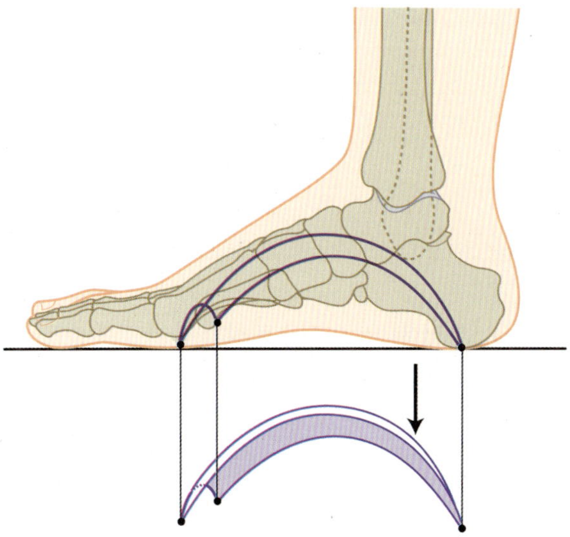

그림 2.7 : 발바닥활의 구조는 3차원이다.

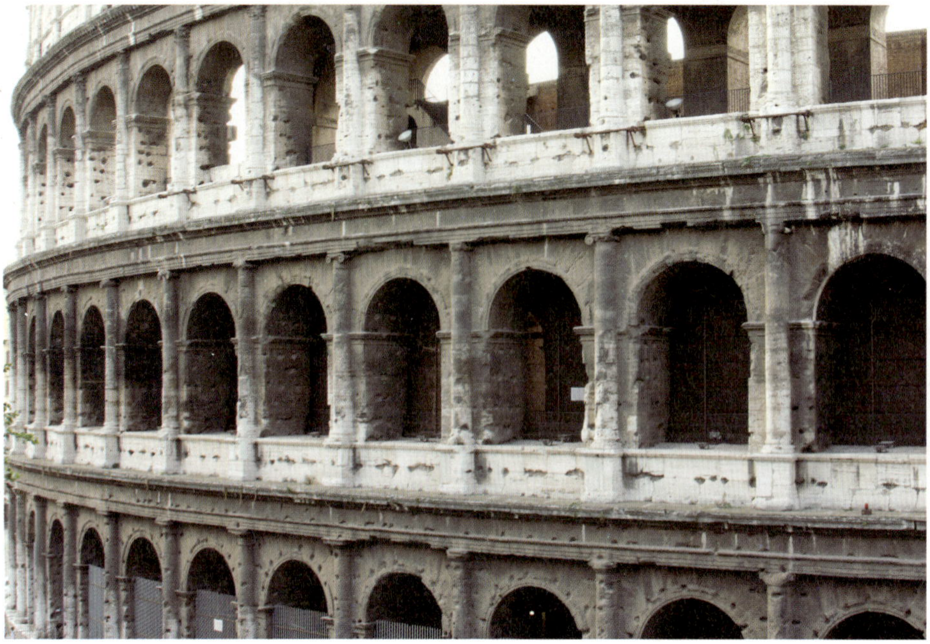

그림 2.8 : 로마의 콜로세움은 아치의 힘을 보여주는 증거이다.

아치 모양과 더불어 발에는 또 다른 강력하고도 단순한 건축 형태가 있다. 정강뼈가 발과 만나는 목말뼈의 가장 윗부분이 그곳이다. 체중은 이곳으로도 지나간다. 즉, 정강뼈를 지나 목말뼈를 통해 발로 가는 것이다. 이제 우리는 3면 피라미드의 3차원 중 한 요소를 찾았다.

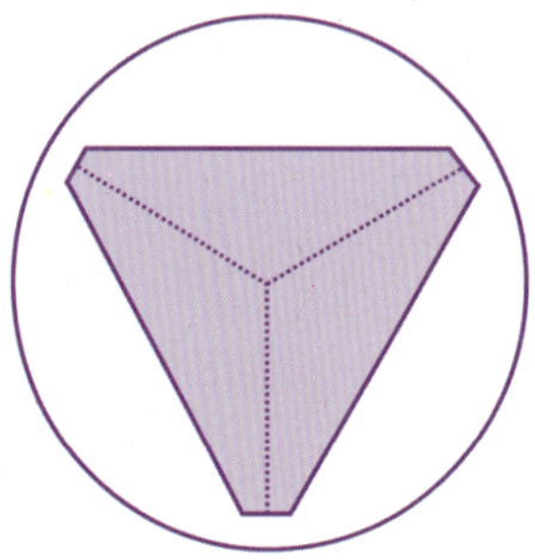

그림 2.9 : 발은 아치와 같으며 발이 체중을 분산하는 방식은 피라미드와 같다.

피라미드를 생각하면 기원전 3200년부터 서 있는 이집트의 피라미드가 떠오른다. 4면으로 된 그 피라미들 중 어떤 것도 무너지고 있다는 이야기를 들어본 적이 없는 것 같다. 그러면 우리 발도 비슷한 모양으로 바꿀 수 있지 않을까? 물론 그럴 수 있다. 발꿈치를 한 점이 아니라 두 점으로 만들기만 하면 된다. 아마도 요가 강사가 안쪽 발꿈치와 가쪽 발꿈치라고 하는 이야기를 들어보았을 것이다. 해부학적으로 무엇이 있는지까지 시시콜콜 이야기하고 싶지는 않지만, 4면으로 된 피라미드를 상상하기란 어렵지 않을 것이다. 요는 우리가 피라미드에서 볼 수 있는 힘과 복구 능력을 발에서도 찾을 수 있다는 것이다. 물론 우리가 발을 사용하면서 발 모양이 바뀌게 되므로 우리의 발은 훨씬 역동적이다. 실제로 걷는 동안은 우리의 모든 체중이 각 발을 통해 지나간다. 달리는 경우라면 우리 체중의 3배 이상이 한 발을 통해 지나가기도 한다!

발을 내딛을 때나 체중을 한 발에 실을 때마다 발은 우리가 앞서 이야기했던 세 개의 기본선을 따라 세 방향으로 펴진다. 안쪽세로발바닥활과 가쪽세로발바닥활을 따라 길어지고 가로발바닥활을 따라 넓어진다. 정강뼈를 지난 체중이 발로 내려오면 전체 체중의 절반은 발꿈치로 가고 나머지 반은 발의 앞면으로 간다. 발에 있는 26개 뼈와 32개 관절의 가동성과 적응성은 발의 모양을 바꾸어 아래에 있는 표면에 적응할 수 있게 한다.

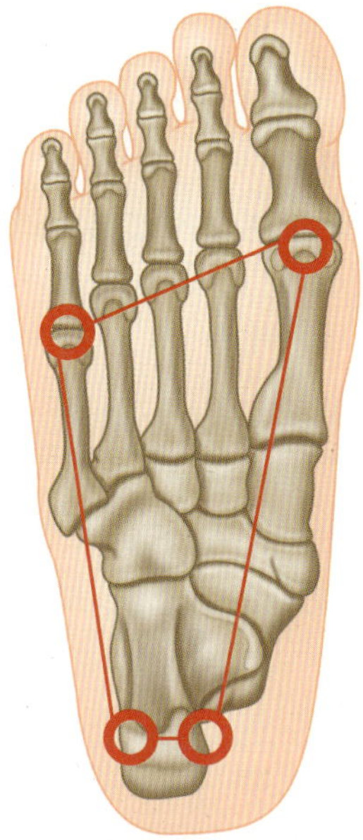

그림 2.10 : 안쪽 발꿈치와 가쪽 발꿈치에 대해 논의하면서 이제 4면 피라미드가 생겼다.

발바닥활의 에너지 속성(Energetic Qualities of the Arches)

나무는 땅에 뿌리를 내린다. 우리 발도 선 자세에서 그렇게 한다. 발은 그 위에서 어떤 일이든 일어날 수 있도록 토대나 기초가 된다. 뿌리 에너지인 물라 반다의 개념과 그에 대응하여 상승 에너지인 우디아나 반다는 나의 요가 수련에서 중요한 개념이다. 발은 이 두 개념을 관찰할 수 있는 단순하고도 소우주적인 장소이다.

발자국 즉, 어두운 부분은 발이 땅에 닿았던 부분이다. 땅에 뿌리를 내리는 지점이며 아래로 향하는 물라의 속성이 있다. 그러나 발바닥활은 땅에 닿지 않는다. 발바닥활은 위로 들려 있어 우디아나 에너지 또는 속성이 있다. 발바닥활이 어떤 자세에서 주저앉는다면 전체적인 자세의 속성에 악영향을 미친다고 말할 수 있을 것이다. 발 위에 있는 나머지 전체가 영향을 받을 것이기 때문이다. 발과 발바닥활의 균형은 그 위에서 무슨 일이 일어나고 있는지에 대한 실마리를 제공한다. 우리가 그러하듯 결국 어떤 자세 역시 그 토대 위에 서 있는 것 아니겠는가? 선 자세가 발에 지나치게 의존하고 있지는 않은가? 그러면 발에서는 어떤 속성이 나타나겠는가? 아래로 향하는 물라와 위로 향하는 우디아나 간의 균형이 있는가?

발에 물라 반다의 속성이 지나치게 많으면(즉, 발바닥활이 없으면) 자세가 가라앉는 느낌이나 모양이 지배적이게 된다. 발의 물라 반다와 우디아나 반다 사이에 균형이 있으면 자세는 가라앉거나 떠오르는 것의 사이에서 균형을 이루고 두 개의 에너지 사이에 걸려 있게 된다. 에너지 속성이 바뀔 뿐만 아니라 신체 또한 발바닥활의 존재 유무에 따라 변화한다. 발에 있는 조직에 관련하여 앞서 언급했던 것과 같은 문제들이 자세에서도 드러나게 되는 것이다. 어떤 자세에서 발바닥활이 없으면 정강뼈가 돌아가고 무릎은 안쪽을 향하며 엉덩관절이 변하면서 골반 전체가 흐트러진다.

선 자세의 중요한 요소 중 하나는 우리가 양발을 서로 어떤 위치에 두느냐 하는 것이다. 얼마나 서로 멀리 떨어져 있고 어떻게 정렬되어 있는지가 전체 구조에 영향을 미치고 나아가 그 위에서 살아가는 자세에도 영향을 미친다.

3가지 구성 요소(Three Components)

3가지 구성 요소가 발바닥활을 형성하고 유지한다. 우리의 매 걸음마다 뼈, 결합조직, 근육조직이 역동적인 복원력과 적응성을 책임진다. 발에 문제가 생기면 이 요소들, 그리고 이 요소들 간의 균형에서 해법을 찾아야 한다.

뼈(Bone)

뼈는 '유전적으로' 만들어져 있고 따라서 뼈들의 자연스러운 형태가 발바닥활을 형성한다. 26개의 뼈는 서로 맞물린 퍼즐 조각들처럼 맞아떨어지며 움직임을 통해 서로 영향을 미친다. 이런 유전부호가 '완벽'하지 않아서 그 결과 만들어지는 뼈의 모양이 최적에 못 미치는 경우가 있다. 다시 말해, 발바닥활에 대한 유전부호가 없이 태어나는 사람들이 있다는 것이다. 단순한 아치 형태가 들어 있는 신발에서 다리 교정기, 때로는 수술에 이르기까지 이런 사람들을 위한 의학적 해결책이 제시되기도 한다.

아무튼 발의 뼈 모양은 특정한 방향으로의 움직임을 가능케 하거나 제한한다. 뒤침과 엎침의 복잡한 동작들은 여러 관절들의 상호작용을 통해 일어난다. 그러므로 발바닥활의 구조와 모양을 '우선적으로' 만드는 것은 뼈이다. 이런 관절들의 '맞물림'이 우리가 걸으면서 발을 앞으로 내딛을 때 뒤쪽 발에서 느껴지는 힘의 원인이 된다. 때로 이것을 발가락 떼기(toe-off) 위치라고 부르기도 한다. 걷는 동작 중 이 부분에서 발은 뒤침이 된다. 우리의 체중 전부가 발이 아니라 발가락 또는 우리가 발볼이라고 부르는 곳에 실린다. 뼈의 모양과 구조 덕분에 우리 몸을 앞으로 추진시키는 힘이 생기는 것이다.

결합조직 – 구성 요소(Connective Tissue – Component)

발바닥활을 만드는 두 번째 구성 요소는 결합조직이다. 26개의 뼈를 묶어 주는 작은 인대들이 무수히 많다. 발의 위와 아래에는 뼈를 얽어매 주는 작은 띠 모양의 인대들이 있다. 이 인대들이 발이 펴지고 적응할 수 있도록 복원성과 유연성, 동적 긴장을 만들어 낸다. 또한 이 인대들은 발이 '중립' 위치로 돌아갈 수 있게 해 주는 구조의 일부를 이룬다. 몸의 텐세그리티를 보여주는 훌륭한 예이다.

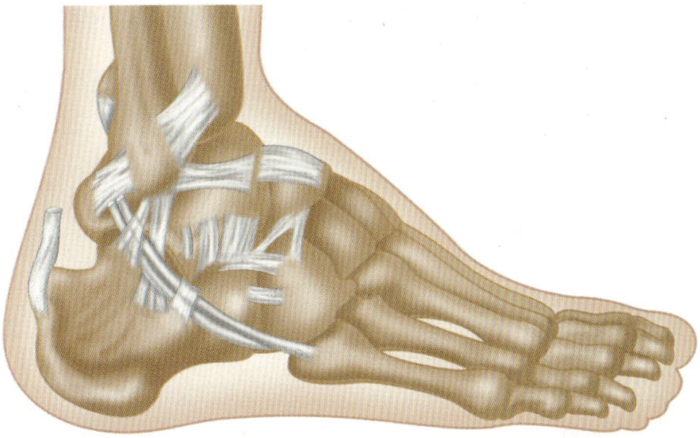

그림 2.11: 뼈들을 함께 묶어 두고 발 모양을 유지하도록 해 주는 작은 띠 모양의 인대들을 보라.

26개의 뼈를 함께 묶어 주는 작은 인대들은 또한 편평발(flat foot)을 일으키는 잠재적 원인이기도 하다. 어떤 사람이 유전적으로 성긴결합조직 소인(주로 과가동성이라고도 불린다)을 갖고 있다면 이 작은 인대들은 원래 그래야 하는 것보다 팽팽하지 않게 된다. 인대가 더 유연해지면 뼈들은 체중 부하에 더 쉽게 무너지고 결국 편평발이 된다.

발바닥에도 매우 중요한 결합조직들이 있다. 발바닥은 우리가 실제로 걸음을 딛는 면이 되므로 이는 당연한 말이다. 세로발바닥활을 통해 지나가는 체중의 힘은 매 걸음마다 발을 늘인다. 이 조직들은 발꿈치와 발가락 시작 사이에서 발이 펴지는 범위를 제한하기 위해 발에 추가적인 긴장을 더해 준다. 이 조직과 긴장은 활시위와 화살처럼 작용하여(활시위가 발바닥활이 된다) 발 양쪽 끝의 거리를 유지해 준다. 이 조직들은 또한 양끝을 서로 끌어당김으로써 발바닥활을 높인다. 발꿈치뼈돌기와 발바닥근막염(plantar fasciitis)은 이 조직들과 관련이 있다.

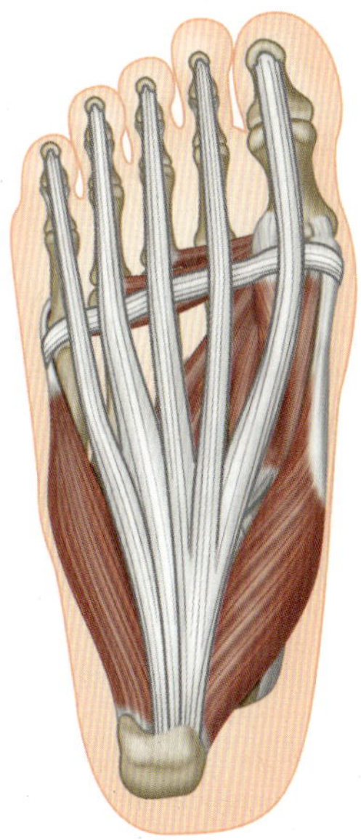

그림 2.12 : 발바닥근막 (Plantar fascia)은 발볼을 지나는 결합조직을 두껍게 만들었다.

우리가 요가에서 발바닥활에 힘을 주는 가장 간단한 방법 중 하나는 발가락을 들어 올리는 것이다. 이런 활동은 발꿈치에 붙어서 발볼(발허리발가락관절)을 지나 발가락 끝(발가락뼈)까지 이어지는 발바닥근막(plantar fascia)과 직접적으로 연관된다. 이런 구조에서 발가락이 들리면(젖힘) 발바닥근막의 긴장이 증가하고 발바닥활이 들린다. 그 결과, 발꿈치와 발볼은 서로 더 가까워진다. 당신의 발에서도 이런 모습을 쉽게 볼 수 있다.

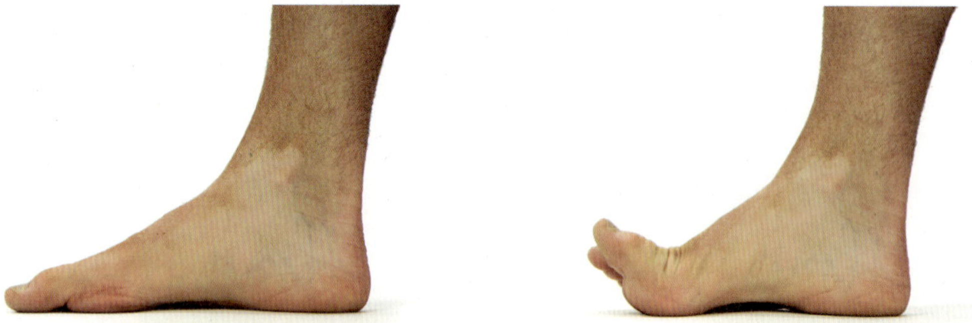

그림 2.13 : 발가락을 들면 발바닥의 긴장이 변화하면서 발바닥활이 커지는 모습에 주목하라.

근육 – 제 3의 요소(Muscles–The Third Component)

발과 발목을 움직이고 안정화시키고 발바닥활에도 기여하는 근육들을 개략적으로 살펴보자. 특정 근육을 언급하고 있지만 실제로는 근육근막 단위에 대해 이야기하고 있다는 점을 명심하기 바란다. 근육은 단지 수축과 이완이 가능한 정교한 결합조직일 뿐이다. 근육이 일정한 양의 긴장을 유지할 수 있다는 점을 기억하는 것이 중요하다. 긴장의 유지는 발뿐만 아니라 우리 몸의 모든 부분에서 다양한 부분들을 안정화시키는 것과 연관되어 있다.

발은 발 자체에 있는 뼈, 또는 정강뼈와 종아리뼈로부터 비롯되는 근육의 통제를 받는다. 우리는 이 부위의 모든 근육을 살펴보지는 않을 것이다. 이에 대해서는 이미 숱한 운동학(kinesiology) 책들이 있다. 발목과 발을 움직이는 큰 주요 근육들 일부만 살펴보자.

종아리에는 세 칸(compartment)이 있다. 종아리뒤칸(posterior compartment of leg), 종아리앞칸(anterior compartment of leg), 종아리가쪽칸(lateral compartment of leg)이 그것이다. 종아리뒤칸에는 깊은부분(deep part)과 얕은부분(superficial part)이 있다. 이 부위의 구조는 (아래팔이나 손과 마찬가지로) 근육의 대부분이 움직이는 부분의 위쪽에 있다. 관절 주변에 커다란 근육들이 둘러싸고 있다면 발을 움직이기가 얼마나 힘들지 생각해보라. 그 대신 이 관절들을 가로지르는 얇은 힘줄들이 있어서 발의 운동범위를 넓혀준다.

발목은 네 가지 움직임을 한다. 발바닥굽힘(plantar flexion), 발등굽힘(dorsiflexion), 안쪽들림(inversion), 가쪽들림(eversion)이 그것이다. 근육은 뼈를 움직이려고 잡아당긴다는 것을 기억하라. 그리고 이런 동작을 하기 위해 발의 어느 곳이 당겨져야 할지를 잠시 생각해보라. 기본적으로 종아리앞칸에는 발 윗부분으로 가는 붙는곳들이 있어서 발을 위로 들어 올리는 역할(발등굽힘)을 주로 담당할 것이다. 종아리뒤칸은 발꿈치에 붙는 또는 발꿈치를 지나서 발 아랫부분에 이르는 근육들이 있을 것이다. 이 근육들은 발꿈치를 들거나 발을 아래로 끌어내려서 펴게 된다(발바닥굽힘). 종아리가쪽칸은 종아리뼈의 가쪽에서 발 아래의 가쪽에 붙어서 발이 가쪽들림을 할 수 있도록 잡아당긴다. 안쪽들림은 발의 안쪽에 붙게 되는 종아리앞칸과 종아리뒤칸의 근육들 중 일부가 일으킨다.

종아리뒤칸(Posterior Compartment)

가장 튼튼한 칸은 종아리뒤칸이다. 여기에는 두 개의 매우 강력한 근육이 있다. 장딴지근(gastrocnemius)과 장딴지근보다 깊은 곳에 있는 가자미근(soleus)이다. 이 두 근육은 발꿈치힘줄(Achilles tendon)에 의해 발꿈치뼈에 붙는다. 사람들은 대부분 발꿈치 바로 위에 있는 힘줄 형태의 이 치밀한 결합조직을 잘 알고 있다. 두 근육이 수축하면 발꿈치를 잡아당기면서 발바닥굽힘이 일어난다. 발이 바닥에 있을 때, 발가락들이 몸 전체의 체중이 들리는 지렛목의 역할을 하게 된다는 점에 주목하라. 발목과 발가락 동작의 조화는 걷기에 핵심적이며 종아리뒤칸이 왜 우리 체중의 두 배 정도는 가볍게 들어 올릴 수 있을 만큼 강하고 큰지를 설명해 준다.

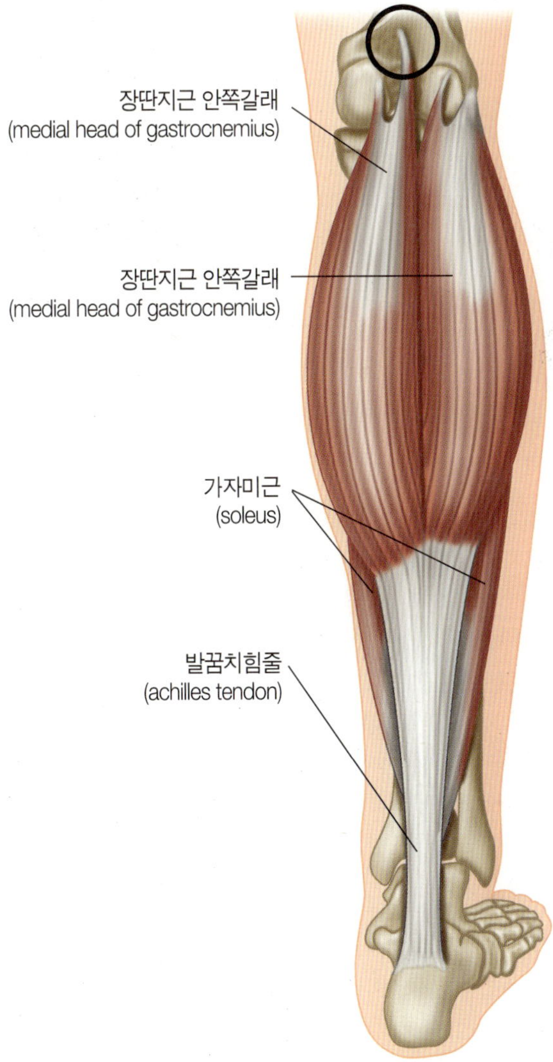

그림 2.14 : 장딴지근이 무릎관절을 지나 넙다리뼈에 붙는다는 점에 주목하라.

그러나 종아리뒤칸의 두 근육 사이에는 결정적 차이점 하나가 있는데 그것은 바로 이 근육들이 지나가는 관절과 지나가지 않는 관절이다. 장딴지근은 무릎관절과 발목관절을 모두 지난다. 이는 무릎이 굽혀지면(장딴지근이 이 동작에 일조한다) 장딴지근이 수축하면서 발바닥굽힘을 할 수 있는 힘이 적어진다는 뜻이다. 이 근육들을 늘이는 것이 무릎의 위치에 영향을 받게 되는 것이다. 무릎이 펴져 있으면 발등굽힘은 이 근육들 때문에 제약을 받는다. 무릎을 굽히면 발등굽힘은 오로지 가자미근과 발꿈치힘줄의 일반적인 긴장에 의해서만 제약을 받는다.

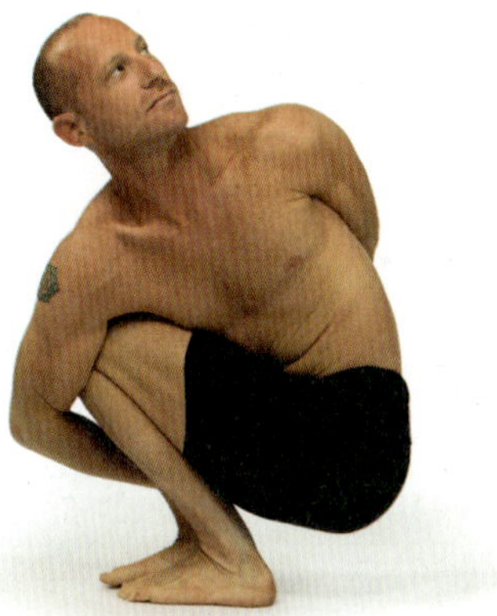

ㄱ)

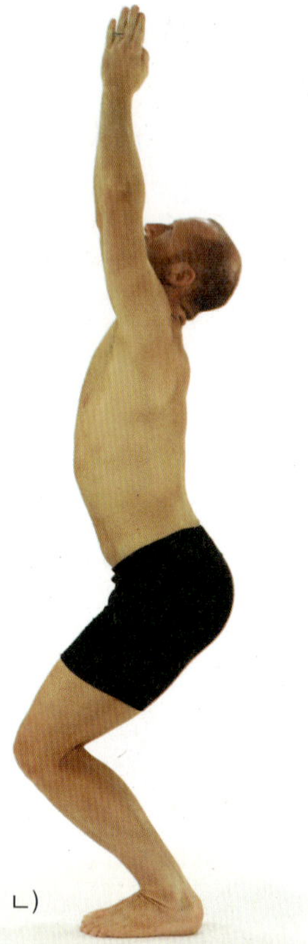

ㄴ)

그림 2.15: ㄱ) 파사아사나, ㄴ) 웃카타아사나.

파사아사나나 웃카타아사나와 같은 요가 자세를 보면 발목이 발등굽힘 위치에 있는 것이 보일 것이다. 이렇게 되려면 두 가지가 필요하다. 발꿈치가 땅에 닿아 있을 만큼 종아리뒤칸의 근육들이 충분히 길어야 하고 발등굽힘을 하는 근육들이 충분히 튼튼해서 발 위에 정강뼈가 자기 위치를 유지할 수 있어야 한다. 한쪽은 충분히 유연해야 하고 반대쪽은 충분히 튼튼해야 이 자세들을 유지할 수 있다.

종아리앞칸(Anterior Compartment)

종아리앞칸은 종아리뒤칸의 반대쪽이다. 종아리앞칸의 근육들은 발의 윗부분 즉, 발등(dorsum of foot)의 다양한 위치에 붙는다. 내가 종아리앞칸에서 언급할 근육은 오직 하나다. 앞정강근(tibialis anterior)이라는 근육이다. 발의 가장 강한 굽힘근육이자 안쪽들림근육이다.

앞정강근은 '정강이덧대(shin splint)' 즉, 뼈막이라고 하는 뼈 주위의 결합조직층이 뼈 자체에서 떨어져 염증이 생기는 질환과도 관련이 있다. 앞정강근의 손상이나 과사용으로 인해 이런 증상이 생길 수 있다.

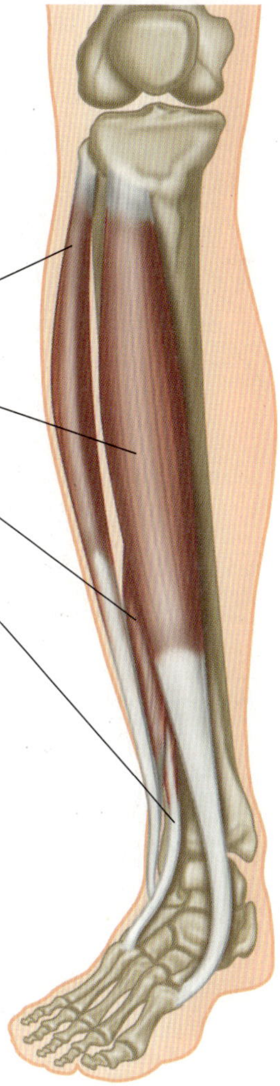

그림 2.16: 종아리 (전면도).

앞정강근은 정강뼈 가쪽에 몸쪽붙는곳(proximal attachment)이 있는데 정강뼈의 위쪽 2/3를 덮을 정도이다. 먼쪽으로는 두 개의 뼈에 붙는데 안쪽쐐기뼈(medial cuneiform)와 첫째발허리뼈바닥(base of first metatarsal bone)이다. 기본적으로 이 근육은 발바닥활의 최고점(最高點)에 붙는다. 종아리가쪽칸에서 보게 될 또 다른 근육인 긴종아리근(peroneus longus)과 이곳의 붙는곳을 공유한다.

긴종아리근과 앞정강근은 함께 발의 '해부학적 등자(anatomical stirrup)'라고 알려진 것을 이룬다. 우리가 서서 아사나를 할 때 몸의 균형을 잡아 주는 데에 핵심적이다. 우리가 선 자세에서 한 발로 균형을 잡으려고 하면 발이 끊임없이 (앞뒤가 아닌) 좌우로 움직이면서 위치를 바로잡는 모습을 볼 수 있을 것이다. 발과 발목을 조정하는 역할을 하는 주요한 근육들이 바로 이 해부학적 등자를 구성하는 두 근육인 긴종아리근과 앞정강근이다. 이 해부학적 등자는 건강하고 적응력이 뛰어난 발바닥활을 유지하는 데에 핵심적이다. 또한 우리가 균형 잡기 자세를 하는 토대가 되기도 한다.

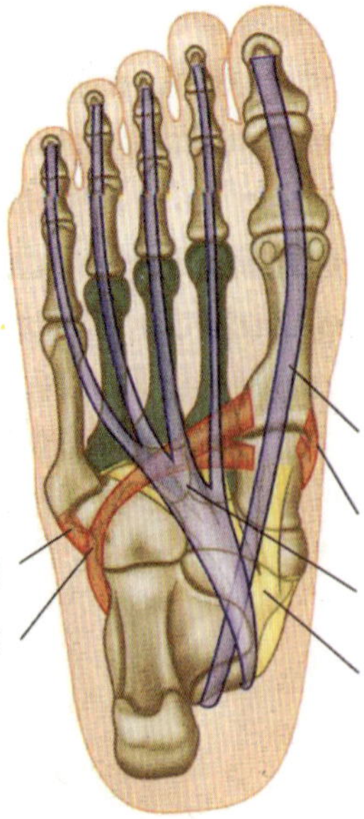

그림 2.17: 앞정강근힘줄 (tibialis anterior tendon)과 긴종아리근힘줄 (peroneus longus tendon)은 같은 뼈에 붙어서 해부학적 등자 (anatomical stirrup)라고 불리는 것을 형성한다

종아리가쪽칸(Lateral Compartment)

종아리가쪽칸은 종아리의 가쪽에 위치하고 종아리근(peroneus)이라고 하는 세 개의 근육으로 되어 있다. 긴종아리근(peroneus longus)은 그중 가장 크고 길다. 종아리뼈의 몸쪽과 가쪽에 붙는다. 나머지 두 종아리근은 짧은종아리근(peroneus brevis)과 셋째종아리근(peroneus brevis)이다.

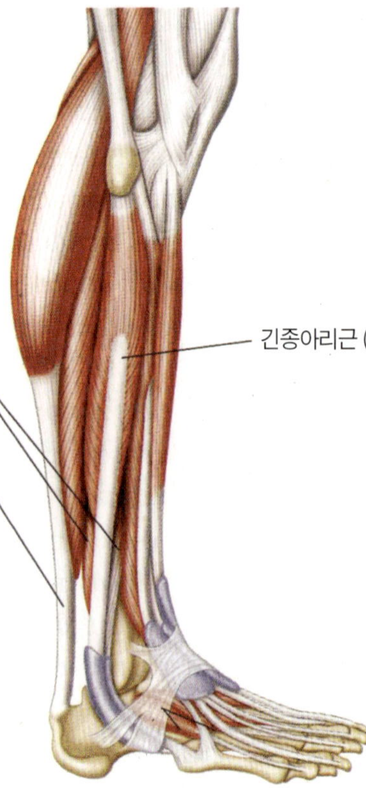

그림 2.18 : 종아리 (측면도).

종아리가쪽칸은 발의 가쪽들림을 담당한다. 가쪽들림 상태의 발은 자주 보게 되는 것은 아니지만(심지어 요가 수련에서도 잘 볼 수 없다) 가끔은 일어나기도 한다. 이런 움직임과 이 조직들은 걷기뿐만 아니라 균형 잡기 자세를 할 때에도 발의 균형을 잡는 데에 핵심적이다. 나는 이 부위를 (아직 이 책에서 나오지 않은) 엉덩관절의 벌림근육(abductor)에 비유한다. 엉덩관절을 벌릴 일은 거의 없기는 그러나 벌림근육은 핵심적인 안정자(stabilizer)이다. 이와 유사하게 종아리가쪽칸의 근육도 발의 안정화에 핵심적 역할을 한다.

해부학을 수련에 결합하기 (INTEGRATING ANATOMY INTO YOUR PRACTICE)

그러면 이런 지식을 수련에 어떻게 결합시킬 수 있을까? 서서히 해야 한다. 이런 정보를 읽는 것보다 중요한 것은 당신이 직접 경험하면서 자료에 대해 직접적으로 이해하는 것이다. 지금까지 제시된 개념들을 활용하는 몇 가지 방법을 다음에 소개한다.

발가락을 들어라(Lift Your Toes)

신발과 양말을 벗고 서서 발가락만 들어라. 요가 수업에서 한 번쯤은 이렇게 해 봤을 수도 있지만 이번에는 세 개의 발바닥활의 윤곽을 그리는 세 점을 찾아보라. 엄지발가락의 시작 부분, 새끼발가락의 시작 부분, 그리고 발꿈치다. 이 점들에서 균일하게 서 있는가? 발꿈치의 안쪽과 가쪽이 분명히 느껴지는가? 발가락과 발꿈치에서 얼마만큼의 체중이 느껴지는지 집중해 보라. 발의 안쪽과 가쪽 중 어느 쪽으로 주로 서 있는가? 체중이 발의 어느 부분으로 편안하게 지나가는지 살펴보기 위해 앞뒤로 또는 양옆으로 몸을 흔들어도 좋다.

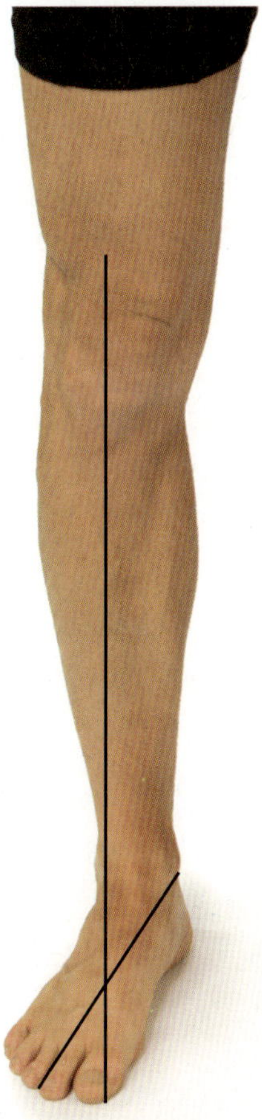

살펴보라 (Take a Look)

거울을 보거나 친구, 배우자, 학생, 또는 다른 수강생에게 양말을 벗고 바지를 무릎 위로 올리라고 하라. 발과 발바닥활(얼마나 높거나 낮은지, 한쪽과 반대쪽이 얼마나 다른지), 무릎의 관계가 보이는가? 한 부분이 다른 부분에 어떻게 영향을 미치는가? 발바닥활과 발이 위로 엉덩부위까지 자세에 영향을 미치는가? 그 위로도 영향을 미치는가?

그림 2.19 : 나의 무릎과 발이 같은 방향을 가리키지 않고 있음에 주목하라.

효과를 느껴라 (Feel the Effect)

무릎을 편 상태와 굽힌 상태에서 장딴지를 신장하는 것의 차이를 느껴 보라. 무릎을 편 상태일 때에는 장딴지의 신장이 더 얕은 쪽에서 느껴질 것이다. 스쿼트 자세에서는 장딴지에서 별다른 느낌이 없겠지만, 가자미근은 당신이 더 깊게 내려가거나 신장할 수 없도록 제약할 것이다. 오직 발꿈치힘줄에서만 느낌이 있을 수 있다.

자세의 속성을 다양하게 활용하라 (Play with the Quality of the Pose)

비라바드라아사나 I을 하라. 이제 발가락을 들었다가 놓기를 반복하면서 발가락보다 위에서 어떤 변화가 일어나는지 주목하라.(눈을 감아도 좋다.) 발가락과 함께 몸 구조 전체가 가라앉았다가 떠오르는가?

발바닥활을 활용하라 (Play with the Arches)

발바닥활이 자세에 주는 다양한 속성들을 살펴보라. 비라바드라아사나 I과 같은 단순한 아사나를 활용하라. 비라바드라아사나 I을 취한 다음 앞쪽 발에서 발바닥활이 가라앉게 하라. 앞쪽 다리의 무릎에, 따라서 엉덩관절에도 어떤 영향이 있는지 살펴보라. 무릎이 살짝 가라앉았을 수 있다. 그 상태에서 발가락을 들어보라. 그 결과 무릎이 가쪽으로 움직이려고 하는 것이 보이거나 느껴지는가? 발가락을 들면 발바닥활에 영향이 있을 뿐만 아니라 무릎의 위치가 조정되고 엉덩관절이 움직이게 됨을 알 수 있을 것이다.

발과 관련한 문제들(PROBLEMS WITH THE FEET)

발이 우리 몸의 지탱에 워낙 중요한 역할을 하기 때문에 발에서 일어나는 문제가 우리에게 엄청난 관심을 받는다는 것은 당연한 일이다. 발바닥근막염, 편평발, 엄지건막류(bunion), 발목통증 등 흔한 발 문제 네 가지에 대해 이야기해 보자. 각각의 증상을 완화시켜 주는 여러 방법들이 있다.

발바닥근막염(Plantar Fasciitis)

발바닥근막염은 통상적으로 일정 기간 동안 발을 쓰지 않은 이후, 대개는 수면 이후에 발바닥에 극심한 통증을 일으킨다. 예를 들어, 밤새 자고 일어나서 침대 밖으로 첫걸음을 딛었을 때 보통 극심한 통증을 느낀다. 그 느낌은 발바닥에 날카로운 칼이 박혀 있는 것에 비유된다. 통증은 발바닥활의 깊은부분이나 발꿈치뼈의 앞부분 근처에 가깝다. 대개 움직이면 가라앉는데, 이는 발바닥의 조직들이 따뜻해지고 부드러워지기 때문이다.

발을 일정 기간 동안 사용하지 않은 후에 일어나는 발바닥근막염의 극심한 통증은 밤새 몸이 만든 흉터조직의 결과이다. 당신이 자는 사이에 당신 몸은 문자 그대로 흉터조직을 만든다! 증상 자체에는 발바닥근막이 해어지면서 몸이 자연스럽게 낫게 하려는 작용이 포함된다. 이 때문에 흉터조직이 형성되는 동안 발바닥근막을 밤새 신장된 상태로 두기 위해 덧대를 댄다. 이렇게 하면 다음날 아침에 근막이 다시 찢어지지 않는다.

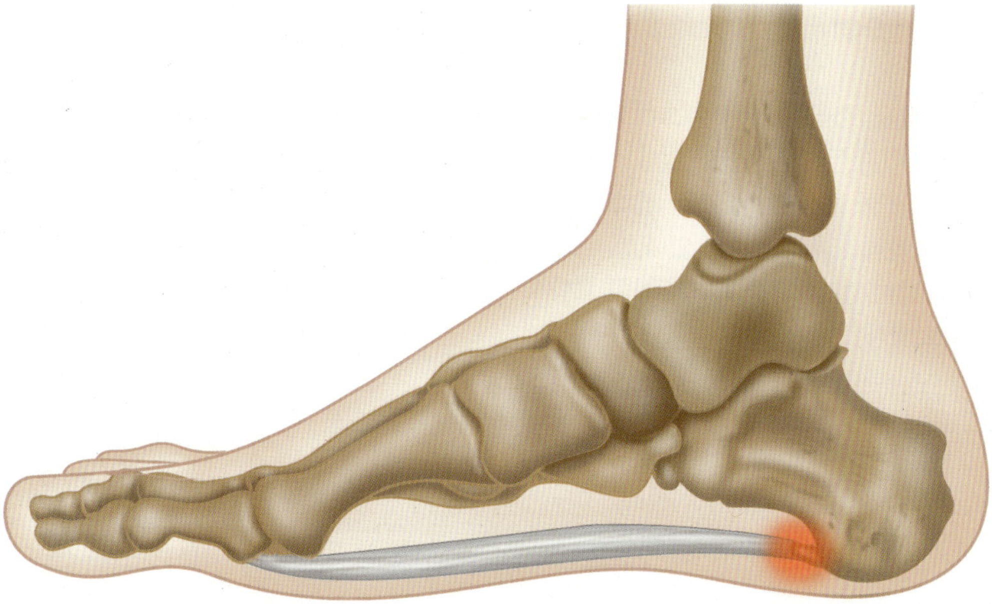

그림 2.20 : 발바닥근막염 (plantar fasciitis).

왜 발생하는가?(Why Does This Happen?)

발바닥근막염의 원인에는 여러 요인들이 작용한다. 무엇보다 애초에 발바닥근막에 긴장을 일으키는 원인이 무엇인지 살펴보아야 한다. 가장 흔한 요소는 발꿈치뼈의 결합조직을 통해 발바닥근막과 연결된 장딴지 근육의 긴장이다. 이것이 발바닥근막염이 달리기 선수나 사이클 선수, 스피닝을 열심히 하는 사람들에게서 흔히 나타나는 이유이다. 편평발, 정렬이 잘못된 발, 발의 과도한 엎침이나 과도한 뒤침, 비만과 같은 부가적 요소들도 문제를 일으키거나 악화시킬 수 있다.

어떻게 해야 하는가?(What to Do About It?)

우선 이런 증상이 있다면 발전문가(podiatrist)를 찾아가라. 또한 요즘 온라인에는 깔창, 덧대, 운동 지침과 같이 도움이 되는 무수한 자료들이 있다. 일반적으로 장딴지세갈래근(triceps surae)이 발바닥근막염을 일으키는 긴장을 유지시키는 데에 관여하기 때문에 장딴지근과 가자미근을 신장하는 것을 대개 추천한다.

이미 요가를 하고 있다면 발목 주변의 긴장에 다시 균형을 잡아 주는 자세를 집중적으로 하라. 아주 좋은 요가 시퀀스는 수리야 나마스카라이다. 아도 무카 스바나아사나나 운카타아사나, 앞쪽 굽힘 자세와 같은 자세를 사용하여 뒤넙다리근과 장딴지, 발바닥의 길이를 유지하라. 참고로, 발꿈치뼈돌기는 종종 발바닥근막염과 연관되기도 한다. 그러나 최근 연구에 따르면, 발꿈치뼈돌기 자체는 통증의 원인이 아니며 타이트한 발바닥근막의 긴장 때문에 발꿈치뼈에서 밀려나온 결합조직의 부산물이다.

편평발(Flat Feet)

편평발(pes planus, flat foot)은 말 그대로 '편평한 발'이다. 가장 눈에 띄게 사라진 발바닥활은 안쪽세로발바닥활이지만 나머지 두 발바닥활도 없다. 이 증상은 유전이며 여러 세대에 걸쳐 전해질 수 있다. 또한 뼈 모양 자체가 '이상적'이 아니라서 발생한 결과이거나 발을 한데 묶어 주는 인대들이 너무 느슨해서 모양을 일정하게 잡아 주지 못하기 때문일 수도 있다.7) 어느 쪽이든 발은 탄력적인 걸음걸이를 잃는다. 즉, 발에 무게가 실렸을 때에는 발이 편평해졌다가 다시 아치 모양으로 돌아오지 못한다는 뜻이다. 편평발 때문에 여러 합병증이 발생할 수도 있다.

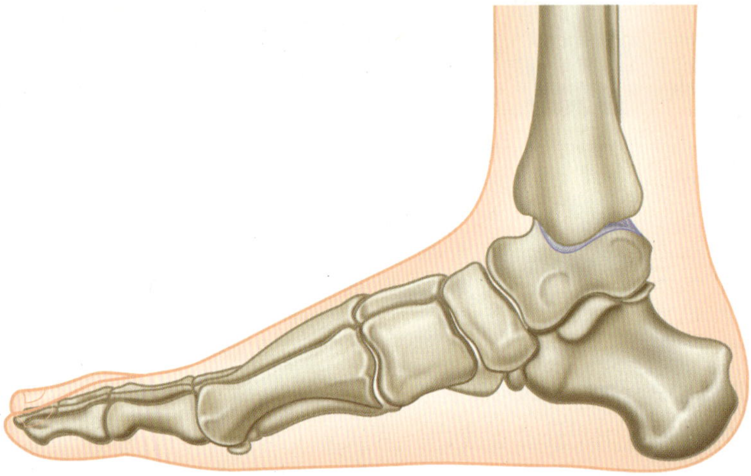

그림 2.21: 편평발 (flat foot, pes planus).

건강한 발이 제공해 주는 충격 흡수 능력이 없이 체중의 힘을 흡수해야 하는 발을 상상해 보라. 이 충격은 무릎, 엉덩관절, 척추를 타고 사실상 온몸으로 다시 전해진다. 편평발은 두통을 포함해서 발과 멀리 떨어진 곳의 여러 문제들과 연관되어 있는 것이다.

발바닥활이 있다가 없어진 사람의 경우 대개는 발에 외상을 당한 결과이다. 발바닥활을 온전하게 유지시켜 주는 발과 발목 주위의 조직들에 불균형이 발생하면 그 결과 발바닥활이 상실된다. 이런 경우 물리치료를 통해 발바닥활을 재건할 수 있다. 사실 많은 사람들이 요가 수련을 통해 발 건강에서 상당한 효과를 본다.

나는 개인적으로 발 건강을 유지하기 위해 수리야 나마스카라에서 볼 수 있는 기초 동작들을 활용한다. 이 동작들에는 다양한 종류가 있지만 비라바드라아사나 I을 포함하는 종류라면 어떤 것이든 발이 상당한 운동범위를 쓰게 만든다. 우타나아사나는 뒤넙다리근뿐만 아니라 장딴지도 신장한다. 차투랑가 단다아사나는 발가락에 압력을 가하면서 발바닥을 신장한다. 우르드바 무카 스바나아사나는 발 윗부분을 신장하면서 발바닥의 근육들을 강화시킨다. 아도 무카 스바나아사나 역시 장딴지를 신장하며, 발가락을 들면 발바닥의 긴장을 증가시키면서 정강이 앞쪽을 강화시킨다. 발꿈치를 바닥에서 떼지 않은 상태로, 수리야 나마스카라에 비라바드라아사나 I을 결합하면, 발목을 안쪽들림 하면서 발 안쪽과 가쪽을 신장하고 힘을 키울 수 있다.

비라바드라아사나 I이 특히 발에 유익하지만 선 상태로 하는 아사나는 모두 자연스럽게 발 주변의 조직들이 작동하게 한다. 이런 자세들만으로도 발바닥활을 재건하려고 하는 학생들에게는 충분할 것이다. 편평발을 타고난 사람들은 원래 있다가 없어진 사람들과 같은 결과를 보지 못할 수도 있음을 유념하라.

엄지건막류(Bunions)

엄지건막류는 엄지발가락 주위의 관절주머니가 신장되면서 굳은살이 그 위에 자라는 증상이다. 엄지발가락의 안쪽에서부터 나오는 큰 돌출부 형태로 나타나며 발가락 끝은 더 가쪽을 향하게 된다.

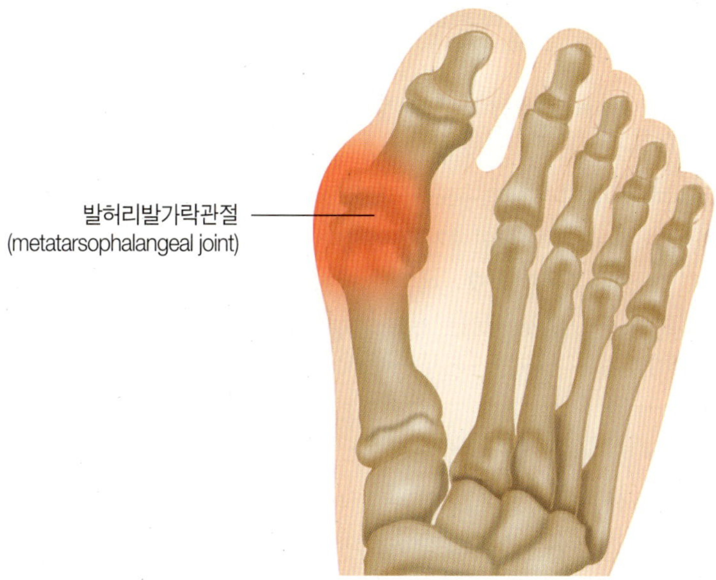

그림 2.22 : 엄지건막류 (bunion).

이 증상은 여성들에게 일어날 가능성이 열 배나 높지만 남자도 겪을 수 있다. 유전적 요소도 있다. 관절과 결합조직이 느슨한 사람들이 엄지건막류가 발병할 경향이 더 크다. 더 큰 범인은 여성들이 발을 우겨넣는 것들이다! 뾰족하고, 발가락 부분이 좁으며, 굽이 높은 신발들이 엄지건막류의 주요 원인이다. 여성이 유전적으로 이 증상을 겪을 성향을 띠고 있다면 확률은 기하급수적으로 증가한다. 엄지건막류를 다루는 방법은 다양하며 그중 일부는 다른 것들에 비해 침습적이다. 다른 대부분의 증상들이 그렇듯이 일찍 관리하여 진행을 늦출수록 더 낫다. 엄지발가락에 가해지는 압력 때문에 뼈의 정렬이 흐트러질수록 연골의 마모가 고르지 못하게 일어나며 이는 부기, 염증, 관절염으로 이어질 수 있다. 이 모든 증상들이 통증을 일으킨다. 여기에는 한 가지 해법이 있을 수 없다.

대부분의 사람들은 관절을 가능한 한 많이 움직일 수 있게 하는 것이 도움이 된다고 느낀다. 어떤 자세를 취하거나 또는 피할 생각을 하는 대신 발을 사용하여 꾸준히 운동할 생각을 하라. 매일 조금씩이라도 하라. 다른 대부분의 증상들과 마찬가지로 진행 단계와 (하이힐이나 앞이 막힌 구두를 신지 않는 것처럼) 환자가 증상 악화를 멈추게 할 수 있는지가 모두 요인이 된다.

발목통증(Ankle Pain)

다른 어떤 자세보다 발목통증이 잘 나타나는 요가 자세가 하나 있다. 파드마아사나이다. 통증이 아르다 파드마아사나나 파드마아사나에서 나타나는 사람도 있고, 파드마아사나에서만 나타나는 사람도 있다. 또 마리차아사나 비(B)나 마리차아사나 D 등을 할 때 발목통증을 느끼기도 한다. 물론 이에 대해서는 여러 이유가 있지만, 가장 흔한 몇 가지 원인만 다루고자 한다.

첫 번째 가능한 원인은 발목의 타이트함이다. 뒤넙다리근에서 느끼는 타이트함에 대해 이야기하는 것이 아니다. 나는 복합 결합조직의 타이트함 또는 유착에 대해 말하고 있는 것이다. 발목의 가쪽 넓은 범위에서 작열감이나 통증이 느껴진다면 유착 문제일 가능성이 크다.

누구나 언젠가는 발목을 접질려 보았을 것이다. 개중에는 남들보다 더 많이 접질리는 사람들이 있다. 체조 선수, 달리기 선수, 테니스 선수, 미식축구 선수, 달리기를 하고 방향을 빨리 바꾸는 모든 운동선수들이 특히 발목을 접질리기 쉬우며 같은 발목을 되풀이해서 접질리는 경우도 있다. 접질린 발목이 더 아픈 쪽인가? 그럴 가능성이 높다. 당신이 그 발목을 접지를 때마다 발목 가쪽의 인대가 찢어진다. 찢어짐(tear)에 대한 몸의 자연스러운 반응은 흉터조직을 생성하는 것이다. 그 발목을 (손상 당시에는 적절한 조치로 생각해서) 사용하지 않고 휴식을 취했다면 흉터조직이 과도하게 누적되면서 유착을 일으켰을 가능성이 있다. 이렇게 되면 인대가 약해져서 발목을 다시 접지를 가능성이 더 커진다. 매번 접지를 때마다 예전 흉터조직에 더 많은 흉터조직이 쌓인다.

약해진 발목은 발을 놓는 위치와 엉덩부위의 긴장이라는 다른 두 요인과 결합하면서 아르다 파드마아사나나 파드마아사나를 할 때, 발목 가쪽에 극심한 통증을 일으킬 수 있다. 이런 경우라면 유착이 있을 가능성이 크다. 이런 식으로 생각해보라. 발이 '낫처럼 휘는' (안쪽들림) 경우에는 안쪽을 압박하고 가쪽을 신장하고 있는 것이다. 당신이 느끼는 통증은 압박의 결과가 아니다.(최소한 그럴 가능성은 적다.) 오히려 신장되는 조직에서 통증이 비롯될 가능성이 크다. 이 조직들이 신장되면서 우리가 뛰어다니고 크면서 얻은 모든 흉터조직들도 신장되는 것이다.

아르다 파드마아사나를 할 때 발을 두는 위치가 매우 중요하다. 이상적으로는 발의 가쪽 끝이 엉덩관절의 주름 안쪽에 놓인다. 여기에는 결정적인 제한 요소가 있다. 엉덩관절의 유연성이다. 엉덩관절이 충분히 유연하지 않으면 발은 제자리에 자리 잡지 못하고 결국 발목의 가쪽에 더 많은 압력이 가해질 것이다. 그렇다고 발을 억지로 제자리에 우겨넣는 것은 잘못된 일이다. 진짜 문제, 즉 타이트한 엉덩관절을 피하는 것도 도움이 되지 않는다. 파드마아사나에서 발목통증을 완화시키는 최선의 방법은 다시 일어나서 엉덩관절을 여는 수련을 하는 것이다.

주의: 엉덩관절은 제 4장에서 다룰 것이다. 파드마아사나와 파드마아사나의 변형 항목에서 발을 놓는 구체적 방법에 대해 더 많이 읽을 수 있을 것이다.

3 무릎 (The Knee)

발에서 몸을 따라 위쪽으로 올라오다 보면 다음으로 만나게 되는 주요한 관절은 무릎이다. 몸에서 가장 긴 두 뼈인 넙다리뼈와 정강뼈가 여기에서 만나면서 가장 복잡한 관절 중 하나를 만든다. 무릎의 통증과 기능장애는 오래된 허리통증만큼 흔한 문제다. 그런데 우리가 요구하는 그런 고된 과제들을 수행해야 하는 이 관절에 또 무엇을 더 바랄 수 있을까?

내가 진행했던 모든 워크숍에서 무릎은 늘 사람들의 우선순위 중 상위를 차지하고 있었다. 그들에게 뭐라고 할 수는 없다. 세상 사람들 대부분이 갖고 있는 이상적인 요가에 대한 이미지는 파드마아사나로 앉아 있는 사람이기 때문이다. 때문에 파드마아사나가 어떤 사람의 요가 수련을 재는 척도가 된다. 물론 이 자세를 어떻게든 해 보려고 마음먹고는 그 과정에서 자기 무릎을 박살내는 초보자만큼 진정한 요가 수련과 동떨어져 있는 것은 없다.

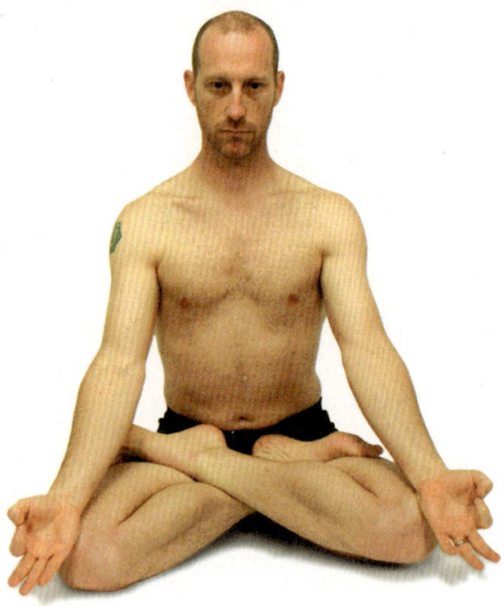

그림 3.1: 파드마아사나로 앉아 있는 필자.

내 스승인 존 스콧이 지적하듯이, 요가는 그 문화적 맥락에서 뽑혀 나와서 서양에 이식되었다. 인도에서는 바닥에 앉아 있는 것이 오랜 기간 동안 자연스러운 생활양식이었다. 서구의 영향 때문에 서서히 사라지고 있기는 그러나, 요리를 하기 위해 쪼그려 앉아 있는 여자들이나 물건을 만드느라 쪼그려 앉아 있는 노동자들을 여전히 자주 볼 수 있다. 그리고 인도식 화장실도 잊으면 안 된다. 바닥에 예쁘게 놓인 도자기에 쪼그려 앉아야 볼일을 볼 수 있는 것이다! 일상생활에서 이렇게 쪼그려 앉고 바닥에 앉다 보니 인도인들의 엉덩관절과 무릎은 우리 서양인들보다 더 유연하다. 그러므로 파드마아사나를 할 수 있다고 가정하는 것이 자연스러운 것이다. 파드마아사나 변형 자세들은 요가가 만들어졌던 문화권에서는 통상적인 것에 속한다.

서양에서는 상황이 완전히 다르다. 애석하게도 우리 문화권으로 요가가 이식된 결과, 무릎이 고생하는 일이 잦아졌다. 물론 그렇다고 우리가 파드마아사나를 할 수 없다는 뜻은 아니다. 다만 우리가 우리의 연꽃 씨앗을 심으려고 노력하는 과정에서 문화적 차이를 명심하는 편이 좋다는 뜻이다. 우리는 다른 문화에 속하며, 파드마아사나가 우리에게는 자연스러운 일부분은 아니다. 해당 자세의 모든 요소들을 이해하고, 오랜 시간에 걸쳐 노력하며, 당신의 연꽃이 나름의 속도로 자라나게 해 주는 것이 중요하다.

더 넓은 관점(THE BROADER VIEW)

무릎은 위와 아래에 있는 관절들 즉, 아래로는 발과 발목관절, 위로는 엉덩관절로부터 큰 영향을 받고 이 관절들과 긴밀하게 이어져 있다. 무릎에 손상이 일어나는 것은 주변 관절들에 (과도한 긴장이나 약화, 나아가 예전의 손상 등) 어느 정도의 기능장애가 있을 때일 경우가 많다.

다리는 일종의 운동형상학적 사슬(kinematic chain)로 묘사할 수 있다. 이는 다리를 구성하는 세 주요 관절들의 기능이 연결되어 있다는 뜻이다. 손에 책을 든 채로 잠시 일어나서 동시에 양쪽 무릎을 굽혀 보라. 굽힌 무릎과 보조를 맞추기 위해 발목관절과 엉덩관절이 어떻게 움직이는지 주의 깊게 살펴보라. 무릎은 다리의 운동형상학적 사슬에서 중간 고리 역할을 함으로써 간단하게는 걷기에서부터 복잡하게는 고급 아사나에 이르기까지 우리의 일상 활동에서 다리의 움직임을 인도하고 지시하는 역할을 담당한다.

무릎은 약간은 상충하는 두 가지 역할을 수행한다. 첫째, 튼튼해야 한다. 우리 체중의 대부분이 지나가기 때문이다. 튼튼함과 더불어 모양과 위치가 변화하는 발목과 발의 적응에 대처하기 위해 충분히 유연해야 한다. 또한 걷는 동안에는 엉덩관절과 그 역할에도 적응해야 한다. 이 관절들과 역할들(튼튼함과 유연성) 간의 균형이 엇나가면 대개 무릎이 그 영향을 받게 된다.

무릎과 자세(THE KNEE AND POSTURE)

우리는 선 자세에서 토대가 되는 발에서 출발했다. 이 수준에서, 예를 들어 편평발과 같은 기능장애가 있으면, 발목과 무릎, 엉덩관절, 그리고 그 위에 있는 관절들이 보상해야만 한다. 이제 그 사슬의 두 번째 고리에 해당하는 무릎을 살펴보자.

무릎을 연구할 때 간단히 관찰할 수 있는 점은 무릎이 향하고 있는 방향이다. 무릎뼈를 전조등이라고 생각하고 어디로 '빛을 비추고 있는지' 관찰할 수 있다. 타다아사나, 아도 무카 스바나아사나, 트리코나아사나 중 어느 자세를 하고 있든지 무릎은 어떤 이야기를 해 줄 것이다. 그것은 무릎 자신에 대한 이야기일 수도 있지만 대개는 엉덩관절, 발목, 발 또는 그 모두를 조합한 이야기일 가능성이 크다. 앞선 장에서 언급했듯이 아래에서 일어난 문제는 위에 영향을 미친다. 그러므로 무릎은 무너진 발바닥활의 영향이나 파드마아사나에서 진행을 가로막는 발목의 압력을 처음으로 느끼게 되는 관절이다.

나의 발/발목–무릎 관계에 대한 이야기를 당신에게 해 보겠다. 축구를 하다가 오른쪽 넙다리뼈가 부러졌던 이야기를 기억하는가? 내가 축구공을 차던 그 순간 나보다 훨씬 큰 이웃 아이도 나의 반대 방향에서 축구공을 찼다. 내가 기억하기로는 축구공은 움직이지 않았고 나는 마치 만화 속 인물처럼 진동하고 있었다. 서로 접촉한 순간의 힘 때문에 나의 넙다리뼈가 부러진 것이다. 그때의 엑스레이 사진이 있으면 당신에게도 보여주고 싶지만 없어져 버린 지 오래되었다.

그 사건은 다친 쪽의 몸에 영향을 미쳤다. 나의 다리는 길이가 약간 다르다. 시르사아사나를 하고 있는 나의 모습에서 볼 수 있을 것이다(그림 3.2 참고). 이는 나의 골반 오른쪽이 더 많이 앞으로 기울어 있기 때문일 것이다. 오른쪽 다리가 더 길기 때문에 오른쪽 발바닥활이 약간 납작할 수도 있고, 어쩌면 오른쪽 발바닥활이 약간 납작하기 때문에 오른쪽 다리가 더 긴 것일 수도 있다. 오른쪽 발바닥활은 눈에 띄게 낮고 더 납작해 보인다. 그래서 어쩌라는 말인가? 내 요지는 내 발과 발바닥활, 나의 무릎이 가리키는 방향과 그쪽 골반의 기울임 사이에는 분명한 관계가 있다는 말이다. 내가 그 원인을 정확히 짚어 낼 수 있는지는 중요하지 않다.

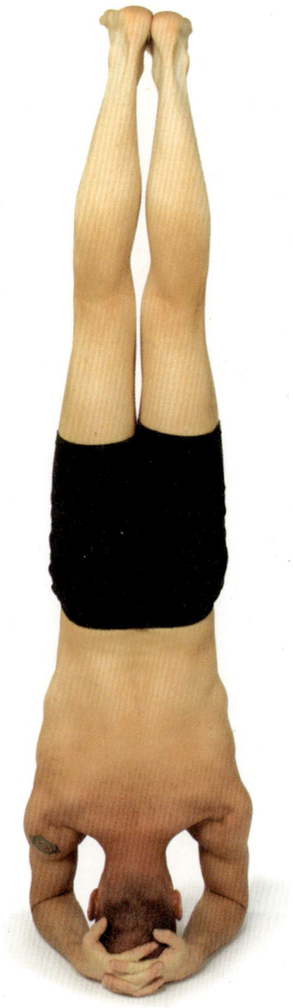

그림 3.2 : 나의 오른발이 왼발보다 약간 높다는 점에 주목하라.

물론 이런 상태는 순간순간 변할 수 있다. 자세히 살펴보면 내 무릎 아래로, 특히 무릎과 발/발목 사이가 뒤틀려 있는 것이 보일 것이다. 내 발바닥활을 좀 더 크게 만들면 무릎의 방향이 바뀌는 것도 볼 수 있을 것이다(그림 3.3 참고). 그러므로 무릎은 그 위아래에 있는 관절들과의 관계 때문에 주변 관절들에서 일어나고 있는 일들(긴장, 약화, 손상, 또는 다른 통합사)을 반영하게 마련이다. 우리 몸의 통합적인 본성을 보여주는 훌륭한 예이다. 무릎 자체만 보면서 전체적인 그림을 파악하겠다는 것은 마치 코끼리의 코를 만지면서 코끼리가 어떻게 생겼는지 정확히 알아보겠다는 것이나 다름없다. 전체적인 그림을 파악하려면 무엇이 무릎에 영향을 미치고 있는지를 살펴보아야만 한다. 이는 오직 발, 발목, 엉덩관절뿐만 아니라 이 관절들을 가로지르는 근육들과 그 영향을 말하는 것이다.

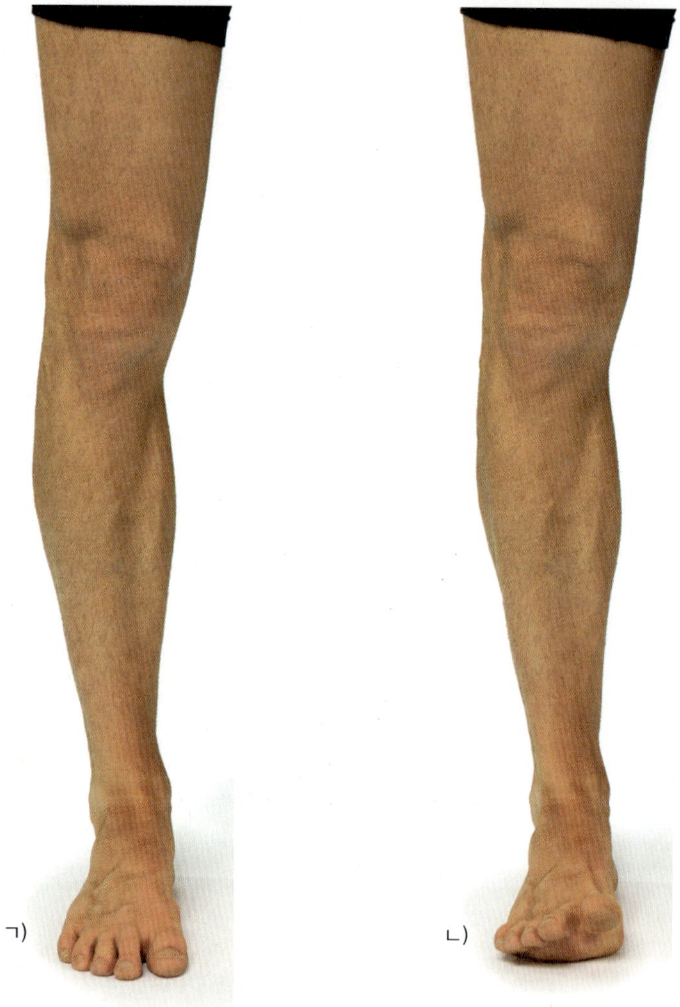

그림 3.3: 발바닥활에 힘이 들어갈 때 무릎에 미치는 영향에 주목하라. ㄱ) 발가락을 들기 전, ㄴ) 발가락을 들었을 때.

무릎의 기본 해부학(BASIC ANATOMY OF THE KNEE)

무릎에서는 세 개의 뼈가 만난다. 넙다리뼈(femur), 정강뼈(tibia), 무릎뼈(patella)이다. 무릎의 전문적 명칭은 정강넙다리관절(tibiofemoral joint)이다. 이곳은 넙다리뼈의 둥근 끝부분과 상대적으로 평평한 정강뼈의 표면이 연결되는 곳이다. 이 두 뼈의 사이와 주변에는 관절반달(meniscus), 십자인대(cruciate ligament), 그리고 곁인대(collateral ligament)들이 있어서 이 관절 주변의 움직임과 안정성을 뒷받침해 준다.

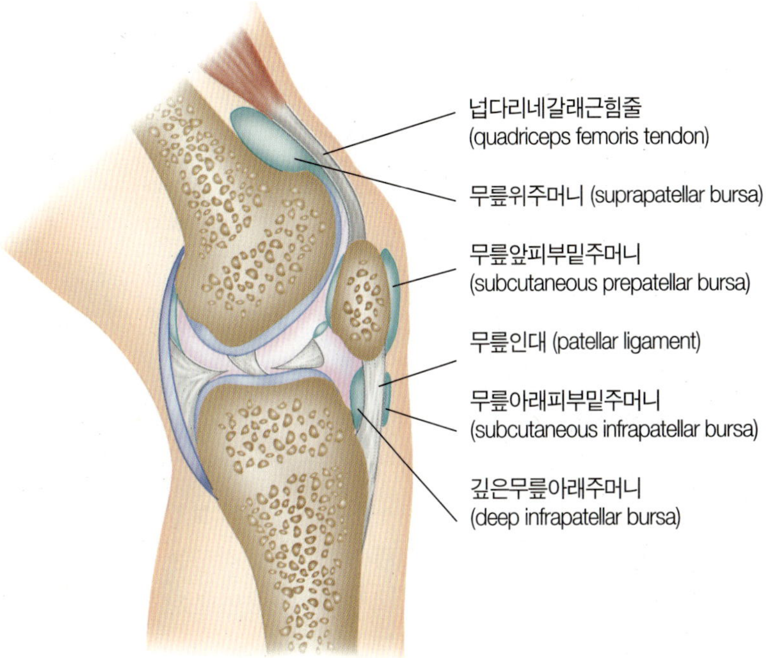

그림 3.4 : 무릎관절.

이 뼈들의 모양과 각도는 무릎의 기능을 결정하는 요인 중 일부이다. 넙다리뼈는 대개 자세히 살펴보지 않으면 그 형태를 제대로 깨닫지 못한다.

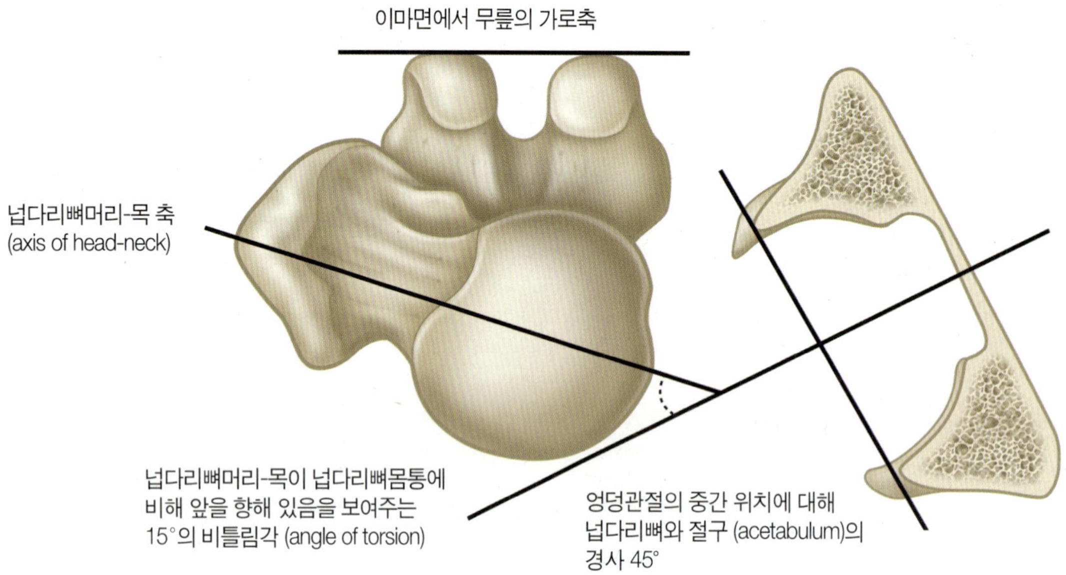

그림 3.5 : 넙다리뼈의 위와 아래 각도가 어떻게 다른지 살펴보라. 이것이 비틀림이다.

넙다리뼈의 긴 축인 넙다리뼈몸통을 따라 자연스럽게 꼬여 있다. 위에서부터 내려다보면 넙다리뼈머리의 각도를 통해 볼 수 있는 넙다리뼈몸통과 넙다리뼈목 사이의 비틀림(torsion)이 있다. 넙다리뼈몸통은 약간 활 모양을 그리며 앞으로 휘어 있다(그림 3.6). 골반과 만나는 곳에서 보면, 넙다리뼈는 안으로 각도를 좁히면서 정강뼈의 윗부분과 매우 예리한 각으로 만난다(그림 3.7). 이런 각도는 이족보행과 더불어 진화했다. 이렇게 됨으로써 발이 몸 아래, 중간선 근처로 오게 되면서 보행이 더 용이해졌다.

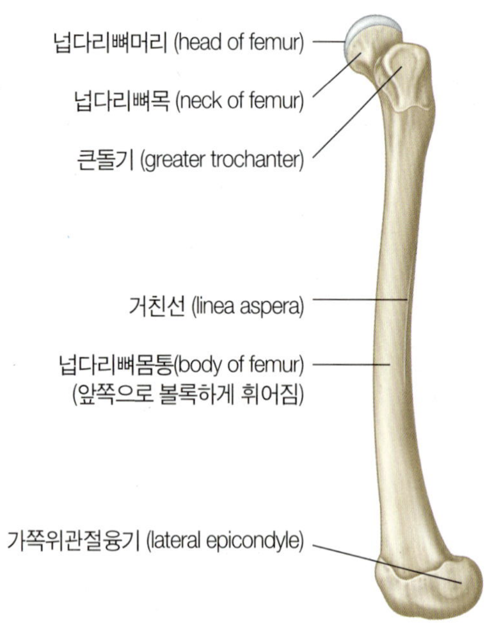

그림 3.6 : 넙다리뼈는 앞으로 휘어 있다.

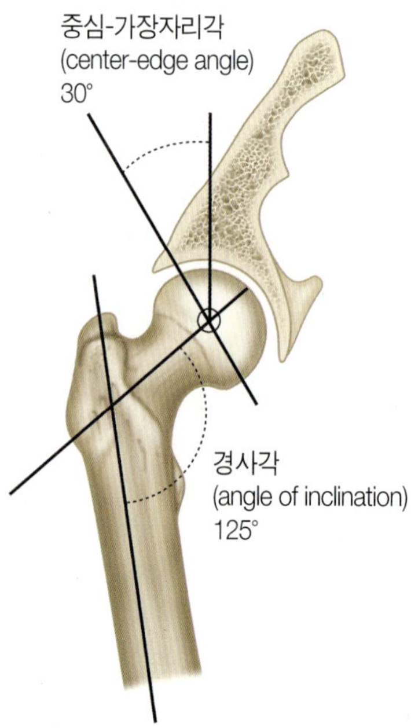

그림 3.7: 경사각은 사람에 따라 다르다.

이 각도 때문에 무릎 가쪽으로 더 많은 무게가 지나간다. 이는 큰 혹 모양으로 생긴 넙다리뼈 가쪽 아랫부분인 가쪽관절융기(lateral condyle)와 정강뼈 윗부분 가쪽의 약간 옴폭한 홈에서 볼 수 있다. 보기에는 사소한 이런 부분을 통해 진화 과정을 엿볼 수 있다. 침팬지들은 무릎 안쪽으로 무게를 지탱하며 이것들의 정강뼈는 볼록하게 되어 있다. 때문에 침팬지들의 발은 더 넓게 벌어져 있고 그들의 무릎은 우리 인간의 무릎보다도 더 많이 회전할 수 있다.

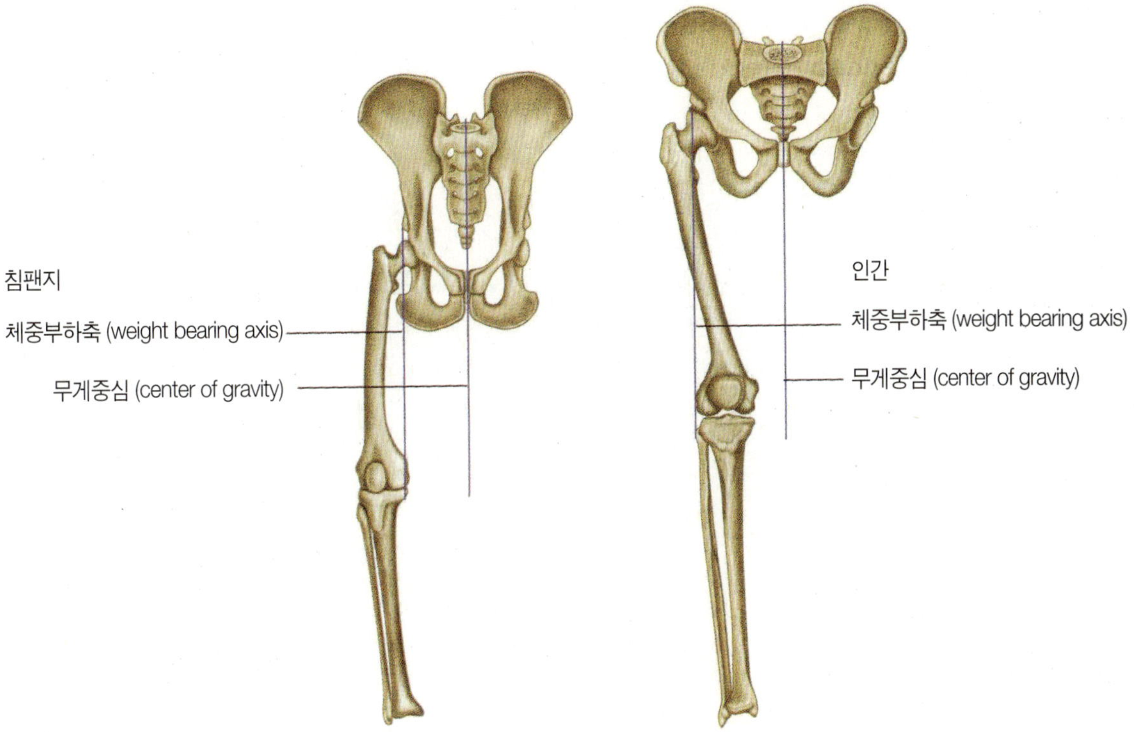

그림 3.8: 인간의 다리는 다른 영장류의 다리보다 엉덩관절 아래로 덜 수직으로 향해 있다. 이로 인해 지지 (support)는 무게 중심에 더 가까워지고 안쪽관절융기 (medial condyle)는 더 커지는 적응이 일어난다. 이런 특징은 유전이라기보다는 보행을 통해 개발된 것이다.

정강뼈 또한 넙다리뼈의 비틀림에 응하도록 나름의 비틀림이 있고 그럼으로써 발이 제자리에 놓일 수 있게 한다. 넙다리뼈와 정강뼈가 꽤 이상한 방식으로 만난다는 점은 더 말할 필요도 없을 것이다. 사실 그렇게 썩 훌륭하게 맞아떨어지지는 않는다. 이렇게 많은 비틀림이 있고 힘이 작용하는 이 관절에서 더 많은 문제가 일어나지 않는다는 것이 놀라울 지경이다. 무릎은 특히, 취약한 관절이다.

무릎뼈(The Patella)

무릎넙다리관절(patellofemoral joint)은 무릎뼈가 넙다리뼈를 만나는 곳이다. 우리가 무릎을 펼 때 드는 힘에 필수적인 곳이기도 하다. 이 작은 무릎뼈가 없으면 커다란 넙다리네갈래근(quadriceps femoris)이 지금처럼 힘차게 정강뼈를 움직이기는 어려울 것이다. 또한 넙다리네갈래근의 두꺼운 힘줄이 무릎뼈 위와 주위에 자리 잡으면서 추가적인 지렛대가 되어 준다. 무릎뼈는 무릎뼈의 위에 있는 힘이 가해지는 방향을 바꿈으로써 넙다리네갈래근의 힘을 증가시킨다. 또한 무릎뼈는 각도를 바꿈으로써 두꺼운 힘줄이 무릎관절을 펼 때 마찰을 줄여 준다. 우리가 하루에 얼마나 많이 무릎을 굽혔다가 펴는지 생각해보라. 이 작은 뼈가 없으면 힘줄은 우리가 무릎관절을 움직일 때마다 뼈에 쓸리게 될 것이다. 결국 무릎뼈가 아니었다면 힘줄은 마찰 때문에 해지고 찢어질 것이다.

무릎뼈의 뒷면인 관절면(articular surface)에는 연골이 있어서 넙다리뼈의 고랑을 따라 쉽고 부드럽게 미끄러진다. 무릎뼈 관절면의 모양은 넙다리뼈 먼쪽끝의 혹처럼 생긴 관절융기(condyle)들 사이에 있는 공간의 모양과 맞아떨어지게 생겼다. 무릎뼈는 두꺼운 무릎인대(무릎힘줄이라고도 한다) 덕분에 제자리에 붙어 있다. 이 무릎인대는 일단 한 번 팽팽해진 후로는 무릎뼈가 위아래로 별로 움직이지 못하게 한다. 대신 무릎이 굽혀지면 넙다리뼈는 무릎뼈 뒤로 미끄러져 들어온다. 이렇게 하면 움직임이 최대한 직선 형태로 유지된다.

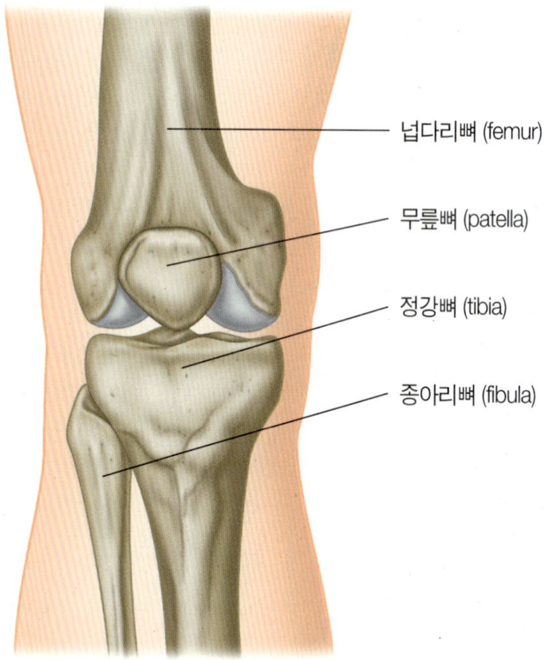

그림 3.9 : 오른쪽 무릎의 뼈들 (전면도).

무릎뼈는 주로 무릎에서의 움직임을 정렬해 준다. 무릎뼈는 굽힘과 폄을 최대한 직선에 가깝게 유지해 준다. 또한 앞서 이야기했던 것처럼 무릎뼈는 지렛대 역할도 하도록 만들어져 있다.

무릎뼈 손상 (Injuries to the Patella)

무릎뼈에만 영향이 있는 무릎넙다리증후군(patellofemoral syndrome)이라는 증상이 있다. 이 질환은 관절염의 전조일 수 있으며 거의 항상 과도한 사용과 연관되어 있다. 이 증후군이 있는 사람들은 대개 무릎뼈 뒷면에 있는 연골에 어떤 형태로든 외상이 있다. 처음부터 얼마나 많은 연골이 있었느냐에 따라(이 부분은 유전이다) 어떤 사람에게는 과도한 사용이 다른 사람에게는 그렇지 않을 수도 있다. 아무튼 당신이 이 증상을 겪고 있다면 과도한 양의 활동이 무릎뼈 뒷면의 연골을 닳게 할 수 있다.

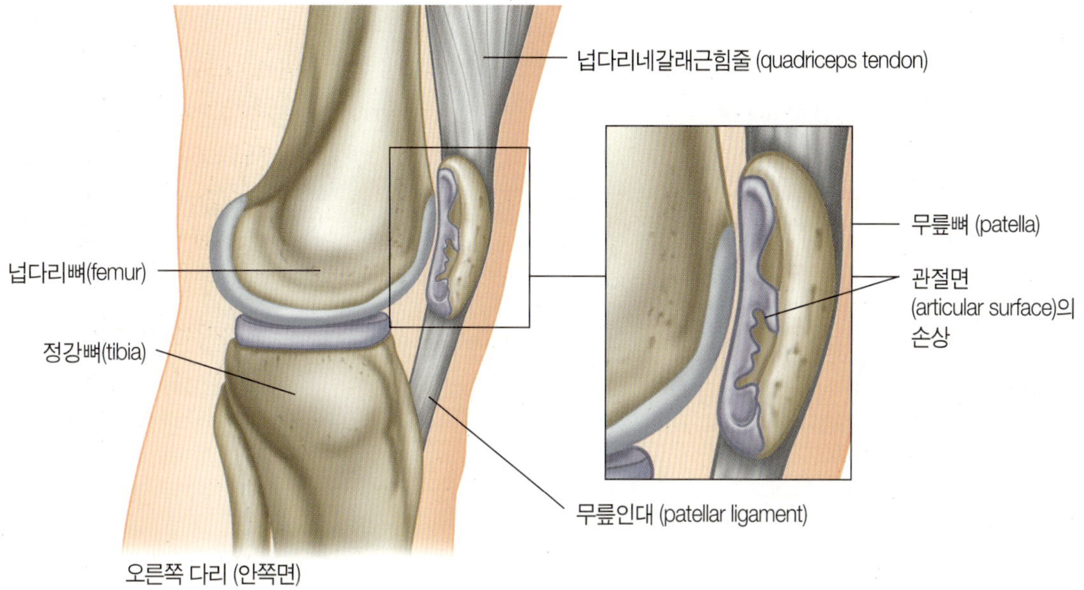

그림 3.10 : 무릎넙다리증후군 (patellofemoral syndrome).

무릎넙다리증후군을 일으키는 또 다른 요인으로는 무릎의 정렬 상태가 있다. 즉, 우리가 무릎을 움직일 때 무릎이 하는 일과 관련이 있다. 무릎뼈를 통제하는 조직들(넙다리 앞쪽의 넙다리네갈래근)의 균형이 깨져 있으면 무릎뼈에 가해지는 압력이 증가한다.

예를 들어, 안쪽넓은근(vastus medialis)이 가쪽넓은근(vastus lateralis)에 비해 너무 타이트하면 무릎뼈는 자연스레 안쪽으로 당겨질 것이다. 이렇게 되면 넙다리뼈의 표면과 접하는 무릎뼈의 안쪽부분이 더 많은 압력을 받게 된다. 가쪽넓은근이 타이트하면 반대의 효과가 나타날 것이다. 어느 쪽이든 연골이 불균등하게 마모되는 결과로 이어질 수 있다.

무릎넙다리증후군의 증상들로는 무릎을 오랫동안 움직이지 않거나 지속적 사용 이후에 일어나는 무릎 속 깊은 곳의 통증과 뻣뻣함이 있다. 물론 무릎에서 통증을 느끼게 되는 이유는 여러 가지가 있다. 장기간에 걸쳐 지속적으로 통증이 나타난다면 의사와 상담하라.

무릎의 움직임(MOVEMENTS OF THE KNEE)

무릎의 가장 주요한 움직임은 굽힘(flexion)과 폄(extension)이다. 그러나 흔히 오해하고 있거나 심지어 모르고 있는 두 개의 다른 작용이 이 관절에서 일어난다. 무릎은 굽힘 상태에서는 돌림 작용도 한다. 전문적으로 말하자면, 무릎을 10° 이상 굽히면 정강뼈가 넙다리뼈에 대해 안쪽돌림(medial rotation) 또는 가쪽돌림(lateral rotation)을 할 수 있다. 다리를 쭉 뻗은 채로 바닥에 앉아서 발을 양옆으로 움직이려고 하면 다리가 엉덩관절에서부터 돌아가는 것을 느낄 수 있다. 무릎을 굽히면 여기에 변화가 일어난다.

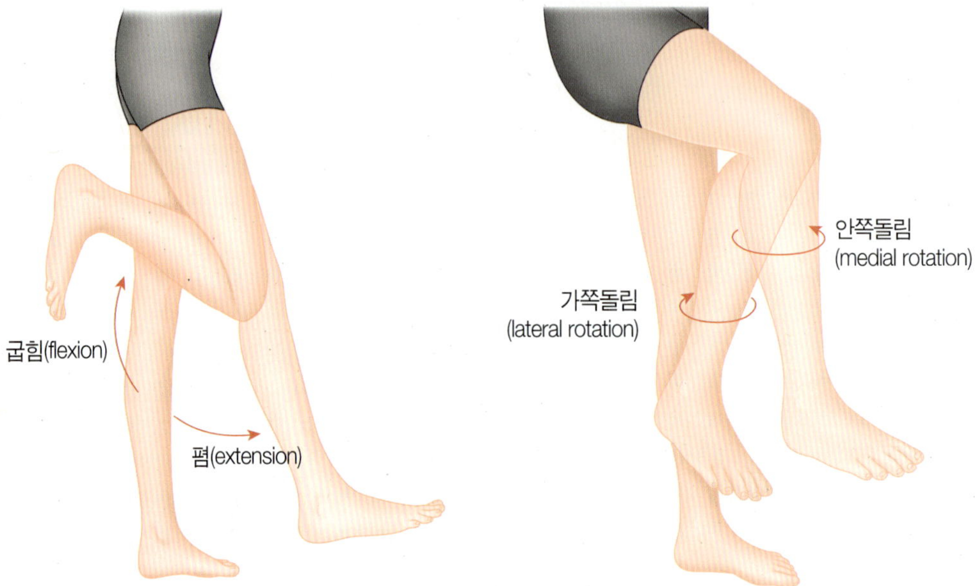

그림 3.11: 무릎의 움직임.

무릎을 10° 이상 굽히면 발이 상당히 쉽게 안쪽과 가쪽으로 돌아가는 것을 느낄 수 있다. 이런 능력을 보면 "무릎을 비틀지 마!"라고 하는 두려움과 마주칠 때도 있다. 그러나 우리 무릎이 자연스럽게 이런 식으로 기능하지 않는다면 우리는 우리가 하던 대로 스키를 타거나 농구를 하거나 테니스를 치는 것처럼 복잡한 활동은 고사하고 걷거나 달리지도 못할 것이다. 무릎관절은 발과 엉덩관절에 적응할 수 있게 생겼다. 그렇기는 해도, 이런 돌림이 무릎관절의 여러 문제들의 원인인 것은 사실이다.

우리 몸의 나머지 부분과 마찬가지로 무릎도 다리 전체의 한 구성 요소일 뿐이다. 무릎에서의 굽힘과 폄은 관절이 수행하는 힘을 내는 역할과 더 밀접하게 관련이 있다. 이런 작용은 달릴 때 우리를 앞으로 추진해 준다. 다소 직선적인 이런 움직임은 무릎 속이나 주변의 인대나 다른 구조에 그다지 큰 무리를 주지 않는다. 무릎의 굽힘과 폄은 우리가 걷고 뛰는 능력의 핵심을 이루며 이동성에 필수적이다. 발, 발목, 엉덩관절의 작용만큼 무릎이 다양한 상황에 적응할 수 있는 것은 농구나 스키, 나아가 요가 자세에서의 피벗을 할 때 필요한 더욱 복잡한 돌림 동작 때문이다.

인대(LIGAMENTS)

인대는 관절의 움직임을 가능하게 하고 또 제한한다. 무릎도 다르지 않다. 무릎 속과 주변에는 네 개의 주요한 인대가 있다. 관절 주변의 인대가 '느슨한' 위치에 있으면 움직임이 가능하다. 인대가 더 '팽팽해지면' 움직임은 제한된다. 무릎에서는 다리가 해부학자세일 때(즉, 폄 상태, 쭉 뻗은 상태에서) 인대가 팽팽하다. 인대가 움직임을 제한함으로써 관절을 안정화시키는 중요한 역할을 수행한다는 점을 명심하면서 인대가 더 크고 통합된 구조의 일부분임을 잊어서는 안 된다. 무릎을 둘러싼 근육근막의 긴장은 또한 관절을 지탱해 주고 무릎에서의 움직임을 가능케 한다.

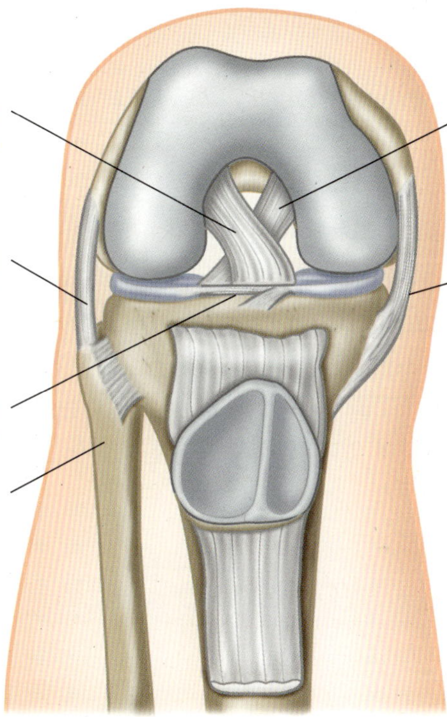

그림 3.12 : 무릎을 90° 로 굽힌 상태에서의 오른쪽 다리 (전면도).

무릎에 있는 두 개의 주요한 인대는 곁인대(collateral ligament)라고 한다. 이 인대는 넙다리뼈를 정강뼈와 이어준다. 하나는 무릎관절의 안쪽에 있어서 안쪽곁인대(medial collateral ligament, MCL)라고 한다. 다른 하나는 무릎관절의 가쪽에 있어서 가쪽곁인대(lateral collateral ligament, LCL)라고 부른다. 안쪽곁인대는 관절반달에 붙어 있으며 관절주머니로 섞여 들어간다. 가쪽곁인대는 붙는곳이 보다 독립되어 있다. 즉, 안쪽곁인대처럼 관절주머니의 일부로 되어 있지 않다.

띠 모양의 이 두 인대는 주로 정강뼈가 넙다리뼈의 끝부분에서 안쪽과 가쪽의 양옆으로 움직이지 못하게 하기 위해 만들어져 있다. 이 인대들은 무릎이 안쪽 또는 가쪽으로 찌그러지지 않게 해 준다. 넙다리뼈가 무릎과 만나는 각도에 대한 설명을 기억한다면(자연스러운 각도에서는 넙다리뼈가 안쪽으로 향한다) 무릎의 안쪽부분이 압력을 받게 된다는 사실이 분명해진다. 따라서 안쪽곁인대는 가쪽곁인대보다 두껍다. 우리가 움직일 때 안정성을 유지하기 위해 안쪽곁인대가 더 많은 압력을 견뎌 내야 하기 때문이다.

무릎의 좌 · 우 움직임을 방지하기 위한 기능 덕분에 곁인대들은 자연스럽게 무릎에서 앞 · 뒤로 움직일 때 정렬을 유지해 준다. 또한 무릎을 굽혔을 때 가쪽돌림이 되지 않게 버티는 데에도 도움을 준다. 따라서 안쪽곁인대도 그러하거니와, 특히 가쪽곁인대는 무릎의 굽힘과 가쪽돌림에서 손상을 당할 가능성이 크다. 이는 파드마아사나나 에카 파다 시르사아사나 같은 자세에서 일어날 수 있다.

십자인대(The Cruciates)

십자라는 단어는 문자 그대로 '십자로 엇갈려 있다'는 뜻이다. 거의 어떤 각도에서 이 두 인대를 보더라도 둘은 서로 엇갈려 있다. 무릎 안쪽과 가쪽에 있는 곁인대와 달리 십자인대는 무릎 속에 있다. 십자인대는 넙다리뼈와 정강뼈를 단단히 묶어 주며, 앞십자인대(anterior cruciate ligament)와 뒤십자인대(posterior cruciate ligament)가 있다. 그림 3.13을 보면, 앞십자인대가 정강뼈의 앞부분에 붙어 있고 넙다리뼈의 가쪽관절융기(lateral condyle)로 이어지는 것을 볼 수 있다. 뒤십자인대는 정강뼈의 뒤쪽에 붙어 있고 넙다리뼈의 안쪽관절융기(medial condyle)에 붙어 있다. 앞십자인대와 뒤십자인대라는 이름은 각각의 붙는곳을 보면 이해할 수 있다.

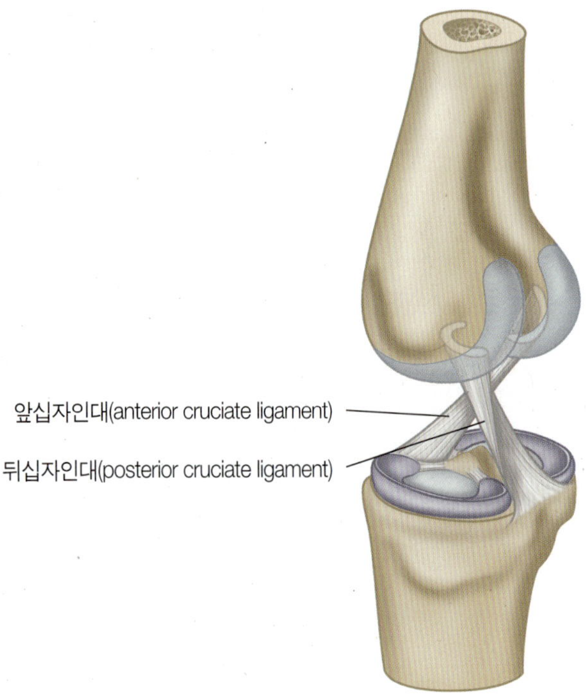

그림 3.13 : 뼈가 분리된 상태에서 본 십자인대.

튼튼한 십자인대는 무릎관절의 주요한 안정자이다. 곁인대와 마찬가지로 무릎이 펴져 있을 때 십자인대는 팽팽하다. 앞십자인대는 주로 두 가지 작용에서 움직임에 저항한다. 첫째, 정강뼈가 넙다리뼈에 대해 앞쪽으로 미끄러지지 않게 한다. 해부학적으로 말하면 이는 넙다리뼈에 대한 정강뼈의 앞전위(anterior displacement)라고 한다. 앞십자인대는 또한 굽힌 무릎의 과도한 안쪽돌림을 방지한다. 정강뼈가 안쪽돌림을 하면 이 인대가 뒤십자인대 주위로 감기면서 더 팽팽해진다. 가쪽돌림에서는 앞십자인대가 뒤십자인대 위로 길어지고 신장된다. 무릎이 굽혀진 상태에서 안쪽이나 가쪽으로 돌아가면 앞십자인대가 째질 가능성이 있다.

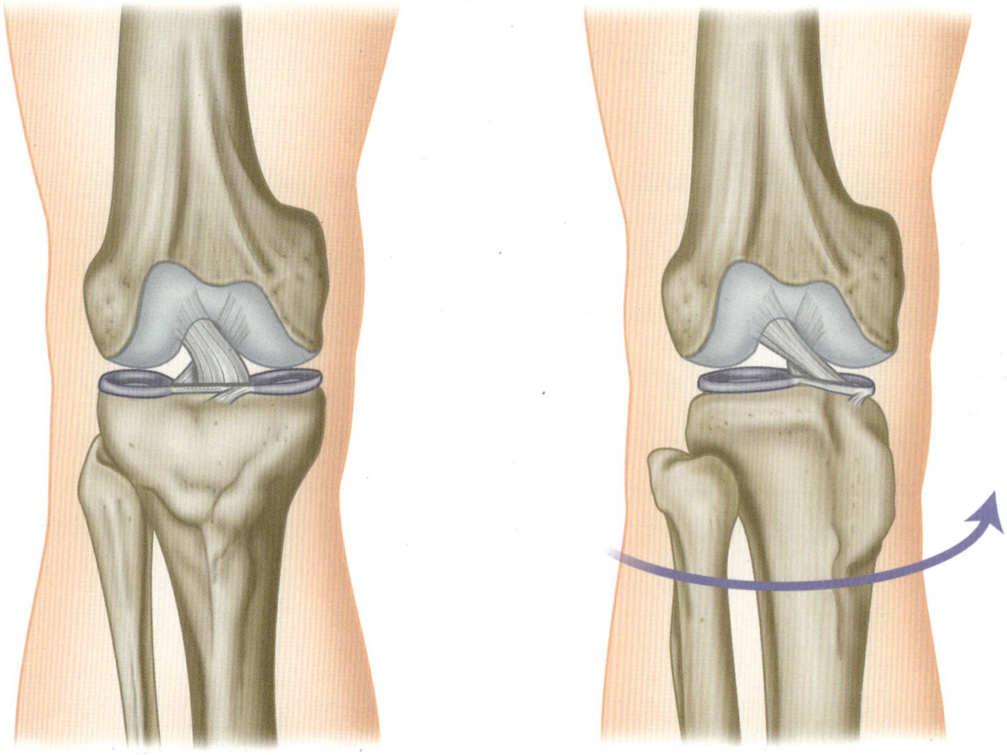

그림 3.14 : 앞십자인대의 신장 또는 저항을 보여주는 종아리의 안쪽돌림.

그렇다고 해도 무릎이 굽혀진 상태에서 안쪽돌림이 일어나 앞십자인대가 찢어지는 경우는 매우 흔하다. 특히 스키를 타는 도중에 앞십자인대가 끊어지는 일이 잦다. 그러나 스키를 타는 것 자체는 그리 위험하지 않다. 스키를 타는 사람 앞에 어떤 사람이나 사물이 갑자기 나타나면서 급하게 멈춰야 할 때가 문제이다. 전에 스키를 타 본 적이 있다면 스키를 탈 때 무릎을 살짝 굽힌 채로 타게 된다는 것을 알 것이다. 또한 속도를 낮추거나 멈출 때에는 스키의 앞쪽을 서로 마주보게 한다고 훈련받은 적도 있을 것이다. 이것이 바로 굽힌 무릎의 안쪽돌림이다. 갑자기 이렇게 했을 때 한쪽 스키가 당신이 원했던 것보다 안쪽으로 더 많이 돌아가면서 몸은 그대로 앞으로 나아가면 무릎은 안쪽으로 '아주 많이' 돌아간다. 그리고 그 대가는 앞십자인대의 찢어짐이다.

뒤십자인대의 붙는곳은 앞십자인대의 반대쪽이다. 뒤십자인대는 정강뼈의 뒷부분, 그리고 넙다리뼈에서 앞십자인대가 붙는곳의 반대쪽이다. 뒤십자인대의 주요 기능은 정강뼈가 넙다리뼈에 대해 뒤쪽으로 미끄러지는 것을 제약하는 것이다. 뒤십자인대는 무릎이 펴지면 정강뼈가 움직일 공간이 거의 없게 만들며 무릎이 과도하게 젖혀졌을 때에도 무릎의 각 부위가 떨어지지 않게 해 주는 역할을 주로 담당한다. 돌림에 관해서는 영향력이 미미하다. 앞십자인대에 비해 뒤십자인대의 손상에 대해서는 그렇게 자주 들어볼 일이 없는 것도 이 때문이다. 뒤십자인대의 손상에 대해 듣게 되는 경우는 일종의 무릎 젖힘(hyperextension)과 관련이 있게 마련이다. 예를 들어, 걸음을 헛디뎌서 무릎이 뒤쪽으로 접힐 때 뒤십자인대를 다칠 수 있다.

인대 찢어짐(Ligament Tears)

무릎의 인대가 제 기능을 못하게 되면 어떤 일이 일어나는지 이야기해 보자. 인대 찢어짐이라고 해서 모두 우리가 생각하는 그런 것은 아니다. 대개 인대 찢어짐이라고 하면 종이가 절반으로 뜯겨 나간 것처럼 인대가 반으로 뚝 끊어진 경우를 떠올린다. 물론 이런 일도 가능하지만 그러려면 엄청나게 심한 동작이나 손상이어야 한다. 조직 찢어짐은 그 정도에 따라 여러 등급(grade)으로 분류된다. 이 등급은 인대, 힘줄, 근육에 적용된다. 앞서 언급한 종류의 찢어짐은 3도 찢어짐으로 분류된다. 이는 인대의 완전한 찢어짐이며 극도의 통증, 열, 즉각적인 부기를 동반한다.

1도 찢어짐이 가장 흔하다. 당연히 통증을 일으키지만 대개 부기나 열은 없다. 일반적으로 압통을 느낄 뿐이다. 어떤 인대가 찢어졌느냐에 따라 특정한 움직임을 하면 통증이 커진다. 2도 찢어짐은 통증 면에서 한 단계가 올라간다. 더 심한 통증을 느끼고 열도 심해진다. 일반적으로 2도 찢어짐은 부기를 동반한다. 마찬가지로 움직임과 위치에 따라 통증이 커지고, 당신에게 그만한 사전 지식이 있다면, 어느 등급의 찢어짐이 일어난 것인지 어느 정도 감을 잡을 수 있다.

인대가 찢어지면 어떤 일이 일어나는지 더 잘 이해할 수 있도록 인대가 어떻게 만들어졌는지 살펴보려고 한다. 인대 깊숙이 들어가 보면 콜라겐 분자(단백질)가 나온다. 이 분자들은 이웃한 분자들과 서로 이어지면서 기능적으로 코일과 같은 모양, 즉 용수철 같은 모양을 만든다. 인대는 이 코일들이 모여서 만든 커다란 다발이다. 슬링키™ (Slinky™)나 금속 용수철을 생각하면 된다. 슬링키나 용수철을 늘이면 늘어났다가 다시 원래대로 돌아간다. 건강한 인대도 같은 방식으로 작동한다. 어느 정도 탄성이 있는 것이다.

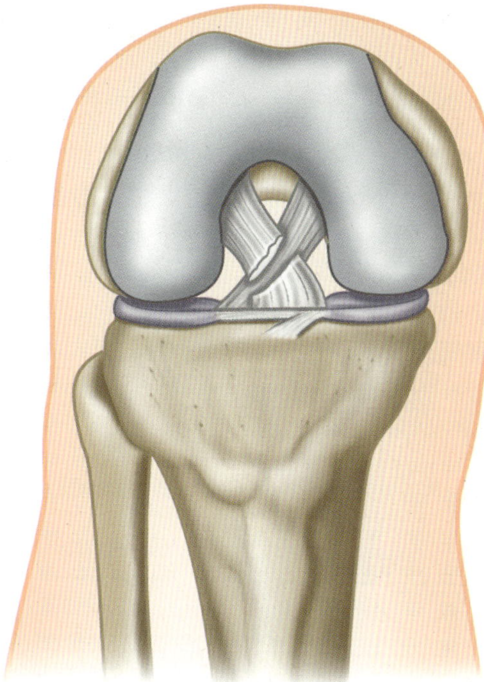

그림 3.15 : 앞십자인대. 섬유가 원래대로 돌아갈 수 있는 지점을 넘어서 늘어나면 찢어진다.

하지만 용수철이나 슬링키를 너무 심하게 잡아당기면 어떻게 되는가? 다시 감길 때 코일들 사이에 틈이 생기지 않는가? 원래 형태나 긴장으로 완전히 돌아가지 못하게 되는 것이다. 인대(또는 다른 조직)에 1도 찢어짐이나 2도 찢어짐이 일어나면 이렇게 된다. 단백질 코일들이 너무 많이 잡아당겨져서 원래 위치로 '감기지' 못하게 되는 것이다. 결과적으로 그 조직은 어느 정도 긴장을 잃게 된다. 무릎 주위에 이런 일이 일어나면 뼈들 간의 안정성이 상실될 수도 있다. 의사가 MRI를 보고 당신의 앞십자인대 중 50%가 찢어졌다고 한다면 당신의 인대가 관절을 안정화시키는 능력이 50% 상실되었다고 말하고 있는 것이다.

특히 앞십자인대에서는 안정성의 상실이 매우 중요하다. 앞십자인대는 정강뼈의 윗부분이 넙다리뼈의 아랫부분과 부딪히지 않게 해 준다. 앞십자인대가 찢어지거나 과도하게 신장되면 무릎이 흔들리면서 타고난 근력과 안정성을 일부 상실한다. 찢어진 정도, 환자의 건강, 활동 수준, 관절 주변의 근육에 따라 이런 안정성의 손실이 보상된다.

앞십자인대의 찢어짐에 비수술적 강화 운동이 효과를 발휘하지 못하면 수술을 실시한다. 외과의사는 몸의 다른 부위 또는 시신의 인대 일부를 떼어내어 이 '새' 인대의 양끝을 원래 인대가 뼈에 붙는 자리에 잇댄다. 이 인대가 당신의 '새' 앞십자인대가 되고 무릎에 안정성을 더해 주게 된다. 앞십자인대가 찢어졌다고 생각되면 의사의 상담을 받아야 한다. 스스로 진단하지 말라.

관절반달(MENICUS)

관절반달은 정강뼈의 거의 평평한 부위에 자리 잡은 반원형의 두 개의 연골 조각이다. 양쪽에 하나씩 있어서 무릎의 안쪽반달(medial meniscus)과 가쪽반달(lateral meniscus)이라는 명칭으로 불린다. 관절반달은 두 개의 '뿔(horn)', 앞뿔(anterior horn)과 뒤뿔(posterior horn)이 있다. 뿔은 정강뼈의 중심부를 마주보는 둥근 끝부분이다.

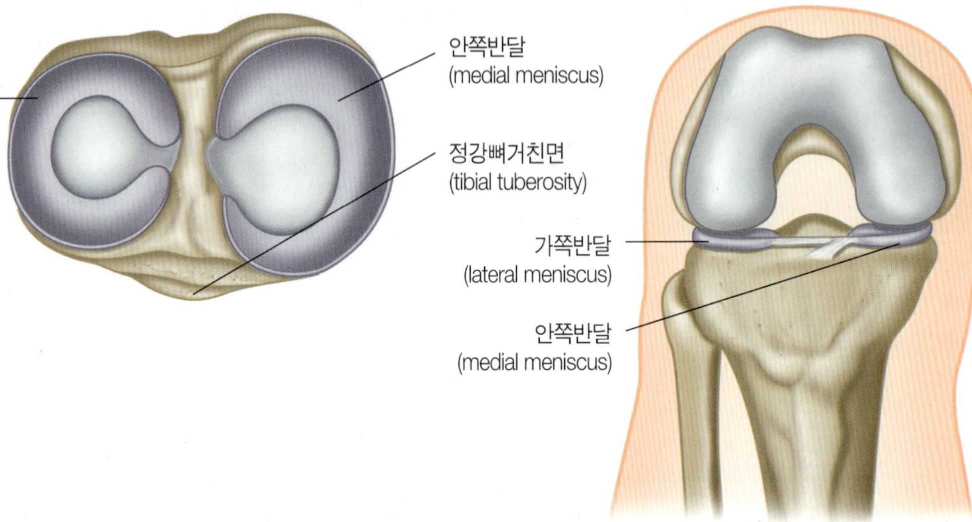

그림 3.16 : 관절반달 (meniscus).

관절반달은 몇 가지 기능을 수행한다. 첫째, 관절반달의 모양 덕분에 넙다리뼈의 튀어나온 끝부분이 상대적으로 평평한 정강뼈의 윗부분과 만나는 지점에서 더 깊은 홈이 만들어진다. 이렇게 되면서 무릎에 안정성이 커진다. 또한 관절반달은 유연하기 때문에 무릎관절에서 충격 흡수 장치 역할도 한다. 끝으로 굽힘, 폄, 돌림과 같은 무릎의 기능적 움직임을 도와준다.

관절반달은 제자리에 완전히 고정되어 있지 않고 무릎관절의 움직임에 따라 움직이고 모양이 변한다. 무릎이 굽혀질 때마다 관절반달은 정강뼈 위에서 뒤쪽으로 '짓눌려져 있으며' 관절융기를 제자리에 고정시켜 준다. 폄 때는 반대의 작용이 일어난다. 관절반달은 앞으로 미끄러지거나 짓눌려진다. 무릎 돌림 또한 돌아가는 방향에 따라 관절반달이 움직이고 모양이 바뀌게 한다.

그러니까 무릎관절의 굽힘과 폄이라는 겉보기에는 간단한 동작도 사실은 그렇게 단순한 것이 아님을 알 수 있다. 자주 비유하듯이 무릎이 정말 경첩처럼 움직인다면, 굽혀졌을 때에는 문에서 보이는 것처럼 앞쪽에 있는 뼈에 큰 간격이 생길 것이다. 넙다리뼈가 정강뼈 위에서 그저 앞뒤로 굴러다닌다면 뼈의 앞이나 뒤쪽으로 굴러 떨어질 것이다. 대신 관절융기(튀어나온 끝부분)가 미끄러지면서(glide) 동시에 구른다(roll). 예컨대, 이런 동작을 할 때에는 무릎에서 잘 통제된 미끄러짐이 일어나는 것이다.

무릎이 굽혀지면서 관절융기는 사실상 관절반달의 경사로를 따라 굴러 올라간다. 관절반달이 경사로이고 관절 속에 있는 모든 것들이 상당히 미끄럽기 때문에 관절융기가 굴러 올라가는 동안 넙다리뼈 자체는 아래로 미끄러져 내려간다. 즉, 넙다리뼈는 정강뼈 위의 제자리에서 도는 것이다. 무릎에서의 움직임은 관절융기와 관절반달이 상호작용하게 만든다. 관절반달은 이에 따라 적응해야 한다. 이 구조물들이 제대로 상호작용하지 않으면 문제가 생긴다.

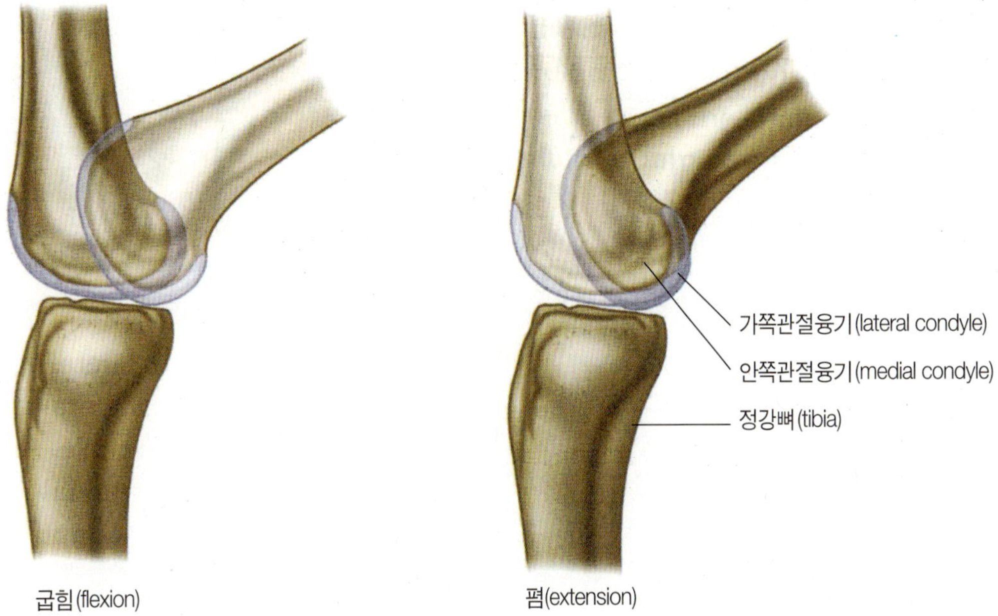

3.17 : 정강뼈 위에서 넙다리뼈의 굽힘과 폄.

관절반달 손상 (Meniscus Injuries)

관절반달은 압박이나 움직임 또는 이 둘의 결합으로 째질 수 있다. 압박은 넙다리뼈의 관절융기가 정강뼈 위로 관절반달을 찍어 누를 때 일어난다. 연골조직인 관절반달에 가해지는 이런 압력으로 인해 관절반달은 찢어지거나 갈라지거나 해진다. 이런 손상은 일반적으로 동반되는 마찰, 염증, 통증 이상의 문제를 일으킨다. 상황에 따라서는 손상 순간에 '염발음'이 들릴 수도 있다. 관절반달에 일어날 수 있는 찢어짐에는 다양한 종류가 있다. 양동이 손잡이 찢어짐, 앵무새 부리 찢어짐, 부챗살 찢어짐과 같은 재미있는 이름들이 많다. 더 재미있는 것은 두 개의 관절반달 중에서 대개는 안쪽반달이 찢어진다는 사실이다. 파드마아사나를 하는 도중에 이런 찢어짐이 일어나는 일이 적지 않다. 이에 대해서는 나중에 더 자세히 보겠다.

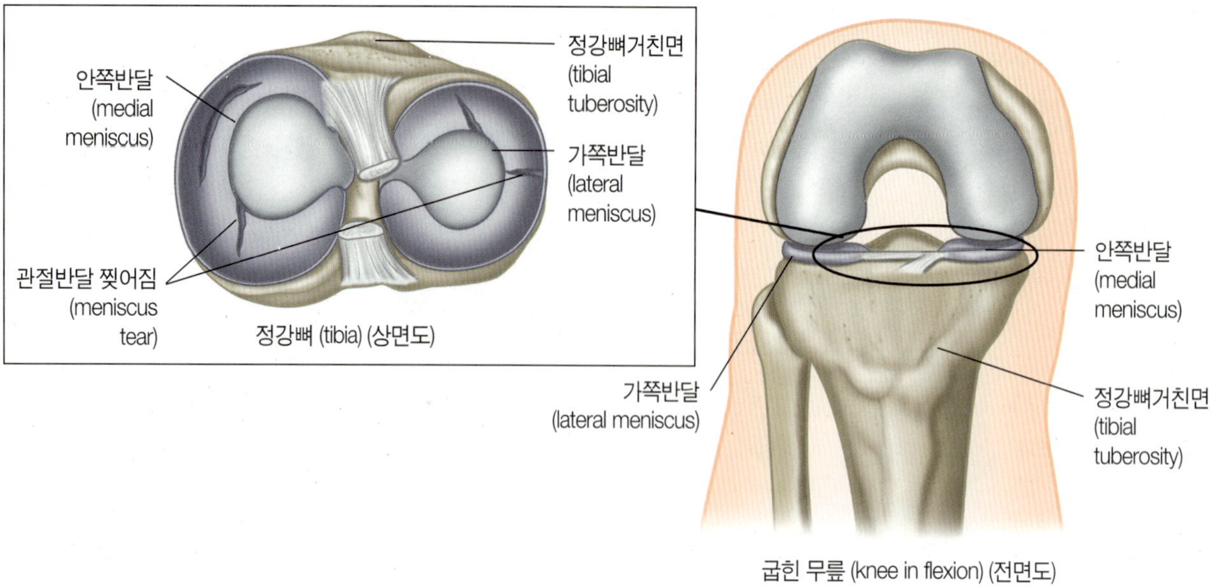

그림 3.18 : 관절반달 손상.

안쪽반달과 가쪽반달 사이에는 분명한 차이점들이 있다. 안쪽반달은 가쪽반달보다 더 크고 중심이 더 열려 있다. 반면 가쪽반달은 거의 완전한 원을 만들기 직전의 모양으로 생겼다. 실제로 가쪽반달이 무릎을 돌리는 동작에 좀 더 잘 적응한다. 안쪽반달은 더 고정되어 있다. 가쪽반달보다 더 유연하게 적응하지 못하기 때문에 넙다리뼈 끝부분(안쪽관절융기)에 끼어서 압박될 가능성도 커지는 것이다. 이것이 관절반달 찢어짐이 가장 흔하게 일어나는 부위 중 하나가 안쪽반달의 뒤쪽 부분인 이유 중 하나이다.

관절반달은 뼈와 함께 움직이도록 되어 있다. 관절반달이 압박되면(예를 들어, 무릎이 완전히 굽혀진 상태에서 돌리려고 하면) 관절반달은 관절융기에 끼어서 찢어질 정도까지 신장될 수도 있다. 무릎을 너무 빠르게 움직일 때에도 비슷한 일이 일어날 수 있다. 스쿼트 자세로 갑자기 쪼그려 앉거나 스쿼트 자세에서 급하게 일어나려고 하는 사람들에게서 이런 상황을 자주 볼 수 있다. 그렇다고 무릎을 굽힌 다음 돌리려고 하거나 급하게 스쿼트를 한다고 해서 관절반달이 찢어진다는 말은 아니다. 다른 요인들도 작용한다.

관절반달이 찢어지게 되는 가장 흔한 경우 중 하나는 완전히 굽힌 무릎을 돌리는 것이다. 어디서 들어본 것 같은가? 그럴 것이다. 우리가 파드마아사나를 하려고 할 때 하는 동작이 바로 이것이기 때문이다. 이제 길거리를 뛰어다니면서 "파드마아사나가 관절반달을 찢어지게 만든다!"라고 소리칠 텐가? 그러지 말라. '당신 몸이 준비가 되어 있다면' 그렇게 되지 않는다. 그러나 몸이 준비가 되지 않은 채로 파드마아사나를 하려고 하면 위험은 커진다.

관절반달은 치유될 수 있는가?(Can a Meniscus Heal?)

관절반달 찢어짐은 어느 부위에서나 일어날 수 있다. 그러나 어디가 찢어졌느냐에 따라 저절로 치유될 수 있을지 아니면 중재가 필요할지가 크게 달라진다. 그림 3.19를 보면 관절반달이 바깥쪽, 중간, 안쪽의 세 부분으로 나뉘어 있는 것을 볼 수 있다. 관절반달의 가장 바깥쪽은 섬유성의 성긴결합조직으로 되어 있다. 이 조직은 혈액 공급과 순환을 유지한다. 때문에 바깥쪽 1/3은 너무 심하지 않은 경우 저절로 낫는다. 그러나 중간 1/3과 안쪽 1/3의 관절반달을 구성하는 더 치밀한 결합조직으로 가면 혈액 공급이 제한된다. 안쪽 1/3, 그리고 중간 1/3 중 대부분은 무혈관 즉, 혈액 공급이 없는 것으로 간주된다. 결과적으로 치유에 필요한 구성 요소들이 관절반달의 이 부분에는 도달할 수가 없다. 불가능은 없다지만 안쪽 2/3에서 일어난 찢어짐은 저절로 치유될 가능성이 적다.

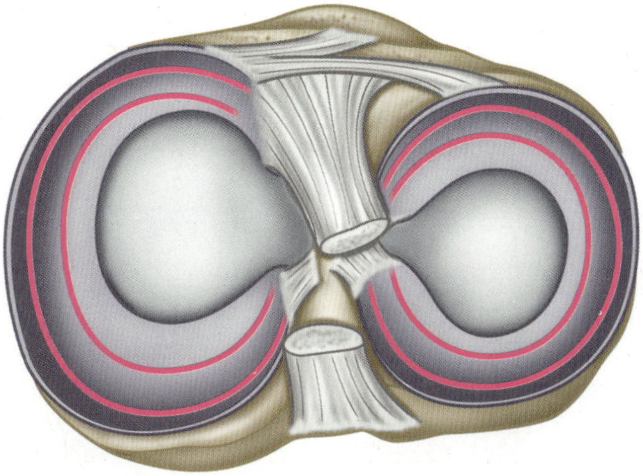

그림 3.19 : 관절반달의 바깥쪽 1/3은 혈액 공급이 유지되기 때문에 치유될 가능성이 있다.

시간이 흐르면서 관절반달에 난 작은 찢어짐이 더 커지거나 아예 떨어져 나가거나 무릎에서 떠돌아다닐 수도 있다. 관절반달 찢어짐의 흔한 증상 중에 통증, 염발음, 또는 무릎 잠김이 일어나는 것은 이 때문이다. 그대로 내버려두면 대개 찢어짐이 진행된다. 즉, 무릎의 지속적인 움직임이 넙다리뼈 아래쪽 연골 표면의 울퉁불퉁한 마모와 같은 추가적인 문제들을 일으킬 수 있다. 장기적으로 이런 문제들이 무릎관절염을 일으키는 요인이 될 수 있다.

무릎 주변 근육들(MUSCLES AROUND THE KNEE)

물렁조직에 대해 이야기해 보자. 무릎관절을 지나가는 주요한 근육들은 넙다리네갈래근(quadriceps femoris), 뒤넙다리근(hamstring), 엉덩정강띠(iliotibial tract, ITT), 장딴지근(gastrocnemius)이다. 이 근육들은 모두 무릎이 얼마나 엉덩관절 및 발목과 긴밀하게 통합되어 있는지를 분명하게 보여준다. 이 근육들은 대부분 두 개의 주요 관절 즉, 무릎과 엉덩관절 또는 무릎과 발목을 지난다.

몸에서 가장 큰 근육군 중 하나는 넙다리네갈래근이다. 이 근육에는 문자 그대로 네 개의 갈래가 있다. 네 갈래는 가쪽넓은근(vastus lateralis), 안쪽넓은근(vastus medialis), 중간넓은근(vastus intermedius), 그리고 넙다리곧은근(rectus femoris)이다. 앞의 세 개는 엉덩관절은 지나지 않고 무릎관절만을 지난다. 그러므로 이 근육들이 무릎을 펴는 역할을 한다. 이 간단한 작용이 걷기와 달리기에 필수적이다.

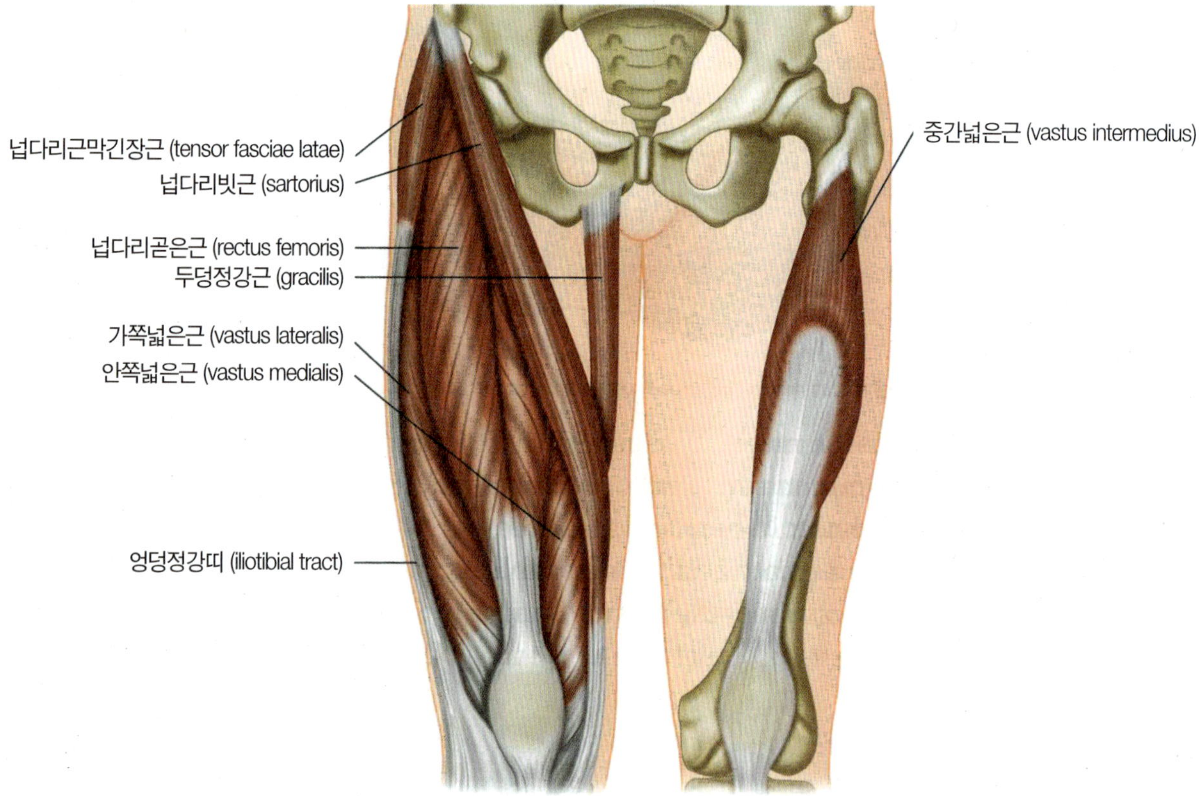

그림 3.20 : 무릎 주변의 근육.

넙다리곧은근은 무릎과 엉덩관절, 이렇게 두 관절을 지난다. 무릎에서는 폄 작용을 하고, 엉덩관절에서는 굽힘 작용을 한다. 이 네 근육은 무릎뼈 주변에서 모여서 무릎뼈에 붙고 그런 다음 무릎인대를 지나 정강뼈 거친면(tibial tuberosity)에 붙는다.

잘 드러나지 않은 사실이지만, 뒤넙다리근 또한 무릎에 영향을 미친다. 넙다리네갈래근과 균형을 만드는 것이다. 즉, 무릎이 펴지면 뒤넙다리근이 길어진다. 뒤넙다리근이 짧아지면 넙다리네갈래근은 길어진다. 그러므로 넙다리네갈래근이 무릎관절에 미치는 힘에 대해 뒤넙다리근이 균형을 잡아 주는 것이다.

뒤넙다리근은 세 개의 근육이 모여서 만든다. 첫째는 넙다리두갈래근(biceps femoris)이다. 나머지 둘은 반힘줄근(semitendinosus)과 반막근(semimembranosus)이다. 이름에 대해서는 별로 신경 쓰지 않는다. 이 근육들이 하는 역할에 집중하는 것이 더 중요하다. 이 세 근육은 모두 무릎과 엉덩관절을 지나며 넙다리네갈래근과 정반대의 작용을 한다. 이 근육들은 무릎을 굽히고 엉덩관절을 편다. (선 자세에서 무릎을 굽히고 엉덩관절을 펴면 뒤넙다리근이 작용하는 것을 느낄 수 있을 것이다.)

뒤넙다리근은 또한 무릎이 굽혀졌을 때 정강뼈를 돌린다. 당신도 쉽게 직접 느껴 볼 수 있다. 무릎을 약 90° 굽힌 상태에서 뒤넙다리근에 손을 얹어라. 종아리를 돌리면 손 아래에서 긴장이 변하는 것이 느껴질 것이다. 정강뼈 안쪽에는 두 개의 힘줄이, 가쪽에는 한 개의 힘줄이 붙어 있다. 이 힘줄들을 케이블이나 밧줄이라고 상상해 보라. 힘줄이 안쪽에서 잡아당기면 정강뼈도 안쪽으로 돌아간다. 가쪽 '밧줄'이 당겨지면 정강뼈도 가쪽으로 돌아간다.

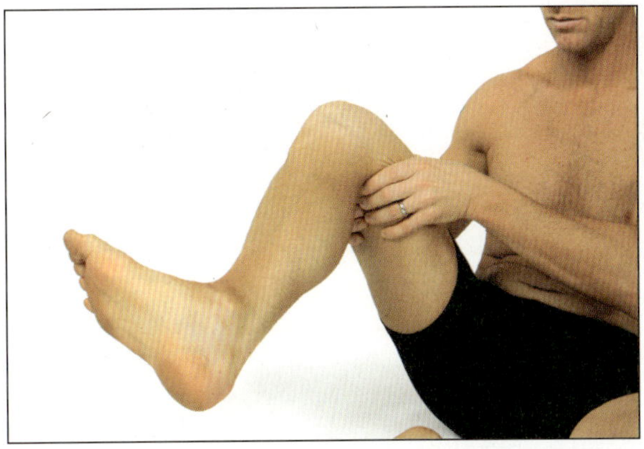

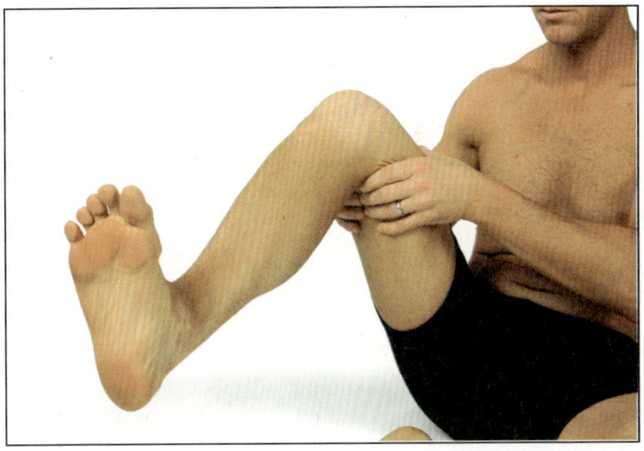

그림 3.21 : 무릎 뒤에서 뒤넙다리근 힘줄의 움직임을 쉽게 느껴 볼 수 있다.

엉덩정강띠(THE ILIOTIBIAL BAND or ILIOTIBIAL TRACT)

엉덩정강띠(ITB 또는 ITT)는 넓적다리의 가쪽에 있는 근막이다. 이름을 보면 붙는곳이 어디인지 알 수 있다. 위로는 엉덩뼈(ilium)에 붙고 아래로는 정강뼈(tibia)에 붙는다. 넙다리근막긴장근(tensor fasciae latae, TFL)이라는 근육을 통해 엉덩뼈에 붙는다. 넙다리근막긴장근은 그 이름을 자세히 보면 넙다리근막(fascia lata)의 긴장근(tensor)임을 알 수 있는데, 넙다리근막의 일부가 엉덩정강띠이다.

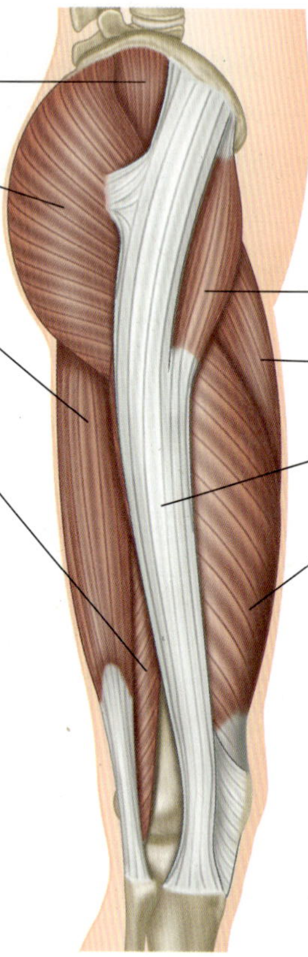

그림 3.22 : 엉덩정강띠 (iliotibial tract).

넙다리근막긴장근을 통해 엉덩뼈에 붙는 것 말고도 엉덩정강띠는 큰볼기근(gluteus maximus)과 중간볼기근(gluteus medius)에도 붙는다. 엉덩정강띠는 가쪽넓은근을 덮고서 다리 가쪽을 타고 내려간다. 무릎관절을 지나 정강뼈의 가쪽에 붙는다.

엉덩정강띠는 무릎의 안정자 역할을 하며 특히 걷거나 달릴 때 중요하다. 달리기나 사이클 또는 다른 운동을 즐기는 사람들에게서 볼 수 있듯이 엉덩정강띠를 무리하게 사용하면 넙다리네갈래근과 근막이 붙어 버릴 수 있다. 이렇게 되면 엉덩부위와 무릎 기능에 영향을 미치는 긴장과 관련된 여러 문제들이 일어날 수 있다. 광적으로 달리기나 사이클을 즐기는 사람들은 이런 활동을 하는 동안 무릎을 지탱해 줄 팽팽한 엉덩정강띠가 필요한 것이 사실이다. 엉덩정강띠가 너무 타이트하다면 요가 자세를 이용하여 엉덩정강띠를 늘이는 것만으로도 다른 활동에서 문제를 일으킬 수 있다. 그렇다고 엉덩정강띠가 엄청나게 타이트해야 한다는 뜻은 아니다. 균형을 잡는 것에 대한 문제, 그리고 어떤 활동을 하려고 하느냐의 문제이다. 느슨한 엉덩정강띠는 달리기를 할 때 불안정을 유발할 수 있다. 타이트한 엉덩정강띠는 파드마아사나와 같은 자세를 할 때 무릎에 통증을 일으킬 수 있다. 달리기나 사이클 때문에 타이트해진 엉덩부위는 파드마아사나를 할 때 필요한 엉덩부위의 모습과는 정반대이다.

해부학을 수련에 결합하기 (INTEGRATING ANATOMY INTO YOUR PRACTICE)

누구나 무거운 상자를 들어 올리려고 허리를 구부릴 때 무릎을 굽히라는 조언을 익히 들었다. 이렇게 하면 허리에 가해지는 하중을 다리로 분산시킬 수 있다. 선 자세에도 같은 개념을 사용할 수 있다. 다리를 곧게 편 선 자세는 그 자체로는 무릎을 굽힐 필요가 없지만 서서 하는 앞쪽 굽힘 자세나 트리코나아사나 또는 다리를 곧게 편 다른 어떤 자세에서든지 무릎을 굽히면 다리로 하중을 분산시킬 수 있다.

다리를 편 상태에서 여러 가지 선 자세를 해 보고, 다음에는 무릎을 굽힌 상태로 같은 동작을 해 보라. 차이를 비교해 보라. 자세를 바꾸는 과정에서 무릎을 굽히면 엉치엉덩관절(sacroiliac joint, SI joint), 허리, 무릎에 문제가 있는 학생들에게 특히 도움이 된다. 그러나 최종 자세에서는 한 번이라도 무릎을 곧게 펴려고 최소한 노력은 해야 한다.

무릎을 보면 그 주변 관절과 구조에 어떤 일이 일어나고 있는지 알 수 있다. 간단히 아도 무카 스바나아사나에서 무릎이 어디로 향하고 있는지 살펴보라. 살짝 굽혀 보고 무릎이 정면을 향하는지 아니면 안쪽이나 가쪽을 향하는지 보라. 발가락을 들어 올리고 무릎에 어떤 영향이 있는지 볼 수 있다면 더 좋다. 발과 무릎 간에 어떤 연관이 있는가?

이렇게도 해 보라. 간단한 트리코나아사나를 하라. 팔을 뻗어 자세를 완성하기 전에 무릎이 어디로 향하려고 하는지 살펴보라. 아마도 안쪽을 가리키고 있을 가능성이 높다. 무릎을 살짝 굽히면 엉덩관절이 풀리면서 발 위에서 무릎이 정면을 가리키게 되는 것을 볼 수 있다.

파드마아사나를 하는 동안 무릎에 통증이 있는가? (Pain in Your Knee During Lotus?)

워크숍에서 무릎통증이 있는 사람들이 있는지 물어보면 다리를 굽히고 돌리는 파드마아사나 유형의 자세에서 무릎통증이 있다고 하는 사람들 중 대략 80%가 무릎 안쪽에 통증을 경험한다고 말한다. 대략 10~15% 정도는 무릎 가쪽에서 통증이 있다고 말한다. 나머지는 무릎의 중간선 또는 무릎뼈 주변에서 통증을 느낀다고 한다. 이 세 영역은 모두 서로 다른 방식으로 무릎에 가해지는 압력을 나타낸다.

무릎 안쪽의 통증은 다리가 아르다 파드마아사나 또는 파드마아사나에 있을 때와 가장 흔히 연관된다. 개인적으로 관찰한 바에 따라 통계를 낸 결과 작업가설을 세울 수 있었다. 무릎 안쪽 통증의 가장 흔한 원인은 안쪽반달의 압박이다. 무릎 안쪽의 통증이 모두 안쪽반달에서 일어난다는 뜻이 아니다. 아르다 파드마아사나나 파드마아사나를 할 때 무릎 안쪽에 통증이 있다는 것은 관절반달이 이미 찢어졌다는 것을 의미한다는 말을 하려는 것도 아니다. 단지 안쪽반달을 자극하고 있을 수 있다는 뜻이다. 이 부위에는 염증이 생기거나 자극을 받아서 무릎 안쪽에서 통증을 일으키는 다른 구조들도 있다. 예를 들어, 안쪽곁인대와 무릎 안쪽을 지나는 여러 근육들, 심지어 관절주머니 자체가 압박되면서 자극을 받을 수 있다.

내가 우선 안쪽반달 압박을 의심하는 이유는 무릎 안쪽에 통증이 있다고 호소하는 사람들 중에 결국 파드마아사나에서 '염발음'을 들었다고 하는 사람들이 많았기 때문이다. 염발음이 난 다음에는 무릎 뒤쪽에 부기가 생기고 때로는 규칙적으로 우드득하는 소리가 들리는 경우도 있다. 처음 염발음이 난 다음에는 간헐적으로 무릎이 잠길 수도 있다. 이 모든 것들이 관절반달 찢어짐의 전형적 징후와 증상들이다. 관절반달이 찢어졌는지 확인하는 가장 좋은 방법은 병원에 가서 MRI scan을 해 보는 것이다.

내가 (최소한 처음에는) 안쪽반달 압박을 의심하는 또 다른 이유는 파드마아사나가 두 가지 움직임을 요구하는데, 이 두 동작이 결합되면 안쪽반달에 가장 큰 압력을 주기 때문이다. 즉, 무릎의 굽힘과 정강뼈의 안쪽돌림이다. 넙다리뼈와 정강뼈가 모두 가쪽돌림이 되어야 한다. 정강뼈가 충분히 가쪽돌림이 되지 않더라도 엉덩관절이 충분히 벌충할 만한 여지가 있고 그 반대의 경우도 마찬가지다. 그러나 정강뼈와 넙다리뼈 모두 가쪽돌림이 충분히 되지 않으면 결국 안쪽돌림이 더 심해지게 되고 이는 안쪽반달에 압력을 가한다. 파드마아사나에서 그러하듯이 이런 상태를 무릎 굽힘과 결합하면 안쪽반달은 더 큰 압력을 받는다. 엉덩관절이 타이트하다면 무릎에서 압력을 느끼기 십상이다.

이런 문제를 해결하는 방법은 두 가지이다. 첫째는 즉각적으로 대응하는 것이다. 통증이 느껴지는 순간 한 손은 무릎 근처 넓적다리에 놓고 다른 손은 장딴지에 올려라.

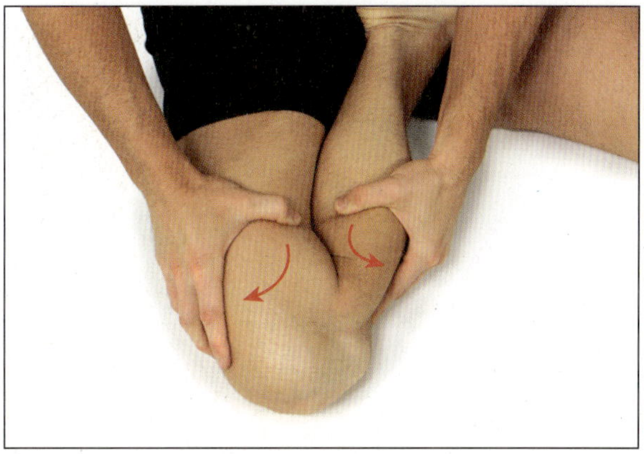

그림 3.23 : 넙다리와 종아리를 가쪽으로 돌리면 대개 무릎 안쪽에 가해지는 압력을 완화시킬 수 있다.

넙다리와 종아리를 모두 가쪽으로 돌리려고 해 보라. 마치 두 뼈가 만나는 끝부분 사이에 공간을 만들려고 하는 것처럼 말이다. 요가 블록이나 볼스터로 무릎을 더 높이 받칠 수도 있다. 압력이나 통증이 완화되는지 살펴보라.

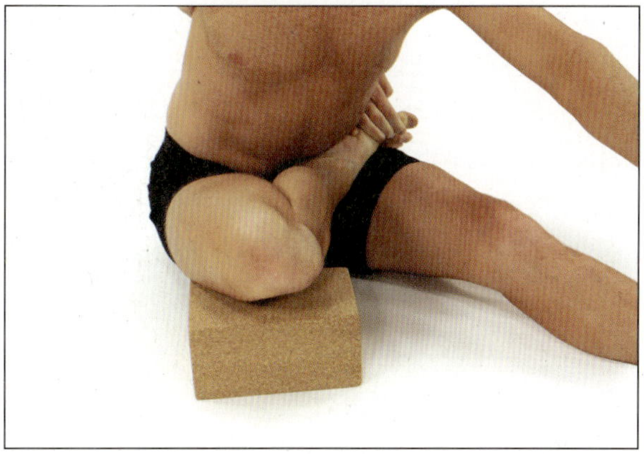

그림 3.24 : 무릎을 높이면 대개 통증의 위치와 무관하게 효과가 있다.

장기적인 해법은 관절의 가쪽돌림을 제약하는 엉덩부위의 조직들을 늘이는 것이다. (엉덩관절 주변의 근육을 늘이기 위한 구체적인 신장 방법에 대해서는 제4장의 131~132쪽을 참고하라.)

무릎뼈 주변 무릎의 중간선이나 가쪽에 통증이 있다면 어떻게 해야 할까? 무릎 가쪽의 통증은 흔치 않은 경우이다! 물론 예외는 있지만, 이곳에 통증이 있는 사람들을 만났을 때 정강뼈와 넙다리뼈를 안쪽으로 돌리면 통증이 줄어드는 것을 흔히 볼 수 있다. (주의: 무릎 안쪽에 통증이 있을 때 하던 것과 정반대이다.)

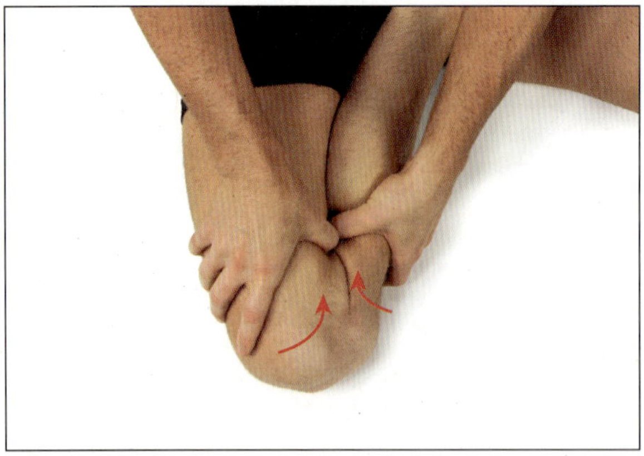

그림 3.25 : 무릎 가쪽에 압력이 가해질 때 넓적다리와 종아리를 안쪽으로 돌리면 도움이 된다.

조사를 더 해 보면, 이런 사람들 중에는 지금 달리기나 사이클을 하고 있거나 예전에 했던 사람들이 많다. 나의 작업가설에 따르면 타이트한 엉덩정강띠가 범인이다. 물론 앞서 말했듯이 예외는 분명히 있을 수 있다. 그러나 일단은 여기부터 시작하는 것이 좋다. 타이트한 엉덩정강띠는 무릎에 회전력을 가하는 것 같다. 그 힘이 본질적으로 회전을 일으킨다고 가정하는 것은 넙다리뼈와 정강뼈를 안쪽으로 돌리도록 도와주면 통증이 줄어들거나 사라지기 때문이다. 또 다른 방법은 앞서와 마찬가지로 무릎을 높이고 블록이나 볼스터로 받치는 것이다. 파드마아사나나 아르다 파드마아사나와 같은 자세를 할 때 이렇게 하면 무릎의 거의 모든 부위의 통증을 완화시켜 줄 수 있다. 그러나 장기적 해법은 역시 엉덩관절의 긴장을 풀어서 엉덩정강띠의 과도한 긴장을 유발하는 근육을 다스리는 것이다. 이 조직들의 세기와 유연성 간의 균형을 유지하는 것이 중요하다는 사실을 명심하라. 특히 달리기와 사이클을 하는 사람이라면 더욱 중요하다.

통증이 무릎 중간선을 따라 일어난다면 나는 우선 넙다리네갈래근에 초점을 맞춘다. 넙다리네갈래근은 문자 그대로 무릎뼈를 감싸면서 최종적으로 정강뼈에 도달한다. 그러므로 넙다리네갈래근은 무릎의 기능, 특히 폄과 밀접하게 연관되어 있다. 넙다리네갈래근에 기능장애가 있는 학생들은 유연성이나 근력이 부족하다. 이런 상황은 무릎에 문제를 일으킬 수 있다. 물론 이는 구체적이지 않으므로 문제의 원인과 해결 방법을 찾아내려면 개별적으로 조사를 해 볼 필요가 있다. 또한 관절염이나 무릎뼈 아래의 흉터조직 축적과 같이 무릎의 중간선과 무릎뼈 주변에서 나타날 수 있는 다른 문제들도 많이 있다.

무릎 중앙에서 일어나는 통증은 대개 비라아사나에서 나타난다. 넙다리네갈래근이 타이트한 사람이라면 거의 누구나 이 자세에서 자기 무릎의 중간선을 따라 통증이나 압력을 일반적으로 느끼게 된다. 이런 경우에는 무릎이 너무 깊이 굽혀지지 않도록 골반을 들어 올려라.

잠김무릎 또는 젖힌무릎(Locked or Hyperextended Knees)

나는 '잠김무릎'에 대해, 그것이 무엇인지에 대해 자주 질문을 받는다. 우선적으로 이 단어는 여러 가지를 의미할 수 있다.17) 다만 대부분의 사람들이 무릎을 과도하게 펴는 것 즉, 젖힌무릎을 말하고 있다고 생각한다. 젖힌무릎은 대개 유전적으로 그렇게 된다는 점을 명심하라. 즉, 뼈의 모양 자체가 이런 자세가 되게 하는 것이다. 젖힌무릎에서 뼈의 자연스러운 위치는 근육의 힘을 덜 요구한다. 그러나 이 자세에서는 텐세그리티 또는 관절 주변에서 지지해 주는 긴장 역시 사라진다. 이런 지지력이 없으면 무릎의 적응력이 약화된다. 관절은 위와 아래에서 일어나는 변화와 요구에 대응하는 지극히 중요한 능력을 상실한다. 더불어 뼈의 압박과 긴장이 뒤십자인대와 뒤넙다리근에 가해지게 되고, 그러면 뒤십자인대와 뒤넙다리근은 뼈들이 젖힘 상태로 들어가지 못하게 막으려고 한다.

내가 무릎을 살펴볼 때 집중하는 부분이 바로 이러한 적응력 또는 적응력의 부족이다. 나는 '잠김(locked)'이라는 말을 가급적 사용하지 않으려고 하는데 이 단어에는 이미 여러 의미가 담겨 있어서 사람들이 선입견을 갖게 되기 때문이다. 'locked knee'는 의학적으로는 안쪽발달 손상의 결과, 다리가 완전히 펴지지 못하는 무릎을 말한다. 그 대신 나는 무릎이 움직임에 따라 적응하고 변화할 수 있는 능력을 살펴본다. 어떤 사람의 다리 움직임이 너무 '기계적'이라면 나는 무릎을 좀 더 부드럽게 움직이라고 한다. 그렇게 하면 근육이 힘을 쓰도록 만들어서 무릎의 텐세그리티를 다시 일으킬 수 있기 때문이다. 이렇게 하면 넙다리뼈와 정강뼈를 서로 올바른 위치로 재정렬시키는 데에도 도움이 된다. 무릎이 정지 상태에서 너무 느슨하다면(즉, 더 펴져 있어야 할 상태에서 굽혀져 있다면) 나는 무릎을 좀 더 곧게 펴서 넙다리네갈래근이 힘을 주게 한다. 이렇게 해야 무릎이 힘을 더 주는 위치가 되기 때문이다.

당신이 젖힌무릎이 아니라고 해도 무릎을 약간 굽히는 것이 정강뼈와 넙다리뼈를 재정렬하는 데에 얼마나 도움이 되는지 쉽게 알 수 있을 것이다. 트리코나아사나를 예로 들어보자. 트리코나아사나를 하기 위해 자세를 잡을 때, 당신이 몸통을 구부릴 쪽의 쭉 뻗은 다리가 안쪽돌림이 되어 있는 것을 볼 수 있을 것이다. 무릎을 보고 어느 방향을 가리키고 있는지 확인하면 쉽게 알 수 있다. 대부분은 무릎이 안쪽을 향하고 있다. 그러나 무릎을 살짝 굽히면 정면을 향하는 것이 보일 것이다. 이렇게 하면 두 뼈와 무릎이 움직이는 방향에 맞게 정렬된다.

4 엉덩관절 (The Hip Joint)

엉덩관절은 힘이 있으면서도 움직임이 매우 큰 관절이다. 그 위치와 지탱하는 체중, 만들어 내는 힘을 고려하면 이 관절은 잠재적 운동범위가 매우 크고 다양하다. 엉덩관절은 우리 몸의 추진 계통의 중심에 있다. 이 관절에서 엄청난 양의 힘이 생성되면서 걷고 달릴 때 우리를 앞으로 나아가게 하는 것이다.

엉덩관절 자체는 공이 모양의 넙다리뼈머리(head of femur)와 골반이 만나는 곳을 가리킨다. 보다 구체적으로 말하자면 이 넙다리뼈머리는 골반에 있는 절구(acetabulum)라는 큰 오목한 부분에서 만난다. 'acetabulum'은 '식초 컵'을 의미하는 라틴어에서 유래했다. 골반에 있는 이 오목한 부분[확(socket)]은 예쁜 공 모양의 넙다리뼈머리가 이 관절의 힘을 내는 데에 큰 역할을 한다.

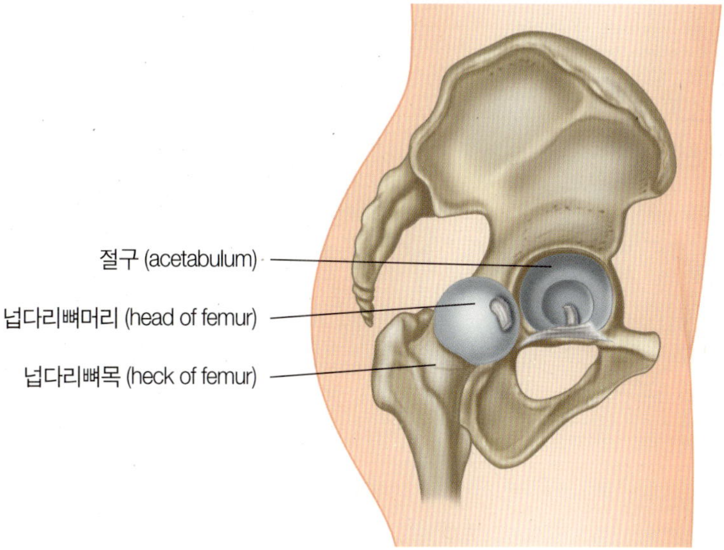

그림 4.1 : 엉덩관절 (hip joint).

엉덩관절은 또한 서 있을 때나 움직일 때나 척추를 포함한 상체를 지탱하기 위해 만들어졌다. 절구를 자세히 살펴보면 윗부분은 돌출부처럼 툭 튀어나와 있고 아래쪽은 열려 있는 것이 보일 것이다. 마치 골반이 두 칸으로 되어 있어서 넙다리뼈 윗부분에 의지해 지탱하고 있는 것처럼 보인다.

절구 표면에는 절구테두리(acetabular labrum)라고 하는 관절반달의 일종 즉, 추가적인 연골 조각이 있다. 'labrum'은 라틴어로 '입술'이라는 뜻이다. 이 추가적인 연골 조각이 절구에 깊이를 더해 줌으로써 두 뼈가 더 안정적으로 연결될 수 있다. 그 기능은 무릎의 관절반달과 거의 같다. 절구테두리도 손상되고 찢어질 수 있으나 무용수나 체조 선수가 아니라면 그다지 흔히 있는 일은 아니다. 절구테두리 찢어짐은 관절반달이 무릎의 손상된 관절반달에서 보게 되는 것과 비슷하게 엉덩관절의 통증과 염발음과 연관된다.

엉덩관절의 인대(LIGAMENTS OF THE HIP JOINT)

엉덩관절 주변의 인대는 특히 강하고 치밀하다. 이 인대들은 관절주머니 위에 있으며 관절주머니 자체와 결합되어 있다. 앞쪽에 두 개[엉덩넙다리인대(iliofemoral ligament), 두덩넙다리인대(pubofemoral ligament)] 뒤쪽에 하나[궁둥넙다리인대(ischiofemoral ligament)]가 있다. 몸의 여러 부위에 대해서처럼 각각의 인대가 특정 방향으로의 움직임을 어떻게 제약하는지에 대해서는 논란이 있다. 우리의 논의를 위해서는 모든 동작이 이 세 인대 중 최소한 하나 이상의 제약 또는 제한을 받으며, 이 인대들이 관절주머니와 더불어 엉덩부위에 엄청난 안정성을 가져다준다는 점을 알아두면 된다. 엉덩관절은 또한 매우 안정적이어서 엉덩부위에서의 탈구는 매우 드물다. 매우 강한 힘을 받는 경우에 조차 약간의 엉덩관절 신연(distraction. 넙다리가 골반으로부터 끌려 나오면서 관절 표면 사이에 간격이 생기는 현상)이 일어날 뿐이다. 우리가 서 있을 때 이 인대들과 관절주머니가 대략 우리 체중의 2/3를 지탱하고 있다는 사실을 생각하면 당연한 일이다.

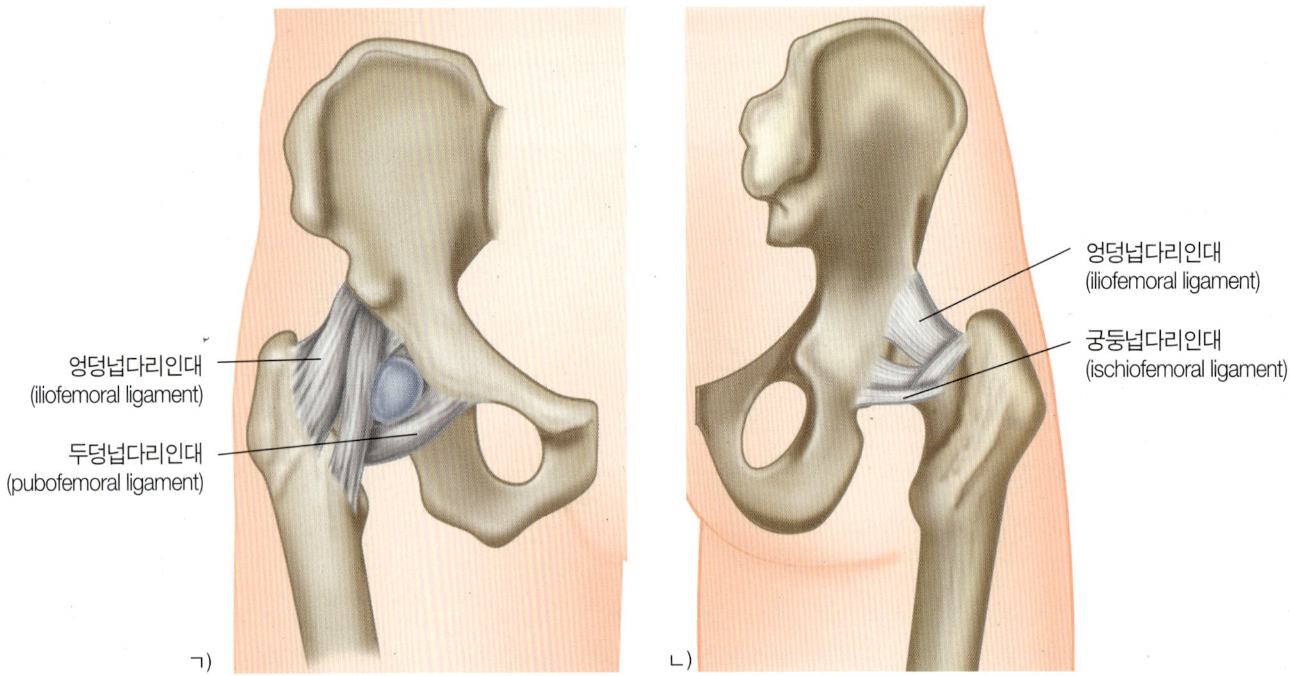

그림 4.2 : 엉덩관절의 인대. ㄱ) 오른쪽 다리(정면도), ㄴ) 오른쪽 다리(후면도).

엉덩관절의 움직임(MOVEMENTS OF THE HIP JOINT)

엉덩관절의 잠재적 운동범위는 엄청나다. 우리가 굽힘과 폄이라고 하는 앞·뒤 움직임이 있다. 벌림과 모음이라고 하는 좌·우 움직임도 있다. 안쪽돌림과 가쪽돌림도 있다. 그러나 어떤 관절이 모든 방향으로 움직일 수 있는 '잠재력'이 있다고 해서 실제로도 그렇게 움직인다는 뜻은 아니다. 그러면 무엇 때문에 엉덩관절은 그렇게 제약을 받을까?

우리 몸의 나머지 모든 관절이 그러하듯이 우리는 엉덩관절에서도 같은 제약에 직면한다. 우리를 붙잡고 있는 것이 무엇인지를 알기 위해 우리가 역사를 찾아보는 것처럼 관절과 뼈 자체의 구조, 그리고 그것을 둘러싸고 지탱하고 있는 조직들도 살펴보아야 한다. 늘 그렇듯이, 관절을 이루는 바로 그 요소들의 문제 때문에 우리는 관절을 완전한 운동범위까지 움직일 수 없다.

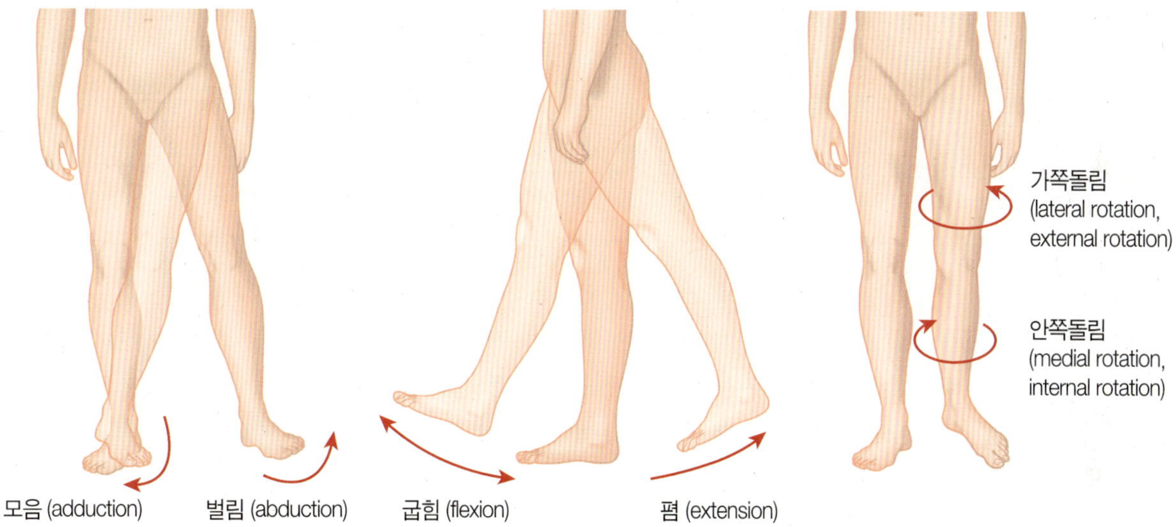

그림 4.3: 엉덩관절의 움직임.

뼈의 모양과 각도(BONE SHAPES AND ANGLES)

뼈의 모양과 각도 즉, 관절의 구조 자체 때문에 종종 몇몇 요가 자세를 잡는 데에 제약이 생긴다. 우리 몸에서 뼈의 모양이 가장 다양하고 그 때문에 움직임이 영향을 받는 두 부위 중의 하나가 엉덩관절이고 다른 한 곳은 어깨이다. 엉덩관절이 우리 몸에서 가장 움직임이 좋은 관절 중 하나이기 때문에 다른 사람들과 비교했을 때 우리에게는 어떤 제약이 있는지 쉽게 관찰할 수 있는 곳이다.

사람들의 몸이 저마다 다르게 만들어져 있다는 점은 의심할 바가 없다. 각자 뼈의 끝 모양도, 길이도, 비율도 다르다. 어떤 사람들은 다르게 생긴 뼈의 구조나 모양 때문에 요가 책에서 나오는 자세를 영원히 할 수 없는 것도 사실이지만, 이런 일은 생각보다는 흔하지 않은 일이다. 우리를 제약하는 것들이 뼈 사이의 압박인지 아니면 다른 이유가 있는지 확인하려면 꼼꼼히 살펴보아야 한다.

어떤 관절에서는 뼈구조로 인한 제약이 분명하게 보인다. 예를 들어, 팔꿉에서는 뼈가 다른 뼈와 부딪힐 때 운동범위가 어디에서 끝나는지 쉽게 알 수 있다.('뼈끼리 부딪히는 것' 자체는 고통스럽지 않다는 점에 주의하라.) 다른 관절들에서는 운동범위가 끝나는 부분이 뼈와 뼈의 압박 때문인지 분명치 않다. 내가 보기에는 이를 확인하는 것이 엉덩관절에서 특히 어렵다. 내 생각에는 앞쪽 굽힘 자세에서 뼈와 뼈가 부딪히는지 확실히 알 수 있는 유일한 방법은 그 자세를 취한 상태에서 엑스레이를 찍는 것뿐이다.

세세한 차이가 있기는 그러나, 대부분의 사람들(전체 인구의 80~90%)은 '정상적 운동범위'에 들어간다. 특정 관절에 대해 종형 곡선을 대입해 보면 대부분의 사람들이 가운데에 속한다는 것이다. 그리고 곡선의 한쪽 끝에는 뼈의 모양 때문에 운동범위가 작은 5~10%의 사람들이 있고, 다른 쪽 끝에는 뼈의 모양 때문에 운동범위가 넓은 5~10%의 사람들이 있다. 정상보다 운동범위가 적은 10%의 사람들을 반대쪽 끝에 있는 10%의 사람들과 비교해 보면, 그들 사이의 엄청난 차이가 나머지 80%의 사람들에게는 딱 맞게 적용되지 않는다. 그러므로 특정한 아사나에서 모든 사람들이 똑같아 보이는 것은 아니며, 또한 그렇게 하려고 애쓰는 것은 부질없는 짓이다. 더구나 요가의 본질과도 완전히 동떨어진 이야기인 것은 말할 나위도 없다.

당신이 양극단 중 하나에 속하지 않는 한 이런 해부학적 차이는 운동범위에 큰 영향을 미치지 않는다. 우리는 엉덩관절에서 만나게 되는 여러 각도들에 다양한 차이가 있다는 점을 분명히 알고 있다. 절구 자체에도 두 각도가 있으며 두 방향에서 본 넙다리뼈목의 각도, 넙다리뼈목의 길이도 있다. 절구의 첫 번째 각도는 절구가 더 가쪽으로 향하고 있는지 아니면 아래쪽을 가리키고 있는지를 측정한다. 전문용어로 이를 중심-가장자리각(center-edge angle)이라고 한다. 남녀의 골반이 다르다는 점을 생각할 때 이 부분에서 남녀의 각도가 꽤 비슷하다는 것은 놀라운 일이다. 전체 평균은 대략 38° 이다. 남녀 모두 범위는 22° 에서 42° 까지 있다.

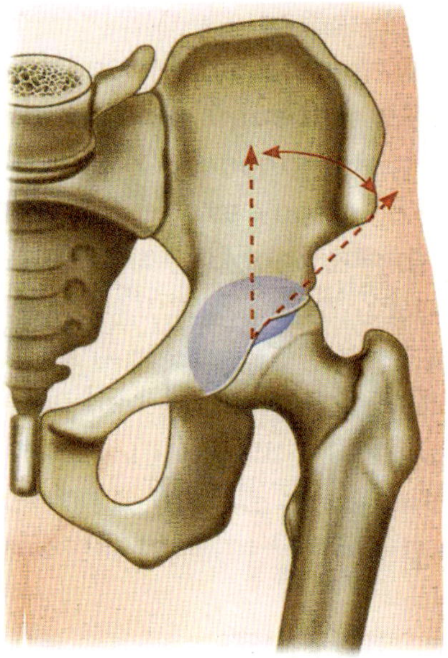

그림 4.4 : 중심-가장자리각 (center-edge angle).

절구앞굽음각(acetabular anteversion angle)은 절구가 얼마나 가쪽이 아니라 앞쪽으로 향하는지를 측정한다. 남자는 평균 18.5° 이며 여자는 평균 21.5° 이다. 이 각도의 증가는 일반적으로 관절의 안정성 하락과 연관된다. 그러나 요기의 경우에는 절구앞굽음각이 크면 엉덩관절의 운동범위가 커질 수 있다.

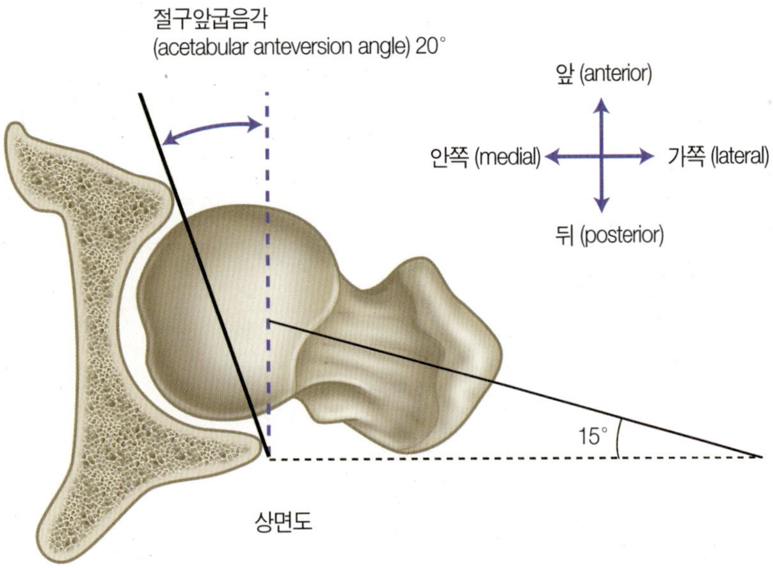

그림 4.5: 절구앞굽음각 (acetabular anteversion angle).

넙다리뼈 경사각(angle of inclination)은 넙다리뼈몸통과 넙다리뼈목이 형성하는 각도이다. 영아기에는 대략 150° 정도이다. 성인이 될 무렵에는 평균 125° 로 줄어들고 노인 평균 각도는 120° 정도가 된다. 이 각도도 사람마다, 성별마다 차이가 있다. 여성들은 골반이 더 넓기 때문에 남성보다 각도가 더 적은 편이다.

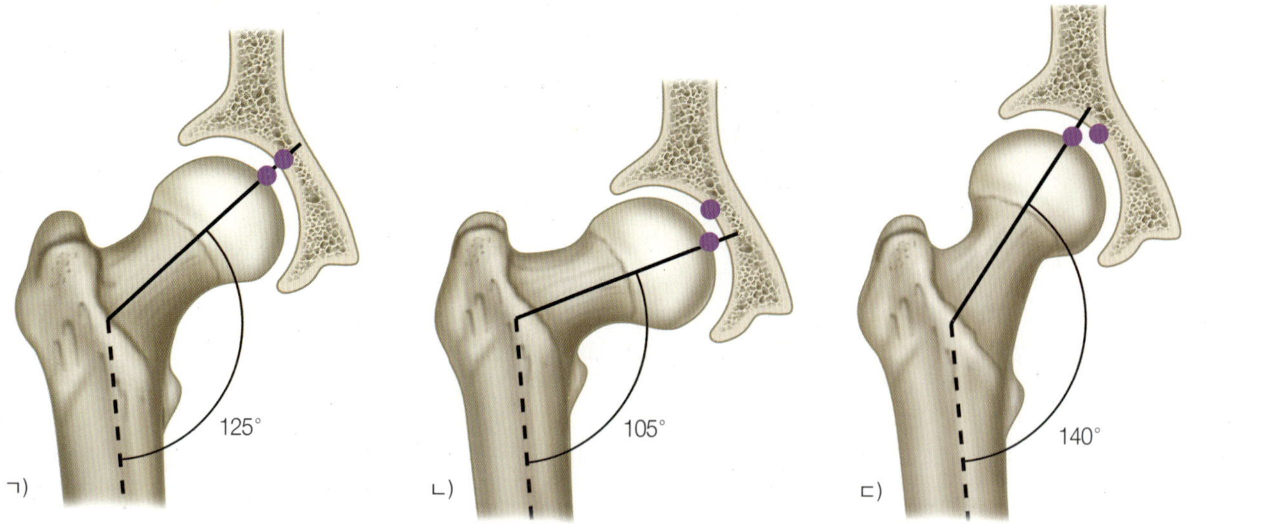

그림 4.6 : 경사각 (angle of inclination). ㄱ) 정상, ㄴ) 안굽이엉덩관절 (coxa vara), ㄷ) 밖굽이엉덩관절 (coxa valga).

이제 넙다리뼈의 비틀림각(angle of torsion)을 살펴보자. 한쪽 넙다리뼈를 탁자 위에 올려놓고 무릎을 굽혀서 우리 눈과 넙다리뼈가 일직선이 되게 하면, 대개 넙다리뼈머리가 일정한 각도로 들려 있음을 볼 수 있다. 이것이 넙다리뼈의 비틀림각이다. 나이가 들면서 비틀림각도 변한다. 이런 변화는 어릴 때에는 크지만 나이가 들면서 점차 완만해진다. 비틀림각은 신생아의 경우 대략 40° 이며 아이의 성장이 끝날 때까지 매년 대략 1.5° 씩 줄어든다. 성인의 경우, 평균 각도는 10~15° 이지만 7~30° 에 이르기까지 다양하다. 개인차가 엄청나다!

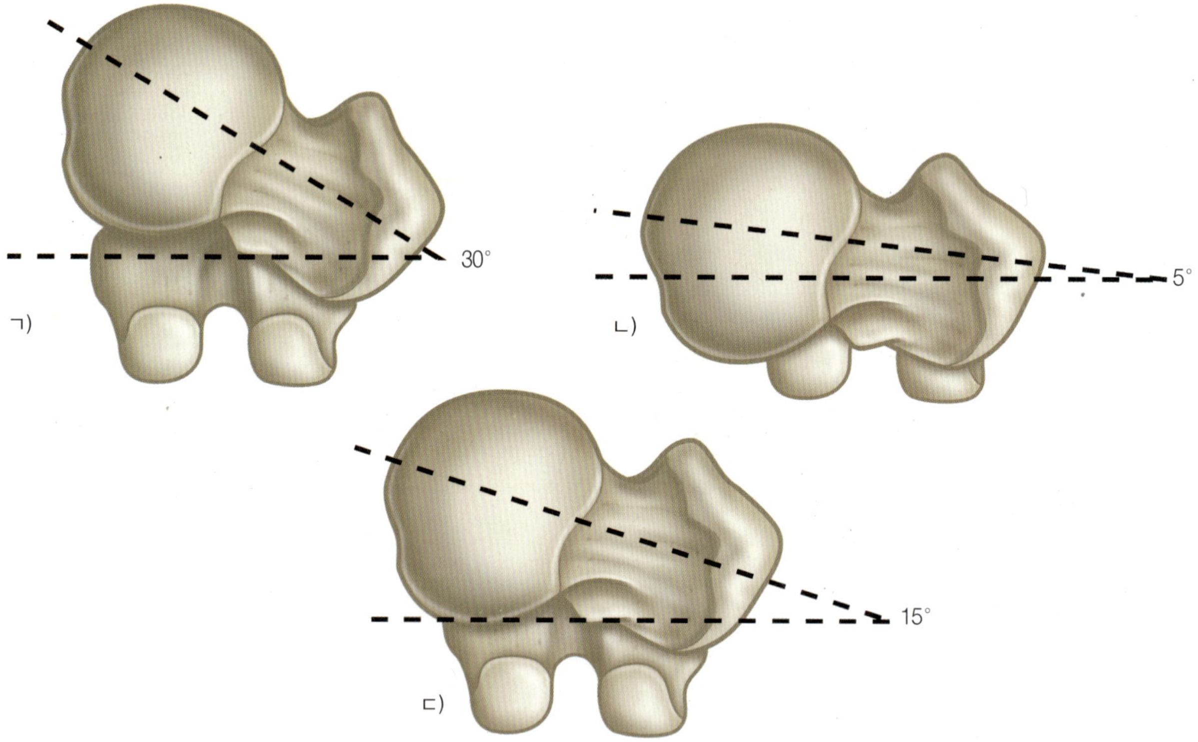

그림 4.7 : 비틀림각(angle of torsion). ㄱ) 앞비틀림(antetorsion), ㄴ) 뒤비틀림(retrotorsion), ㄷ) 정상.

넙다리뼈에서 주의 깊게 보아야 할 마지막 수치는 넙다리뼈목의 길이이다. 넙다리뼈목 길이의 평균에 대한 구체적인 수치는 찾지 못했지만 넙다리뼈목 길이에는 분명 차이가 있다. 넙다리뼈목의 길이가 서로 다르기 때문에 벌림과 모음 동작을 할 때 큰돌기(greater trochanter)가 골반과 더 일찍 또는 더 늦게 부딪히게 된다고 말할 수 있다. 그러나 사람에 따라서는 넙다리뼈목에 엉덩뼈자국(iliac impression)이라고 하는 곳이 있어서 더 많이 굽힐 수 있게 된다. 또한 엉덩관절의 구조에는 두 가지 '유형'이 있다. 이 유형들은 우리가 지금까지 이야기했던 다양한 변이가 가장 극단적으로 나타난 형태로서 기능적 적응의 결과로 나타난다. 각각 1형과 2형이라고 알려져 있다. 1형 구조에서는 넙다리뼈머리가 거의 완전한 형태인 것을 볼 수 있다. 즉, 넙다리뼈머리가 거의 완전한 구에 가까운 것이다. 이렇게 되면 경사각과 비틀림각이 더 커진다. '1형'의 사람들은 또한 넙다리뼈몸통이 더 가늘고 골반은 일반적으로 더 작은 편이다. 이 1형은 대개 운동범위와 움직임 속도가 더 크다.

'2형'에서는 각도와 크기가 정반대이다. 넙다리뼈머리는 반달에 더 가깝고 경사각과 비틀림각 모두 더 작다. 넙다리뼈몸통은 더 두껍고 골반은 더 크며 넓다. 운동범위는 작지만 관절은 튼튼하다. 이런 구조는 힘이 더 강한 것으로 여겨진다.

이 두 유형과 그 사이의 모든 변이들을 볼 수 있게 넙다리뼈를 일렬로 늘어놓고 본다면 이 논의를 시작했던 바로 그 지점으로 돌아가게 될 것이다. 우리는 '이 사람은 몇 살인가? 남성인가 여성인가? 아이였을 때 어떤 활동을 했는가? 어떤 문화권 출신인가?' 등의 질문을 하게 될 것이다. 그들의 약사를 찾아보게 되는 것이다.

이 모든 질문들을 넘어서서 어떤 넙다리뼈와 엉덩관절의 구조가 요가 수련에 좋고 어떤 것은 불리한지 알아보고 싶은 욕심이 생길 것이다. 그러나 현실은 엑스레이가 없이는 엉덩관절의 세부 사항에 대해 확실히 알 수 있는 방법이 전혀 없다. 우리의 뼈구조가 우리를 방해하고 있다고 결코 단언할 수 없을 것이다. 쉬운 답은 없다. 우리는 뼈 이상의 것들로 된 존재이다. 우리는 복잡하고 통합적인 존재이며 우리의 모든 측면들이 나름의 역할을 한다. 우리가 정말로 어떻게 생겼는지를 알려면 경험을 통해 탐구해야만 한다. 수련을 해야만 한다.

엉덩관절의 근육(MUSCLES OF THE HIP JOINT)

엉덩관절은 뭇축관절(multiaxial joint)이다. 이는 여러 축을 중심으로 움직일 수 있다는 뜻이다. 굽히고, 펴고, 벌리고, 돌릴 수 있을 뿐만 아니라, 절구 구조(ball and socket configuration) 때문에 이런 기본적 동작 간의 어떤 축으로도 움직일 수 있다. 그토록 다양한 각도로 움직일 수 있는 능력이 있는 관절이라면 넙다리뼈를 이 모든 방향으로 끌어당길 수 있는 근육들도 반드시 있어야 할 것이다. 엉덩관절 주변의 조직들이 하는 일이 바로 이것이다. 이 조직들은 엉덩관절이 효과적으로 움직이는 데에 필요한 모든 각도에서 엉덩관절에 붙거나 엉덩관절을 지나간다. 이 근육 중 하나라도 타이트하다면 엉덩관절의 운동범위가 제한될 수도 있다는 점은 더 말할 필요도 없을 것이다.

이 근육들을 설명하고 분류하는 방법은 한 가지가 아니다. 위치에 따라(앞, 뒤, 가쪽, 안쪽) 이름을 붙일 수도 있고, 기능에 따라(벌림근육, 모음근육, 굽힘근육, 폄근육, 안쪽돌림근육, 가쪽돌림근육) 분류할 수도 있다. 또는 근육군에 따라(볼기근, 모음근, 넙다리네갈래근, 뒤넙다리근) 이야기해 볼 수도 있다. 이래저래 복잡해지지만 엉덩관절 주변의 조직들 중 어느 것 하나도 놓치면 안 되기 때문에 우리는 이런 다양한 명칭을 조합해서 사용할 것이다. 그리고 중복되는 내용이 있을 때마다 이에 대해 언급하도록 하겠다.

넙다리네갈래근(The Quadriceps)

넙다리의 앞쪽에 위치한 넙다리네갈래근에는 대부분 익숙하다. 'quadriceps(네갈래근)'이라는 이름은 함께 모여 있는 네 개의 서로 다른 근육에서 비롯된 것이다. 'quad'는 4를 뜻하며 'ceps'는 갈래를 뜻한다. 즉, 이름만 봐도 이 근육은 네 갈래로 된 근육군이라는 것을 알 수 있다. 넙다리네갈래근의 네 부분은 모두 먼쪽붙는곳(distal attachment)이 무릎뼈 바로 아래쪽에 있는 툭 튀어나온 부분인 정강뼈거친면(tibial tuberosity)이다. 그러나 반대쪽(몸쪽붙는곳)에서는 이 근육들이 각각 붙는곳이 다르다. 이야기를 간단하게 하기 위해 넙다리네갈래근 중에 넙다리뼈에만 붙는 세 근육에 대해 우선 이야기하겠다. 이 세 근육은 무릎을 펴는 기능을 전담한다. 이 세 근육은 위치에 따라 이름이 붙었다. 안쪽넓은근(vastus medialis), 가쪽넓은근(vastus lateralis), 중간넓은근(vastus intermedius)이다. 참고로 'vastus'라는 단어는 '넓다'는 뜻이다.

넙다리네갈래근 중 네 번째 근육인 넙다리곧은근(rectus femoris)은 넙다리뼈에 붙지 않는다. 대신 몸쪽붙는곳(proximal attachment)은 아래앞엉덩뼈가시(anterior inferior iliac spine, AIIS)라고 하는 골반 앞쪽에 있는 자그마하게 튀어나온 부분이다. 이것이 중요한 차이를 만든다. 넙다리곧은근은 골반에 붙기 때문에 엉덩관절을 지나간다. 때문에 무릎에서뿐만 아니라 엉덩관절에서의 움직임도 일으킬 수 있는 능력이 있다. 넙다리곧은근은 골반에 붙기 때문에 골반을 앞쪽으로 기울어지게 움직일 수도 있다. 넙다리곧은근은 두관절근육(two-joint muscle)이다. 즉, 무릎관절과 엉덩관절을 지나간다. 두관절근육에서는 한 관절의 위치가 근육을 타고 긴장의 양에 영향을 미치며 결과적으로 다른 관절의 운동 능력에도 영향을 미치게 된다는 점을 명심하기 바란다. 한 근육이 두 뼈를 서로 움직이게 할 수 있는 것과 마찬가지 이유로 관절에서의 움직임을 제약할 수도 있다.

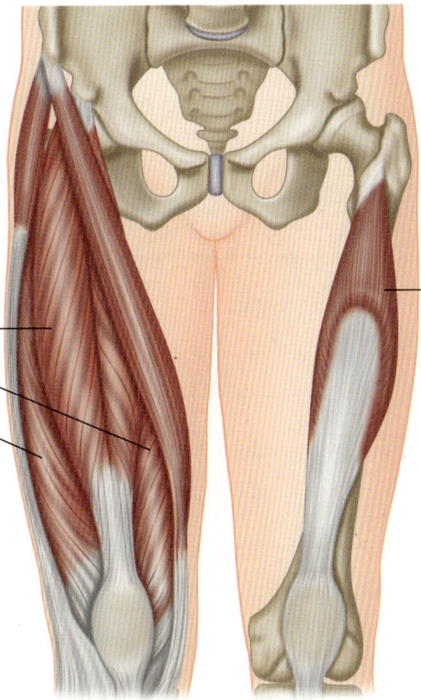

그림 4.8: 넙다리네갈래근 (Quadriceps femoris).

넙다리네갈래근은 여러 요가 자세에서 보게 되는 다양한 움직임을 제약할 수 있다. 예를 들어, 무릎을 완전히 굽히지 못하게 함으로써 비라바드라아사나를 할 수 있는 능력을 제약할 수 있다. 몇몇 뒤쪽 굽힘 자세에서는 골반을 뒤쪽으로 기울이는 능력을 넙다리네갈래근이 제약할 수도 있다.

뒤넙다리근(The Hamstrings)

'뒤넙다리근(hamstring)'이라는 단어는 어디에서 왔을까? 이것과 동일한 근육들(특히, 무릎관절 근처의 힘줄 끝부분)이 예전에 시장에서 돼지들을 매달아 놓을 때에 쓰였다. 또한 중세에는 전투에서 적군을 'hamstring' 하는 기법도 있었다. 전투에서 그들의 무릎 뒤쪽의 바로 윗부분에 보호 장비로 가려지지 않은 힘줄을 끊어 버리면 되는 것이었다. 이 근육군이 다른 이름으로 불리는 경우는 거의 없지만 라틴어로는 'ischiotibialis'이다. 이 근육들이 궁둥뼈(ischium)와 정강뼈에 붙어 있다는 점을 생각하면 완벽하게 이해할 수 있는 이름이다.

넙다리네갈래근과 마찬가지로 뒤넙다리근도 두관절근육이다. 두 관절에 영향을 미치기 때문에 한 관절의 위치는 근육의 반대쪽 끝의 긴장에 영향을 미치고 따라서 그 끝부분이 지나는 관절에도 영향을 미친다.

뒤넙다리근에는 세 근육이 있다. 반막근(semimembranosus), 반힘줄근(semitendinosus), 넙다리두갈래근(biceps femoris)이다. 넙다리두갈래근은 두 갈래로 되어 있다. 그래서 '두갈래근'이다. 이 근육들은 위쪽(몸쪽)으로는 궁둥뼈결절(ischial tuberosity)에 직접 붙는다. 반대쪽(먼쪽)에서 이 세 근육은 무릎관절을 지나는데 두 개는 무릎 안쪽, 하나는 무릎 가쪽으로 지나간다. 반막근과 반힘줄근은 안쪽에 붙는다. 넙다리두갈래근은 종아리뼈의 가장 꼭대기에 있는 무릎 가쪽에 붙는다.

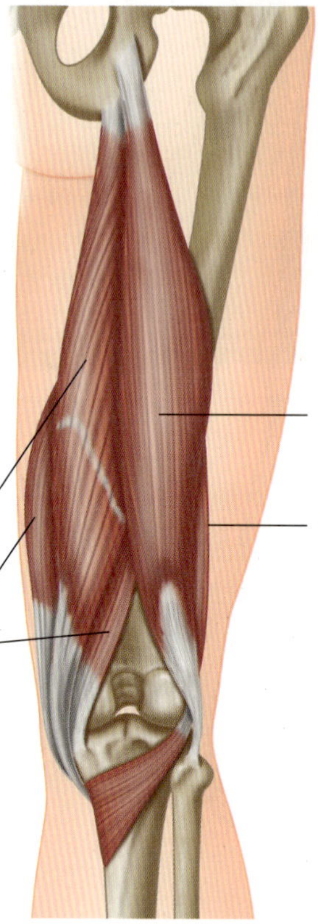

그림 4.9 : 뒤넙다리근 (hamstring).

뒤넙다리근은 두 가지 주요한 기능을 하는 것으로 잘 알려져 있다. 넙다리를 뒤쪽으로 잡아당김으로써 엉덩관절을 편다. 또한 무릎을 굽힌다. 덜 알려진 두 가지 기능은 무릎이 10° 이상 굽혀진 상태에서 무릎의 안쪽돌림과 가쪽돌림이다. 또한 뒤넙다리근은 엉덩관절을 안쪽과 가쪽으로 돌리는 데에도 도움을 준다.

물론 뒤넙다리근이 가장 흔하게 제약하는 자세는 앞쪽 굽힘 자세이다. 앞쪽 굽힘 자세를 좀 더 자세히 살펴보면 두관절근육의 작동 개념을 볼 수 있다. 앞쪽 굽힘 자세에서 무릎을 굽히면 한 관절(무릎)에서의 긴장 변화가 어떻게 다른 관절(엉덩관절)에 더 큰 자유를 주는지 볼 수 있다. 동일한 근육들이 골반을 앞으로 기울이는 능력을 제약하기도 한다. 골반이 뒤쪽기울임(posterior tilt) 되어 있고 허리가 둥글게 되어 있는 아도 무카스바나아사나에서 이런 경우를 때로 볼 수 있다.

뒤넙다리근 촉진(Palpate Your Hamstrings)

무릎 뒤에 있는 뒤넙다리근은 쉽게 느껴진다. 뒤넙다리근이 무릎관절을 지나기 직전에 뒤넙다리근의 힘줄을 촉진할 수 있다. 직접 느껴 보고 싶다면 바닥에 앉아서 무릎을 90° 굽혀라. 손가락을 약간 벌린 상태로 두 집게손가락에 장딴지 양쪽이 닿도록 손을 넙다리 뒤편에 놓는다. 이제 발꿈치로 바닥을 서서히 밀면 뒤넙다리근의 힘줄이 팽팽해지는 것이 손가락으로 느껴질 것이다. 거의 뼈처럼 놀라울 정도로 단단하다.

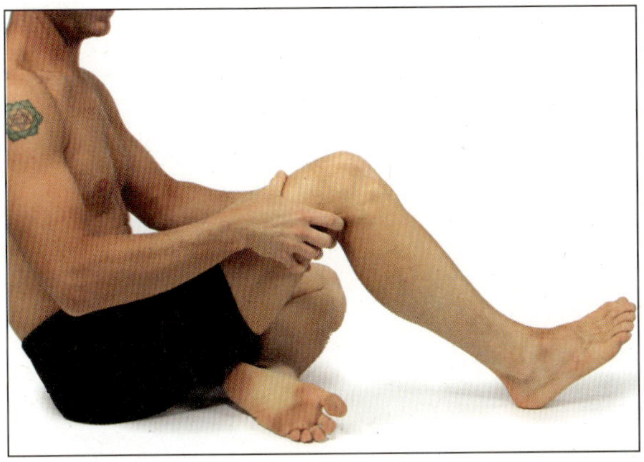

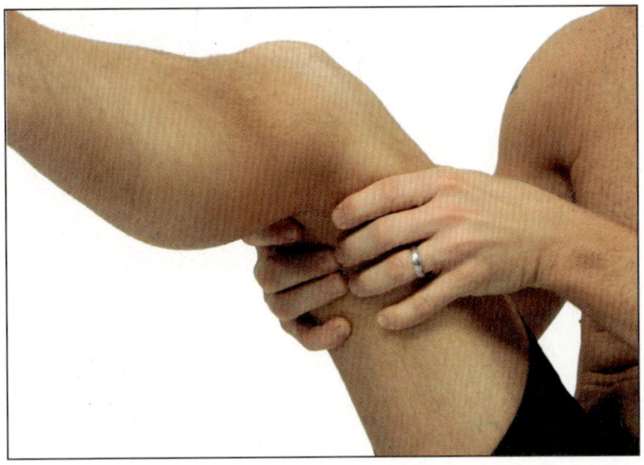

그림 4.10 : 발꿈치로 바닥을 밀면 뒤넙다리근의 힘줄이 분명하게 드러난다.

무릎뒤부위(posterior region of knee) 중간과 안쪽으로 가장 분명하게 드러나는 힘줄이 반힘줄근의 힘줄이다. 반힘줄근의 힘줄에서 좀 더 넙다리 안쪽으로 가면 분명하게 드러난 또 다른 힘줄에 당도한다. 이것이 반막근의 힘줄이다. 끝으로 무릎뒤부위의 가쪽에는 넙다리두갈래근의 힘줄이 있다. 종아리뼈머리(head of fibula)에 붙어 있으므로 꽤 간단히 느껴 볼 수 있을 것이다. 이 힘줄들이 어디에 있는지 분명히 알게 되었고 손가락은 여전히 그 자리에 두고 있으니 종아리를 안쪽과 가쪽으로 돌리면서 힘줄의 움직임을 느껴 보라.

모음근(The Adductors)

모음근군은 넙다리 앞쪽과 안쪽에 자리 잡고 있다. 이 근육군이 주로 하는 일은 그 이름에서 알 수 있듯이 모음이다. 이 근육들은 모음과 더불어 굽힘근육의 역할도 한다. 논쟁의 여지는 있지만 모음근은 또한 일반적으로 엉덩관절의 안쪽돌림근육(medial rotator) 역할도 하는 것으로 생각된다. 모음근군은 근육군으로서 넙다리를 앞쪽으로 들어올리고(굽힘), 중간선으로 가져다 놓고(모음), 안쪽으로 돌리는(안쪽돌림) 데에도 도움을 준다. 그러므로 모음근군은 넙다리를 뒤쪽으로 펴거나(폄), 가쪽으로 벌리거나(벌림), 가쪽으로 돌아가지(가쪽돌림) 못하게 제약한다.

모음근군은 주로 두덩뼈몸통(body of pubis)과 두덩뼈가지(pubic ramus)의 앞면에 붙는다. 이 근육들의 아래쪽 끝은 넙다리뼈 뒤를 따라 내려가는 거친선(linea aspera)이라고 알려진 능선에 붙는다. 다음 근육들이 모음근군을 이룬다. 긴모음근(adductor longus), 짧은모음근(adductor brevis), 큰모음근(adductor magnus), 두덩근(pectineus), 두덩정강근(gracilis)이다. 이 근육들은 두덩뼈(pubis)에 붙기 때문에 골반의 위치에도 영향을 미친다. 즉, 골반 앞쪽에서 끌어당기면서 앞쪽기울임(anterior tilt)에 일조하기도 한다. 한쪽 또는 양쪽에서 이런 일이 일어날 수 있다.

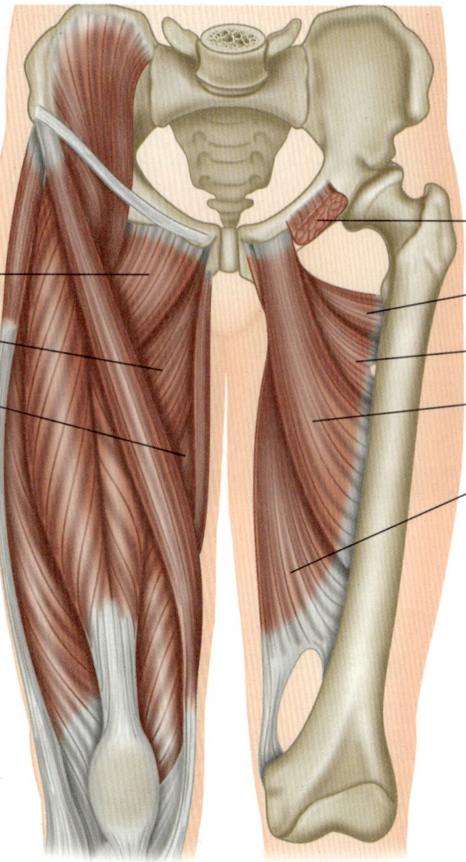

그림 4.11: 모음근군.

모음근군 때문에 제약을 받게 되는 가장 흔한 요가 자세는 받다 코나아사나이다. 받다 코나아사나는 모음근군 근육들이 하는 것과는 반대되는 두 가지 작용을 요구한다. 받다 코나아사나에서 넙다리뼈를 벌리고 가쪽으로 돌린다. 우리는 '고샅부위(inguinal region)'에서 느껴지는 긴장을 통해 모음근의 제약 효과를 경험한다. 또한 이 자세에 있을 때에는 이 근육의 힘줄들이 붙는곳이 두드러지는 모습을 쉽게 보고 느낄 수 있다.

이 근육들은 다른 자세에서도 움직임을 제약한다. 가장 먼저 떠오르는 것은 비라바드라아사나 II이다. 처음 볼 때에는 비라바드라아사나 II와 모음근군 사이의 연관이 드러나지 않을 수도 있지만, 이 자세를 주의 깊게 살펴보고 다리 앞쪽 피부 아래에 있는 골반을 상상해 보면 엉덩관절이 골반에 대해 벌려지고 가쪽으로 돌아가는 것을 알 수 있을 것이다. 요기들은 흔히 비라바드라아사나 II에서 골반이 얼마나 기울어지는지를 살펴본다. 모음근군이 더 타이트할수록 골반은 앞쪽으로 기울어진다. 즉, 볼기가 튀어나온다. 모음근군이 더 열려 있고 유연할수록 골반을 중립 위치에 두기도 쉬워진다.

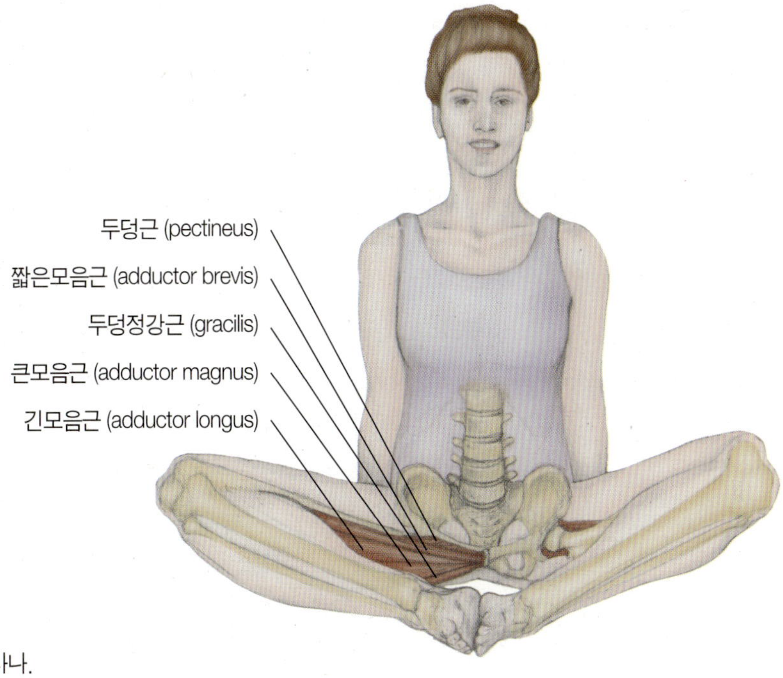

그림 4.12 : 받다 코나아사나.

큰모음근은 두덩뼈아래가지(inferior pubic ramus)에 이어지는 궁둥뼈가지(ramus of ischium)에 붙는곳이 있으며, 뒤넙다리근과 밀접한 관련이 있다. 큰모음근의 붙는곳은 뒤쪽으로 꽤 먼 곳에 있어서 엉덩관절이 펴질 때 이 근육의 가장 뒤에 있는 뒤갈래(posterior head)가 뒤넙다리근 옆에서 나란히 작동하는 것을 볼 수도 있다. 이 때문에 이 근육은 이따금 '네 번째 뒤넙다리근'으로 불리기도 한다.

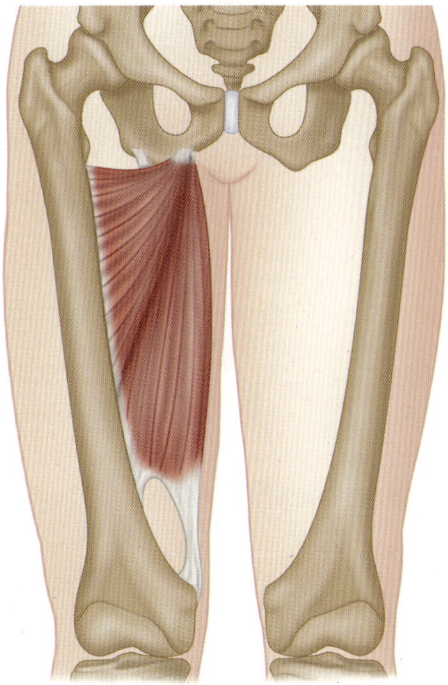

그림 4.13 : 큰모음근 (adductor magnus)이 뒤넙다리근 (hamstring)과 같은 곳 (궁둥뼈)에 붙는다는 점에 주목하라.

볼기근(The Gluteus)

볼기근은 엉덩관절의 앞과 안쪽에 있는 모음근과 반대로 작용한다. 골반의 가쪽과 뒤쪽에 3개의 볼기근이 있다. 많은 사람들은 가장 큰 큰볼기근(gluteus maximus)에는 익숙하다. 나머지 두 개는 더 작고 큰볼기근에 부분적으로 덮여 있다. 이 근육군에서 가장 작고 깊이 있는 근육은 작은볼기근(gluteus minimus)이다. 세 번째 근육은 중간볼기근(gluteus medius)이며 이름에서 드러나듯이 크기나 깊이 면에서 나머지 두 볼기근의 중간에 있다.

이 근육군은 엉덩관절의 안쪽돌림, 가쪽돌림, 벌림을 담당한다. 또한 엉덩관절에서 넙다리의 굽힘과 폄도 수행한다. 그렇다. 동일한 근육에 서로 정반대의 작용을 수행하는 여러 부분들이 있을 수 있다.

우선 작은볼기근과 중간볼기근을 함께 살펴보자. 이 근육들은 어깨세모근(deltoid)과 상당히 비슷하다. 옆에서 이 근육들을 살펴보면 섬유의 일부는 골반의 좀 더 앞쪽을 향해 붙어 있는 반면 나머지 섬유는 훨씬 더 뒤쪽에 붙어 있는 것을 볼 수 있다. 넙다리뼈의 어디에 붙어 있는지를 보면 이 섬유들이 넙다리를 앞으로 굽히는지 뒤로 펴는지 보인다. 골반의 앞쪽에 더 가까운 볼기근의 섬유들은 큰돌기(greater trochanter) 앞쪽에 붙는다. 이 섬유들은 넙다리뼈를 앞으로 굽히고 안쪽으로 돌리는 능력이 있다. 골반의 더 뒤쪽에 있는 섬유들은 큰돌기의 뒤쪽에 붙는다. 이 섬유들은 넙다리뼈를 뒤로 펴며 가쪽으로 돌린다.

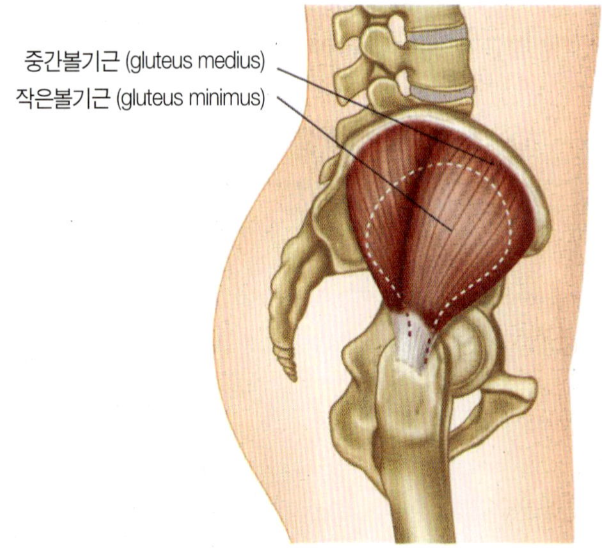

그림 4.14 : 중간볼기근 (gluteus medius)과 작은볼기근 (gluteus minimus).

중간볼기근과 작은볼기근 전체로는 해부학자세에서 엉덩관절의 벌림을 담당한다. 엉덩관절 벌림을 하는 상황은 흔치 않기는 그러나 우리는 이 근육들을 규칙적으로 수축시킨다. 앞으로 걸음을 내딛을 때마다 우리는 다리에 대해 골반과 몸통을 안정화시켜야 한다. 걸을 때 우리의 무게중심은 두 다리에서 한 다리로 넘어간다. 그 결과, 우리는 서 있는 다리에서부터 그 반대쪽(걸음을 디딘 다리 쪽)으로 체중에 끌려서 따라가게 된다. 우리 몸을 잡아당기는 이런 동작은 주로 엉덩관절에서 일어난다. 서 있는 다리의 중간볼기근과 작은볼기근이 수축하면서 엉덩관절을 안정화시킨다. 이런 안정화를 통해 중간볼기근과 작은볼기근은 엉덩관절의 모음을 방지한다. 중간볼기근과 작은볼기근이 수축하지 않는다면 우리는 넘어지거나 아니면 마치 영장류처럼 직립한 상태에서 몸무게를 실어 온몸을 좌 · 우로 휘저어 가면서 걷게 될 것이다. 그러니까 실제로 움직임이 일어나지는 않더라도 모음을 방지하는 것은 벌림을 일으키는 것과 같다고 할 수 있을 것이다.

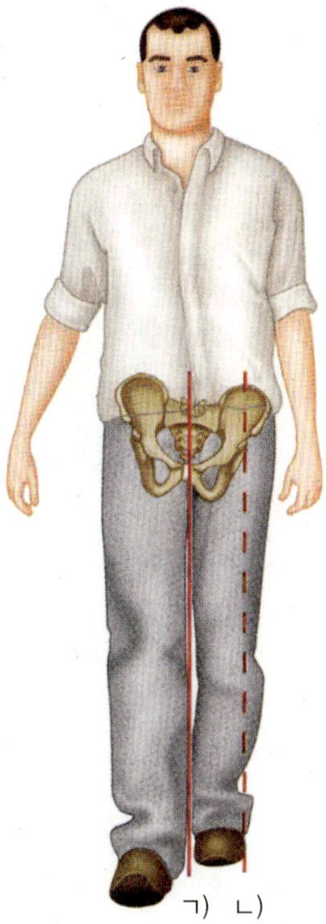

그림 4.15 : 걸을 때에는 중력선 (ㄱ)이 체중을 지탱하는 다리 (ㄴ) 쪽으로 이동된다. 중간볼기근과 작은볼기근은 엉덩관절을 안정화시킴으로써 넘어지지 않게 막아 준다.

이처럼 반복적인 동작에 많이 의존하는 걷기, 달리기, 사이클링, 그리고 그 밖의 여러 활동들의 상당량이 타이트한 엉덩관절을 만들 수 있다. 언제나 예외는 있지만, 보통의 달리기 선수들이 수업을 들으러 와서 아르다 파드마아사나나 받다 코나아사나를 시도해 보는 것은 고사하고 바닥에 앉으려고 할 때 곧바로 엉덩관절에 전반적으로 긴장이 나타나는 것을 관찰할 수 있을 것이다. 이런 자세들 중 어느 것에서든지 달리기를 하는 사람의 무릎은 대개 45°로 들린다.

그렇다면 아르다 파드마아사나 등에서 우리가 다리를 꼬고 앉는 것에 엉덩관절의 벌림근육들이 왜 그렇게 중요한 역할을 하는 것일까? 이 장 앞부분에서 언급했듯이 걷기와 달리기에 깊이 관여하는 근육섬유들이 또한 엉덩관절의 굽힘/폄, 안쪽돌림/가쪽돌림도 담당한다. 앞서 들었던 사례들과 같은 반복적인 움직임 중 한 가지 때문에 엉덩관절 벌림근육들이 타이트하다면 엉덩관절이 다른 움직임을 하는 능력도 자연히 영향을 받는다. 그러므로 달리기나 다른 활동으로 인해 타이트해진 엉덩부위 때문에 엉덩관절을 돌리는 것 또한 힘들어질 수 있는 것이다.

이름에서 나타나듯이 큰볼기근은 큰 근육이다. 이 근육은 엉덩관절을 펴고 가쪽으로 돌린다. 그러나 큰 힘을 요구하는 상황이 되기 전까지는 이런 작용에서 힘을 돕지 않는다. 예를 들어, 일상적인 걷기에서 큰볼기근은 수축하지 않는다. 그러나 달리기를 할 때에는 엉덩관절이 펴지도록 수축한다. 뒤쪽 굽힘이나 비라바드라아사나 I과 같이 이 부위에 노력을 요구하는 요가 자세를 하다 보면 이런 현상을 볼 수 있다. 누구나 그런 것은 아니지만 대부분은 뒤쪽 굽힘 자세로 들어갈 때 엉덩관절이 펴질 수 있도록 볼기가 자연스럽게 타이트해질 것이다. 비라바드라아사나 I에서 큰볼기근은 앞쪽 다리의 엉덩관절의 굽힘에 저항하면서 체중을 지탱하고 근본적으로는 엉덩부위가 너무 처지지 않게 해 준다.

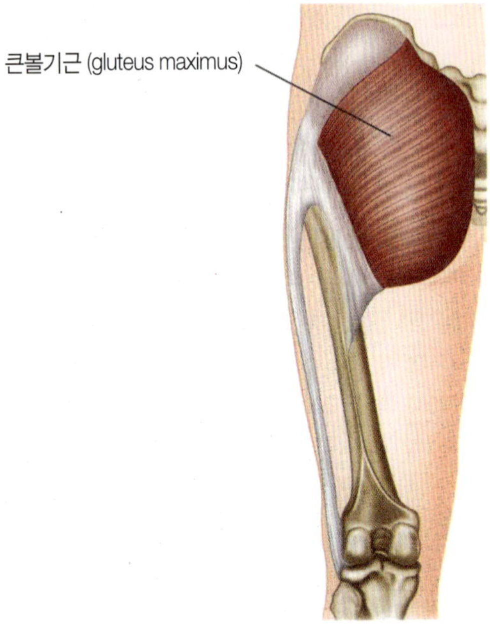

그림 4.16 : 큰볼기근 (gluteus maximus).

여섯 깊은가쪽돌림근육(The Deep Six Lateral Rotators)

여섯 깊은가쪽돌림근육은 큰볼기근 아래에 있는 근육군이다. 이 근육들은 중간볼기근의 가장 깊은부분 및 작은볼기근과 같은 깊이에 있다. 사실 이 근육들의 그림을 보면 작은볼기근과 중간볼기근은 엉덩관절의 뒤쪽과 가쪽에 있는 부채꼴의 조직 중 일부라는 점을 알 수 있다. 이 근육들은 대부분 잘 알려져 있지 않으므로 위에서부터 아래로 이 근육들의 위치에 따른 목록을 여기 소개한다. 궁둥구멍근(piriformis), 위쌍동근(superior gemellus), 속폐쇄근(obturator internus), 아래쌍동근(inferior gemellus), 바깥폐쇄근(obturator externus), 넙다리네모근(quadratus femoris). 여섯 깊은가쪽돌림근육은 골반의 다양한 부분에 붙으며 큰돌기의 뒷부분까지 이르게 된다.

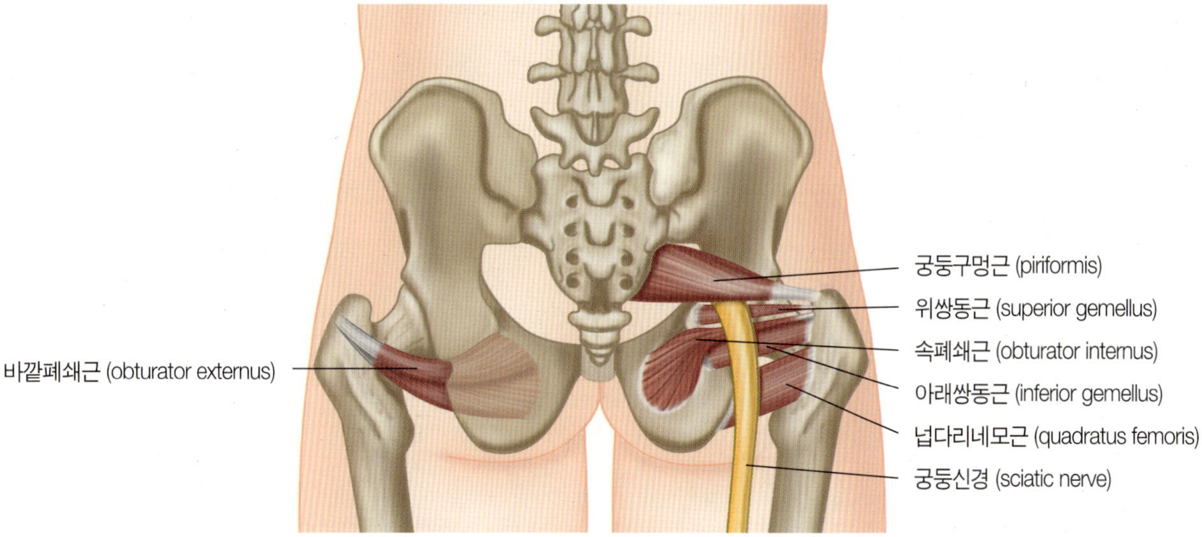

그림 4. 17: 여섯 깊은가쪽돌림근육 (deep six lateral rotators).

목록 처음에 있는 궁둥구멍근은 가장 잘 알려진 근육이다. 요가계에서 관심을 많이 받는 근육인데 그만한 이유가 있다. 궁둥구멍근이 궁둥신경(sciatic nerve)과의 관계 때문에 큰 문제를 일으킬 수 있기 때문이다. 그런데 궁둥구멍근의 인지도 때문에 볼기의 모든 통증과 문제가 흔히 궁둥구멍근과 연관 지어진다. 물론 이 근육이 원인일 때도 있지만 이 부위에 있는 다른 5개의 깊은가쪽돌림근육들의 효과를 가려 버리거나 어떤 다른 것이 문제를 일으키고 있을 가능성이 제외되기가 십상인 것이다.

궁둥구멍근은 골반 뒤쪽에 있는 큰궁둥패임(greater sciatic notch)에서 나와서 궁둥신경 바로 위쪽에 자리잡고 있다. 궁둥신경은 일반적으로 궁둥구멍근 밑을 통해 골반에서 빠져나온다. 뒤넙다리근 밑으로 해서 다리 아래쪽으로 내려가며, 다리오금(popliteal fossa) 바로 위에서 갈라져서 종아리로 내려간다. 그러나 여기에는 변이가 있다. 전체 인구 중 극소수는 궁둥신경이 궁둥구멍근 위로 또는 궁둥구멍근을 관통해서 지나간다.

궁둥 구멍근이 타이트하다면 궁둥신경을 압박하면서 통증, 저림, 무감각 등의 감각을 일으킬 수 있다. 기본적으로 궁둥신경통증(sciatica)의 여러 원인 중 하나가 이것이다. 다만 궁둥신경통증을 전문용어로는 궁둥구멍근증후군(piriformis syndrome)이라고 한다. 궁둥신경통증의 또 다른 원인은 척추관을 빠져 나온 신경이 압박을 받는 경우이다. 궁둥구멍근은 엉치뼈의 앞면인 골반면(pelvic surface)과 넙다리뼈머리 근처의 큰돌기에 붙기 때문에 두 개의 관절, 즉 엉덩관절과 엉치엉덩관절(sacroiliac joint)을 지난다. 따라서 두 관절에 영향을 미친다. 우선 엉치엉덩 관절부터 이야기해 보자.

궁둥구멍근이 엉치뼈 앞면인 골반면에 붙고 앞쪽으로 나와서 넙다리뼈의 큰돌기 위에 붙기 때문에 이 근육의 긴장은 엉치뼈를 앞으로 당기거나 앞으로 붙잡아 둔다. 엉치엉덩관절에서 일어나는 비슷한 움직임을 반대로 굽힘(counternutation)이라고 한다. 일반적으로 궁둥구멍근은 엉치뼈가 골반과의 상대적 위치를 유지하는 데에 도움을 준다.

이 근육을 작용근(mover)에 대비되는 의미로 엉치엉덩관절의 안정자라고 생각해도 좋은 것이다. 엉치엉덩관절이 제자리에서 벗어나거나 통증을 일으킬 때에는 언제나 궁둥구멍근에 무슨 일이 있는지 살펴보는 것이 좋다.

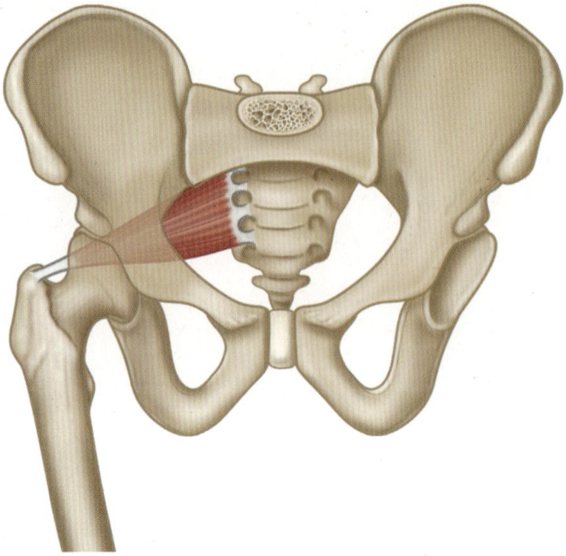

그림 4.18 : 궁둥구멍근 (piriformis)은 엉치뼈 (sacrum)의 앞면인 골반면 (pelvic surface)에 붙는다.

해부학자세에서 궁둥구멍근은 두 가지 작용을 수행하는 것으로 알려져 있다. 엉덩관절의 가쪽돌림과 벌림이다. 그러므로 안쪽돌림과 모음과 같은 반대 작용은 이 자세에서 궁둥구멍근과 나머지 5개의 깊은가쪽돌림근육을 신장시킨다. 흥미로운 점은 엉덩관절 굽힘 상태에서는 이런 일이 일어나지 않는다는 것이다.(일반적으로 우리가 어떤 근육의 주된 작용에 반대되는 동작을 하면 그 근육을 신장시키게 된다. 그러나 해부학자세가 아니라면 달라질 수도 있다.)

엉덩관절이 굽힘 상태일 때 여섯 깊은가쪽돌림근육의 방향이 바뀌기 때문에 가쪽돌림을 통해 신장된다. 카포타아사나를 생각해보라. 앞쪽 다리에서 엉덩관절은 굽혀지고 가쪽으로 돌아간다. 그러면서 볼기가 신장되는 느낌을 느끼게 된다. 이 조직을 신장하면 실제로도 넙다리가 굽힘 위치에 있을 때 엉덩관절에서 가쪽돌림의 크기가 커지는 데에 도움이 된다. 여섯 깊은가쪽돌림근육은 진공상태에서 존재하는 것이 아니다. 모음근육이나 다른 안쪽돌림근육들과 같은 근육들 또한 충분히 유연해야 이런 동작을 할 수 있다.

허리근(The Psoas)

큰허리근(psoas major)에 대해 들어본 일은 있겠지만, 큰허리근이 몸의 어느 부위에 있는지는 알고 있는가? 이 질문을 하면 대개 몸 이곳저곳을 손가락질하는 반응이 돌아온다. 일반적으로 나는 방 하나를 가득 채운 사람들이 몸의 서로 다른 위치를 가리키는 장면을 보게 된다. 사람들은 대부분 자기의 위(胃)를 가리킨다. 등을 가리키는 사람도 있다. 또 어떤 이들은 큰허리근이란 것을 들어본 적이 없어서, 또는 들어본 적은 있지만, 심지어 문장에서 그 단어를 써 본 적도 있지만, 어디 있는지는 분명하게 몰라서 부끄러운 마음에 멍한 표정으로 있다. 모든 사람들이 알아야 할 단 하나의 근육이 있다면 그 근육은 바로 큰허리근이다. 큰허리근은 몸에서 가장 중요한 자세근육(postural muscle)이자 구조근육(structural muscle)이며 우리가 움직이는 방식에 대단한 영향력을 행사한다. 큰허리근은 몸 깊은 곳, 우리의 물리적 실체의 핵심에 자리 잡고 있다. 사실 이 근육의 기능은 자세, 움직임, 균형, 호흡, 에너지와 모두 연관된다. 이 근육은 골반 전체에 걸쳐 이어져 있으며 몸의 상반신을 하반신과 연결시킨다. 몸쪽붙는곳(proximal attachment)에서 먼쪽붙는곳(distal attachment)까지 이르는 여정에서 이 근육은 무려 아홉 개의 관절을 지난다. 강하면서도 부드럽게, 날아갈 것 같으면서도 땅에 단단히 고정된 모습으로 움직이려고 한다면 반드시 큰허리근에 주의를 기울여야 한다.

그리스어에서 비롯된 'psoas(허리근)'는 문자 그대로 '허리의 근육'을 뜻한다. 이와 관련된 세 근육이 있다. 큰허리근(psoas major), 작은허리근(psoas minor), 볼기근(iliacus)이다. 큰허리근은 두 개의 허리근 중 더 큰 쪽을 가리키며 작은허리근은 더 작은 쪽이다. 작은허리근은 전체 인구 중 대략 절반에게만 있고 우리 논의에서는 그다지 중요하지 않다.

세 번째 근육은 볼기근이다. 볼기근은 엉덩뼈와 관계된다. 볼기근과 큰허리근은 대개 합쳐서 엉덩허리근(iliopsoas)이라고 한다. 우리가 이 둘을 한데 묶는 것에는 두 가지 이유가 있다. 첫째, 이 근육들의 먼쪽끝이 합쳐져서 하나의 힘줄을 이루며 같은 곳에 붙는다. 둘째, 붙는곳을 공유하고 수축하고 짧아질 때 같은 작용(엉덩관절의 굽힘과 가쪽돌림)을 하기 때문이다. 요가와 관련해서 허리근 또는 엉덩허리근이라는 단어를 듣게 되는 때가 있다. 이런 경우 사람들은 대부분 큰허리근에 대해 이야기하고 있는 것이다. 기능적으로는 볼기근도 관련되지만 말이다. 육상 선수인 우사인 볼트도 엉덩허리근이 월등히 발달한 것으로 알려졌다.

붙는곳(Attachments)

여기에서는 작은허리근에 대해서는 논의하지 않는다. 큰허리근의 몸쪽붙는곳은 T12에서 L5까지의 척추뼈몸통(vertebral body)의 가쪽으로 척추의 옆을 타고 내려오면서(점점 가늘어진다) 두덩뼈의 가쪽에서 두덩뼈를 타고 넘어서 먼쪽붙는곳인 넙다리뼈의 작은돌기(lesser trochanter)에 붙는다.

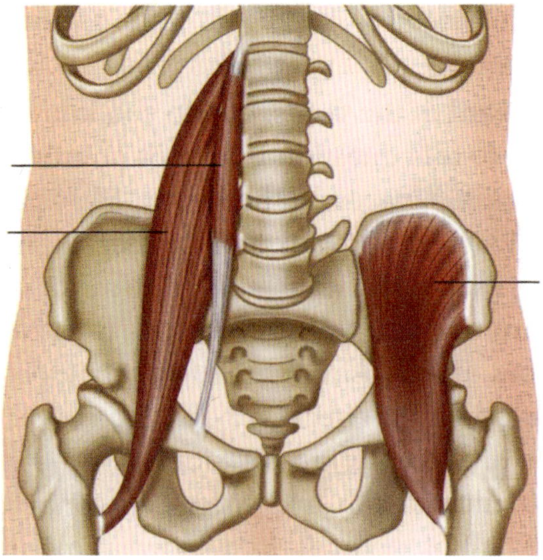

그림 4.19 : 엉덩허리근 (iliopsoas).

볼기근의 몸쪽붙는곳은 엉덩뼈의 안쪽면인 엉덩뼈오목(iliac fossa)이다. 근육의 붙는곳이 흔히 생각하듯이 뼈에 있는 작은 지점에만 있는 것은 아니라는 점을 주목할 만하다. 대신 어떤 근육들은 붙는곳이 아주 넓어서 근육조직 자체가 근육을 뼈로 이어주는 힘줄을 덮고 있다. 이 납작하고 넓은 근육이 바로 그렇게 생겼다. 볼기근의 섬유는 몸쪽붙는곳에서부터 안쪽으로, 먼쪽으로 향해 뻗어 있으며 서서히 큰허리근의 섬유와 한데 얽혀서 넙다리뼈의 동일한 지점 즉, 작은돌기에 붙는다. 동일한 먼쪽붙는곳을 공유하고 있기 때문에 이 두 근육은 모두 엉덩관절에서 같은 작용을 한다. 큰허리근은 여러 관절을 지난다. T12~L1, L1~L2, L2~L3, L3~L4, L4~L5, L5~엉치뼈, 엉치뼈와 엉덩뼈(엉치엉덩관절), 두덩결합, 그리고 엉덩관절이다. 도합 아홉 개의 관절을 지나가며 따라서 이 관절들은 모두 큰허리근의 영향을 받을 가능성이 있다.

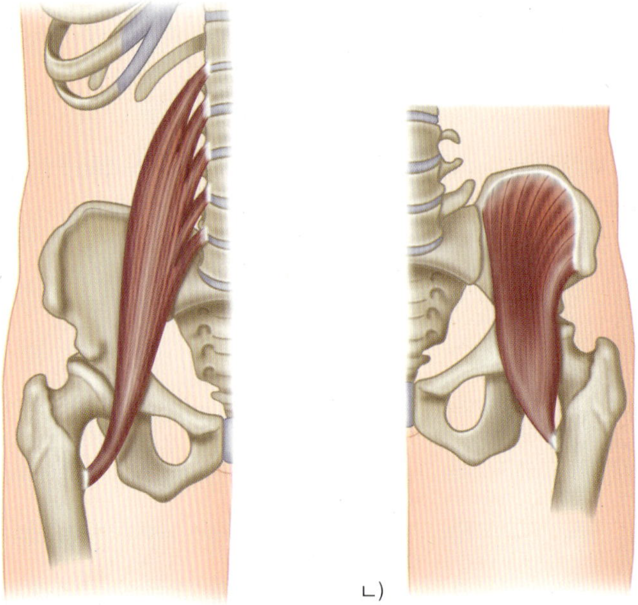

그림 4.20 : ㄱ) 큰허리근 (psoas major)과 ㄴ) 볼기근 (iliacus)의 붙는곳.

작용(Actions)

엉덩허리근은 강력한 엉덩관절 굽힘근육(hip flexor)이다. 우티타 하스타 파당구쉬타아사나에서 다리를 들어 발가락을 잡거나 나바아사나 자세를 하면 엉덩허리근이 작동한다. 사람들은 대개 여기에서 넙다리네갈래근과 배근육이 작동한다고 생각한다. 사실 둘 다 힘을 쓰기는 그러나 넙다리네갈래근은 주로 무릎을 곧게 펴기 위해 작동하는 것이고 배근육은 골반을 안정화시킴으로써 엉덩허리근이 엉덩관절을 굽힐 수 있게 해 준다.

엉덩관절의 가쪽돌림과 벌림 또한 엉덩허리근과 관련이 있다. 그러나 이는 부차적인 기능이며 엉덩허리근을 사용하여 이런 작용을 하는 데에 몸통과 다리의 위치가 모두 중요하다. 예를 들어, 나바아사나와 같은 자세에서 다리를 든 상태로 유지하려면 강한 엉덩관절 굽힘근육이 필요하다. 엉덩허리근을 활성화시킬 때에는 대개 다리가 가쪽으로 돌아가려고 한다. 때문에 우리는 의식적으로 가쪽돌림근육의 힘에 저항하면서 안쪽으로 돌리려고 해야 한다. 왜 그런가? 엉덩허리근은 굽힘에도 적극적으로 사용되는 강력한 가쪽돌림근육이기 때문이다. 안쪽돌림을 일으키는 다른 근육을 사용하지 않으면 엉덩허리근의 힘이 압도할 것이다.

큰허리근이 척추뼈에 붙는곳 중 윗부분(예를 들어, T12~L2)이 타이트하거나 수축하면 큰허리근은 등뼈 아랫부분과 허리뼈 윗부분을 아래쪽과 앞쪽으로 끌어당기게 되며, 그러면서 아래쪽 갈비뼈와 골반 사이의 공간이 줄어든다(척추 굽힘). 큰허리근이 척추뼈에 붙는곳 중 아랫부분(예를 들어, L2~L5)이 타이트하거나 수축하면 큰허리근은 허리뼈를 아래쪽과 앞쪽으로 끌어당기면서 골반에 앞쪽기울임을 일으키고 척추앞굽음(lordosis)이 심해지게 만든다. 이를 척추 폄이라고 할 수도 있을 것이다.

가장 중요하면서도 보기 어려운 것이 엉치엉덩관절에 영향을 미치는 큰허리근의 잠재적인 효과일 것이다. 이미 궁둥구멍근과 그것이 엉치엉덩관절에 미치는 그리 눈에 띄지 않는 효과에 대해 이야기했다. 큰허리근이 이 방정식의 반대 항에 있다. 골반을 옆에서 보면 궁둥구멍근이 엉치뼈와 꼬리뼈를 두덩뼈를 향해 앞으로 끌어당기면서 엉치엉덩관절에 반대로굽힘(counternutation)의 힘을 형성한다. 큰허리근은 반대 작용을 한다. 척추에서 내려오면서 두덩뼈를 감쌌다가 다시 넙다리뼈로 돌아가 붙기 때문에 큰허리근이 척추뼈를 통해 엉치엉덩관절에 가하는 긴장은 꼬리뼈를 뒤로, 또는 두덩뼈에서 멀리 떨어뜨린다. 이 때문에 엉치뼈의 윗부분이 앞으로 움직인다[숙임(nutation)]. 엉치엉덩관절을 돌림의 축이고 엉치뼈라는 바퀴의 양쪽에 궁둥구멍근과 큰허리근이 있다고 생각하면 이 점이 분명하게 보인다. 이 두 근육은 엉치엉덩관절 주변의 균형 유지에 도움이 된다.

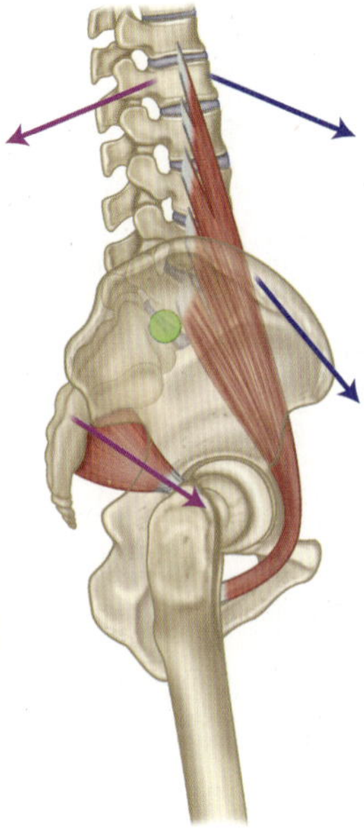

그림 4.21 : 엉치엉덩관절 (sacroiliac joint)은 축처럼 작용하며 큰허리근 (psoas major)과 궁둥구멍근 (piriformis)이 그 주변의 척추의 균형 유지에 도움이 된다.

엉덩허리근은 무게중심을 가로지르며 무게중심의 양쪽에 자리 잡는다. 이 위치는 엉치뼈의 꼭대기인 엉치뼈바닥(base of sacrum) 근처에 있다.(성별, 키, 체중, 다른 해부학적 고려 사항들에 따라 개인마다 조금씩 차이는 있다.) 무게중심을 이분하는 선은 기본적으로 척추 중심을 지나간다. 그러므로 이상적인 중력선은 척추를 따라가다가 우리 몸을 사실상 양분하는 수평선을 지나는 엉치뼈와 꼬리뼈의 중앙으로 떨어지게 된다.

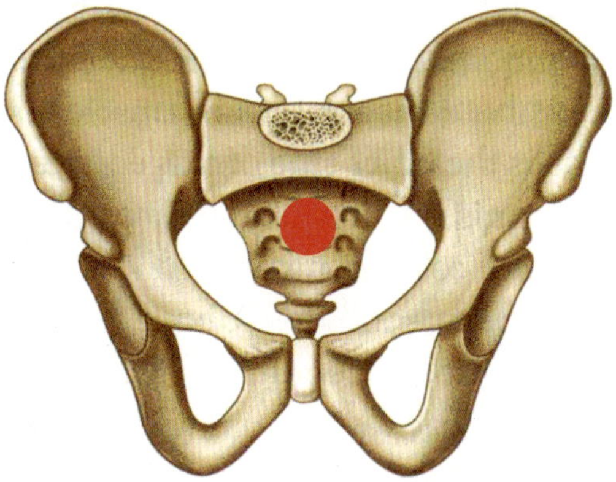

그림 4.22 : 무게중심은 엉치뼈의 바로 앞, 엉치뼈바닥 근처에 위치한다.

엉덩허리근은 이 교차점의 양쪽 모두에 있고 그 위와 아래로도 이어지기 때문에 이 부위가 어디로 어떻게 움직일지를 결정하는 매우 강력한 결정 요소이다. 무게중심을 앞쪽이나 뒤쪽으로 움직이고 싶다면 엉덩관절의 굽힘이나 폄이 개입된다고 믿는 것이 좋다. 옆으로의 움직임조차 약간의 굽힘과 더불어 무게중심 주변에서 엉덩허리근의 안정화를 동반한다.

이는 엉덩허리근이 우리 움직임의 기능에서 핵심을 차지하고 있음을 뜻한다. 수련을 하고 있을 때 자세를 취하거나 풀면서 안정하거나 움직인다. 한 자세에서 안정성을 유지하기 위해 무게중심에서 가장 가까운 근육들이 주요 안정자가 된다. 우리가 움직이고 있다면 동일한 근육들이 움직임을 더 효율적으로 만드는 데에 사용된다.

이 개념을 발전시키면 자세는 언제나 움직임과 기술, 유연성, 집중력, 통합의 결합이다. 특정한 자세에서는 우리가 팔이나 다리에 있는 근육을 사용해야 그러나 이 근육들은 몸통에 붙어 있고 몸통은 안정되어야 한다. 때로 온몸이 움직이는 상태에서도 이런 일이 일어난다. 엉덩허리근은 혼자서 기능하지 않는다.

'몸의 이 부위' 에서 일어나는 움직임에 의도적으로 집중하면 움직임의 효율성을 진일보할 수 있다. '몸의 이 부위' 라고 하는 것은 무게중심에 가장 가깝고 안정화, 통제, 움직임 형성에 도움을 주는 근육들뿐만 아니라 무게중심 자체를 의미한다. 여기에는 양쪽의 엉덩허리근과 아래쪽의 골반가로막근육(pelvic floor muscles), 앞쪽의 배근육도 포함된다.

다른 요소들(Other Elements)

'코어(core)'에는 다수의 서로 다른 요소들이 연관되어 있다. 이미 엉덩허리근에 둘러싸인 무게중심에 대해서는 언급했다. 이제 에너지의 좀 더 미세한 속성에 대해 이야기해 보자. 큰허리근이 시작되는 T12와 먼쪽붙는 곳인 넙다리뼈의 작은돌기는 에너지적으로 중요한 부위이다. 여기에서 물라 반다와 우디아나 반다뿐만 아니라 아래쪽 세 개의 차크라도 찾을 수 있다.

골반가로막의 해부학적 위치와 척추의 기반은 우리 에너지 작용의 근원이다. 첫 번째 차크라인 물라다라는 척추의 기반에 자리하고 있으며 생존, 자기보존, 안정성, 땅과의 연결, 신뢰와 관련이 있다. 이것과 연관된 요소는 땅이다. 물라 반다는 골반의 아랫부분을 통해 에너지가 탈출하는 것을 방지하는 것과 관련이 있다. 우디아나 반다는 확고한 뿌리에서부터 가벼움이라는 상승의 요소를 가져온다. 요기의 고수가 사지를 가볍게 움직이면서 역동적으로 자세를 바꿔 가며 움직이는 모습은 물라 반다와 우디아나 반다의 올바른 적용을 보여준다. 이렇게 움직이려면 우리는 단지 육체적인 힘만이 아니라 에너지를 활용해야 한다.

나는 워크숍에서 큰허리근에 대해 강의를 할 때마다 학생들에게 수리야 나마스카라를 몇 차례 하게 하면서 자세에 대해 몇 가지 구체적인 지침을 준다. 대부분은 움직임이 더 가벼워지는 것을 느끼며 특히 점프 포워드(jumping forward)와 점프 백(jumping back)을 할 때 그런 느낌을 받는다. 그들은 또한 집중과 평정을 느낀다고 말한다. 이 부위는 확실히 집중력을 사용할 만한 가치가 있는 곳이다. 반다를 사용하기 위해 우리는 대개 신체의 인도를 받게 된다. 물라 반다는 일반적으로 골반가로막 수축과 관련이 있다. 우디아나 반다와 가장 관련이 있는 근육은 어느 것일 것 같은가? 큰허리근이다. 우디아나를 사용하려면 큰허리근을 수축시켜야 한다는 말이 아니다. 그러나 몸에서 그러한 상태를 물리적으로 드러내는 곳이 있다면, 큰허리근이야말로 그 기능을 표현하는 가장 유력한 후보이다.

엉덩허리근 찾기(Finding Your Psoas)

엉덩허리근을 찾아보자! 우선 우리는 손가락으로 찾아보려고 할 것이다. (주의! 임신한 상태이거나 대장염, 변비, 신장병 등 배에 문제가 있는 경우 이 작업을 하지 말라.) 볼기근과 큰허리근을 찾는 가장 쉬운 방법은 바닥에 앉는 것이다. 다리를 뻗고 앉아서 무릎을 살짝 굽힌 다음 다리를 이완하고 가쪽돌림을 살짝 하라. 엉덩관절을 살짝 굽힌 다음 배를 이완하라. 양손으로 양쪽의 위앞엉덩뼈가시(anterior superior iliac spine, ASIS)를 찾아라. 손가락을 골반안(pelvic cavity) 속으로 말아 넣어서 손끝이 골반 속에 최대한 가까워지게 밀착시켜라. 대략 2~3센티미터 정도 손가락을 넣은 다음 골반안의 안쪽에서부터 엉덩뼈오목(iliac fossa)을 향해 가쪽으로 부드럽게 눌러라.

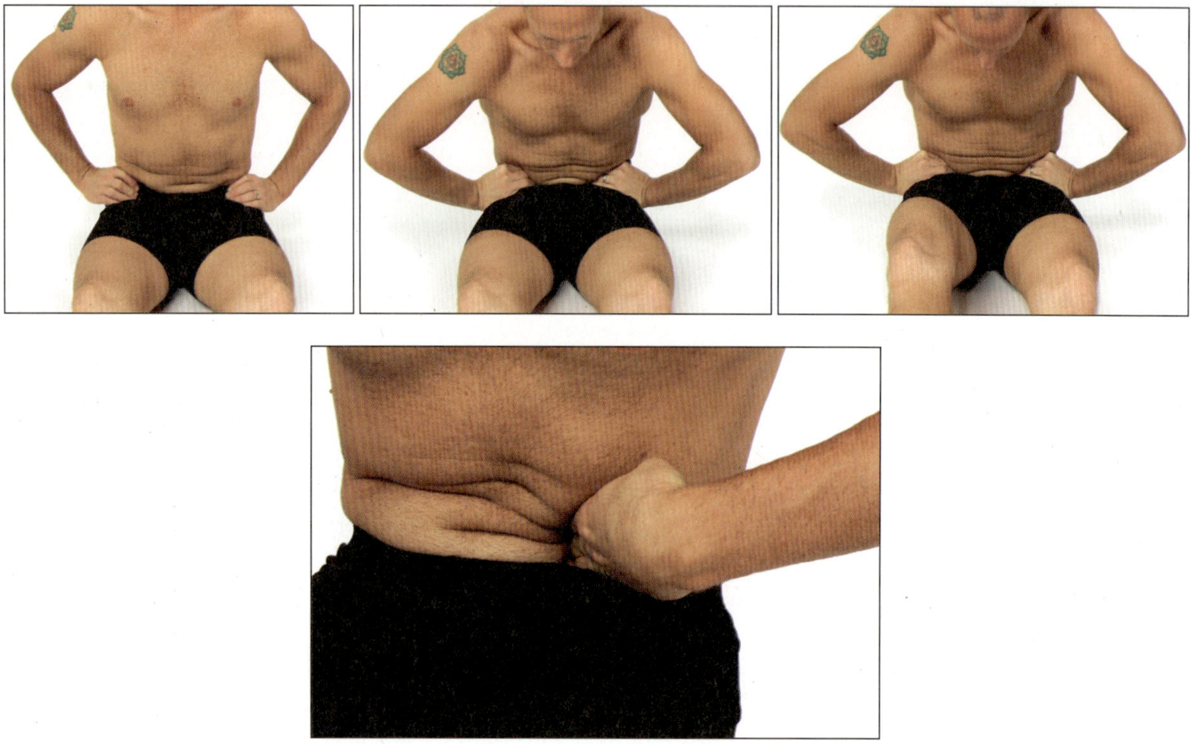

그림 4.23 : 엉덩허리근 (Iliopsoas) 찾기.

손가락이 자리를 잡으면 한쪽 다리를 들어라. 다리를 내린 다음 반대쪽 다리를 들어보라. 손가락 아래의 조직이 분명하게 수축하는 것이 느껴질 것이다. 이것이 볼기근이다. 큰허리근을 찾기는 좀 더 힘들 수 있다. 볼기근을 촉진할 때의 손가락 깊이를 유지한 상태로 손가락을 골반에서 척추를 향해 움직여라. 이렇게 하면서 한쪽 다리를 들면 척추와 평행하게 뻗어 있으면서 손가락을 누르는 선 하나가 느껴질 것이다. 위앞엉덩뼈가시에서부터 척추까지 그 선을 넘나들면서 손가락을 움직여라. 다리를 살짝 든 상태라면 손가락이 그 선을 넘으면서 왔다 갔다 할 것이다. 이것이 큰허리근이다.

해부학을 수련에 결합하기 (INTEGRATING ANATOMY INTO YOUR PRACTICE)

비라바드라아사나 I에서 넙다리네갈래근의 탐구 (Exploring the Quadriceps in Warrior I)

넙다리네갈래근은 무릎관절의 강력한 안정자이며 비라바드라아사나에서 이 근육들이 작동하는 것을 느낄 수 있다. 대부분 앞쪽 다리에서 무릎이 굽혀지는 것을 막기 위해 넙다리네갈래근이 열심히 일하는 것을 느끼게 된다. 비라바드라아사나 I에서 다리의 위치는 등척수축의 좋은 예이다. 실제로는 아무런 움직임도 일어나지 않는다. 대신 원치 않는 움직임(무릎의 지나친 굽힘)을 방지하려는 작용이 일어난다. 넙다리네갈래근은 진공 상태에 존재하는 것이 아니다. 항상 넙다리네갈래근을 돕는 다른 근육들이 있다. 비라바드라아사나 I에서는 볼기근과 뒤넙다리근(엉덩관절 폄근육)이 함께 작용하면서 엉덩관절에서의 추가적인 굽힘을 막아 준다. 즉, 이 근육들은 엉덩관절이 바닥으로 더 깊이 꺼지는 것을 막아 준다. 넙다리네갈래근은 무릎을 지나는 부분에서 힘이 상대적으로 적은 위치에 있기 때문에 이 자세를 유지하는 데에 쓰이는 다른 근육들에 비해 그 영향을 크게 받는 것이다. 비라바드라아사나를 10분 이상 한다면 넙다리네갈래근뿐만 아니라 볼기근과 뒤넙다리근도 피로해질 것이다.

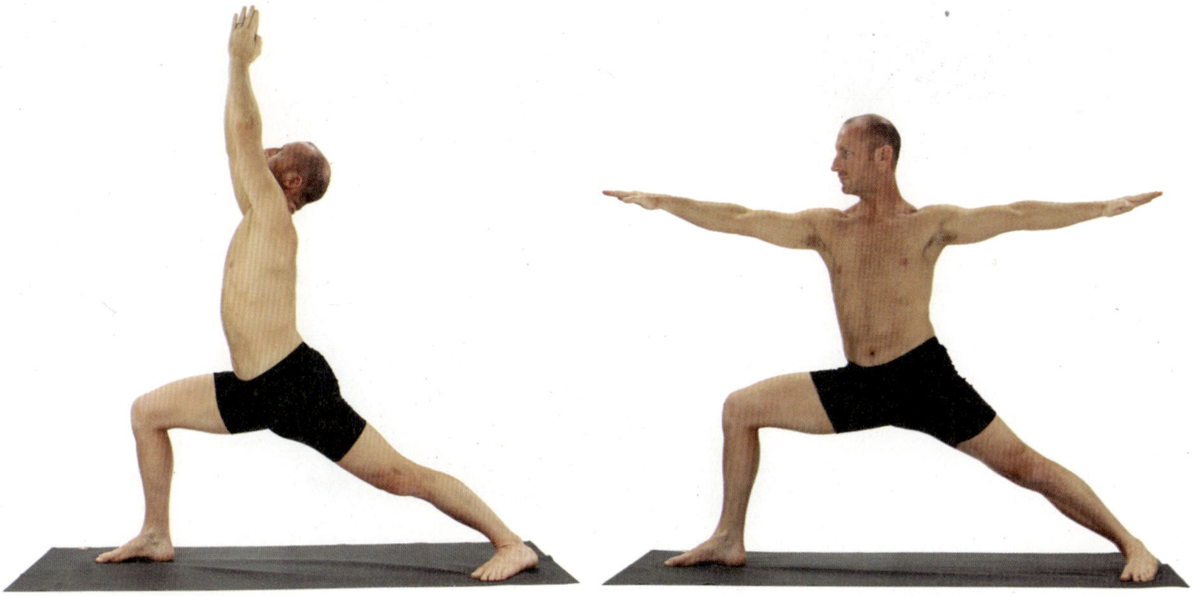

그림 4.24 : 비라바드라아사나.

비라아사나, 숩타 비라아사나, 우타나아사나에서 두관절근육 탐구 (Exploring Two-Joint Muscles in Virasana, Supta Virasana, and Uttanasana)

앞서 논의했듯이 넙다리네갈래근과 뒤넙다리근은 두관절근육이다. 즉, 근육의 한쪽 끝에 있는 관절의 위치가 다른 쪽 끝에 있는 관절의 가동성에 영향을 미친다는 뜻이다. 이 두 근육군 중 하나를 늘이는 방법에 대해 살펴보면 특히 잘 알 수 있다.

넙다리네갈래근의 사례(Quadriceps Example)

넙다리네갈래근은 무릎을 펴기 때문에 내가 비라아사나로 앉은 상태에서는 무릎 앞쪽으로 붙어 있는 부분이 최대로 늘어난다. 무릎이 완전히 굽혀지기 때문이다. 내가 숩타 비라아사나로 누우면 이제 엉덩관절이 펴지기 시작한다. 이것은 넙다리네갈래근 중에 엉덩관절을 지나 골반에 붙어 있는 부분 즉, 넙다리곧은근의 몸쪽 부분 역시 신장된다는 뜻이다. 이는 이미 비라아사나에서 넙다리네갈래근의 무릎 쪽 끝을 늘였기 때문에 숩타 비라아사나로 들어가면 넙다리네갈래근의 양쪽 끝이 모두 늘어나서 신장된 상태가 더 심해진다. 이 근육이 두 관절을 지난다는 사실을 활용하여 나는 숩타 비라아사나에서 넙다리네갈래근에 가해지는 압박을 최대화할 수 있다. 베카아사나에서도 두 관절을 지나는 이 조직의 양끝을 늘일 수 있다.

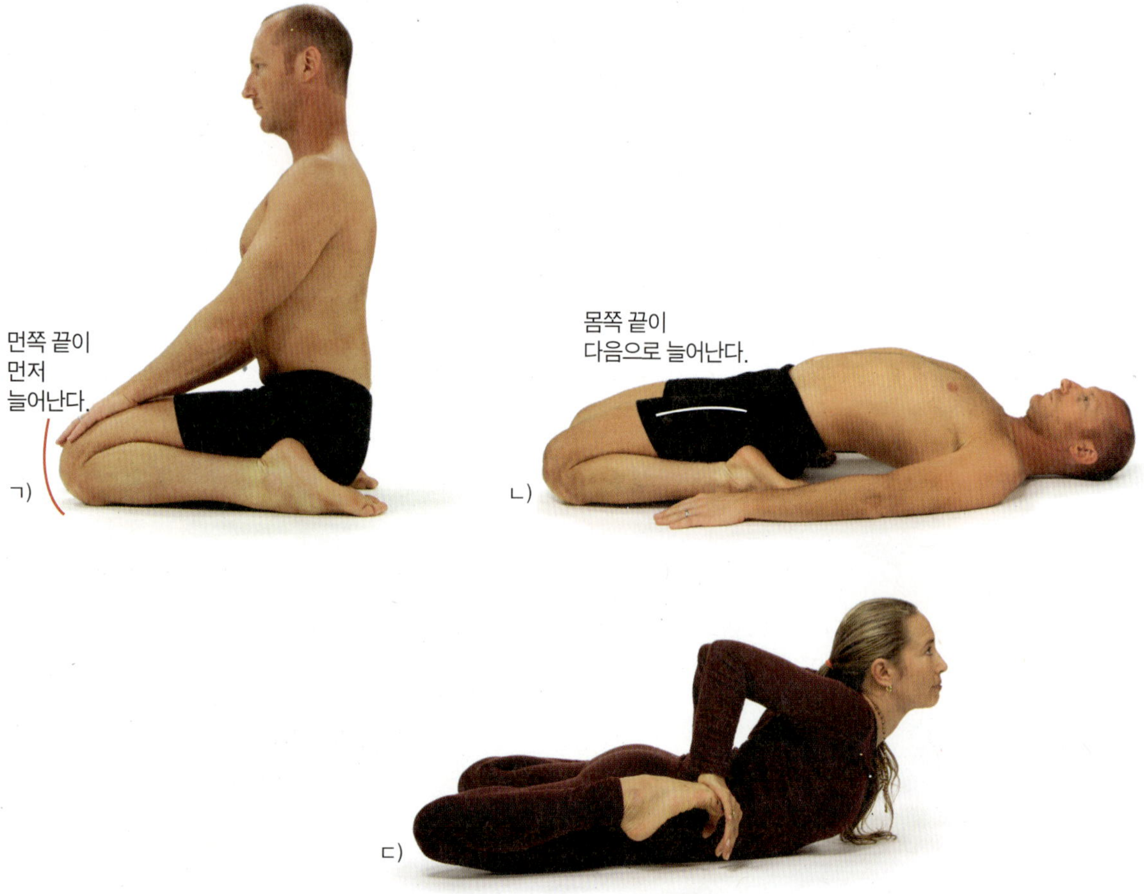
먼쪽 끝이
먼저
늘어난다.
ㄱ)
몸쪽 끝이
다음으로 늘어난다.
ㄴ)
ㄷ)

그림 4.25 : ㄱ) 비라아사나, ㄴ) 숩타 비라아사나, ㄷ) 베카아사나.

뒤넙다리근도 비슷하게 기능한다. 한쪽 끝을 먼저 신장하면 나머지 끝을 늘이기는 좀 더 어려워진다. 간단한 서서 앞으로 굽히기(우타나아사나)가 이런 점을 분명하게 보여준다. 뒤넙다리근이 타이트하다면 특히 그렇다. 무릎을 곧게 폈을 때 허리를 완전히 앞으로 굽히기 힘들다고 느꼈는가? 무릎을 굽히면 어떤가? 보통은 배를 넙다리에 더 가까이 가져갈 수 있을 것이다. 이것이 곧 엉덩관절의 완전한 굽힘이다.

무릎을 굽히고 배를 넙다리에 붙인 다음 무릎을 펴려고 하면 어떨까? 천천히 하면 우선 무릎뒤부위에서 긴장이 느껴지고 다음으로 압박이 뒤넙다리근 전체로 고르게 펴져 나가는 것을 느낄 수 있을 것이다.

그렇지만 무릎을 굽힌 채로 앞쪽 굽힘을 하면 뒤넙다리근의 몸쪽붙는곳인 궁둥뼈결절에 더 많은 압박이 가해지게 마련이다. 무릎뒤부위에 붙는 뒤넙다리근에는 긴장이 덜하기 때문이다. 다시 말해, 신장은 위쪽 끝에서 더 빠르게 일어난다. 이는 매우 간단하게 완화시킬 수 있다. 우타나아사나에서 무릎을 곧게 펴려고 해 보라. 약간 굽힌 상태로 있더라도 괜찮다. 이런 상황에서 무릎을 곧게 펴려고 '애쓰는' 행위만으로도 무릎뒤부위의 긴장을 증가시킬 수 있고 나아가 양쪽 끝 사이의 압박을 고르게 퍼뜨릴 수 있다.

아사나에서 뒤넙다리근 찢어짐과 궁둥통증 탐구 (Exploring Torn Hamstring and Sit Bone Pain in Asana)

궁둥통증은 요가 수련자들이 상당히 흔히 하는 불만 사항이다. 오랜 시간에 걸쳐서 진행되기도 하고 뒤넙다리근이 경미하게 찢어진 이후에 일어나기도 한다. 또 뒤넙다리근과는 아무런 관계가 없는 궁둥통증이 일어나기도 한다.

내가 한 워크숍을 진행하고 있을 때 최근 '뒤넙다리근을 무리한' 한 학생을 만났다. 거의 1년 후에 그 학생을 다시 만났을 때에도 그녀는 여전히 같은 손상으로 힘들어 하고 있었다. 주요한 증상은 앞쪽 굽힘을 할 때의 궁둥통증이었다. 오랜 시간 동안 앉아 있으면, 특히 차에 앉아 있으면 아팠다. 때로 통증은 다리 뒷면을 타고 아래로 퍼져 나갔다.

사람들은 대개 뒤넙다리근이 찢어지고 궁둥통증이 있으면 앞쪽 굽힘을 할 때 무릎을 굽힘으로써 대처하라고 배운다. 무릎을 굽힘으로써 뒤넙다리근의 긴장을 줄일 수 있다는 생각이다. 이론적으로는 그럴 듯하며 어떤 상황에서는 권장할 수도 있겠지만 일정 정도의 찢어짐이 있는 학생들에게 내가 주로 하는 조언과는 다르다.

뒤넙다리근은 두관절근육이기 때문에 두 관절(엉덩관절과 무릎관절) 중 한 곳의 위치를 바꾸면 실제 신장을 할 때 더 많은 힘을 받게 되는 쪽도 달라진다. 앞쪽 굽힘 상태에서 무릎을 펴면 궁둥뼈결절에 붙은 뒤넙다리근의 끝부분에 더 많은 힘이 가해진다. 실제로 궁둥뼈결절에 가까운 쪽의 뒤넙다리근이 찢어졌다고(대개는 경미한 찢어짐) 가정하면, 같은 조직에 더 많은 압박을 주는 것은 현명한 생각이 아니다. 그러면 어떻게 해야 하는가? 사례를 보여주기에 앞서 나는 모든 사람들에게 모든 상황에서 다음 방법이 통하지는 않을 수도 있다는 점을 미리 알려주고자 한다. 그러나 이런 특정한 증상을 겪고 있는 내 학생 여러 명에게는 효과가 있었다.

다시 학생의 이야기로 돌아가 보면, 그녀는 거의 1년 동안 앞쪽 굽힘 자세에서 무릎을 굽히고 있었다. 별로 개선이 되지 않았다는 것은 그 학생에게 맞는 조언이 아니었음을 뜻했다. 그녀는 오랫동안 차에 앉아 있으면 통증이 온다고 말했다. 이 자세에서 가장 압박을 많이 받는 뒤넙다리근 부위는 먼쪽끝 즉, 무릎관절과 가장 가까운 쪽이다. 잠깐 시간을 내어 그 부위의 뒤넙다리근(앞쪽 굽힘 자세에서 불편함을 느꼈던 곳에서 반대쪽에 있는 끝)을 부드럽게 압박하자 그녀는 바로 그 부분 즉, 뒤넙다리근의 먼쪽끝에 통증이 있다는 듯한 표정을 지었다. 나는 이 중요한 정보를 통해 다음 기법이 그 학생에게 효과가 있을 수 있겠다고 짐작했다. 방법은 아주 간단하다. 무릎을 곧게 편 상태로 유지하는 것이다! 나는 학생에게 2~3주 동안 시도해 보면서 어떻게 되는지 지켜보는 것이 좋겠다고 말했다. 선 자세에서든 앉은 자세에서든 앞쪽 굽힘을 했을 때 다리를 극단적으로 곧게 편 상태로 유지하면서 평소만큼 깊이 앞쪽 굽힘을 하지 않도록 한다. 무릎을 곧게 펴고 넙다리네갈래근에 힘이 들어가게 함으로써 뒤넙다리근의 양쪽 끝에서 신장을 균등하게 할 수 있다. 앞서 언급한 상황에서 1년간 무릎을 굽히고 몸통을 앞쪽 굽힘을 했기 때문에 뒤넙다리근의 먼쪽끝(무릎관절 쪽)이 너무 타이트해진 것이다. 이쪽 끝의 긴장 때문에 뒤넙다리근 전체, 특히 궁둥뼈결절 근처에 지속적인 긴장이 가해진 것이다.

이런 식으로 연습을 한 지 나흘 만에 학생의 통증은 줄었고 더 이상 운전할 때에도 괴롭지 않게 되었다. 또한 전반적으로 두려움과 통증을 덜 느끼면서 앞쪽 굽힘을 더 깊게 할 수 있게 되었다. 이는 몸만 보는 것을 넘어서 학생의 역사를 고려함으로써, 지금까지 효과가 있었던 것과 없었던 것을 검토함으로써, 그리고 새로운 것을 기꺼이 시도해 봄으로써 성공을 거둘 수 있다는 점을 보여주는 사례이다.

모음근: 모음근이 앞쪽 굽힘을 제약하고 있는가?
(Adductors: Are Your Adductors Limiting You in Forward Folds?)

위치 때문에 큰모음근의 일부는 앞쪽 굽힘에서 늘어나며 큰모음근의 작은 찢어짐 때문에 궁둥통증이 발생할 수도 있다. 이 통증은 보통 다리를 넓게 벌린 앞쪽 굽힘에서 나타난다. 이 자세에서는 두 발을 벌려야 하는 벌림 때문에 큰모음근이 이미 길어져 있다. 큰모음근의 일부는 궁둥뼈결절에 붙는데 이 때문에 큰모음근의 뒤갈래는 뒤넙다리근과 비슷하게 엉덩관절의 폄근육으로서 기능한다. 한 근육이 둘 이상의 작용을 할 수 있다는 점을 명심하라. 큰모음근은 모음근일 뿐만 아니라 엉덩관절의 폄과 안쪽돌림을 보조한다. 그러므로 엉덩관절을 더 많이 굽히면 큰모음근을 더 늘이는 셈이다.

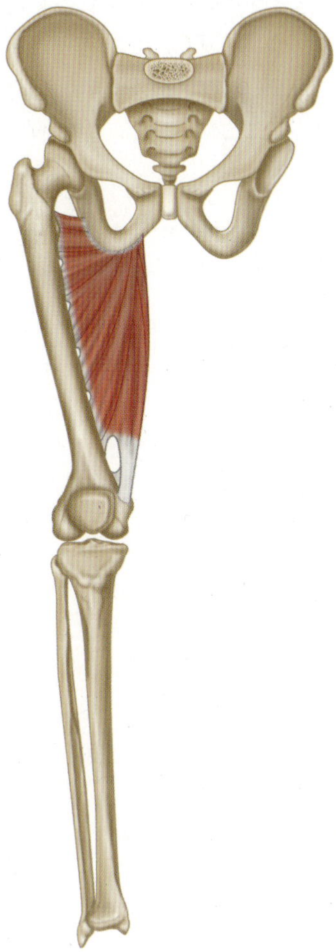

그림 4.26 : 큰모음근 (adductor magnus).

다리를 넓게 벌린 앞쪽 굽힘(예를 들어, 프라사리타 파도타나아사나)에서 궁둥뼈결절에 통증이 있지만 발을 모은 앞쪽 굽힘(예를 들어, 우타나아사나)에서는 통증이 없다면 큰모음근의 섬유가 째졌을 가능성이 크다. 반대의 경우, 다리를 모으고 앞쪽 굽힘을 할 때 통증이 있지만 다리를 벌리고 앞쪽 굽힘을 했을 때에는 아프지 않다면, 앞에서 이야기했던 것처럼 아마 통증이 뒤넙다리근에서 느껴지는 것이다.

뒤넙다리근에 대해서는 앞쪽 굽힘을 할 때 무릎을 곧게 펴고 있으라고 권했다. 큰모음근의 경우는 앞쪽 굽힘을 할 때 무릎을 곧게 펴고 있더라도 뒤넙다리근의 경우와 같은 영향은 없을 것이다. 큰모음근은 두관절근육이 아니기 때문이다. 큰모음근이 무릎을 지나가지 않으므로 무릎을 굽히거나 펴는 것은 궁둥뼈결절에 직접적인 압박을 가하지 않는다. 그렇기는 해도, 흉터조직이 쌓이는 것을 막으려면 큰모음근 조직을 다양한 방식으로 부드럽게 신장해 주는 것이 좋다. 다리를 벌리고 앞쪽 굽힘을 하는 등 큰모음근을 신장해 주는 자세들을 하면 도움이 될 것이다.

아사나에서 궁둥구멍근을 비롯한 여섯 깊은가쪽돌림근육 탐구: 드위 파다 라자카포타아사나 (Exploring the Piriformis and Deep Six Lateral Rotators in Asanas: Double Pigeon or Fire Log Pose)

요가 수련에서 이 강력한 조직들에 집중하는 내가 찾은 가장 쉬운 방법은 내가 파드마아사나를 준비하면서 자주 실시하는 자세이다. 그 자세의 이름 몇 개를 들어보았는데 보통은 드위 파다 라자카포타아사나 또는 아그니스탐바아사나라고 한다. 뭐라고 부르든지 상관은 없다. 신장을 어떻게 하는지만 알면 된다. 또한 특정한 자세를 좀 더 비슷하게 따라 할 수 있게 될수록 열려야 할 조직들에 압박을 더 자연스럽게 줄 수 있다는 점도 알게 되었다.

나는 내 워크숍에서 어떤 근육이 파드마아사나에 영향을 미치는지 확인하기 위한 실험으로서 이 자세를 준비한다. 반복된 실험을 통해 여섯 깊은가쪽돌림근육과 작은볼기근, 중간볼기근이 파드마아사나를 하는 것을 제한하는 주범이라는 점이 분명하게 드러났다. 사실 지난 몇 년 동안 워크숍에서 많은 사람들이 오로지 이 실험을 함으로써 처음으로 혼자서 파드마아사나를 할 수 있었다. 당신이 자세의 발달 과정 중 어느 단계에 있는지에 따라 다르겠지만, 아사나라는 성배를 마침내 얻기 위해 필요한 단 하나의 것이 있다면 바로 이 실험일 수 있다. 아직 파드마아사나를 하기에 한참 먼 사람들도 매일 이 자세를 해야 한다. 그리고 파드마아사나를 하는 데에 아무 문제가 없는 사람이라고 해도 각자의 제약이 어디에서 비롯되는지 이해하는 데에는 여전히 도움이 될 것이다. 이 실험을 하고 나면 파드마아사나에 있을 때 평온함과 편안함을 느낄 수도 있다.

준비 동작에 들어가 보자. 첫 번째는 다리를 완전한 파드마아사나로 두는 것이다. 즉, 바닥에 앉아야 한다. 이렇게 하기 힘들다면 한쪽으로 아르다 파드마아사나를 시도해 보고, 그 다음에는 반대쪽으로 아르다 파드마아사나를 시도해 보라. 파드마아사나나 아르다 파드마아사나를 하는 동안 위에 올라온 발의 위치, 무릎이 몸 바깥쪽을 향하고 있는 각도, 바닥에서 무릎까지의 높이를 기억하라. 더불어 볼기와 무릎, 발목, 발, 정강이가 포개져 있는 곳의 감각을 받아들여라. 이 자세의 전반적인 긴장을 느껴라. 이 상태로 너무 오래 있지 말라. 이 상태로 너무 노래 있다 보면 파드마아사나가 부드러워진 것이 '이' 자세 때문이라고 생각하게 될 수도 있기 때문이다.

이제 오른쪽 다리가 왼쪽 다리 위에 오도록 다리를 서로 포개라. 이것을 첫 번째 면이라고 부르자. 발이 두덩뼈에 너무 가까워지지 않게 조심하라. 정강이가 매트의 앞쪽 끝과 평행해야 한다. 사람들은 정강이는 올바른 위치에 두고 볼기를 앞으로 당겨 앉는 경향이 있다. 그러지 마라! 오른쪽 무릎이 왼발에서 조금 뜬 채로 있을 수도 있다. 몇 센티미터 정도 떠 있다고 해도 걱정하지 마라. 그러나 몇 센티미터 이상이라면 수건을 말거나 블록으로 무릎 밑을 받쳐라. 너무 심하게 타이트하다면 다음에 소개하는 변형 자세를 사용하라.

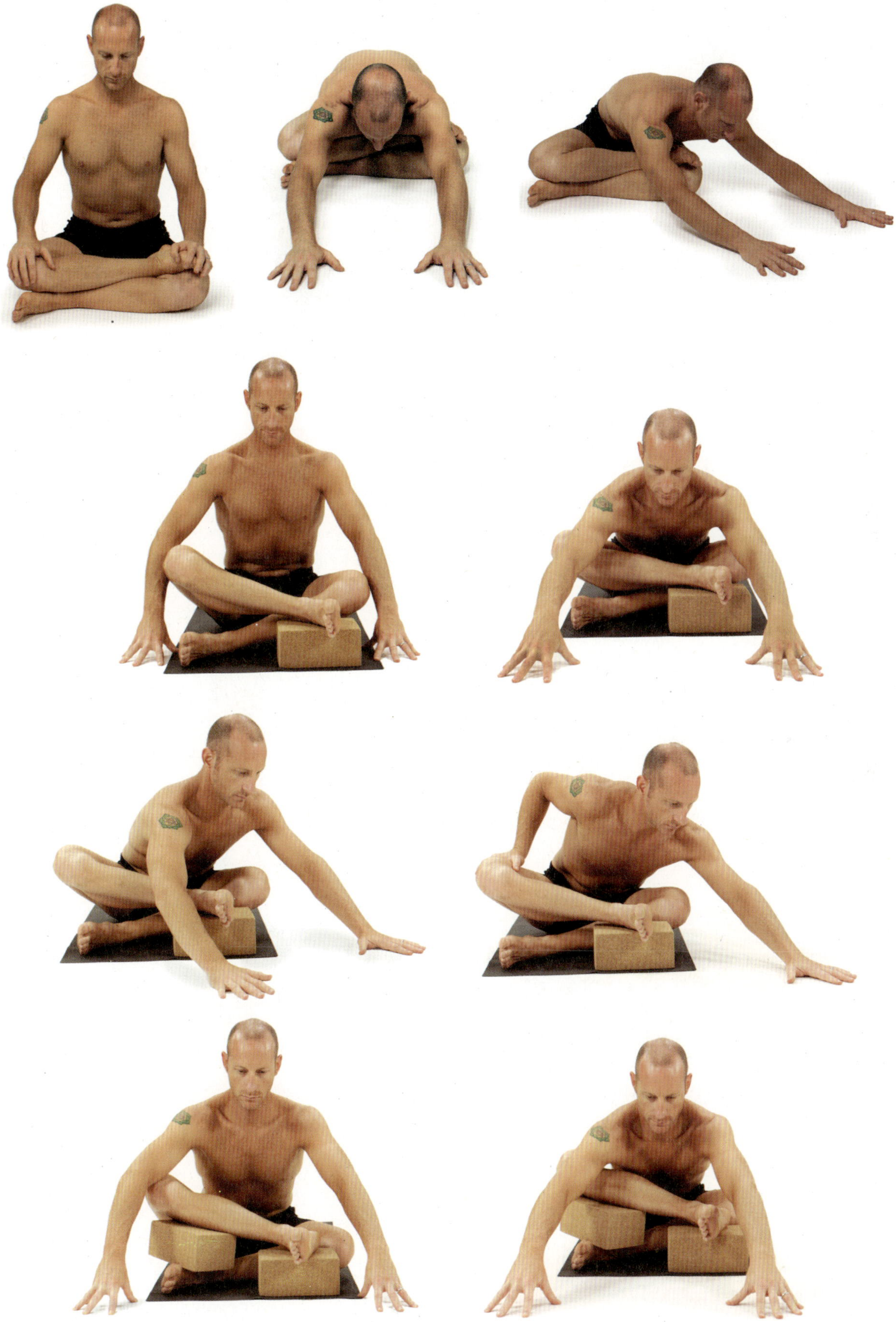

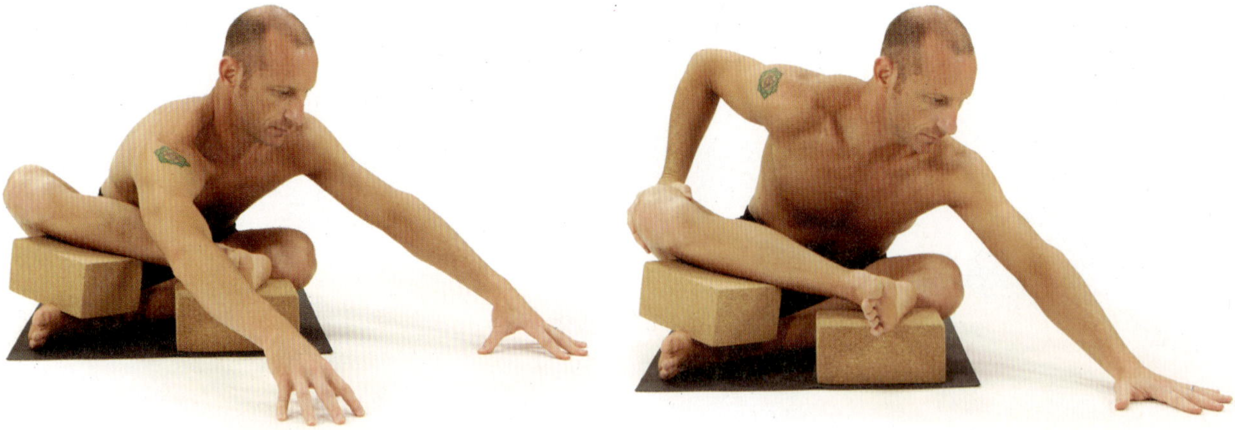

그림 4.27 : 드위 파다 라자카포타아사나. 블록을 써야 한다면 발 아래나 무릎 아래에 놓고 무릎의 압박이나 통증을 줄일 수도 있다.

대개 무릎관절을 완전히 굽히면 무릎에 압박이 느껴지기 시작한다. 내가 이 준비 자세를 좋아하는 이유는 무릎을 90° 가까이 유지함으로써 이런 압박을 최소화할 수 있기 때문이다. 그러나 언제나 예외는 있다. 이미 무릎에 문제가 있는 사람들은 그래도 무릎의 안쪽이나 가쪽에서 꼬집는 듯한 느낌을 받을 수도 있다. 이런 경우라면 무릎을 좀 더 높일 수 있도록 무엇인가를 무릎 아래에 받치도록 하라. 다음 단계로 넘어가서도 무릎에 이런 느낌이 해소되지 않는다면 앞으로 곧게 몸을 굽히는 대신 통증이 있는 무릎 반대쪽으로 비스듬히 굽혀라.

이제 준비가 되었으니 몸을 앞으로 굽혀라. 가슴이 정강이에 닿도록 애쓰면서(실제로 닿지 않더라도 괜찮다) 앞에 있는 바닥에 손을 뻗어라. 98%의 사람들은 위에 놓인 다리의 볼기에서 느낌을 받을 것이다. 이 경우라면, 지시대로 하면 오른발을 왼쪽 무릎 위에 두었으니 오른쪽 볼기에서 느낌이 올 것이다. 소수의 사람들은 반대쪽 또는 양쪽 볼기 모두에서 느낌을 받는다.(이는 그 사람의 안쪽돌림근육이나 가쪽돌림근육이 매우 타이트하다는 뜻이다). 또 다른 일부는 볼기에 아무런 느낌도 없거나 엉치부위(sacral region)나 고샅부위(inguinal region)에서 약간의 느낌이 있을 것이다. 대개는 날카롭고 찌르는 듯한 느낌이다. 이런 사람들은 우선 엉덩관절 굽힘근육을, 주로 큰허리근을 신장해야 한다. 모음근에서 제약을 느낄 수도 있다.

이 자세에서 대략 30초 동안 가만히 있어야 한다. 30초가 지나면 다시 상체를 곧게 세운다. 이제 상체를 왼쪽으로 돌린다. 즉, 왼쪽 무릎 위에 놓인 오른발을 향하는 것이다. 다시 몸을 숙이면서 가슴 중앙이 오른발의 위에 오게 노력하면서 바닥을 향해 손을 쭉 뻗는다. 이렇게 하면 볼기와 더불어 우리가 이야기하고 있는 여섯 깊은가쪽돌림근육에 가해지는 압력의 양이 증가한다. 이 자세를 다시 30초간 유지하라. 여기에서 한 단계 더 나아갈 수도 있다. 오른손을 오른쪽 넙다리 가운데 또는 그보다 더 아래에 두라. 오른손으로 오른쪽 넙다리를 누르면서 가쪽돌림을 하는 상태로 몸통은 오른발을 향해 계속 굽히고 왼손은 오른발 너머 바닥을 짚는다. 이 자세도 30초 동안 유지하라. 다리를 바꾸어서 왼쪽에서도 되풀이하라.

이제 엉덩관절에 전반적으로 얼마나 긴장이 있는지 알아보기 위한 파드마아사나 시험이 끝났다. 그런 다음 우리는 주로 한 부위 즉, 볼기를 신장할 때의 느낌을 살펴보았다. 이런 신장은 여섯 깊은가쪽돌림근육과 볼기근에 압박을 한다. 이제 다시 파드마아사나를 하면서 어떤 느낌인지 보자. 처음 했던 것처럼 파드마아사나나 아르다 파드마아사나를 취하고 다시 이 자세에서 다리의 감각을 느껴 보라. 두 번째로 할 때에는 더 편해졌으리라 기대한다.

점프 백과 점프 업을 하는 동안 큰허리근과 반다 탐구 (Exploring the Psoas and Bandhas While Jumping Back and Up)

운동 중심, 무게중심, 반다, 큰허리근을 함께 묶어 내는 동작이 있다. 이 동작은 아르다 우타나아사나에서 점프 백을 해서 하이플랭크(또는 차투랑가 단다아사나)를 하고 아도 무카 스바나아사나에서 점프 포워드를 해서 아르다 우타나아사나로 돌아가는 것이다. 이 동작은 수리야 나마스카라에서 흔히 볼 수 있다. 또한 반다를 사용하여 '플로팅(floating)'을 사람에게서도 관찰할 수 있다.

기능적 차원에서 보면 아르다 우타나아사나에서 하이플랭크로 가는 동작은 엉덩관절의 폄에 해당한다. 점프 포워드는 엉덩관절의 굽힘이다. 공중에서 무게중심이 움직이고 있는 것이다. 골반, 보다 구체적으로는 엉치뼈에서 무게중심의 통제가 필수적이다. 이 부위에 가장 가깝고 엉덩관절을 통제할 수 있는 능력이 있는 근육이 무엇일까? 그렇다. 큰허리근이다.

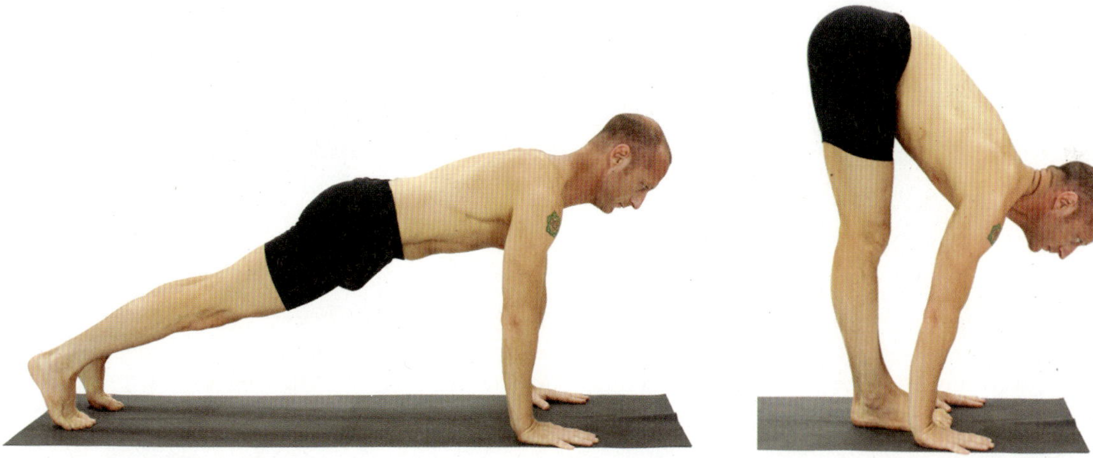

그림 4.28 : 아르다 우타나아사나에서 차투랑가 단다아사나로 점프 백 할 때, 큰허리근은 편심성 수축을 해서 엉덩관절의 움직임을 통제한다.

점프 백을 해서 하이플랭크를 하려면 수련자가 엉덩관절에서 중력에 저항해야 한다. 이는 특히 착지 과정에서 두드러진다. 엉덩관절 굽힘근육은 편심성 수축을 함으로써 폄이 너무 빠르거나 강하게 일어나지 않게 한다. 우리는 긴장된 상태에서 서서히 늘임으로써 발이 바닥에 닿을 때 골반이 쳐지거나 떨어지는 것을 방지한다.

반대로 아도 무카 스바나아사나에서 점프 포워드를 할 때에는 골반(무게중심)이 들어 올려지고 공중에서 균형을 유지해야 한다. 무게중심은 골반안(pelvic cavity)의 중심에 있기 때문에 무게중심과 골반안은 긴밀하게 결합된다. 팔의 도움을 받아 이런 상황이 일어나게 되면 다리가 뒤넙다리근 및 다른 엉덩관절 폄근육의 저항에 맞서서 안쪽으로 그네처럼 돌아서 들어와야 한다. 공중에서는 힘을 실어 줄 수단이 더 적어지기 때문에 이렇게 하기가 더 힘들다. 이런 작용은 엉덩관절 굽힘근육의 동편심성 수축이다. 그러면 가장 강한 엉덩관절 굽힘근육은 무엇일까? 큰허리근이다. 그러므로 요가 수련자들이 플로팅을 할 때 볼 수 있는 물리적 특징은 큰허리근과 관계가 있다는 점에는 의심의 여지가 없다.

아사나에서 큰허리근 탐구(Exploring the Psoas in Asanas)

모든 사람들이 항상 "어떻게 하면 큰허리근을 튼튼하게 만들 수 있습니까?"라거나 "제 큰허리근을 어떻게 신장할 수 있습니까?"라고 묻는다. 우선 이 근육을 튼튼하게 하려고 다른 근육, 예를 들어, 넙다리네갈래근을 튼튼하게 만드는 방식으로 집중해서는 안 된다. 큰허리근은 아마도 우리 몸에서 가장 중요한 자세근육(postural muscle)이자 구조근육(structural muscle)이다. 짧은 시간 안에 큰허리근의 긴장에 변화를 주는 것(그럼으로써 큰허리근이 영향을 미치는 모든 관절의 긴장에 영향을 미치는 것)은 좋은 생각이 아니다. 여러 해에 걸쳐 자신의 큰허리근을 튼튼하게 만들려고 광적으로 노력한 내담자들이 있었지만, 결과적으로는 다시 문제가 생기는 것처럼 보였다. 대신 나는 큰허리근과의 훌륭한 동업자 관계를 형성할 것을 권한다. '관계'란 그 근육이 뭔가 잘못된 것처럼 다루는 것과는 한참 다른 의미이다. 그러면 어떻게 그럴 수 있는가? 우선 분명한 정신적 의도가 있어야 한다. 일단 수리야 나마스카라를 간단한 예로 들어보자.

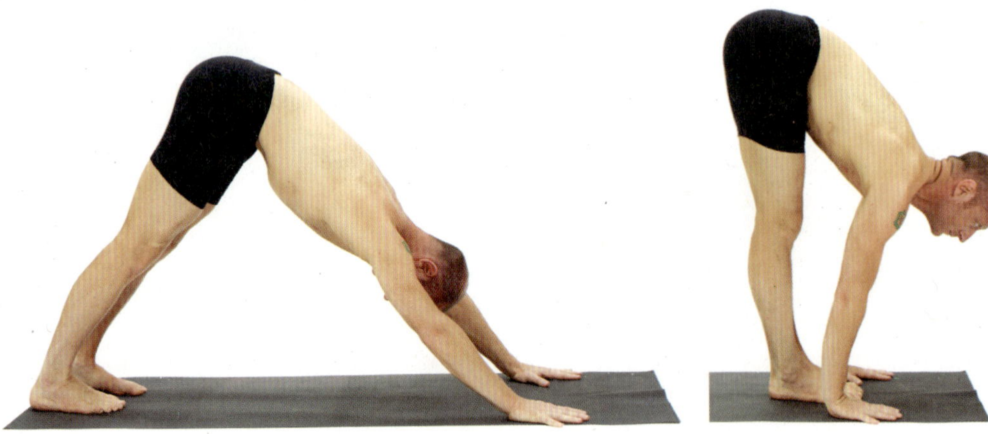

그림 4.29 : 아도 무카 스바나아사나에서 아르다 우타나아사나로 점프 포워드 할 때, 큰허리근은 동심성 수축을 해서 다리를 앞으로 가져온다.

두 번째 질문, "어떻게 하면 큰허리근을 신장할 수 있습니까?"에 대한 답변을 하면 대부분의 사람들은 큰허리근을 특히, 근력을 키우는 도중이나 키우기 전에 늘여야 한다. 큰허리근은 엉덩관절 굽힘근육이며 이는 엉덩관절의 모든 강한 폄이 큰허리근을 신장한다는 뜻이기도 하다. 런지(lunge)가 훌륭한 예이다. 발꿈치를 든 상태로 하는 비라바드라아사나 I을 해도 좋고 카포타아사나에서 뒤쪽 다리를 활용해서 큰허리근을 포함한 엉덩관절 굽힘근육을 신장해도 좋다.

5 골반 (The Pelvis)

라틴어로 'pelvis(골반)'는 '대야' 또는 '큰 그릇'이라는 뜻이다. 골반은 사춘기 전까지는 완전히 융합되지는 않는다. 융합이 완료되려면 그만큼 오래 걸리는 것이다. 사춘기에는 골반의 각 면을 이루는 뼈가 완전히 융합된다. 골반이 하나의 뼈로 되어 있는 것처럼 보임에도 우리가 3개의 뼈에 대해 이야기하는 이유가 바로 이것이다.

골반은 몸 설계의 중심에 있다. 모든 움직임의 중심에 있으며 우리가 중력에 대처하는 핵심가 된다. 엉덩관절 굽힘근육은 골반에 붙기도 하고 골반을 지나가기도 하며(넙다리곧은근은 아래앞엉덩뼈가시에서 골반에 붙으며 큰허리근은 골반을 지나 척추뼈에 붙는다) 우리의 가장 중요한 동작인 걷기를 담당한다. 골반의 뒤쪽에 있는 쐐기 모양의 엉치뼈는 몸의 무게중심으로 간주된다. 다리는 이 그릇 모양의 구조물에 달려 있다. 엉치뼈는 문자 그대로 골반의 양쪽 사이에 끼어 있으면서 척추의 안정적이고 탄탄한 토대가 되어 준다. 척추는 골반에서 나무처럼 위로 솟아 있다. 척추는 가슴우리(thoracic cage)를 지탱하고, 가슴우리에서 뻗어 나온 팔까지도 간접적으로 지탱한다.

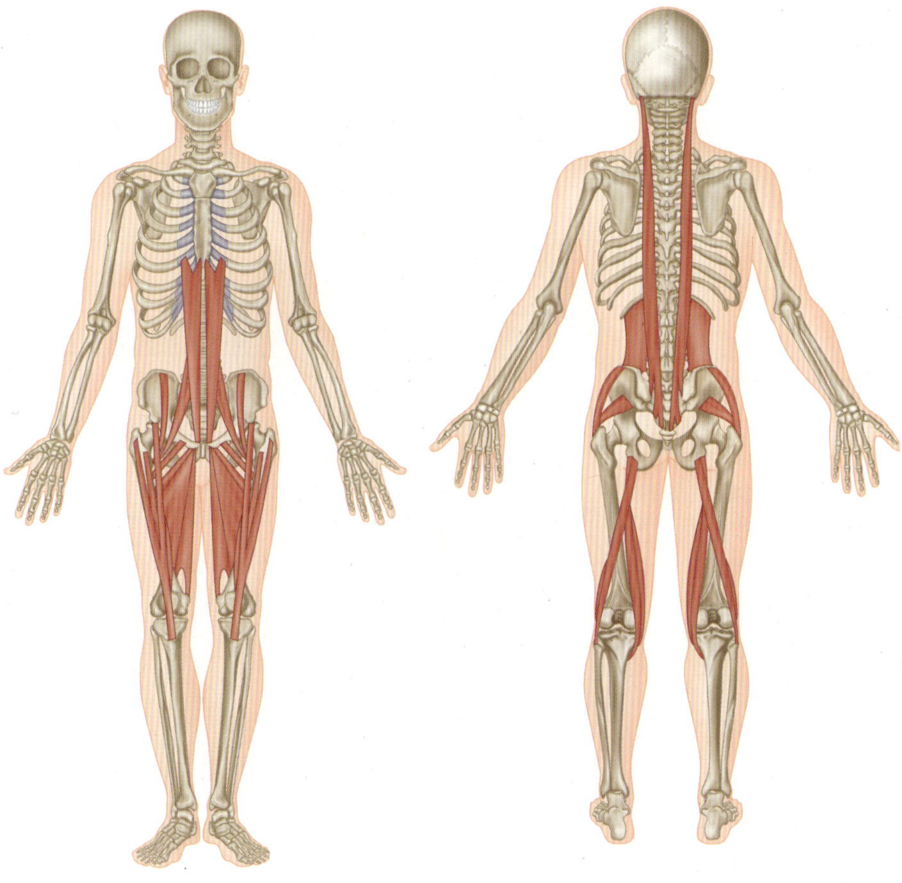

그림 5.1: 골반은 여러 근육들의 붙는곳의 중심이다.

여러 근육들이 골반에서 이어지며 아래위로 뻗어 나간다. 척추세움근(erector spinae)은 몸통의 등 쪽으로 올라가며 뒤넙다리근은 다리의 뒤쪽으로 내려간다. 배근육, 넙다리네갈래근, 모음근은 모두 몸의 앞쪽에 있으며 골반에서 나와 서로 다른 방향으로 뻗어 나간다. 깊이 들어가면 엉덩허리근의 일부가 골반의 속에 붙는다.

해부학에서 골반이 중심적 위치를 차지하고 있을 뿐만 아니라 요가 철학 역시 골반의 중요성을 강조한다. 반다, 차크라, 주요 에너지 나디 역시 몸의 이 부분에 모여 있다. 요기의 관점에서 보면 이해하고 탐구해야 할 절대적으로 중요한 곳이 바로 골반이다.

표지점과 뼈대(LANDMARKS AND SKELETON)

골반을 설명할 때 'hip(엉덩부위, 엉덩관절)'이라는 단어를 쓰는 것을 자주 들어보았을 것이다. 해부학적으로는 옳은 말이지만 이런 명칭은 우리가 쓰기에는 너무 광범위하다. 앞서 살펴보았던 것처럼 'hip joint(엉덩관절)'는 넙다리뼈와 골반이 만드는 관절이다. 입말로는 'hip'이 골반 전체뿐만 아니라 넙다리 윗부분의 근육과 뼈까지 포함한다. 때로 골반의 양면을 'hip bone[볼기뼈(coxal bone)]'이라고 부르기도 한다. 우리는 골반에 대한 탐구를 골반의 뼈와 조직에만 한정시키기로 한다. 골반의 각 면에 있는 세 개의 융합된 뼈는 각각 엉덩뼈(ilium), 궁둥뼈(ischium), 두덩뼈(pubis)이다. 'ilium(엉덩뼈)'은 'ilia, ilio, iliac'이라고 활용되기도 한다. 'ischium(궁둥뼈)'은 'ischia, ischio, ischial'이라고 활용되기도 한다. 끝으로 'pubis(두덩뼈)'는 'pubo, pubic'이라고 활용되기도 한다. 엉덩뼈는 내가 흔히 '코끼리 귀'처럼 생겼다고 하는 넓은 평평한 부분이다. 두덩뼈는 앞쪽에 자리 잡고 있으며 몸의 '두덩부위(pubic region)'와 연관이 있다. 궁둥뼈는 앉았을 때 바닥에 닿는 부분이다.(영어로 요가 수업에서는 흔히 'sit bone'이라고 한다.)

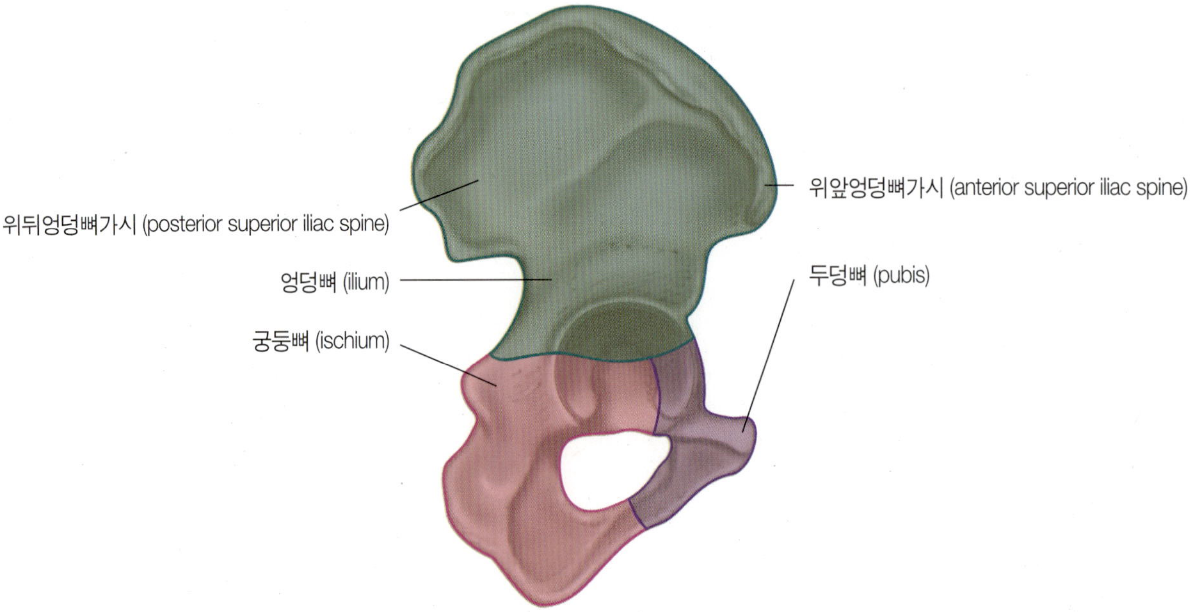

그림 5.2 : 골반의 뼈들.

세 뼈는 절구(acetabulum)라고 하는 골반의 깊이 오목한 곳 중심에서 융합한다. 여기에서 큰 공 모양의 넙다리뼈머리가 골반에 끼워진다. 골반의 양면은 앞쪽에서는 두덩결합(pubic symphysis)이라고 하는 원반 형태의 연골에 의해, 뒤쪽에서는 엉치뼈(sacrum)에 의해 이어진다. 엉치뼈는 엉치엉덩관절(sacroiliac joint)에서 엉덩뼈와 만난다.

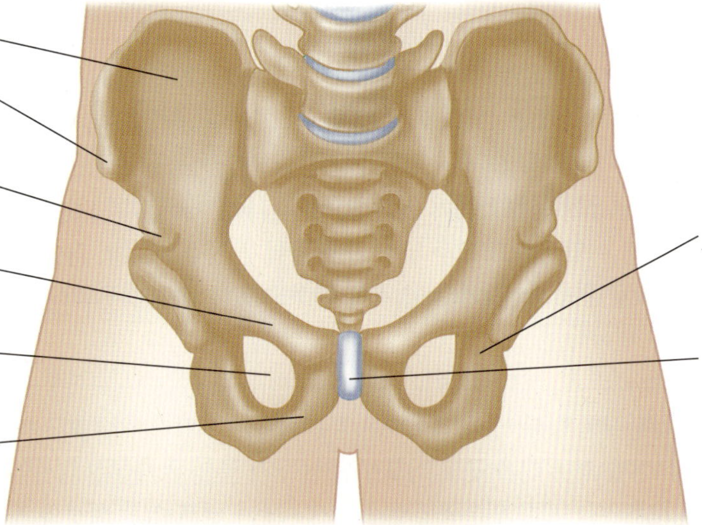

그림 5.3: 골반의 표지점.

골반에는 표지점이 여러 개 있다. 그중에서 가장 일반적으로 알려진 것들에 대해, 이름의 기원과 함께 설명하도록 하겠다. 이렇게 하면 각각을 기억하는 데에 도움이 될 것이다. 요가에서 자주 언급되는 한 쌍부터 시작해 보자. 그것은 바로 위앞엉덩뼈가시(anterior superior iliac spine, ASIS)로 골반 양쪽의 앞쪽에서 두드러지게 튀어나온 부위이다.(영어로 요가 수업에서는 흔히 'hip point'라고 한다.)

골반의 앞뒤에는 모두 엉덩뼈가시(iliac spine)가 있다. 위앞엉덩뼈가시는 엉덩뼈의 양쪽의 앞쪽에서 시작하여 위쪽으로 올라가며 능선(ridge)처럼 뻗어 있다. 위앞엉덩뼈가시는 앞엉덩뼈가시 중 위(superior)에 있으며 그 이름은 여기에서 나왔다. 앞엉덩뼈가시 중 아래(inferior)에 있는 튀어나온 부분은 아래앞엉덩뼈가시(anterior inferior iliac spine, AIIS)라고 한다. 넙다리네갈래근이 붙는곳 중 하나가 바로 이곳이다. 골반 뒤쪽에는 위앞엉덩뼈가시에 대응되는 위뒤엉덩뼈가시(posterior superior iliac spine, PSIS)가 있다. 이곳은 뒤엉덩뼈가시 중 위에 있는 돌출부이다. 위뒤엉덩뼈가시는 흔히 엉치엉덩관절과 연관된다. 위앞엉덩뼈가시와 위뒤엉덩뼈가시 사이의 부위는 엉덩뼈능선(iliac crest)이라고 한다. 몸 양쪽의 골반 가장 위쪽에서 직접 쉽게 만져 볼 수 있는 부분이다.

골반 앞쪽에서는 두덩뼈를 찾을 수 있다. 좌우의 두덩뼈는 두덩결합을 통해 가운데에서 이어진다. 전문적으로 보면 두덩결합은 좀움직관절(amphiarthrosis)이며 부분적인 움직임이 가능한 것으로 여겨진다. 섬유연골(fibrocartilage)의 두덩사이원반(interpubic disc)이 양쪽의 두덩뼈를 연결한다. 이 두덩사이원반은 액체핵이 없다는 것만 빼면 척추에서 볼 수 있는 척추사이원반(추간판, intervertebral disc)과 비슷하다. 두덩사이원반은 둥근 모양이고 뼈와 결합조직에 의해 고정되어 있다. 두덩뼈에는 위와 아래에 각 하나씩 두 개의 가지가 있으며, 각각 두덩뼈위가지(superior pubic ramus)와 두덩뼈아래가지(inferior pubic ramus)라고 불린다.

골반의 양쪽 뒤와 아래에는 궁둥뼈가 있다. 궁둥뼈에서 가장 뚜렷한 부분은 궁둥뼈결절이다. 궁둥뼈결절은 뒤넙다리근의 중요한 붙는곳이다. 앞서 언급했듯이 골반 가쪽에는 넙다리뼈머리가 들어가는 깊은 확(socket)이 있다. 이 확은 엉덩관절을 이루며 절구(acetabulum)라고 불린다. 'acetabulum'은 라틴어로 '식초 컵'이라는 뜻이다.

남녀의 골반 차이 (PELVIC DIFFERENCES BETWEEN MEN AND WOMEN)

남녀의 골반 차이 중에는 언급할 만한 것들이 있다. 골반안(pelvic cavity)의 모양, 위골반문(pelvic inlet)의 모양, 골반이 일반적으로 자리 잡고 있는 각도 모두 남녀 간에 차이가 있다. 여성의 골반은 남성의 골반에 비해 약간 더 넓고, 넙다리뼈가 붙게 되는 구멍인 절구가 더 앞쪽을 향하고 있다. 위골반문의 모양은 출산을 할 수 있도록 여성 쪽이 일반적으로 더 둥근 편이다.

골반을 옆에서 보면 앞서 살펴본 두 개의 튀어나온 부분을 볼 수 있다. 앞쪽의 위앞엉덩뼈가시와 뒤쪽의 위뒤엉덩뼈가시이다. 이 두 점을 잇는 선을 긋고 각도를 재면 남자의 경우 대부분 0° 이다. 여성의 경우 선이 아래로 대각선을 그린다. 위앞엉덩뼈가시가 위뒤엉덩뼈가시보다 낮기 때문이다. 여성의 평균 각도는 15° 이다. 남성과 여성들 안에서도 변이가 있다. 그러므로 이 내용은 경험 법칙에 불과하다. 유전이나 긴장 패턴과 같은 요인들이 위앞엉덩뼈가시와 위뒤엉덩뼈가시 사이의 각도를 크게 또는 작게 만들 수 있다.

골반의 움직임(MOVEMENTS OF THE PELVIS)

골반은 넙다리뼈머리 위에 자리 잡고 있다. 골반이 움직이면 엉덩관절에서도 그에 상응하는 움직임이 있다. 골반은 엉치뼈와 이어져 있고 척추 아래에 있기 때문에 골반의 움직임은 또한 엉치뼈와 척추의 움직임으로 이어진다. 골반이 움직이면 엉덩관절과 허리뼈 또한 동시에 움직인다.

골반과 연관된 움직임은 앞쪽기울임(anterior tilt)과 뒤쪽기울임(posterior tilt), 엉덩올림(hip hiking), 골반돌림(pelvic rotation)이다. 앞쪽기울임에서는 두덩뼈가 아래로 움직인다. 사람을 옆에서 보면 이 움직임을 가장 잘 볼 수 있다. 골반이 앞으로 기울어지면 두덩뼈가 낮아지면서 허리굽이(lumbar curvature)가 두드러진다. 골반과 척추 움직임 간의 상호관계를 보여주는 좋은 예이다. 골반의 뒤쪽기울임은 당연히 정반대의 움직임이다. 옆에서 보면 두덩뼈가 위로 들리면서 허리굽이가 평평해진다.

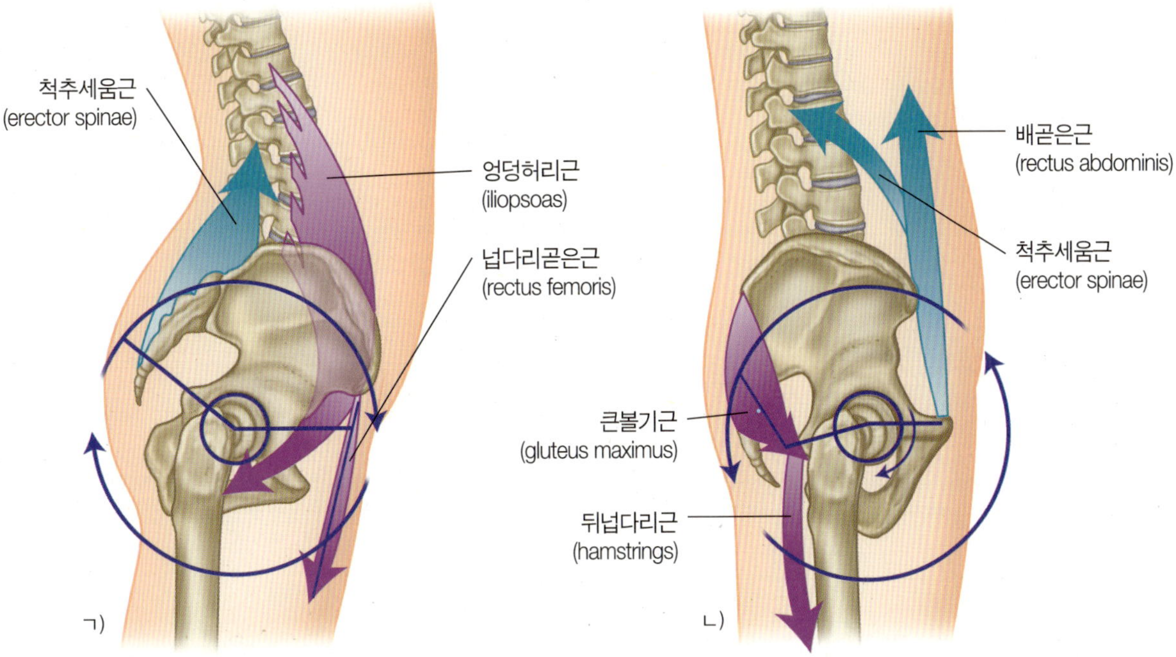

그림 5.4 : 골반 기울임 (pelvic tilt). ㄱ) 앞쪽기울임 (anterior tilt), ㄴ) 뒤쪽기울임 (posterior tilt).

흥미롭게도 근육을 골반의 앞쪽 '기울임근육(tilter)'이나 뒤쪽 '기울임근육'으로 설명하는 경우가 드물다는 사실을 알게 되었다. 골반은 근육의 중립적인 붙는곳이 아니라 대개는 이는곳으로 생각한다는 점이 주된 이유일 것이다. 골반의 움직임을 일으키려면 다리, 척추, 몸통을 움직이는 근육들이 해부학자들이 주로 이는곳(origin)과 닿는곳(insertion)이라고 정의하는 곳들을 움직여야 한다. 근육계통 부분에서 이에 대해 이야기했던 것이 생각날지도 모르겠다. 나는 워크숍에서 이 점을 분명히 설명하기 위해 보통 골반을 도르래 바퀴에 비유한다. 도르래 바퀴는 한 축을 중심으로 움직이며 힘이 어느 쪽에서 오느냐에 따라 이쪽으로도 저쪽으로도 회전할 수 있다. 도르래 바퀴가 있으면 그 바퀴를 감싸고 있는 줄은 도르래 바퀴를 따라 움직이며 힘이 오는 방향과 같은 방향으로 돌아간다. 이런 식으로 두 줄 중에 하나를 잡아당기면 도르래 바퀴가 돌아간다. 골반이 문자 그대로 도르래 바퀴는 아니지만 돌아가는 것은 사실이다. 골반의 경우, '바퀴'가 위 또는 아래에서부터 당겨진다. 도르래 바퀴의 비유를 사용하자면 줄이 위쪽과 아래쪽으로 이어져 있으며 따라서 골반의 앞과 뒤에 있다. 이 도르래 바퀴를 머릿속에 잠깐 그려보면 앞쪽 아래에서 이 바퀴를 당기는 것이 뒤쪽 위에서 당기는 것과 같은 회전을 일으킨다는 점을 알 수 있다.

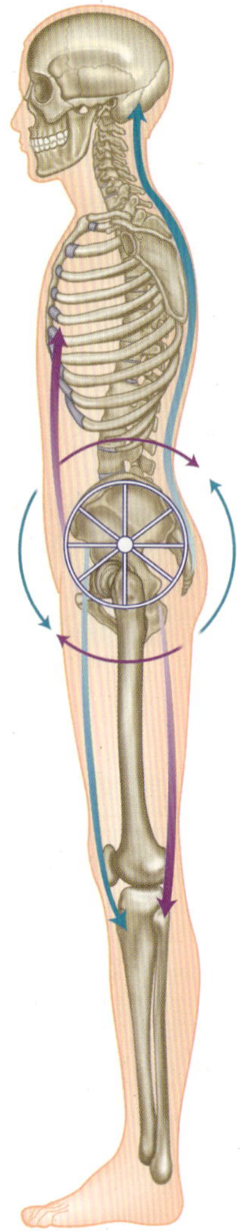

그림 5.5 : 골반의 앞쪽 아래와 뒤쪽 위가 함께 작용하여 어떻게 골반의 앞쪽기울임을 만드는지 살펴보라. 반대로 뒤쪽 아래와 앞쪽 위가 함께 작용하여 골반의 뒤쪽기울임을 만든다.

이런 개념을 골반에 적용하면 골반의 앞쪽에 붙는 근육들 일부(모음근, 넙다리네갈래근, 엉덩허리근)는 아래로 뻗어 있다. 이 근육들은 두덩뼈를 아래로 끌어내려 골반의 앞쪽기울임을 일으키며, 골반의 뒤쪽에 붙어 있고 위로 향해 있는 근육들[척추세움근(척추의 양쪽에 붙어 있는 두꺼운 근육), 허리네모근(quadratus lumborum)]과 협력한다. 척추세움근과 허리네모근도 골반의 앞쪽기울임을 일으킨다. 운카타아사나에서 이런 작용을 볼 수 있다.

두덩뼈 앞쪽 위에서 골반을 들어 올리면서 골반의 뒤쪽기울임을 일으키는 근육들도 있다. 이 근육들은 배근육으로서 모두 직간접적으로 두덩뼈와 붙게 된다. 배근육은 뒤넙다리근과 협력한다. 뒤넙다리근은 궁둥뼈결절에 붙으며 궁둥뼈를 끌어내려 골반의 뒤쪽기울임을 일으킨다.

'엉덩올림(hip hiking)', 즉 골반의 가쪽기울임(lateral pelvic tilt)은 골반의 또 다른 움직임이다. 엉덩부위를 위로 올릴 때에는 한쪽 엉덩부위를 가슴우리 쪽으로 끌어올리게 된다. 요가 자체에서는 이 움직임을 활용할 일이 흔치는 않지만 특정 자세, 예를 들어, 트리코나아사나 등에서는 갈비뼈와 골반의 거리가 짧아지는 경우가 드물지는 않다. '엉덩올림'이라고 설명하지는 않지만 사실은 그런 동작이 일어난 것이다. 이 동작은 골반과 척추의 상호관계를 드러낸다. 골반의 가쪽기울임에서 척추는 자연스럽게 가쪽으로 기울어진다[가쪽굽힘(lateral flexion)]. 골반돌림(pelvic rotation)은 우리가 걸을 때 어느 정도 일어나게 되는 골반의 또 다른 움직임 중 하나이다. 서 있을 때에는 골반의 한쪽이 두 넙다리뼈 중 한쪽을 중심으로 앞으로 돌아갈 때에 일반적으로 이런 움직임이 나타난다.

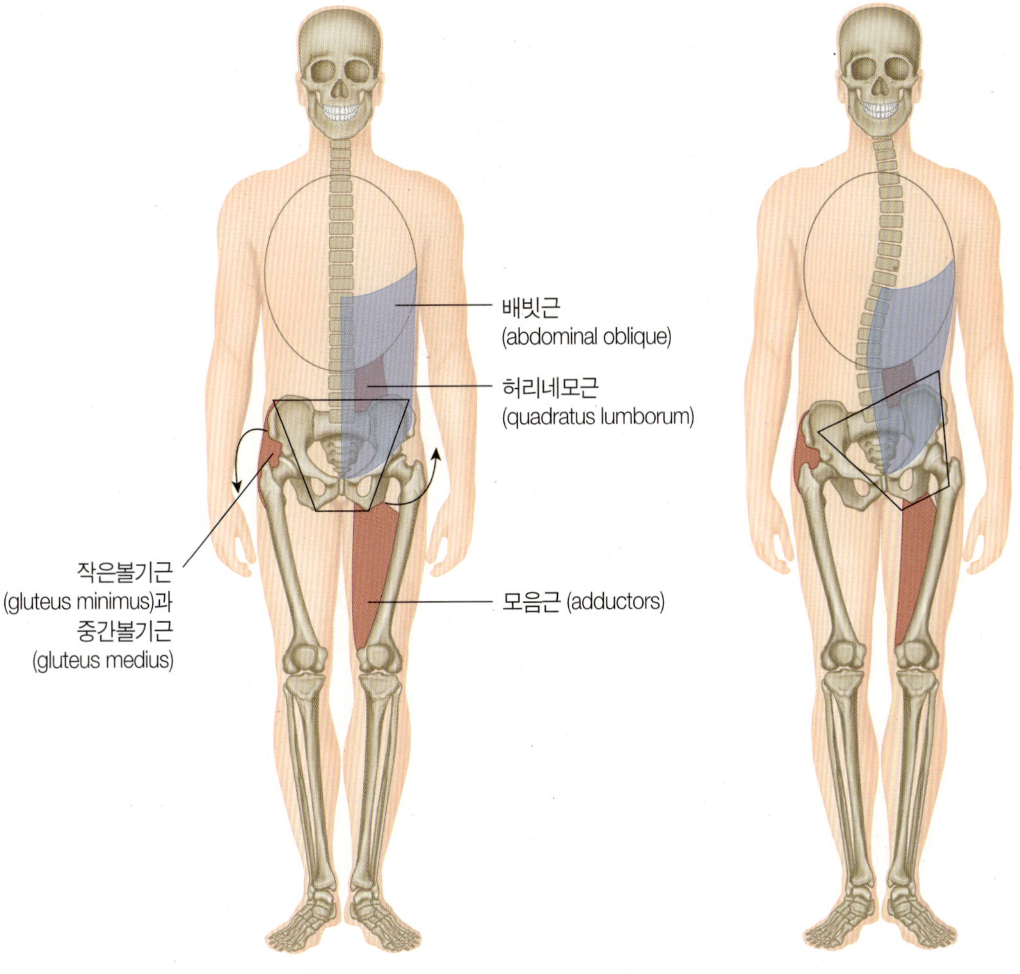

그림 5.6 : 엉덩올림(hip hiking)과 엉덩올림 관련 근육.

이 움직임이 아사나에서 나타난 것이 파리브르타 트리코나아사나이다. 오른쪽 파리브르타 트리코나아사나를 취하고 있을 때, 오른쪽 엉덩부위가 갈비뼈에 가까워질 뿐만 아니라 골반의 왼쪽은 아래로 내려가게 된다. 아사나는 골반이 바닥에 평행하도록 요구하고 있기 때문에 골반 왼쪽이 앞으로 돌아갔다거나 바닥을 향해 앞으로 돌아갔다고 할 수 있을 것이다.

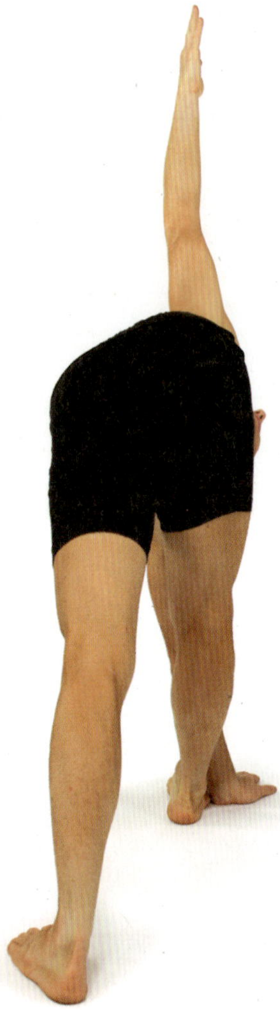

그림 5.7 : 왼쪽 엉덩부위가 낮아진 파리브르타 트리코나아사나는 골반돌림의 예이다.

몸의 중심(CENTER OF THE BODY)

골반은 몸의 상체와 하체가 만나는 교차로이다. 다리는 골반 아래로 뻗어 있고 척추는 골반의 지탱을 받고 위로 솟아 있다. 넙다리뼈를 움직이는 모든 근육들이 골반에 붙거나 골반을 지나간다. 배근육과 같이 척추를 움직이는 여러 근육들도 골반에 붙는다. 심지어 두껍고 강력한 척추세움근(척추 양쪽의 근육)도 엉치뼈에 붙는다.

나는 서 있을 때, 첫 번째 토대가 발이 된다면 두 번째 또는 상부 토대가 골반이라고 생각한다. 발은 골반을 간접적으로 지탱한다. 골반을 그릇이라고 생각하라. 그릇 아래에는 그것을 떠받치는 두 개의 막대기(다리)가 있다. 한쪽 막대가 앞으로 움직이면 그릇의 위치가 바뀌면서 한쪽으로 기울어진다. 골반의 위치에 영향을 미치는 모든 움직임이 골반 위로 있는 모든 것들에도 영향을 미친다.

엉치엉덩관절(SACROILIAC JOINT)

엉치뼈의 위치에 변화가 일어난 결과, 엉치엉덩관절이야말로 우리가 실제로 '직립' 하는 단 하나의 부위가 되었다. 이런 직립 자세를 유지하려면 이 관절을 단단히 제자리에 고정시키기 위해 치밀한 인대가 필요하다. 어떤 마법 같은 일이 일어나서 이 인대들이 잠시 사라진다면 우리가 앞으로 무너지게 되는 위치가 곧 엉치엉덩관절일 것이다. 앞쪽에 있는 앞엉치엉덩인대(anterior sacroiliac ligament)와 엉치가시인대(sacrospinous ligament), 뒤쪽에 있는 엉치결절인대(sacrotuberous ligament) 등이 엉치뼈를 엉덩뼈에 고정시킨다.

엉치엉덩관절의 핵심에는 엉치뼈와 엉덩뼈의 접합이 있다. 엉치뼈의 표면에는 일종의 부메랑 모양이 있어서 엉덩뼈에 있는 비슷한 표면과 맞아떨어진다. 관절 표면에는 유리연골(hyaline cartilage)이 있으며 윤활액(synovial fluid)으로 뒤덮여 있다. 이는 일정한 움직임이 가능함을 암시한다. 그러나 엉치엉덩관절은 평면관절(plane joint)로 분류된다. 엉치엉덩관절은 그렇게 많이 움직이지는 않는다.

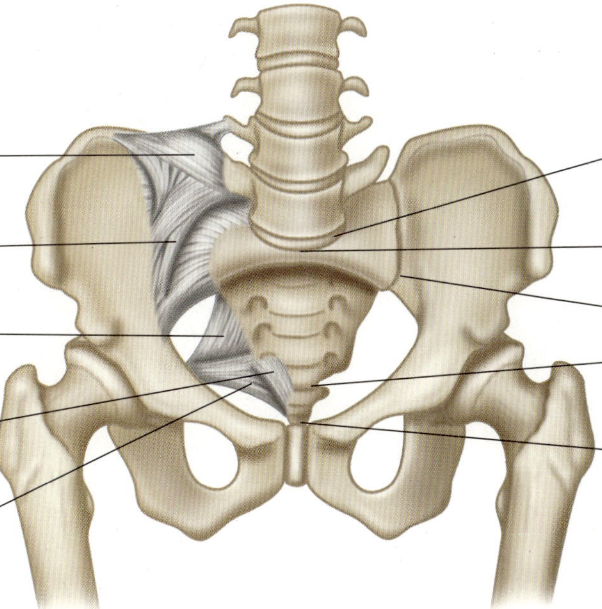

그림 5.8 : 골반과 엉치엉덩관절 주변의 인대.

엉치엉덩관절의 움직임(Movements of the SI Joint)

두껍고 치밀한 인대와 관절 표면 모양 사이에서 평균적인 사람은 엉치엉덩관절에서 기껏해야 몇 밀리미터의 움직임이 있을 뿐이다. 그렇지만 요가계에서는 엉치엉덩관절의 움직임에 대해 많은 이야기가 있다. 선천적으로 유연한 사람들은 이 관절에서도 보통 사람들보다 운동범위가 더 클 것이라고 해 두는 편이 맞을 것 같다. 유달리 움직임의 범위가 큰 소수의 사람들이 있는가 하면 전혀 움직이지 못하는 사람들도 있을 것이다(일부의 엉치엉덩관절은 서로 융합될 수도 있다). 그러나 평균적인 사람은 엉치엉덩관절에서 고작 몇 밀리미터 정도의 움직임이 있을 따름이다.

해부학계에서는 엉치엉덩관절의 움직임이 어떻게 일어나는지, 어떤 유형의 움직임인지, 움직임은 어느 정도인지에 대해 큰 논쟁이 계속되고 있다. 개인적으로는 논쟁이 지속되는 이유가 단지 개인마다 차이가 있고 관절 자체가 일생 동안 변화하기 때문이라고 생각한다. 40세인 지금의 나의 엉치엉덩관절의 움직임을 열 살 때의 나의 엉치엉덩관절의 움직임과 비교해 본다면 내가 동일인임에도(동일인이기는 할까?) 그 차이를 볼 수 있을 것이다.

어쨌든 엉치엉덩관절에서의 움직임은 굽힘(nutation)과 반대로굽힘(counternutation)으로 알려져 있다. 이 두 움직임은 골반의 양쪽 사이에서 엉치뼈가 앞과 뒤로 살짝 기우는 모습을 가리킨다. 골반이 고정된 상태에서 엉치뼈 윗부분이 앞쪽 아래로 움직일 때를 굽힘이라고 한다. 반대로굽힘은 반대 동작이다. 다시 말해, 엉치뼈의 윗부분이 뒤쪽 아래로 움직이는 것이다. 좀 더 확실히 하면, 골반의 양면이라는 범위 안에서 엉치뼈가 돌아가는 것에 대한 이야기를 하고 있는 것이다. 이 움직임은 골반 기울임과는 관계가 없다. 굽힘과 반대로굽힘 모두 골반 기울임과 동시에 일어날 수 있지만 한쪽이 일어난다고 해서 다른 쪽이 일어난다는 뜻은 아니다. 여기에서 혼란이 생길 수 있다. 이 움직임은 엉치엉덩관절 자체에서 일어나는 것임을 명심하라. 엉치뼈가 제자리에 있고 골반이 엉치엉덩관절에서 앞으로 돌아간다면 이것은 엉치엉덩관절의 반대로굽힘이다. 마찬가지로 골반이 고정된 상태에서 엉치뼈가 뒤쪽 아래로 돌아가는 것도 역시 반대로굽힘이다.

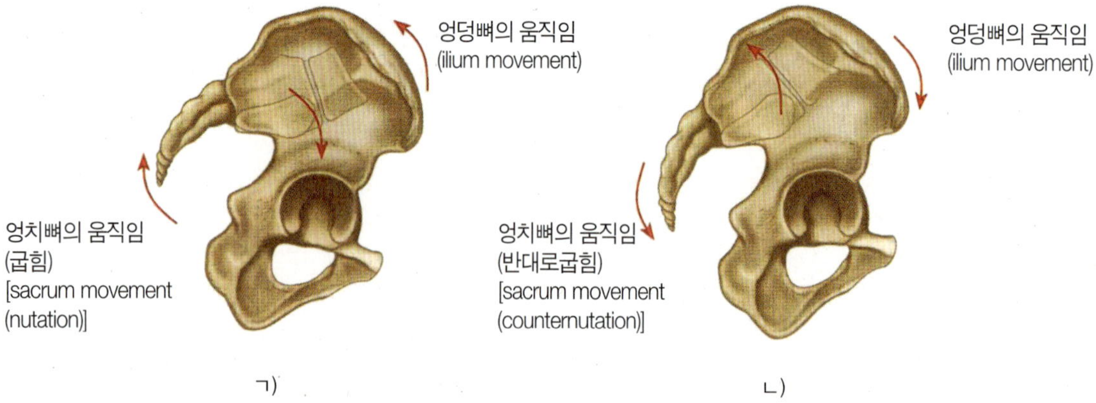

그림 5.9: 골반에 대해 엉치뼈가 앞으로 움직이면 굽힘(nutation)이다. 골반이 고정된 채로 엉치뼈가 뒤로 움직이면 반대로굽힘(counternutation)이다.

나는 '굽힘근(nutator)'이나 '반대로굽힘근(counternutator)'이라는 이름이 붙은 근육을 한 번도 본 적이 없다. 엉치엉덩관절의 움직임은 수동적이다. 그렇다고 이 관절에 영향을 미치는 근육이 없다는 뜻은 아니다. 앞으로 이야기하겠지만 사실 골반의 양쪽 사이에 있는 엉치뼈에 큰허리근과 궁둥구멍근(piriformis)이 영향을 미친다. 그렇다면 내가 수동적이라고 한 것은 무슨 뜻일까? 나는 엉치엉덩관절의 바깥에서 만들어지는 힘이 이 관절에 압력을 가한다는 점을 말하고 싶다. 이 외부의 힘은 무엇인가? 첫째는 체중으로서, 이는 중력과 관련이 있다. 둘째는 움직임을 통해 만들어지는 힘의 축적이다. 엉치엉덩관절에 영향을 미치는 것은 골반의 움직임만이 아니다. 엉덩관절과 허리뼈에 연결된 신체 부분들의 상호 연관된 움직임도 엉치엉덩관절에 영향을 미친다. 즉, 척추나 엉덩관절 운동범위의 거의 끝부분에 이르면 엉치엉덩관절에 압박이 가해진다.

수동적 움직임이라는 개념을 좀 더 넓혀 보자. 골반에서 솟아올라 있는 척추에 팔과 다리는 없고 가슴우리와 머리뼈만 있다고 상상해 보라. 이제 허리뼈와 등뼈의 곡선을 볼 수 있도록 옆에서 보라. 이제 척추는 바닥에서 수직으로 직립해 있도록 골반과 척추를 바닥에 놓아라. 바닥이 뭔가 마법 같은 힘으로 궁둥뼈와 골반을 움직이지 못하게 붙잡고 있다고 하자. 골반의 양쪽은 완전히 고정되어서 움직이지 않는다. 척추와 엉치뼈를 지나가는 자연스러운 중력선이 있다. 중력과 완전히 정렬된 채로 서 있는 상태라면 척추를 붙잡아주는 것이 아무 것도 없다고 해도 척추는 앞으로도 뒤로도 쓰러지지 않을 것이다. 균형을 유지할 것이다.

이 관절에서 수동성의 개념을 응용해 보자. 척추 대부분이 중력선 앞쪽으로 움직인다면 엉치엉덩관절에는 어떤 움직임이나 힘이 가해질까? 엉치엉덩관절을 둘러싼 인대가 모두 사라진다고 해 보자. 척추는 골반 앞쪽으로 바닥에 떨어질까? 엉치엉덩관절도 결국 똑같이 무너지지 않을까? 그렇다. 이런 상황이 '현실적'이지는 않지만 다소 가동성이 없는 이 엉치엉덩관절에서 어떻게 힘이 만들어지는지를 보여준다. 어느 시점에서 척추의 무게가 앞으로 가면 이 움직임이 척추뼈를 엉치엉덩관절을 향해 내려가게 하기 때문에 척추의 앞쪽이 짧아진다. 각각의 척추뼈가 더 앞으로 가면 더 많은 무게가 실린다. 척추의 마지막 관절이 엉치엉덩관절이다. 그 위에 있는 모든 척추뼈가 앞으로 움직이면 엉치엉덩관절 역시 앞으로 움직일 것은 분명해 보인다. 어떤 면에서 엉치엉덩관절은 척추의 마지막이자 가장 큰 후관절(facet joint)이다.

개인적으로 나는 엉치엉덩관절에서 아무런 움직임도 느끼지 못한다. 그러나 학생들 중에는 확실히 엉치엉덩관절의 움직임을 느끼는 사람들이 있다. 당연히 그들은 과가동성을 가진 쪽에 속한다. 그들은 선천적으로 매우 유연하며 수련을 하면서 힘과 안정성을 중점적으로 다루어야 할 것이다. 엉치엉덩관절의 움직임을 느낄 때에는 거의 어김없이 깊은 뒤쪽 굽힘 유형의 자세이다. 아쉬탕가 수련자로서 그들은 모두 아쉬탕가 세컨드 시리즈(Ashtanga' s second series)에서 실시하는 카포타아사나와 같은 자세를 깊이 이해하고 있다.

카포타아사나의 가장 깊은 상태에서 엉치엉덩관절의 움직임이 느껴지면 마치 뒤쪽 굽힘을 심화하는 것 같다. 즉, 엉치뼈의 윗부분이 척추와 함께 골반선 뒤쪽에서 반대로굽힘을 하는 것이다. 그렇다고 내가 학생들에게 이 자세에서 움직여 보라고 말한다는 뜻은 아니다. 개인적으로는 별로 좋은 생각은 아니라고 생각한다. 불안정성을 더 키우고 이후로도 잠재적인 문제들을 일으킬 수 있기 때문이다. 엉치엉덩관절과 관련된 앞쪽 굽힘과 뒤쪽 굽힘에 대해서는 "해부학을 수련에 결합하기" 부분에서 더 자세하게 다루겠다.

골반가로막근육(PELVIC FLOOR MUSCLES)

이 부분과 아래의 물라 반다 부분은 조금 중복되겠지만 골반가로막근육이 무엇이며 어디에 있는지를 분명하게 정의할 만한 가치는 있는 것 같다. 골반가로막근육은 가로막으로 작용하며 이 골반가로막은 위에 있는 호흡 가로막과 정확히 반대 위치에 있다. 두 개의 가로막은 배안(abdominal cavity)의 위와 아래를 형성하며 어떤 점에서는 배안의 압력을 통제한다. 샅근육(perineal muscles)은 샅가로근(transverse perineal), 망울해면체근(bulbospongiosus), 궁둥해면체근(ischiocavernosus)을 포함한다. 그러나 이 책에서는 이 근육들이 붙는곳에 관해 깊이 들어갈 필요는 없다.

요가 수업에서 흔히 쓰이는 용어는 회음(샅, perineum)이다. 샅근육은 골반가로막근육에서 가장 얕은 부위의 근육이다. 이 근육은 얇으며 고도의 수련을 받지 않으면 구분할 수 없다. 골반가로막의 지탱에 일조하지만 이 부위를 안정화하는 데에 본격적으로 사용되는 근육은 아니다. 요가에서 골반가로막에 대해 이야기할 때 실제로 사용하는 근육은 항문올림근(levator ani)이다. 두덩꼬리근(pubococcygeus)이라는 용어도 가끔 튀어나오며 문자 그대로 '항문을 올려 주는 근육'인 항문올림근에 대해 이야기하는 것보다는 좀 덜 민망하다. 전문적으로 보면 두덩꼬리근은 항문올림근의 일부분이다. 엉덩꼬리근(iliococcygeus), 두덩곧창자근(puborectalis), 두덩꼬리근(pubococcygeus)을 합쳐서 항문올림근이라고 한다.

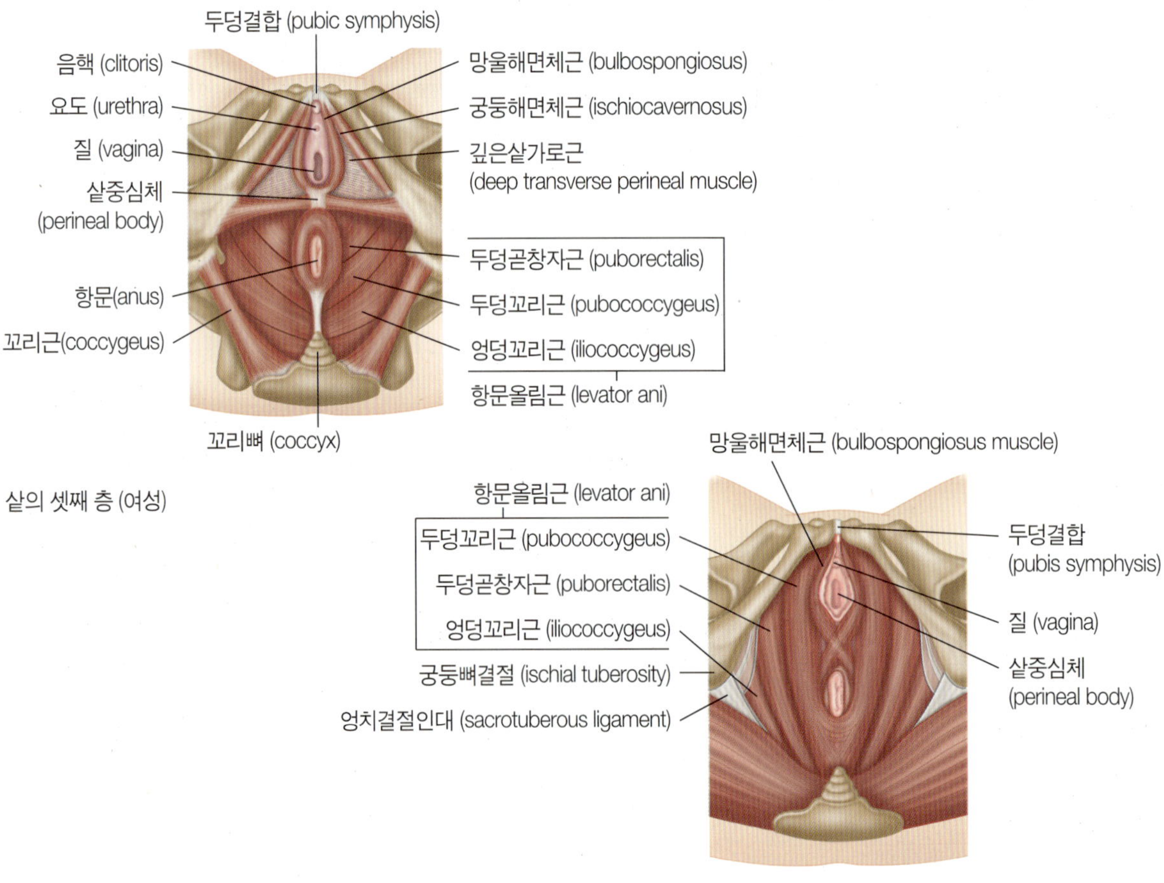

살의 둘째 층 (여성)

그림 5.10 : 골반가로막근육 (pelvic floor muscles).

우리는 움직이는 몸에 대해 연구하고 있다. 따라서 골반가로막근육의 기능을 집단으로서 보아야 한다. 이제 학술적으로는 항문올림근의 일부라는 점을 알게 된 두덩꼬리근이 진짜로 장기를 지탱한다. 잠시 근육군의 이름을 생각해보라. 항문올림근 즉, 항문을 올려 준다는 뜻이다. 당신이 이렇게 하면 어떻게 될까? 요가 수련에서는 언제 이런 동작이 사용될까? 첫 번째 질문에 답하면 당신이 이 근육을 작동시키면 수축은 골반가로막근육에만 그치지 않는다. 아랫배에서도 그에 상응하는 수축이 일어난다. 한번 해 보라. 골반가로막근육을 긴장시켜 보라. 두덩뼈 바로 위 아랫배에서도 조응하는 수축이 느껴질 것이다.

엉치엉덩관절도 여기에서 역할을 한다. 여기서 다시 두덩꼬리근이라는 단어로 돌아가게 된다. 즉, 이 근육은 두덩뼈에서 꼬리뼈까지 펼쳐져 있는 것이다. 엉치뼈에도 붙는곳이 있다. 따라서 이 근육이 긴장하면 꼬리뼈와 엉치뼈에도 영향이 있다. 그리고 엉치뼈는 다시 골반과 관절을 이룬다. 한 근육을 수축시켜서 엉치뼈의 반대로굽힘을 일으킬 수 있다면 이 두덩꼬리근이 바로 그 근육이 될 것이다. 다만 나는 이 근육의 작용 목록에 이 움직임이 포함되어 있는 것을 본 적이 없다.

여기에서 또 다른 차원으로 비약을 하고자 한다. 두덩꼬리근의 긴장도는 엉치엉덩관절과 척추의 안정도로 이어진다. 아랫배의 긴장이 변화한다는 점을 고려하면 앞쪽의 안정성도 증진된다. 배근육 또한 척추를 안정화시키기 때문이다. 따라서 두덩꼬리근에 힘이 들어가면 항문을 끌어올리는(즉, 타이트하게 하는) 데에 도움을 주며 이는 다시 척추 전반을 안정화시키는 파급효과가 일어난다고 말할 수 있다.

해부학을 수련에 결합하기 (INTEGRATING ANATOMY INTO YOUR PRACTICE)

골반과 발(The Pelvis and the Feet)

이미 말했듯이 골반은 상부의 토대, 또는 두 번째 토대이다. 특히 서 있는 자세에서 그렇다. 이런 서서 하는 아사나에서는 첫 번째 토대는 발이다. 우리가 발의 위치를 어디에 두느냐에 따라 골반이 어디에 어떻게 위치되는지도 영향을 받는다. 여러 가지 요인들이 여기에 개입될 수 있고, 특히 그중에서도 엉덩관절의 앞, 뒤, 옆의 전반적 긴장이나 열린 정도가 영향을 미친다. 엉덩관절을 둘러싼 조직이 더 열려 있고 유연할수록 발의 위치에 대한 골반의 상대적 위치도 다양해진다.

트리코나아사나나 파리브르타 트리코나아사나와 같은 서 있는 자세에서 자세를 잡는 법을 살펴보면, 가장 하부의 토대(발)와 상부의 토대(골반) 사이의 영향과 관계를 쉽게 볼 수 있다. 내가 발꿈치를 서로 일직선으로 해서 자세를 잡으면 골반은 특정한 위치에 놓이게 된다. 앞쪽 발의 발꿈치를 뒤쪽 발의 발바닥활과 일렬로 하면 골반은 다른 위치에 놓인다. 좀 더 나아가서 앞쪽 발의 발꿈치를 뒤쪽 발의 발가락과 일렬로 두면 골반은 또 다른 위치에 놓인다. 개인별로 각자의 엉덩관절 긴장에 따라 발의 위치는 골반에 다소간 영향을 미친다. 또한 이런 여러 시나리오들 각각에서 골반 위쪽의 신체 부분들이 골반의 위치를 어떻게 보상하는지도 볼 수 있을 것이다.

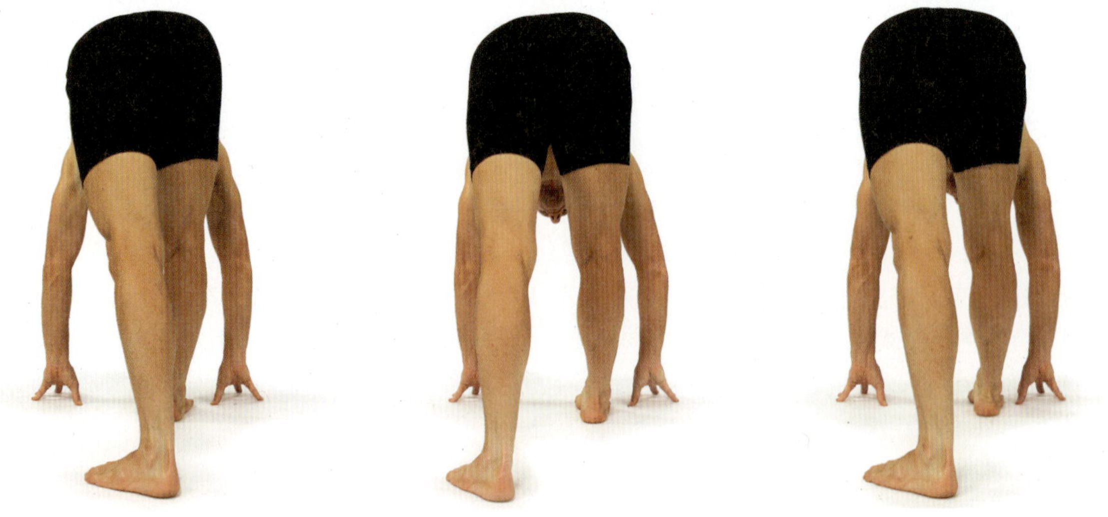

그림 5.11 : 발의 위치를 바꿈에 따라 위쪽의 골반과 척추에 영향이 미친다.

골반이 발에 대해 바르지 않다면 척추가 반드시 이를 보상해야 한다. 골반이 움직이면 머리도 따라 움직이고, 필수적이지는 않지만 근육과 긴장을 통해 모든 것들이 서서히 재정렬되어야 한다. 간단한 앞쪽 굽힘 자세에서조차 골반의 위치에 따라 척추가 곧을지 옆으로 굽어질지가 결정된다. 이는 앞쪽 굽힘 자세를 서서 하든 앉아서 하든 모두에 적용된다. 골반이 넙다리뼈머리 위에서 자유롭게 돌아가지 못한다면(보통은 타이트한 뒤넙다리근 때문이다) 앞쪽 굽힘 자세에서는 척추 또한 함께 앞으로 굽어질 가능성이 커진다.

골반 기울임(Pelvic Tilting)

골반 기울임에 대해 이야기할 때 흔히 척추와 골반의 관계가 나타난다. 앉은 앞쪽 굽힘 자세에서 타이트한 뒤넙다리근과 골반 뒤쪽기울임의 효과를 볼 수 있다. 아도 무카 스바나아사나에서 허리가 둥글게 될 때도 골반은 역시 뒤로 기울어진다. 학생이 무릎을 굽히면서 뒤넙다리근에서 긴장을 조금 풀면, 늘 그런 것은 아니지만 골반이 좀 더 중립 위치에서 안정될 때가 많다. 무릎을 굽히고 뒤넙다리근에서 긴장을 없애면 골반이 더 앞으로 기울어지게 된다고도 말할 수 있다.

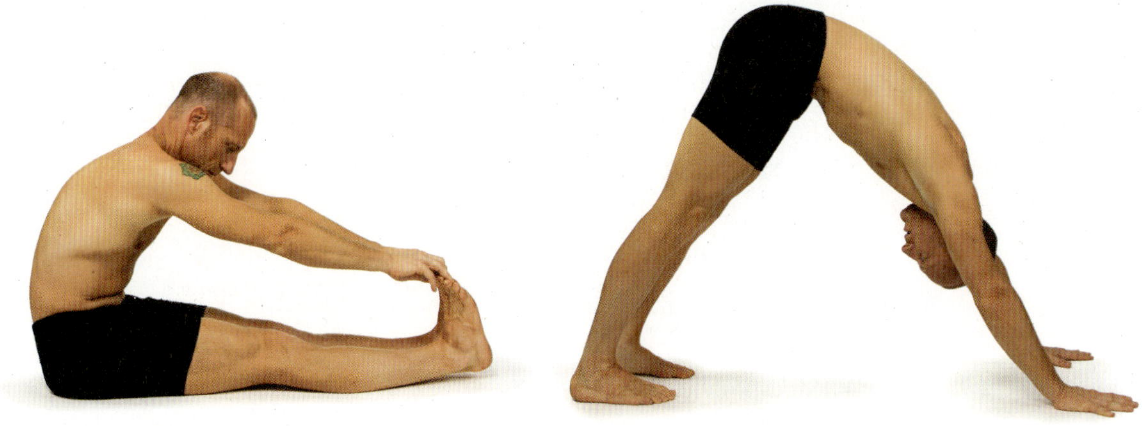

그림 5.12 : 뒤넙다리근이 타이트해서 골반의 뒤쪽기울임을 일으킬 때 이 두 가지 패턴이 흔하게 나타난다.

우리가 찾고 있는 것은 특정한 움직임이 나타나지 않게 하는 근육들이라는 점을 명심하라. 예를 들어, 아도 무카 스바나아사나나 앉은 앞쪽 굽힘 자세와 같은 자세에서 앞쪽기울임을 더 하려고 하고 있다면 어떤 근육이 이런 기울임이 일어나지 못하게 하는지 확인해야 한다. 이 경우에는 뒤쪽기울임을 일으키는 근육들 즉, 배근육과 뒤넙다리근이다. 우리가 묘사했던 대로 허리가 둥글어진 상태로 아도 무카 스바나아사나를 하는 학생을 보면 거의 항상 배근육과 뒤넙다리근이 타이트해지는 것을 보게 된다.

이 사례를 정반대로 돌려서 골반을 좀 더 뒤로 기울이려고 하는 자세를 살펴볼 수도 있다. 늘 그렇듯이 이런 움직임을 일으키는 근육뿐만 아니라 골반이 이 방향으로 움직이지 못하게 제한하거나 방해하는 근육도 찾아야 도움이 된다. 우리가 숩타 비라아사나를 하고 있는 상태이고 허리가 큰 아치(arch)를 그리고 있다고 하자. 이 아치를 없애려면 두덩뼈가 갈비뼈에 가까워져야 한다. 이렇게 하려면 '앞쪽기울임근육(anterior tilter)'의 긴장이 풀어진 상태로 배근육과 뒤넙다리근은 수축해야 한다. 이런 '앞쪽기울임근육'에는 큰허리근, 모음근, 넙다리네갈래근, 그리고 이런 근육에 상응하는 허리 근육들이 포함된다.

아사나에서 엉치엉덩관절의 움직임(Movement at the SI Joint in Asanas)

엉치엉덩관절과 앞쪽 굽힘(SI Joint and Forward Bends)

앞쪽 굽힘의 어떤 시점에서 내가 엉덩관절을 움직이면 내 골반은 움직임을 멈춘다. 뒤넙다리근이 딱 그 정도만 유연하기 때문이다. 어느 시점에서 뒤넙다리근의 긴장 때문에 골반은 넙다리뼈머리를 중심으로 더 이상 돌아가지 못하게 된다. 긴장은 나의 뒤넙다리근에서 나타나는데 이것은 중력과 결합한 나의 상체의 무게가 내 몸통을 다리 쪽으로 끌어당기기 때문이다. 이런 움직임은 엉덩관절에서 시작되지만 척추에까지 전해진다. 이런 일이 일어날 때 척추는 내 골반보다 한참 앞쪽에 있고 발을 잡고 있는 팔은 지렛대 역할을 하게 될 수도 있으며 척추 아랫부분은 굽힘 상태로 둥글어지게 된다. 즉, 뒤넙다리근의 힘이 궁둥뼈의 움직임을 방해하고, 따라서 골반의 나머지 부분의 움직임도 방해한다. 뒤넙다리근의 긴장 때문에 골반은 자연스럽게 움직이려는 방향의 반대쪽으로 끌려간다.

뒤넙다리근이 타이트한 학생들에게서 이런 현상을 항상 볼 수 있다. 이들의 골반은 (본인들은 앞쪽기울임을 하고자 하지만) 뒤로 기울어져 있다. 이 때문에 허리가 어쩔 수 없이 둥글어진다. 골반이 뒤로 돌아가고 척추가 골반 앞쪽으로 오면서 엉치뼈와 이어진다면 "엉치엉덩관절의 움직임" 부분에서 보았던 것과 같은 보다 단순한 시나리오와 같지 않을까? 상체의 무게는 척추와 엉치뼈를 앞쪽으로 끌어당기며 넓적다리는 (최소한) 골반을 제자리에 붙잡아 둔다. 이 때문에 굽힘(nutation)을 일으키는 힘이 엉치엉덩관절에 가해진다.

척추 대부분이 고정된 골반 뒤쪽에 놓이면 정반대의 원리가 적용되리라는 점을 이해할 수 있다. 상체의 무게와 척추를 따라 전해지는 중력 때문에 엉치엉덩관절에서는 반대로굽힘이 일어날 것이다.

엉치엉덩관절과 뒤쪽 굽힘(SI Joint and Backbends)

우르드바 다누라아사나에서 골반은 바닥을 누르는 손과 발의 힘으로 공중에 떠 있다. 앞쪽 굽힘 자세에서 뒤넙다리근이 신장되었던 것처럼 우르드바 다누라아사나에서 엉덩관절 굽힘근육이 신장된다. 긴장이 증가함에 따라 엉덩관절 굽힘근육의 힘은 자연스럽게 골반을 앞쪽기울임 방향으로 끌어당긴다. 이럴 때에는 척추가 반대 방향 즉, 뒤쪽 굽힘 자세로 향하고 있는 상태에서 엉치엉덩관절에서는 반대로굽힘이 일어난다. 이렇게 말하면 논란이 일어날 수도 있을 것 같다. 흔히 허리뼈가 폄으로 움직이면 엉치뼈는 자연스럽게 굽힘으로 움직인다고 한다. 나도 이 말에 동의한다. 그러나 뒤쪽 굽힘 자세에서는 골반이 중립에 있지 않으며 허리뼈도 폄 상태에만 있는 것은 아니다. 여기에서 한 단계 더 나아가서 우리가 엉치뼈만 또는 골반만 보는 것이 아니라 엉치뼈와 골반의 관계를 살펴보고 있음을 기억해야 한다.

반대로굽힘을 어떻게 방지하는가? 골반을 엉치뼈와 같은 방향으로 움직이게 해야 한다. 엉치뼈 자체는 골반을 앞으로 기울게 만드는 자연스러운 힘 때문에 뒤로 움직인다. 골반을 뒤로 기울이거나 애초에 일어난 앞쪽기울임을 줄일 수 있다면 엉치엉덩관절에 가해지는 압력을 줄일 수 있다. 우리가 꼬리뼈를 집어넣으라는 말을 자주 듣는다는 것을 알고 있지만 개인적으로는 사람들 대부분은 이런 조언에 볼기를 스퀴즈(다른 두 부위가 맞닿아서 둘 사이에 틈이 생기지 않도록 서로 누르는 동작)하는 것으로 반응한다고 생각한다. 이렇게 하면 사실은 엉덩관절을 더 펴면서 엉덩관절 굽힘근육의 압력을 증가시키는 결과가 된다. 이는 다시 엉치엉덩관절에 더 많은 압박을 일으킨다. 의도가 잘못된 것이 아니다. 정교한 움직임을 수행할 능력이 없을 따름이다.

골반가로막근육을 타이트하게 하면 꼬리뼈에 긴장이 가해지면서 꼬리뼈가 두덩뼈 쪽으로 끌려온다. 매우 얇은 이 근육에 엉치엉덩관절을 움직일 수 있는 힘이 있다고 잠시 가정해 보면 이 근육이 일으키는 움직임이 바로 반대로굽힘이 될 것이다. 이 근육들은 자체적으로는 엉치엉덩관절을 둘러싼 치밀한 인대를 이겨낼 만한 힘이 없다. 그러나 척추와 엉덩관절의 힘을 더해서 엉치엉덩관절을 운동범위의 끝까지 움직이면서 압박을 가한다면, 골반가로막근육을 스퀴즈함으로써 좀 더 움직이게 할 수 있을지도 모른다.

엉치엉덩관절을 연구하는 데에는 난관이 있다. 우선, 엉치엉덩관절의 모양과 엉치뼈와 골반이 만나는 각도는 사람마다 다양하다. 둘째, 엉치엉덩관절은 비스듬한 각도로 있으며 이 때문에 피부 밑을 볼 수 있는 현재의 장비로는 움직임을 관찰하기 어렵다. 셋째, 우리가 관찰하려는 움직임의 양이 매우 작다.

엉치엉덩관절의 움직임을 시험하는 방식이 우리의 논의에 영향을 미치고 있다고 볼 수도 있다. 굽힘이나 반대로굽힘을 시험하는 기법 중에는 극단적인 앞쪽 굽힘이나 뒤쪽 굽힘 자세에서 실시되는 것은 하나도 없다. 대부분의 시험은 엉치엉덩관절의 통증과 기능장애를 살펴보는 데에 중점을 두고 있다. 이런 시험은 보통 앉은 자세에서 선 자세로 움직일 때 관절의 정상적 운동범위 내에서 실시된다. 아마 우르드바 다누라아사나에서는 정상적인 엉치-척추 움직임의 리듬의 범위를 넘어서는 것일 수도 있겠다. 생각해 보면, 이 자세에서는 척추가 골반의 아래에 있으며 골반은 팔과 다리에 의해 공중으로 들려 있다.

나는 뒤쪽 굽힘에서 가장 적게 움직이는 이 관절을 분석하는 데에 그토록 노력을 들이는 것이 여전히 당혹스럽다. 엉치엉덩관절 움직임은 단지 뒤쪽 굽힘에서의 운동범위를 늘리는 측면 이상으로 분명히 중요하다. (예를 들어, 엉치엉덩관절 기능장애를 다룰 때 그렇다.)

엉치엉덩관절 기능장애(SI Joint Dysfunction)

더 많은 사람들이 엉치엉덩관절과 친숙해지고 있는데, 그것은 이 관절의 기능이 아니라 기능장애 때문이다. 이 관절에 통증이 있으면 사람들은 더 자세히 알고 싶어 한다. 엉치엉덩관절 기능장애에는 움직임의 종류뿐만 아니라, 성별, 출산 여부, 척추와 엉덩관절의 유연성을 포함한 여러 요인들이 작용할 수 있다.

엉치엉덩관절 기능장애에는 구조적 요인들도 개입될 수 있다. 골반 한쪽이 다른 쪽보다 높거나 낮으면 힘이나 압력이 엉치엉덩관절 한쪽에 영향을 미친다. 이는 척추옆굽음증의 원인이 되거나 이와 관련이 있을 수 있다. 엉치뼈가 옆으로 기울어지면 척추는 굽어진 엉치뼈가 만든 곡선에 대응하기 위해 자신도 휘어지는 식으로 보상하게 된다.

나는 골반을 결정하는 요인 중 하나로 성별을 언급했다. 여성들은 남성보다 엉치엉덩관절 기능장애를 겪을 가능성이 훨씬 높다. 특히 임신한 적이 있는 여성들이 그렇다. 임신 중에는 출산을 위해 골반 주변의 인대를 부드럽게 하는 호르몬이 분비된다. 이럴 때 두꺼운 인대가 모아 주던 엉치엉덩관절은 정상보다 더 많이 움직이게 된다. 이런 움직임은 출산에는 좋지만 인대가 지나치게 신장되면 출산 이후에도 '정상적인' 긴장 상태로 돌아가지 않을 수도 있다. 이럴 때 임신기에는 바람직했던 커진 운동범위가 그대로 유지되면서 여성들이 엉치엉덩관절 자극을 받을 가능성이 커진다.

엉치엉덩관절 기능장애는 엉치엉덩관절 부위 자체뿐만 아니라 여러 부위에 통증을 일으킬 수 있다. 통증은 위로는 허리로, 아래로는 다리 앞쪽과 뒤쪽을 따라 퍼져 나가는 것으로 알려져 있다. 다른 모든 증상들과 마찬가지로 올바른 진단을 하는 것이 문제 해결의 핵심이다.

엉치엉덩관절을 자극할 가능성이 가장 큰 움직임은 비틀기(twisting)이다. 앞쪽 굽힘과 뒤쪽 굽힘도 만만치 않다. 엉치엉덩관절은 작은 운동학적 고리의 가운데에 자리 잡고 있다. 그 기능과 기능장애는 부분적으로 그 주변에 있는 두 관절 즉, 엉덩관절과 허리관절 때문에 일어난다. 척추의 이 부분은 쉽게 앞뒤로 움직이지만(굽힘과 폄) 돌림은 그렇게 잘하지 못한다.

비틀기를 할 때 허리뼈는 최대한으로 돌아간다. 마리챠아사나 C(Ⅲ) 또는 아르다 마첸드라아사나 같은 여러 요가 자세에서 엉덩관절 또한 제자리에 고정되어 있는 것을 알 수 있다. 이런 비틀기에서 엉덩관절은 사실상 그 자리에 고정되어 있으면서 비틀리는 반대 방향으로 골반을 끌어당긴다. 이렇게 하면 비트는 힘이 비틀고자 하는 등뼈로 효과적으로 전달되지만 엉치엉덩관절이 어떤 이유(예를 들어, 느슨한 인대)로든 손상된 상태라면 비틀기를 할 때 엉치엉덩관절이 자극을 받을 수 있다.

엉치엉덩관절에 간헐적인 문제나 통증이 있다면 자극을 완화하기 위해 할 수 있는 것들이 있다. 이 관절에 압박을 주는 자세를 하고 있을 때에는 엉덩관절이 더 많이 움직이게 하라.(물론 엉덩관절이 그럴 여지가 있을 경우에만 말이다.) 예를 들어, 앉은 자세로 비틀기를 하고 있다면 엉덩관절에서 비틀기가 더 많이 일어나게 하라. 허리뼈를 사용해서 지나치게 비틀지 마라. 그렇게 되면 자연스레 엉치엉덩관절에 더 많은 압박이 가해지게 된다.

에너제틱스 해부학: 호흡과 반다 (The Anatomy of Energetics: Breath and Bandha)

반다는 아쉬탕가 빈야사 요가 수련에서 가장 난해한 부분일 것이다. 개인적으로 나는 그것이 무엇인지 안다고 생각한다. 그러나 나는 아쉬탕기로서 놀랍게도 이제 13년이 된 나의 소박한 삶을 돌아보면 10년 전에도 나는 내가 그것이 무엇인지 알았다고 생각했음을 깨닫게 되었다. 지난 6년 동안에도 반다에 대한 나의 해석은 변했다. 나는 나의 해석이 계속해서 진보할 것이며 당신 또한 그럴 것이라고 짐작한다.

나는 해부학 강사로서 에너지 체계의 미세하고도 신비한 측면과 서양 용어 사이의 틈을 메우기 위해 노력하고 있다. 반다라는 분야에서 나는 반다를 물리적이고 해부학적인 '사물' 로 해석하지 않기 위해 조심한다. 대신 나는 반다가 에너지이자 물리적인 것으로 받아들인다. 우리의 온몸과 마찬가지로 말이다. 우리는 에너지인 것만도, 감정으로만 된 것도, 영적인 존재인 것만도, 생각만으로 되어 있는 것도, 육체적인 존재만도 아니다. 우리는 이 모든 것이 한데 어우러진 존재이다.

물라 반다(Mula Bandha)

뿌리 잠금인 물라 반다에 대해 이야기하려면 골반가로막에 대해 이야기해야 한다. 어떤 이들은 샅(회음, perineum)이라고 부르고 또 어떤 이들은 두덩꼬리근(pubococcygeus)에 대해 이야기한다. 앞서 언급했듯이 몸통이라는 '통'의 바닥에 있는 이 조직망은 사실 가로막 또는 고리 형태의 조직이다. 큰 그릇 모양의 골반 바닥에 있는 틈은 원형에 가까우며 얇은 근육과 근막의 층으로 채워져서 여러 층의 '트램펄린' 조직을 형성한다. 전문적으로 말하면 샅은 두덩꼬리근의 아래에 있으며 그 사이에는 근막층이 있다.

이 근육들의 수축은 물라 반다와 연관된다. 물라 반다에서 골반가로막의 가운데를 작동시켜야 하는지 또는 뒷부분을 작동시켜야 하는지에 대해서는 큰 논쟁이 있다. 나는 이 주제에 대해 너무 깊게 이야기할 입장은 전혀 아니지만 나의 구루지(아쉬탕가 빈야사 요가의 아버지인 스리 파타비 조이스)께서는 항상 항문을 통제하라고 말씀하셨다. 반다와 무드라에 대해 한 장 전체를 할애하고 있는 『하타 요가 프라디피카』의 번역본들도 대개 같은 이야기를 하고 있다. 즉, 물라 반다는 항문의 수축이며 이를 때로 아스위니 무드라라고 한다.

두덩꼬리근이 항문올림근의 일부임을 기억하라. 물라 반다를 위해 근육을 수축시키고 난 후의 상태와 거의 비슷하다. 그러므로 두덩꼬리근을 사용한다는 말도 전문적으로 보면 말이 된다. 그러나 내가 보기에는 그렇다는 뜻일 뿐이다. 결국 중요한 것은 전문적인 세부 사항이 아니라 실제로 어떤 일이 일어나는지 당신이 직접 경험해 보는 것이다.

반다가 우리 존재의 에너지적 요소라면 실제 근육은 어떤 역할을 하는가? 나는 골반가로막, 그리고 골반가로막의 수축이 물라 반다로 향해 가는 길이라고 설명한다. 다시 말해, 물리적 수축은 두 가지 역할을 한다. 첫째, 의식적으로 물라 반다와 정신적 관계를 형성한다. 프라나(prana, 에너지)는 생각을 따라가는 것처럼 보인다. 따라서 몸의 일부분에 대해 생각하고 있으면 그쪽으로 에너지를 보내고 있는 것이다. 둘째, 두덩꼬리근의 수축은 에너지 중심을 자극하면서 물라 반다를 만들어 낸다. 그 목적은 골반가로막을 뚫고 에너지가 탈출 즉, 아래로 이동하는 것을 방지하는 것이다.

골반가로막근육을 수축시키면 신체적 변화가 일어난다. 이런 변화는 대개 코어근육(core muscles)에 대한 서술과 맞아떨어진다. 핵심근육이 무엇인지에 대해서는 논란이 있다. 골반가로막이 거의 언제나 그런 논쟁의 소재가 된다. 명심할 점은 골반가로막근육이 척추의 기반에 있다는 점이다. 이 근육은 골반 바닥에 있는 원형의 구멍을 채우고 있다. 골반의 뒷부분은 엉치뼈가 채우고 있으며 엉치뼈는 엉치엉덩관절에서 골반의 양쪽과 이어진다. 엉치뼈의 양쪽 바로 옆에는 골반의 양옆에서부터 뒤쪽까지 궁둥구멍근이 채우고 있다.

척추가 골반이라는 토대 뒤쪽에서부터 우뚝 솟아올라 있다고 생각하라. 척추가 높아지면서 이 척추라는 기둥을 안정화시키는 다른 근육들도 있지만 그 기초에는 두덩꼬리근이 있다. 이 근육들이 척추를 안정화시키는 효과를 확인하고 싶다면 꼬리뼈가 두덩뼈에 닿을 정도로 두덩꼬리근을 긴장시키는 상상을 해 보라.(실제로 가능하지는 않다.) 꼬리뼈, 나아가 엉치뼈가 두덩뼈 쪽으로 움직이면 엉치엉덩관절에서도 움직임이 일어난다. 척추는 엉치엉덩관절 위에서 뒤쪽으로 넘어간다(반대로굽힘). 근육에 힘을 완전히 풀어 버리면 정반대의 상황이 벌어질 것이다. 엉치뼈를 제자리에 붙잡아 두는 긴장이 전혀 없으면 우뚝 솟은 척추라는 기둥은 앞쪽으로 쓰러지기 시작하고 꼬리뼈는 두덩뼈에서 먼쪽으로 움직일 것이다.

두덩꼬리근이 골반과 척추를 안정화시키는 데에 도움을 준다는 말이다. 물론 어떤 근육(이 경우에는 근육군)도 진공상태에 있는 것이 아니다. 골반이 제 모습을 유지하고 척추가 안정되도록 하는 다른 근육과 인대들도 있다. 그러나 두덩꼬리근이 그 근원에 있다. 그러므로 물라 반다에서도 두덩꼬리근의 역할이 있다는 점은 새삼 대단한 일이 아니다.

골반가로막을 긴장시키면 어떤 일이 일어나는지 기억을 되살려 보라. 아랫배 또한 수축하게 된다. 그러나 사람들은 약간 다른 방식으로 이런 경험을 하게 된다. 골반의 위쪽과 갈비뼈 사이뿐만 아니라 허리에서도 수축을 느끼는 사람들도 있다. 이는 배가로근(transversus abdominis)이 수축한 결과일 가능성이 가장 크다. 배가로근이 허리뼈와 이어져 있기 때문이다.

물라 반다와 골반가로막의 미세한 측면과 거친 측면들 사이의 관계에는 한 가지 또 다른 요소가 작용하고 있다. 호흡보다 더 밀접하게 연결시키는 힘이 또 어디 있겠는가? 호흡이야말로 요가의 미세한 측면과 거친 측면을 이어주는 궁극적 고리라고 할 수 있을 정도이다. 가장 미세한 차원에서 호흡은 프라나 또는 생명력으로서 우리의 육체에 활기를 불어넣어 준다. 호흡은 우리에게 에너지를 준다. 이 개념을 거친 측면의 용어로 생각해 본다면 프라나는 우리의 신경조직, 근육조직, 뼈조직 모두에 양분을 공급하고 이런 조직들을 유지시키는 산소 분자의 형태로 나타난다. 우리 몸의 모든 부분이 여기에 의존한다.

가로막(diaphragm)이 수축하면 배의 장기를 압박하면서 골반가로막(pelvic floor)에 아래쪽으로 압력을 가한다. 아무 제약이 없는 상태에서는 또한 배가 바깥쪽으로 부풀어 오른다. 당신도 직접 해 볼 수 있다. 눈을 감고 깊게 숨을 들이마셔라. 더 깊이 숨을 들이쉴수록 배는 더 많이 움직이고 골반가로막에는 더 많은 압력이 전해질 것이다.

위쪽의 가로막은 아래쪽의 골반가로막에 압력을 가한다. 에너지 측면에서 물라 반다의 목적은 에너지, 특히 프라나 바유라고 하는 아래쪽으로 흐르는 에너지의 유출을 막는 것이다. 골반가로막근육을 수축시킴으로써 호흡을 할 때 이 근육들이 아래쪽으로 움직이는 것을 방지하게 되는 것이다. 에너지의 하향 이동을 막는 것과 더불어 문자 그대로 아래로 향하는 물리적 힘 또한 막게 된다. 이것이 바로 물라 반다의 미세한 목적의 거친 측면이다.

우디아나 반다 (Uddiyana)

누군가가 자신의 반다를 사용하고 있다는 것을 어떻게 알 수 있을까? 그 결과를 보면 된다. 사람들이 수련을 하면서 움직이는 모습을 보면 물라와 우디아나가 만들어 내는 특성을 볼 수 있다. 이런 가시적인 특성은 무엇일까? 물라 반다는 뿌리 잠금이다. 이는 땅에 뿌리내린 아사나의 속성이 드러나는 것을 관찰하게 된다는 뜻이다. 반면 우디아나는 위쪽으로 날아간다는 뜻이며 대개 수련의 전반적인 차분함과 특정한 부분에서의 가벼움으로 나타난다. 숙달된 수련자들이 보여주는 매우 유명하고 날아가는 듯한 모습들이 반다가 자유자재로 사용된다는 신호가 된다. 그렇다고 해서 몸의 다른 부분에서 근육이 힘을 전혀 쓰지 않는다는 뜻은 아니다. 틀림없이 힘을 쓰는 곳이 있다. 이런 움직임을 할 수 있으려면 반드시 그만한 힘이 있어야 한다. 그러나 힘들이지 않는 것처럼 보이려면 우리 존재의 미세한 측면들이 뒷받침을 해 주어야 한다.

우디아나를 실시하는 동안 일반적으로 배를 안으로 집어넣지만, 해부학적으로 말하면, 이것만으로는 우리가 인식하는 사지의 가벼움을 모두 설명하지는 못한다. 호흡을 하는 중에는 완전한 우디아나 반다가 가능하지 않다는 점을 분명히 해야 할 것 같다. 완전한 우디아나는 프라나야마 중에 숨을 멈추었을 때 일어나며, 숨 멈춤은 또한 쿰바카라고 알려져 있다. 아사나 수련 중에 우디아나를 실시하고 있다면 일종의 '반쪽' 우디아나를 하고 있는 것이다. 앞서 물라 반다 항목에서 언급했듯이, 결국 우리 마음과 의도가 우리 몸에 앞선다.

지금 기능해부학에 대해 이야기하고 있으므로 기능적으로 우리의 수련을 가볍게 만들어 줄 역량이 있는 근육을 찾으려 하고 있는 것이다. 그러나 이것만으로 '반다'가 되지는 않는다. 기껏해야 반다의 거친 표상이 될 뿐이다. 반다가 만든 에너지의 의도와 속성을 뒷받침하고 반영할 따름인 것이다. 우리가 이야기하고 있는 가벼움을 일으킬 수 있는 능력이 있는 근육이 이 부위에는 어디에 있을까? 나는 큰허리근에 한 표를 주겠다.

엉덩근과 큰허리근의 조합인 엉덩허리근은 몸에서 가장 강한 엉덩관절 굽힘근육이다. 엉덩관절 굽힘은 우리 인간에게 가장 필수적인 움직임이다. 걷기에서 가장 중요한 근육으로서 일상에서 우리를 앞으로 움직이게 해준다.(사실 이것은 단순화시킨 말이다. 걷기는 넙다리뼈를 굽힘으로써 한 발이 다른 발의 앞에 가게 만드는 것 이상이다. 이 복잡한 협동 운동을 수행하려면 수많은 근육들이 필요하다.)

우리가 걸을 때, 본질적으로 공간에서 앞쪽으로 우리의 무게중심을 통제하면서 움직이게 된다. 우리는 우리가 다리라고 부르는 두 개의 긴 막대기 위에서 균형을 잡고 있다. 신체의 무게중심은 엉치뼈의 꼭대기인 엉치뼈 바닥 근처에 있다. 남성과 여성 사이에 약간의 차이가 있지만 크지는 않다. 근본적으로 모든 유형의 움직임(무용수의 우아한 움직임이나 축구 선수의 급격한 방향전환을 생각해보라)은 우리 몸의 무게중심 통제의 표현이다. 큰허리근은 이를 가능케 하기에 완벽한 위치에 있다. 이 근육은 양쪽에 각각 하나씩 있고 끝으로 갈수록 다소간 가늘어지며 대롱 모양으로 생긴 근육근막으로서 우리 무게중심의 양쪽에 있다. 큰허리근은 몸의 이 부위를 통제하는 것과 본질적으로 연관되며 내가 보기에는 몸의 기능적 핵심이다.

점프 백 하거나 점프 포워드 하거나 아도 무카 브륵샤아사나를 하면, 당신은 자기 몸의 토대(이 경우에는 손)의 위쪽으로 또는 그 토대에 대해 당신의 무게중심을 통제하게 된다. 즉, 반다를 통제하는 법을 배우는 것은 당신의 중심과 신체적 · 에너지적으로 연결되는 법을 배우는 것이다. 큰허리근을 의식하고 사용하는 법을 배우면 우디아나 반다가 결과적으로 일으키는 효과 즉, 통제된 상태에서 가볍게 위로 나는 상태를 촉발시키는 것 같다. 최소한 우디아나가 시작된다는 느낌 그리고 가벼움이 일어난다는 느낌은 받을 수 있을 것이다. 그리고 시간이 지나면서 이런 느낌이 좀 더 또렷하게 나타날 것이다. 호흡하면서 하는 '반쪽' 버전일지라도 우디아나 반다를 잡으려면 배가로근의 힘을 써서 배를 안으로 집어넣어야 한다. 이런 작용은 그 자체로 이 부위에 안정감을 준다. 이런 '기능적 우디아나'는 우리와 큰허리근의 관계 때문에 나타난다.

큰허리근과 직접적으로 연관된 움직임을 하려면 점프 포워드나 점프 백을 해서 하이플랭크나 차투랑가 단다아사나를 하는 간단한 움직임을 보자. 예로, 이것을 고른 이유는 많은 사람들이 이 두 가지 움직임을 통해 자신의 반다를 사용하는 능력을 관찰하기 때문이다. 여기에서도 우리는 반다의 기능적, 해부학적 요소에 대해 이야기하고 있는 것이며, 이는 큰허리근을 통해 표현되는 것으로 확정했다. 우리가 우타나아사나에서 점프 백을 해서 하이플랭크를 할 때 위치를 바꾸는 주요한 관절은 엉덩관절이다.

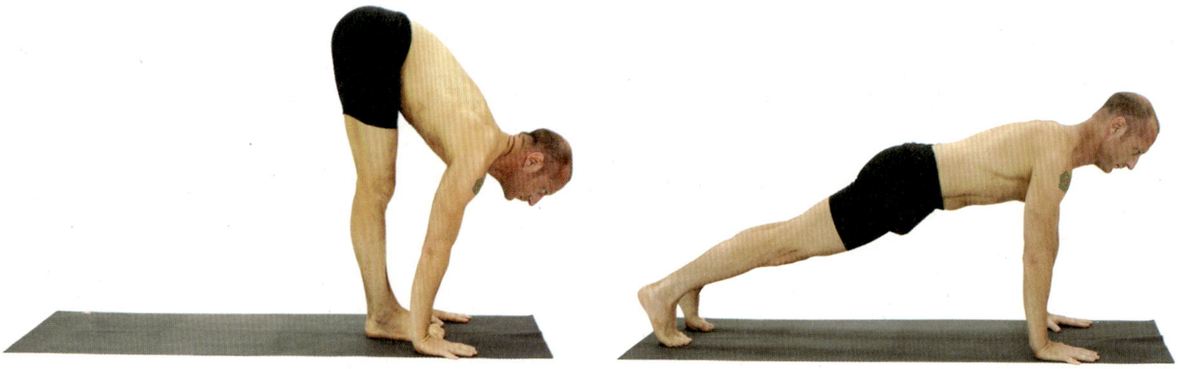

그림 5.13 : 엉덩관절이 펴지고 큰허리근은 편심성 수축을 하면서 속도를 늦춘다.

점프를 할 때 손이 바닥에 있다면 발이 바닥에 닿을 때까지도 손은 그 자리에 있을 것이다. 사실상 엉덩관절을 편 것이다. 큰허리근이 엉덩관절을 편 것도 아니고 큰허리근이 이런 움직임을 수행하게 만들어야 하는 것도 아니다. 그러나 이 움직임을 통해 뭔가 큰 변화가 일어났다. 이제 우리는 수평 상태에 있다. 이런 상태는 중력과 상호작용하는 방식에 중대한 영향을 미친다. 우리가 수평 상태에 있기 때문에 중력은 우리 골반과 엉덩관절의 무게를 바닥으로 향해 끌어내린다. 물론 모든 것이 바닥을 향하지만 여기에서 변화가 일어난다. 이 특정 부위의 무게가 아래로 내려올 때 엉덩관절이 펴지는 속도를 큰허리근이 통제하게 된다. 큰허리근은 등장력성 편심성 수축(isotonic eccentric contraction)을 사용하여 골반이 엉덩관절을 지나면서 내려가는 속도를 낮춘다. 처음 점프 백을 시작했을 때 골반이 아래로 처지지 않게 하느라 고생했던 사람이 얼마나 많은가? 배 역시 안정시키는 작용을 하지만 강한 큰허리근이 있다면 엉덩관절 자체와 골반이 안정된다. 골반은 엉덩관절 굽힘근육 중 하나인 큰허리근의 힘 때문에 젖힘(hyperextension)이 되지 않는다. 이런 '방지' 작용은 느린 동작으로 보면 마치 어떤 움직임이 일어나는 것처럼 보인다.

아도 무카 스바나아사나에서 점프해서 양발을 두 손 사이에 둘 때에도 큰허리근을 활용하게 된다. 이 경우에는 우리가 예상한 것과 거의 비슷한 방식으로 기능한다. 즉, 강한 엉덩관절 굽힘근육이 되는 것이다.

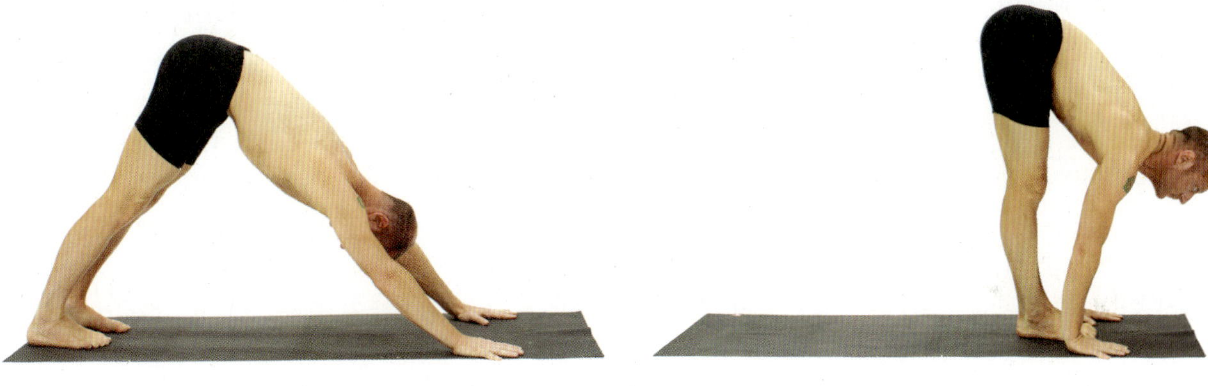

그림 5.14 : 엉덩관절(hip joint)이 굽혀지고, 큰허리근은 뒤넙다리근의 저항에 맞서서 동심성 수축을 하여 발을 끌어당긴다.

두 발을 두 손 사이에 두려면 엉덩관절을 굽혀야 한다. 큰허리근보다 이런 일을 더 잘할 수 있는 근육이 무엇일까? 이 경우에는 큰허리근이 중력과 맞서 싸운다기보다는 중력의 도움을 받지 못한 채로 뒤넙다리근의 긴장과 싸운다고 해야 할 것이다. 이런 동작이 일어나는 동안 우리가 사실상 '공중에' 있기 때문에 순수한 엉덩관절 굽힘 대 엉덩관절 폄의 상황이 되는 것이다.

당신의 무게중심을 통제한 상태로 이렇게 조합된 기능적 움직임은 매우 강력하다. 여기에 손과 어깨를 통해 안정적인 토대를 추가하면 뿌리를 내린 듯 단단하면서도 가볍다는 표현에 부합하는 느리고도 통제된 움직임을 볼 수 있을 것이다.

큰허리근의 이런 기능은 배근육과 골반가로막과 통합된다. 물라 반다와 우디아나 반다 사이에 일어나는 것과 같은 현상이다. 이것들은 서로 관계를 맺고 있다. 협력하는 것이다. 이제 반다의 방정식에 더해질 하나의 요소가 남아 있다. 호흡이다.

호흡과 반다 (Breath and Bandha)

호흡이 없다면 반다의 함양은 있을 수 없다. 반다는 호흡에서 비롯된다. 우리 몸의 에너지를 통제하고 사용하는 것은 호흡과 직접적인 관계가 있다. 요가 철학에서 우리는 호흡의 조절 즉, 프라나야마를 사용하여 우리 몸의 에너지를 함양하고 그 에너지와 상호작용한다.

존 스콧은 호흡과 반다 간의 연결을 내가 처음으로 경험할 수 있도록 이끌어 주었다. 존을 만났을 때 나는 약 1년 반 정도 아쉬탕가 요가를 수련하고 있던 중이었다. 나는 영국을 처음 방문했었고 존과 2주 동안 공부하기로 결심했다. 첫 주가 끝날 무렵, 그는 나에게 이런 말을 했다. "데이비드, 완전한 프라이머리 시리즈(primary series)는 잘 해냈지만, 호흡과 반다가 전혀 없습니다." 내가 그 말을 듣고 풀이 죽었던 것은 말할 나위도 없다. 당시에 나는 호흡과 반다가 무엇인지 이해했다고 생각하고 있었던 것이다. 나는 이성적으로는 그것이 무엇인지 알고 있었지만 존이 설명한 식으로 경험해 본 적은 없었던 것 같다. 그는 내 옆에 앉아서 내 손을 자기 배 위에 올려놓고 호흡을 했다. 그가 여러 다른 종류의 아사나를 하는 동안 나는 계속 손을 배 위에 두었다. 내가 그때까지 하고 있었던 것이 무엇이었든 존이 그 순간 했던 것과는 달랐다. 존이 호흡을 하고 움직이기 시작하면서 나는 그가 아랫배의 상태를 유지하고 어떻게 긴장하고 있었는지를 느낄 수 있었다. 마치 아랫배에 긴장이 전혀 없는 것 같았다. 마치 어떤 마법 같은 힘으로 아랫배가 쑥 들어가 있는 것 같았다. 지금 내 지식으로는 배를 이런 식으로 끌어당기고 있는 것이 배가로근임을 알고 있다.

나는 존과 일주일을 더 수련했고 그 후 집으로 돌아왔다. 집에서 나는 존이 했던 것처럼 내 배꼽을 움직이지 않으려고 온갖 노력을 다했다. 나는 일부러 내 아사나의 깊이에 집중하지 않은 채로 그저 존에게서 보았던 모습처럼 내 배를 움직이지 않으려고 하면서 호흡을 정확히 하는 데에만 집중했다. 이후 3개월에 걸쳐 일주일에 6일을 연습하면서 나는 서서히 이해하기 시작했다. 호흡을 통해 나는 반다를 이해하게 되었다. 서서히 하지만 확실히 예전에는 경험하지 못했던 가벼움과 편안함이 내 수련에 찾아들었다.

요가에서 '올바른' 호흡법에 대해서도 숱한 논쟁이 있다. 시바난다와 같은 보다 고전적인 요가 수련에서는 배호흡(복식호흡, belly breath)을 사용한다. 더욱 동적인 수련 방식에서는 호흡 중에 배를 안으로 집어넣은 상태를 유지한다. 호흡에 전혀 신경을 쓰지 않는 방식들도 있다. 이 부분에 대한 내 지식은 내가 아쉬탕가 요가 수련자로서 사용해 왔고 얻은 경험으로 채색되어 있다. 아쉬탕가 요가에서 하는 방식이 '옳은' 방식이라고 주장하지는 않을 것이다. 다만 수련의 여러 특성들을 이끌어 낼 수 있는 한 가지 기법으로 생각한다. 그리고 요가에는 다양한 기법이 있다.

우리가 해부학용어를 사용하여 물라 반다, 우디아나 반다, 호흡을 하나로 묶어 낼 수 있을지 살펴보자. 물라 반다는 골반가로막과 연관된 뿌리 잠금을 지칭한다는 점을 기억하라. 물라 반다의 목적은 에너지가 우리 몸통 바닥을 통해 아래로 흘러 나가고 유출되는 것을 방지하는 것이다. 우디아나 반다는 '상승 잠금' 이라고 번역할 수 있으며 우리가 숙련된 요기의 수련에서 보게 되는 가벼움을 담당하는 에너지 잠금이다. 호흡에 주로 관여하는 근육은 가로막이다.

가로막은 몸의 어떤 근육과도 다르게 생겼다. 마치 돔이나 낙하산과 같은 모양이다. 붙는곳에 관해서도 가로막은 독특하다. 대부분의 근육은 한 뼈에서 다른 뼈에 걸쳐 붙어 있으며 두 뼈가 서로 움직이게 한다. 가로막은 뒷부분이 척추뼈에 붙어 있고 가슴우리의 맨 아래 부분을 한 바퀴 돌아서 복장뼈 맨 아래에 있는 칼돌기(xiphoid process)에 이른다. 가로막의 섬유는 위와 아래로 뻗어 있으며 중심널힘줄(central tendon)이라고 부르는 돔의 꼭대기에 붙는다. 가로막이 수축하면서 이 섬유들이 짧아지고 한쪽 끝이 다른 쪽 끝과 가까워진다. 가로막은 두 가지 방식으로 기능하며 이에 따라 우리가 배로 호흡하는지 가슴으로 호흡하는지가 결정된다. 가로막의 이런 기능은 물라와 우디아나가 해부학적으로 기능하는 방식과 물라와 우디아나가 몸통에 일으키는 물리적 효과를 이해하는 데에 결정적이다.

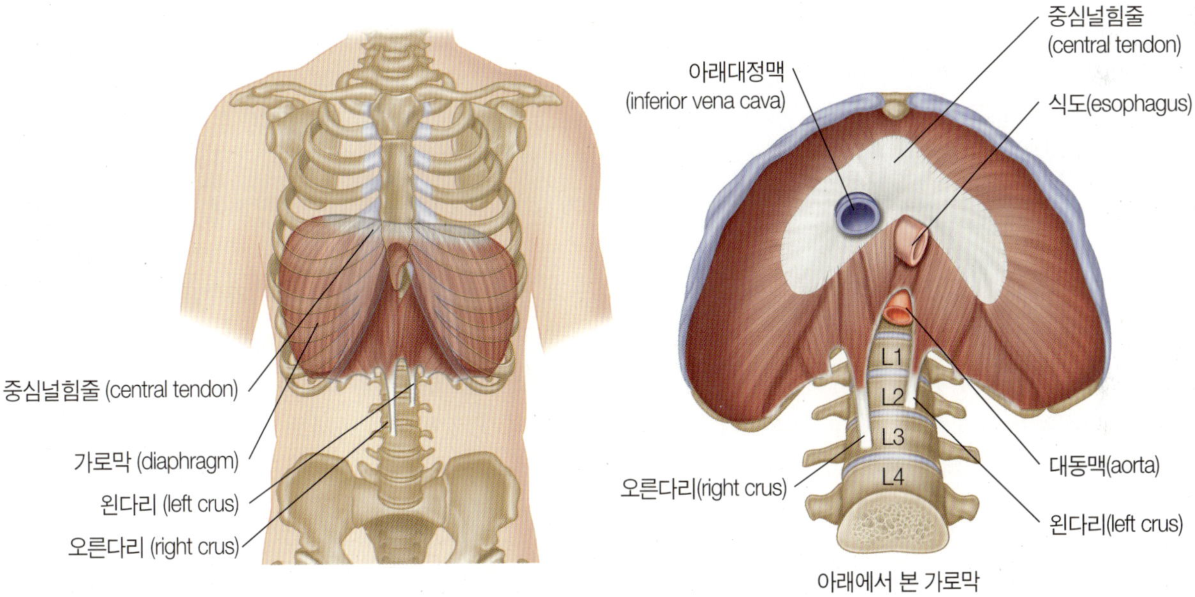

그림 5.15 : 가로막 (diaphragm).

누구나 '배호흡(복식호흡)'이 가장 깊은 호흡이라고 믿는다. 배호흡을 하면 사람들은 가로막이 7~15cm 정도 아래로 내려가면서 같은 거리만큼 배를 아래로 밀어내는 느낌을 받는다. 그런 느낌이 들기는 하지만 실제로 그런 일이 일어나지는 않는다. 사실 우리가 아무리 배호흡을 크게 해도 가로막의 윗부분은 아래로 2.5cm조차 내려가지 않는다. 심장이 가로막의 위에 자리 잡고 있으며 가로막과 결합조직을 통해 이어져 있다는 점을 말하면 아마 분명하게 알 수 있을 것이다. 가로막이 그렇게 아래로 내려간다면 심장은 어떻게 되겠는가?

우리가 호흡할 때 가로막은 수축한다. 가로막의 표면은 아래로 내려가면서 폐를 둘러싼 결합조직으로 된 큰 주머니를 끌어당긴다. 그에 따라, 가슴안(thoracic cavity)에는 음압(negative pressure)이 형성되면서 폐에 공기가 채워진다. 가로막은 단 2.5cm만 움직여도 그 아래에 있는 배의 장기들을 아래로 누르며 배를 밀어 내린다. 배호흡을 해 보면(배를 밖으로 밀어내면서 두어 번 호흡해 보라) 숨을 들이쉴 때 먼저 배가 밖으로 튀어나오고 그런 다음 들숨이 끝날 때쯤 가슴이 차오른다. 또한 들숨의 가장 마지막에는 골반가로막이 신장되면서 즉, 골반가로막이 배의 장기에 의해 아래로 눌리면서 골반가로막에 약간의 압력이 느껴질 것이다.

두 번째 유형의 호흡에서는 가로막이 완전히 다른 방식으로 작동하면서 순서도 변화한다. 이를 위해서는 두어 가지가 필요하다. 이른바 '배통(abdominal container)'이라고 하는 여러 부위에서 긴장이 변화한다. 배통이라고 하는 것은 위쪽으로는 가로막, 아래로는 골반가로막, 그리고 옆과 앞으로는 배근육으로 된 용기를 뜻한다. 이 긴장을 변화시키려면 우선 골반가로막의 근육을 수축시켜야 한다. 골반가로막을 긴장시킨다는 것은 가로막이 수축되면서 아래쪽으로 압력을 가하더라도 조직들이 몸통 바닥에서 더 아래로 눌려 내려가지 않는다는 뜻이다. 수축의 긴장이 그런 일이 일어나는 것을 방지한다. 물라 반다의 목적이 바로 이것이다! 물라 반다는 에너지가 아래로 움직이지 않게 한다. 이 경우에는 문자 그대로 골반가로막이 아래로 움직이지 않게 하는 것이다.

배통의 긴장을 변화시키는 두 번째 방법은 아랫배를 안으로 끌어당기고 들숨과 날숨에 모두 그 상태를 유지하는 것이다. 배를 끌어당긴 채로 숨을 쉬면 숨이 곧장 가슴으로 들어가는 것을 금세 느낄 수 있을 것이다. 가로막은 더 이상 내리누르지 못하게 되고 배는 바깥으로 움직이지 못하게 붙잡힌다. 힘은 다시 위쪽, 즉 가슴으로 향한다. 이것이 우디아나의 목적이 아니겠는가? 즉, 에너지/호흡/프라나를 위쪽으로 향하게 만드는 것이다.

배를 끌어당긴 채로 유지하면 가로막은 어쩔 수 없이 다른 작용을 하게 된다. 가로막의 위쪽은 첫 번째 유형의 호흡에서처럼 아래로 내려오는 대신에 가만히 있게 된다. 배가 안으로 들어와 있기 때문에 배의 장기들이 가로막의 윗부분을 제자리에 붙잡아 두는 것이다. 그러면 가로막의 섬유는 가장 아래쪽 갈비뼈를 위쪽으로 끌어당긴다. 갈비뼈가 우리 배의 바닥과 평행하지 않다는 점을 명심하라. 갈비뼈는 아래로 처져 있다. 가로막이 이런 식으로 수축하면 갈비뼈의 앞부분이 들리면서 가슴안(thoracic cavity)에 공간이 생긴다. 단, 이전과는 다른 방식으로 생긴다. 새롭게 생긴 공간에서 음압이 생기면서 공기가 빨려 들어온다.

복습해 보자. 아무 것도 하지 않고 다만 크게 숨을 들이쉬면 배는 바깥으로 밀려 나가고 골반가로막도 정도는 작지만 밀려 나간다. (물라 반다와 우디아나 반다를 적용할 때처럼) 골반가로막근육과 배근육을 긴장시켜서 밖으로 나가지 못하게 하면 가로막은 다른 식으로 기능한다. 호흡은 다시 위로 향한다. 이렇게 함으로써 수련의 에너지적 요소인 반다의 보다 미세한 측면이 자극된다. 수련하는 기법에 따라 두 호흡법은 다 올바르다. 그러나 아사나 수련 중에 물라 반다와 우디아나 반다를 물리적으로 만들어 내면 호흡이 일어나는 방식이 문자 그대로 물리적으로 변화한다. 이런 실질적이고 물리적인 변화는 반다의 에너지적 의도를 반영하는 것 같다. 그리고 그 의도 중 하나는 우리가 수련을 할 때 몸을 뒷받침해 줄 초점을 제공해 주는 것이다. 거친 신체적 관점에서 보면 우리가 반다를 잡고 있을 때에는 우리의 핵심근육과 연관된 근육도 수축한다. 이렇게 하면 우리의 움직임을 통합시키고 척추를 안정시키는 데에도 도움이 된다. 그러므로 반다의 육체적 요소만으로도 우리가 수련을 하는 동안 움직이는 방식이 영향을 받는다.

호흡의 제약(Restrictions to Breathing)

호흡과 반다의 상호 연관과 더불어, 우리는 호흡의 또 다른 중요한 요소를 다루어야 한다. 바로 갈비뼈이다. 갈비뼈는 열두 쌍이다. 가장 마지막에 있는 두 쌍은 '뜬갈비뼈(floating rib)' 라고 한다. 이는 나머지 갈비뼈와 달리 마지막 두 쌍의 갈비뼈는 연골을 통해 복장뼈에 붙어 있지 않기 때문이다. 갈비뼈 쌍은 각각 12개의 등뼈와 연관된다. 갈비뼈는 단순히 등뼈에 붙어 있는 것 이상의 관계를 맺고 있다. 갈비뼈는 척추를 지탱하고 안정시킨다.

각각의 갈비뼈 사이에는 세 겹의 근육이 있다. 바깥갈비사이근(external intercostal), 속갈비사이근(internal intercostal), 맨속갈비사이근(innermost intercostal)이다. 이 세 겹의 근육은 호흡을 돕는다. 특히 (운동 중에 심장혈관계통이 지쳐서) 강제들숨(forced inspiration)이나 강제날숨(forced expiration)이 필요한 경우가 그렇다. 그러나 이 근육들이 타이트하면 갈비뼈 사이의 움직임을 제약하게 된다. 다른 근육에서와 마찬가지로 갈비사이근도 유연성과 힘 사이에 균형이 있는 것이 좋다. 수련 중에 이 조직에 (따라서 갈비뼈에도) 긴장이 가해질 때 어떤 일이 일어나는지 관찰할 수 있을 것이다.

가장 호흡하기 어려운 유형의 자세는 무엇인가? 내 경우에는 뒤쪽 굽힘과 비틀기이다. 초보자들이라면 틀림없이 이 두 유형의 자세에서 호흡하기가 가장 힘들 것이다. 왜 그런가? 무슨 일이 일어나고 있는 것인가? 뒤쪽 굽힘과 비틀기에서는 모두 갈비뼈와 그 사이 조직이 신장되면서 압력이 가해진다. 조직을 신장하면 고무줄을 늘일 때처럼 긴장이 커진다. 그 결과, 갈비뼈 사이의 간격을 늘이기가 더 힘들어진다. 갈비뼈 사이 간격을 늘일 수 없다면 폐가 어떻게 가슴우리 속을 채울 수 있겠는가?

재미있게도 요가는 항상 어디에 집중해야 하고 어디를 작업해야 하는지 보여준다. 요가는 우리를 편안함 또는 감각의 끝까지 이끌고 가서 그 극한을 갖고 놀 수 있게 한 다음 우리가 좀 더 나아가도록 설득한다. 그런 상호 작용을 통해 우리는 혜택을 얻을 수 있다. 비틀기에서 호흡을 하는 것도 끝까지 가보는 것의 한 가지 예이다. 변화는 안락지대(comfort zone)의 끝에서 일어난다. 우리가 우리 능력의 한계라고 생각하는 지점까지 호흡을 하고 다시 한 번 호흡을 할 때에 비로소 조직에 변화가 일어나는 것이다.

6 척추 (The Spine)

척추는 대단한 구조물이다. 요가 수련을 할 때 중심을 찾기 위해 많은 시간과 에너지를 소모한다. 매트 위에서 효율적이고 효과적으로 움직이기 위해서는 중심이 필요하기 때문이다. 그리고 척추가 곧 우리의 중간선이다.

친애하는 내 친구 프랜은 『파탄잘리의 요가수트라(The Yoga Sutras of Patanjali)』에 나온 앨리스테어 셰어러의 말을 인용한다. "요가의 본질을 줄이고 또 줄이면 곧 신경계통의 문제이다." 척추를 제외한다면 신경계통에 또 무엇이 있겠는가? 척추, 그리고 척추의 건강과 유연성이야말로 아사나 수련을 하면서 부지불식간에 작업을 하게 되는 도구이자 대상이다. 우리가 뒤쪽 굽힘을 얼마나 깊게 할 수 있는가의 문제는 빙산의 일각에 불과하다. 이런 신체적 목표는 매트 안에서만 일어나는 것이 아니라 우리의 일상, 예를 들어, 우리가 똑바로 앉아서 오랜 시간 동안 자세를 유지하는 것까지로 이어진다! 우리의 척추를 어떻게 하면 중력과 구부정한 자세에서 해방시킬 수 있을까?

이 놀라운 구조물을 존중하기 위해, 지금까지 다른 신체 부분을 탐구할 때 그랬던 것처럼 척추를 낱낱이 해부하고 연구해야 한다. 우리는 척추를 구조, 움직임, 근막, 아사나에서의 기능, 그리고 강사로서나 스스로 수련하는 과정에서 맞닥뜨릴 수 있는 몇 가지 기능장애와 같은 관점에서 접근하게 된다. 각각의 관점을 하나씩 맞춰나가다 보면 우리가 척추라고 부르는 큰 퍼즐이 완성될 것이다.

표지점: 두드러진 구조(LANDMARKS: A REMARKABLE DESIGN)

척추의 구조는 예술 작품이다. 짧고 둥근 뼈들이 겹겹이 쌓여 있고 그 뼈들 사이에 두꺼운 연골이 고무 부싱처럼 끼어 있는 형태이다. 액체로 채워진 연골 원반(척추사이원반)은 척추의 진정한 기적이라 할 만하다. 척추사이원반들은 충격을 흡수하고 뼈 사이에 공간을 유지함으로써 움직임을 가능케 한다. 이 공간은 또한 척수(spinal cord)에서 나온 신경들이 척추뼈들 사이로 나와서 다른 조직과 기관들과 이어질 수 있게 한다. 이 관절들은 척추사이결합(intervertebral joint)이라고 한다.

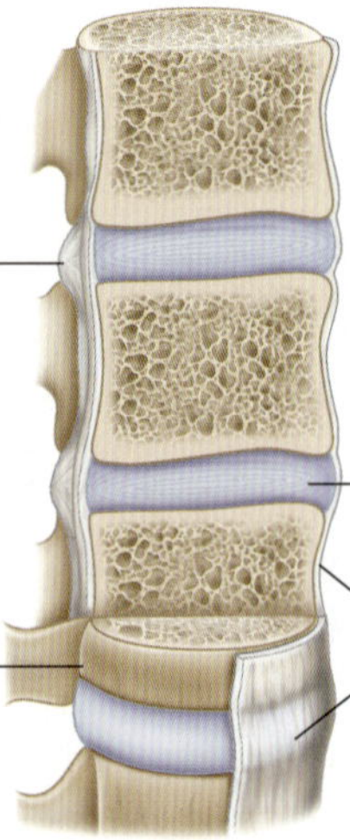

그림 6.1 : 척추사이원반 (intervertebral disc)에 의해 분리되어 있는 척주뼈늘.

둥글고 납작한 척추뼈몸통과 더불어 그 뒤쪽으로는 여러 방향으로 튀어나온 희한하게 생긴 부분이 있다. 이 이상한 모양의 뼈는 절대적으로 중요한 척수를 보호하는 놀라운 고리를 형성한다. 가쪽과 뒤쪽으로 뻗어 나온 부분들은 근육의 붙는곳이 되어 준다. 또한 특정 방향으로의 움직임을 가능케 하거나 제약하기도 한다.

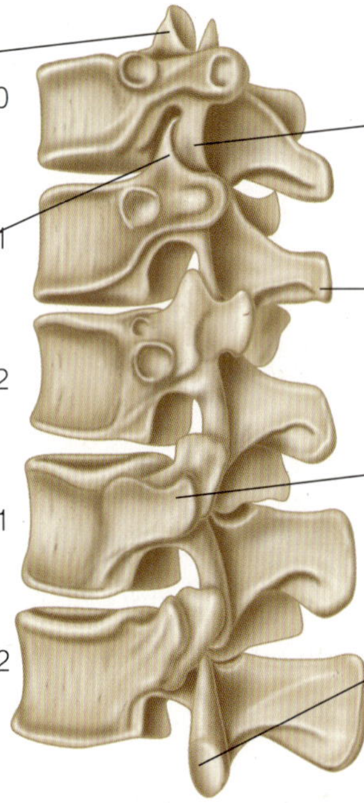

그림 6.2 : 척추뼈구멍 (vertebral foramen), 가시돌기 (spinous process), 가로돌기 (transverse process).

척추뼈의 뒷부분들 사이의 관절은 후관절(facet joint) 또는 돌기사이관절(zygapophysial joint)이라고 한다. (각 척추뼈의 위와 아래에 각각 두 개씩 있는) 평평한 면은 척추뼈들을 연결해 척추의 움직임을 통제한다. 이에 대해서는 잠시 후에 더 자세히 살펴보겠다. 척추뼈는 두 곳에 관절이 있다. 두 척추뼈 사이에 척추사이원반이 끼어 있는 앞쪽과 각각의 척추뼈 사이에 두 개의 평평한 면이 서로 만나는 뒤쪽이다. 후관절은 미끄럼관절(gliding joint) 또는 평면관절로서 그 면을 따라 모든 방향으로 움직임이 가능하다. 그러나 이런 유형의 관절이 가진 맹점은 각각의 뼈들이 움직일 수 있는 거리가 비교적 작다는 것이다. 척추뼈들 사이의 관절들 각각은 비교적 움직임이 적지만, 모두 합해져서 척추의 전체 운동범위가 된다.

텐세그리티와 척추의 구조 (TENSEGRITY AND THE STRUCTURE OF THE SPINE)

척추에서 긴장재[tension member. 근육근막(myofascia)]가 어떻게 뼈들을 제자리에 유지시키는지 이해해야만 한다. 우리는 뼈가 단단하기 때문에 제자리에 붙어 있다고 생각하기 쉽지만 사실은 아니다. 척추뼈와 척추사이원반의 전반적인 건강은 척추를 둘러싼 다양한 조직들이 척추뼈에 얼마나 많은 압력을 가하는지와 밀접하게 연관되어 있다. 긴장의 불균형이 일어나면 척추에 가해지는 압력이 커진다. 몸의 다른 어떤 부위도 척추만큼 텐세그리티의 개념을 분명하고도 아름답게 보여주는 곳은 없다. 어떤 텐세그리티 모형에서도 압축재(compression member)는 서로 가로지르면서 긴장재와 묶이게 된다. 후관절을 따라서 볼 수 있는 것이 정확히 이런 구조이다.

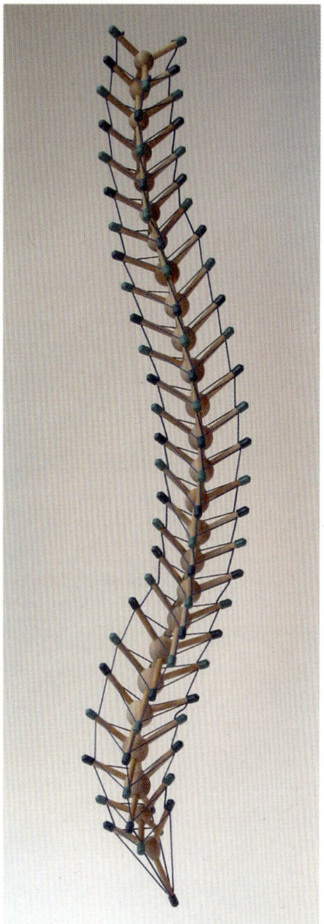

그림 6.3 : 텐세그리티 기둥은 어떤 점에서 척추처럼 조직되어 있다고 볼 수 있다. 위에 있는 압축재(compressionmember. 뼈)로부터 튀어나온 가시가 아래쪽에서 위로 뻗은 압축재의 가시보다 아래로 처져 있고 긴장재(tension member. 줄, 탄력조직 또는 결합조직)가 이 둘을 결합시키는 것이 이런 기둥의 필수적 요소이다. 이 모형에서 이런 구조를 볼 수 있으며 이런 구조는 해부학적 조직에서도 마찬가지로 나타난다.

각각의 척추뼈에는 가쪽으로 튀어나온 압축재 두 개가 있다. 이를 가로돌기(transverse process)라고 한다. 또한 한 압축재는 척추뼈의 뒤쪽에서 똑바로 튀어나와 있다. 이를 가시돌기(spinous process)라고 한다. 튀어나와 있는 이 모든 부분들이 근육조직 중에서도 가장 깊은 층에 있는 부분들과 상호작용하면서 텐세그리티를 형성한다.

깊이 있는 돌림근(rotatores muscle)은 아래에 있는 가로돌기와 그 위에 있는 가시돌기에 붙는다. 여기에서 텐세그리티를 매우 분명하게 볼 수 있다. 여러 층으로 된 갈비뼈 등 다른 곳에서부터 출발해서 가시돌기에 붙는 다른 근육들을 포함하면, 각각의 척추뼈가 어떻게 나름의 긴장망 속에서 그 자리를 지킬 수 있는지 알 수 있다. 한 걸음 물러서서 척추 전체를 조망해 보면 척추 전체가 뼈의 압박이 아닌 긴장 속에서 제자리를 지킬 수 있는 가능성이 있음을 알 수 있다.

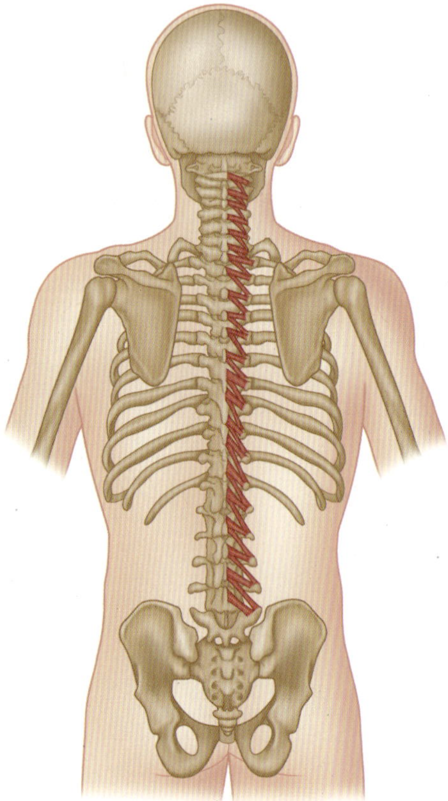

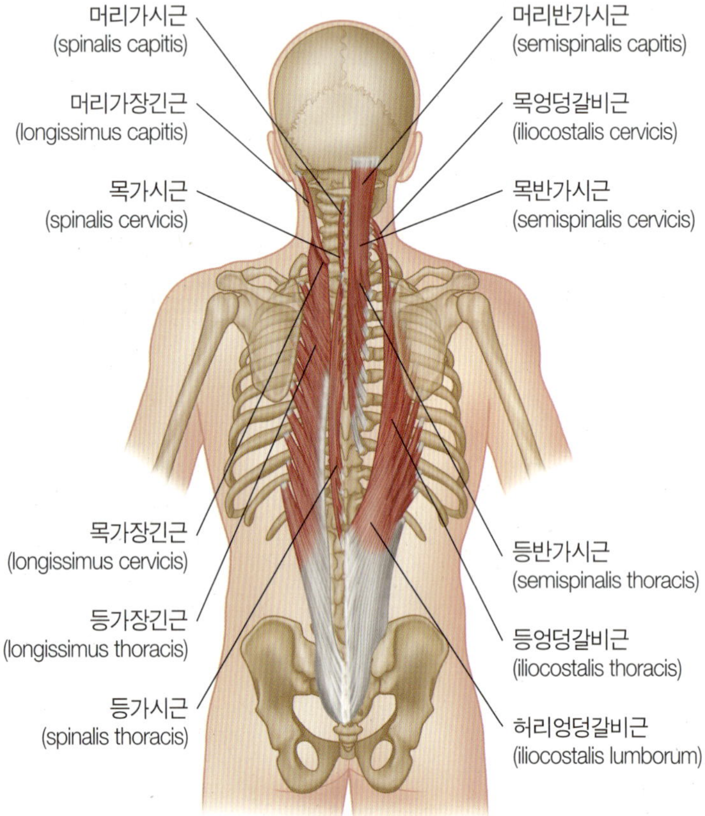

그림 6.4 : ㄱ) 돌림근 (rotatores), ㄴ) 척추세움근 (erector spinae).

이는 척추뼈에 가해질 수 있는 불균등한 압력을 이해하는 데에 매우 중요하다. 척추사이원반에 일어나는 문제를 살펴볼 때에는 이 척추사이원반과 뼈들을 둘러싼 긴장망이 척추사이원반과 뼈 전체에 가하고 분배하는 압력에 영향을 미칠 수 있을 가능성을 무시할 수 없는 것이다. 이 조직들에 장기적으로 가해지는 긴장 패턴이 척추뼈, 그리고 결과적으로는 척추뼈 사이에 있는 척추사이원반에까지 불균등한 압력을 가할 수도 있다.

척추굽이는 어떻게 구조를 강화하는가? (HOW THE CURVES OF THE SPINE ADD TO ITS STRUCTURE)

척추의 기본적 구조와 형태를 살펴보자. 해부학자세에서 전면에서 본 척추는 기둥이다. 전면에서 보면 척추는 골반을 머리뼈에 이어주는 일직선의 뼈이다. 그러나 측면에서 보면 상당히 다른 모습을 볼 수 있다. 척추는 문자 그대로의 기둥이 아니다. 척추를 따라 자연스런 굽이가 있다. 이 굽이들은 중요하며 척추가 정말 기둥 형태일 때보다도 전체 구조의 힘을 10배 더 강화시켜 준다.

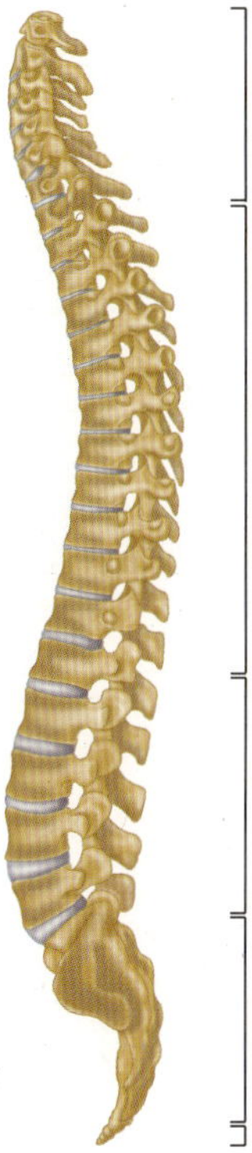

그림 6.5 : 척추 (측면도).

이 굽이들은 때로 일차굽이(primary curves)나 이차굽이(secondary curves)라고 불린다. 일차굽이는 등뼈 및 엉치뼈와 관련이 있다. 이 굽이는 척추뒤굽음(kyphosis)라고 부른다. 일차굽이라고 불리는 것은 임신 기간의 태위에서 가장 먼저 형성되기 때문이다. 허리뼈와 목뼈에서 이차굽이가 나타나는 데에는 어느 정도 유전적 요인이 있지만 이 이차굽이는 우리가 아기였을 때 머리를 들고 등을 활처럼 휘기 시작하면서 만들어진다. 이차굽이는 척추앞굽음이라고 한다. 이렇게 나중에 형성되는 척추굽이는 우리가 활동할 때 일어나는 조직 긴장의 결과이다. 발달 측면에서 말하자면, 우리가 살면서 하게 되는 경험들이 우리 유전부호를 한층 더 강화하는 것이다.

재미있게도 발바닥활에서도 비슷한 일이 일어난다. 발바닥활(주로 안쪽세로발바닥활)을 이차굽이라고 여길 수도 있다. 신생아는 이 발바닥활을 타고나지 않는다. 기본적인 유전부호에 더해 자극과 활동이 필요하다. 나는 흔히 우리가 모두 편평발로 태어났다고 말한다. 우리가 기어 다니고 발가락으로 표면을 밀며 나아가기 시작하면서 발바닥활이 발달한다.

몸의 핵심으로서의 척추 (THE SPINE AS THE CORE OF THE BODY)

척추는 문자 그대로 몸의 '핵심'이다. 척추는 몸에서 가장 깊은 중심부에 위치한 구조물이다. 갈비뼈, 폐, 심장, 기관, 가로막, 골반가로막근육, 큰허리근, 여러 근막 등 다양한 구조물들이 직간접적으로 척추에 붙는다. 이렇게 붙어 있는 모든 부분들은 마치 텐트의 중앙에 있는 기둥 같은 척추와 공생 관계를 맺는다. 이 부분들은 척추에 의존하면서 일정한 안정성과 힘을 얻는다. 동시에 텐트 천이 텐트 기둥(tent pole)에 안정감과 힘을 더해 주듯이 이 부분들도 척추를 안정시키고 힘을 더해 준다. (텐트 천에 해당하는) 여러 구조물들의 긴장이 전반적인 구조를 강화시키는 데에 도움을 주는 것이다.

이상적으로는 척추가 몸을 균등하게 왼쪽과 오른쪽으로 나누고 있어야 한다. 그러나 현실에서 걸을 때나 말할 때, 움직일 때 텐세그리티 모델처럼 조직적으로 작동하는 사람은 거의 없다. 너무나도 많은 긴장재(근육근막)가 척추와 이어져 있고 척추 주변으로 이어지기 때문에 이 조직들에서 일어나는 불균형이 척추라는 중심축의 정렬을 흐트러뜨린다. 그리고 그 결과로 일어나는 불균형이 나머지 수많은 구조들에 영향을 미칠 가능성이 있다.

근육근막과 더불어 뼈대 구조도 척추의 균형을 깰 수 있다. 예를 들어, 골반이 비뚤어져 있다면 엉치뼈에 압박을 가하면서 엉치뼈가 기울어지게 만든다. 이렇게 되면 골반은 자연스럽게 머리와 눈이 수평선과 평행하도록 자세를 고치게 된다.

척추를 구성하는 뼈들(BONES OF THE SPINE)

척추뼈는 총 24개(엉치뼈와 꼬리뼈를 개별적으로 계산하면 33개)가 있다. 목뼈 7개, 등뼈 12개, 허리뼈 5개이다. 그 아래에는 엉치뼈가 있는데, 엉치뼈는 일반적으로 5개의 척추뼈가 융합된 것이다. 엉치뼈 아래에는 꼬리뼈가 있는데, 꼬리뼈는 일반적으로 4개의 척추뼈가 융합된 것이다. 내가 '일반적'이라고 하는 것은 이 부분 어디에든지 추가로 척추뼈가 더 있을 수 있기 때문이다.

척추뼈의 표지점들(Boney Landmarks)

가시돌기(Spinous Process)

가시돌기는 척추뼈에서 뒤로 튀어나와 있는 부분이다. 우리가 등에서 척추뼈를 만져 보면 피부 아래에서 가시돌기를 느낄 수 있다. 가시돌기는 근육들이 붙는곳 중 하나이기도 하다. 또한 척추뼈가 움직일 수 있는 능력에도 영향을 미친다.

가로돌기(Transverse Process)

가로돌기는 척추뼈에서 양쪽으로 튀어나와 있는 부분이다. 한쪽에 하나씩 있다. 목뼈와 허리뼈의 가로돌기만 촉진 가능하다.

척추뼈몸통(Body of the Vertebra)

척추뼈몸통은 척추 앞쪽을 따라서 척추사이원반을 사이에 끼우고 있는 척추뼈의 한 부분이다. 척추뼈들이 겹겹이 쌓여 있기 때문에 각각의 척추뼈몸통은 무게를 지탱할 수 있도록 만들어져 있다.

척추뼈구멍(Vertebral Foramen)

척추뼈몸통 뒤쪽에는 척추뼈구멍이 있다. 'foramen'은 문자 그대로 '구멍'이라는 뜻이다. 여기에서는 척추뼈의 모든 요소들과 표지점들이 만든 구멍이다. 즉, 척추뼈몸통은 가로돌기와 이어져 있고, 이는 다시 가시돌기가 된다. 이것들이 합쳐져서 척추뼈구멍이라는 이름의 고리 모양 뼈를 형성하면서 척수를 감싸게 된다.

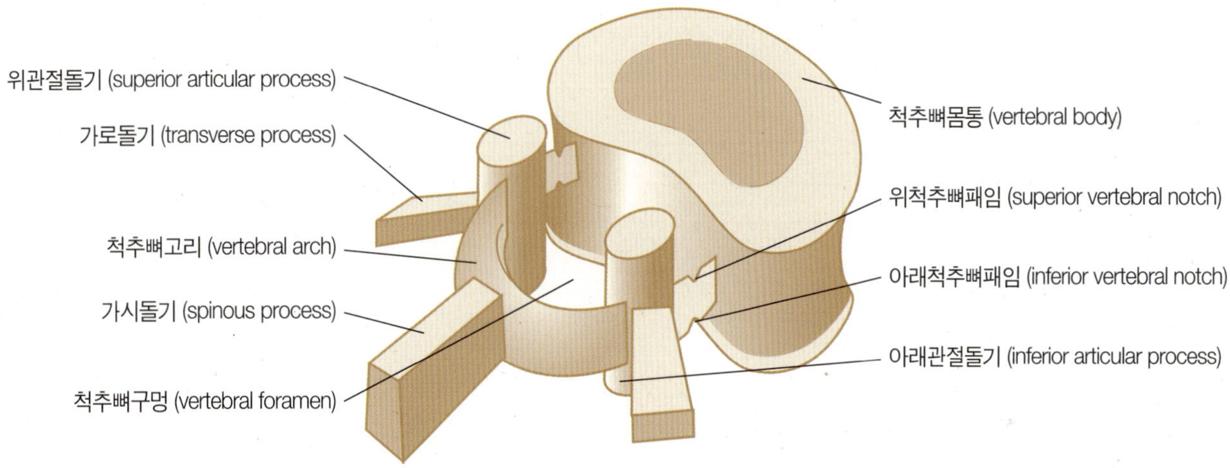

그림 6.6 : 척추뼈의 표지점들.

허리뼈의 구조와 움직임 (LUMBAR STRUCTURE AND MOVEMENT)

엉치뼈 위에는 마지막 허리뼈 L5가 있다. 척추뼈의 크기, 특히 척추사이원반을 사이에 끼우고 있는 척추뼈의 크고, 둥글고, 단단한 몸통을 보면, 척추 맨 아래에 있는 척추뼈(L5)가 얼마나 큰지 알 수 있다. 이는 척추, 특히 척추의 아랫부분에 있는 허리뼈의 체중 부하 속성을 잘 보여준다. 즉, 척추의 아래로 내려갈수록 위쪽에 있는 척추뼈를 지탱하기 위해 아래쪽의 척추뼈들은 더 크다.

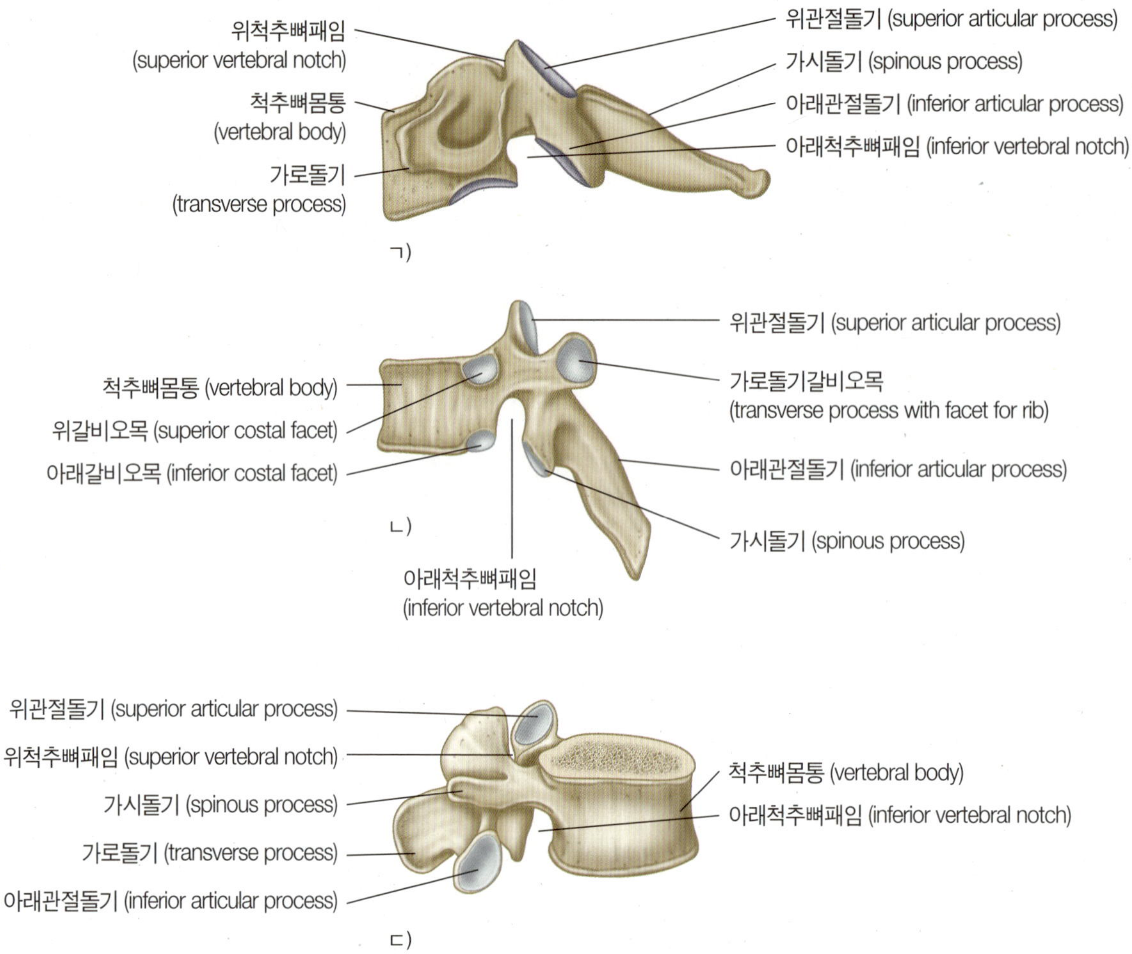

그림 6.7 : 척추뼈 크기 차이. ㄱ) 목뼈 (C5) 측면도, ㄴ) 등뼈 (T6) 측면도, ㄷ) 허리뼈 (L3) 측면도.

척추뼈의 가시돌기는 목에서 골반까지 내려가면서 차이를 나타낸다. 가시돌기는 척추를 따라가면서 모양과 크기가 바뀐다. 허리뼈에서는 가시돌기가 크고 둥글며, 가시돌기와 가시돌기 사이에 상당한 공간이 있다. 등뼈에서는 가시돌기가 약간 아래로 향하며 목뼈에서는 가시돌기가 상당히 작아진다. 이런 차이들은 척추의 각 구역에서 움직임을 가능케 하거나 제약하는 요인의 일부분이 된다.

허리뼈의 후관절은 목뼈나 등뼈와 구별 지어 준다. 후관절은 평면관절(미끄럼관절)이다. 각각의 척추뼈마다 척추뼈몸통 바로 뒤에서 위로 튀어나온 평평한 두 부분(위관절돌기)이 있다. 또한 아래로 튀어나온 평평한 두 부분(아래관절돌기)이 있다. 척추뼈를 차곡차곡 쌓아올리면 한 척추뼈 뒤에서 위로 튀어나온 평평한 두 부분(위관절돌기)이 그 척추뼈 바로 위에 있는 척추뼈의 아래로 튀어나온 평평한 두 부분(아래관절돌기)과 만나게 된다. 각각의 척추뼈는 두 개의 윤활관절(위관절돌기와 아래관절돌기가 만나서 이룬 후관절)로 이웃하는 척추뼈와 연결된다.

허리뼈 후관절의 관절면(articular facet)의 위치는 등뼈와 목뼈의 후관절의 관절면의 위치와 상당히 다르다. 허리뼈 부위에서는 후관절이 사실상 몸의 중간선(시상면)에 평행하다. 이 덕분에 허리뼈에서 보다 넓은 범위의 움직임이 가능하다. 구조적 관점에서 보면, 허리뼈가 설계된 목적에 맞게 굽힘과 폄을 가능하게 해 주는 것이다.

두 척추뼈몸통은 척추사이원반과 후관절에서 만나게 되며, 이 두 관절(척추사이결합과 후관절)에서 허리뼈는 서로 연동되어 움직인다. 후관절의 평평한 부위(즉, 관절면)가 향하고 있는 방향 때문에, 후관절에서 굽힘과 폄이 일어날 때 관절면끼리 맞닿는 부분이 상당히 크게 미끄러진다. 그러나 이 척추뼈들에서 돌림을 하려고 하면 후관절의 평평한 부위가 서로 부딪힌다. 돌림을 하면 후관절들이 서로 미끄러지면서 지나가는 것이 아니라 서로 눌리게 된다.

허리뼈의 마지막 움직임은 가쪽굽힘(lateral flexion)이다. 이 경우, 후관절의 방향 때문에 미끄러짐이 가능하다. 척추의 이 부위에서 움직임을 멈추는 것은 골반의 가장 위쪽에 부딪히는 갈비뼈들이다. 손가락을 가장 아래쪽 갈비뼈들과 골반 사이에 찔러 넣고 가쪽으로 굽히면 직접 느껴 볼 수 있다. 손가락이 사이에서 집힐 것이다.

사람들은 대부분 허리굽이의 정도를 보고 놀란다. 겉보기로는 대부분은 굽이가 있다기보다는 평평한 편인데, 이는 허리의 굽은 부분을 두꺼운 근육들이 채우고 있기 때문이다. 허리굽이는 L4와 L5가 거의 지면과 수직을 이룰 정도로 되어 있다. L4와 L5는 아주 극단적인 각도로 되어 있어서 골반에 붙는 허리뼈의 뒷부분에 실제로 추가적인 인대가 있을 정도이다. 이 인대들은 엉덩허리인대(iliolumbar ligament)라고 불리며 이 척추뼈들이 제자리에 붙어 있을 수 있도록 추가적인 지지 구조물이 되어 준다.

등뼈의 구조와 움직임 (THORACIC STRUCTURE AND MOVEMENT)

T12의 윗부분과 아랫부분은 이따금 등허리 경첩(lumbodorsal hinge)이라고 불리는 구조를 형성한다. 척추의 구조와 기능 변화에 관해서라면 이곳이 틀림없이 중요한 곳이다. 허리뼈에서 지금까지 논의했던 개별적 구조들은 등뼈에도 역시 적용된다. 짐작했다시피, 척추뼈의 크기와 모양, 그리고 그 결과로 나타나는 기능의 변화가 있다.

가장 아래 허리뼈에서부터 목뼈까지 가면서 척추뼈몸통은 점점 더 작아진다. 척추뼈몸통의 크기에 있어서는 L1과 T12의 차이는 그다지 크지 않다. 그러나 T12와 T1의 크기 차이는 상당히 크다. 척추의 이 구역은 체중부하가 줄어들기 때문에 커야 할 필요가 적어지고 따라서 기능에 상당한 변화가 일어난다. 등뼈 구역은 기본적으로 허리나 목뼈 구역보다 두 배 길다. 등뼈는 12개가 있으며 5개인 허리뼈보다는 두 배 이상 많고 7개인 목뼈보다는 두 배가 약간 안 된다. 각 관절에서의 작은 움직임들이 합쳐지면서 척추의 전체 운동범위는 개별적인 척추관절들의 운동범위보다 커지게 된다. 등뼈 구역에서는 특히 이런 점이 분명하게 드러난다. 특정한 움직임은 구조적으로 불가능해 보이지만 작은 움직임들이 모두 '더해지면서' 더 큰 움직임이 가능해진다. 즉, 각 척추뼈의 평균적인 움직임이 고작 1°의 굽힘이라고 해 보자. 여기에 12를 곱하면 등뼈 구역 전체로는 12°의 움직임이 가능해진다.

척추의 뒤쪽을 따라 느껴지는 가시돌기로 돌아가 보자. 등뼈와 등뼈의 튀어나온 가시돌기의 모양과 정렬을 자세히 살펴보면 목 쪽으로 올라가면서 일어나는 변화를 알아챌 수 있을 것이다. 등뼈 구역의 가장 아래쪽 근처에 있는 가시돌기는 허리뼈 구역의 가시돌기보다 약간 더 길다. 이것들은 다소간 곧게 튀어나와 있지 않고 살짝 아래를 향하기 시작한다. 척추를 따라 계속 올라가면 가시돌기들은 점점 더 아래쪽을 향하다가 마침내 등뼈 구역에 도착하면 거의 위아래로 층층이 쌓여 있는 모양이 된다. 이 구역의 등뼈 위쪽으로는 가시돌기가 조금씩 짧아지면서 다시 가시돌기들 사이에 공간이 생긴다. 여기에서 가시돌기의 각도는 가장 아래쪽 등뼈 근처에서 볼 수 있었던 것과 비슷해진다. 가시돌기들만 보아도 어떤 방향으로의 움직임이 가능할지를 어느 정도 알 수 있다.

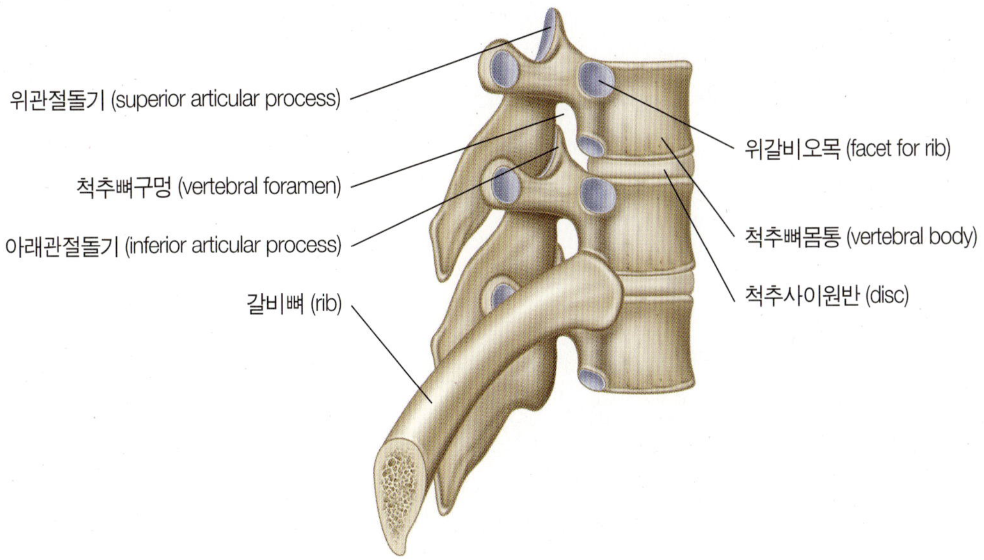

그림 6.8 : 등뼈.

등뼈 구역에서만 발견되는 또 다른 요소는 척추의 이 부분이 담당하는 기능에 영향을 미친다. 각각의 등뼈는 한 쌍의 갈비뼈와 이어져 있다. 갈비뼈는 등뼈의 양쪽에 하나씩 붙는다. 가장 아래쪽에는 두 쌍의 뜬갈비뼈(floating rib)가 있다. 이 두 쌍의 갈비뼈가 뜬갈비뼈라고 불리는 것은 나머지 열 쌍의 갈비뼈와 달리 몸통 앞쪽에 있는 복장뼈에 붙어 있지 않기 때문이다.

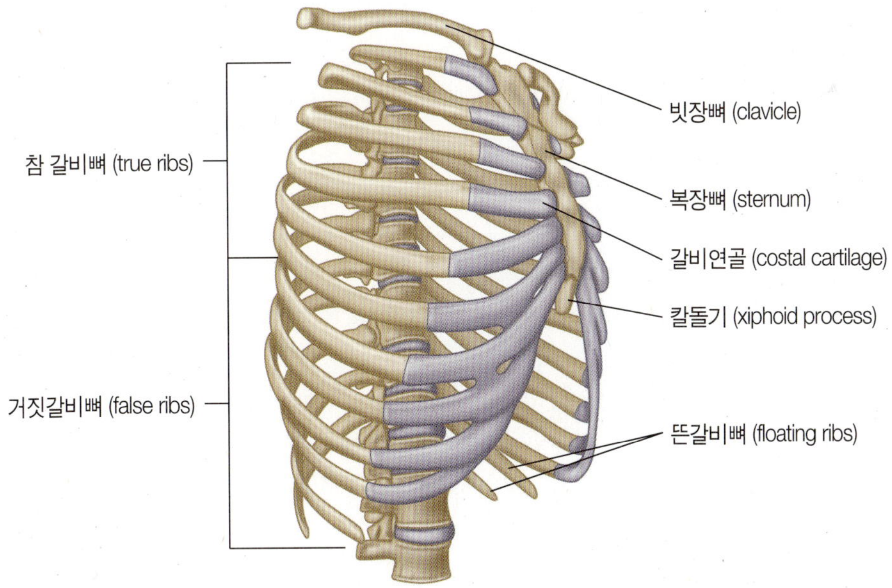

그림 6.9 : 갈비뼈 (ribs)와 복장뼈 (sternum).

열 쌍의 갈비뼈는 등뼈와의 연결 부위부터 시작해서 몸통 앞쪽을 감싸고 연골을 통해 직간접적으로 복장뼈와 이어진다. 등뼈가 움직이는 방식을 고려할 때 이 점을 염두에 두는 것이 중요하다. 가슴우리가 심장이나 폐와 같은 주요 기관들을 보호하기 때문에 이런 필요에서 단단하게 만들어져 있는 것이다.

허리뼈와 등뼈의 가장 큰 차이에 대해서는 마지막에 이야기하려고 아껴 두었다. 기억하다시피 후관절은 여러 방향으로의 움직임을 가능케 하거나 제약한다. 변화는 T12 자체에서부터 일어난다. T12의 두 개의 아래관절면(inferior articular facet)은 허리뼈 구역의 관절들과 (중간선에 평행하게) 정렬되어 있다. T12의 두 개의 위관절면(superior articular facet)은 완전히 방향을 바꾼다. T12의 위관절면은 척추가 향하고 있는 방향과 평행하지 않고 이제 사실상 관상면과 나란해진다. 이것이 허리뼈 구역과 등뼈 구역의 기능에 큰 차이를 일으킨다.

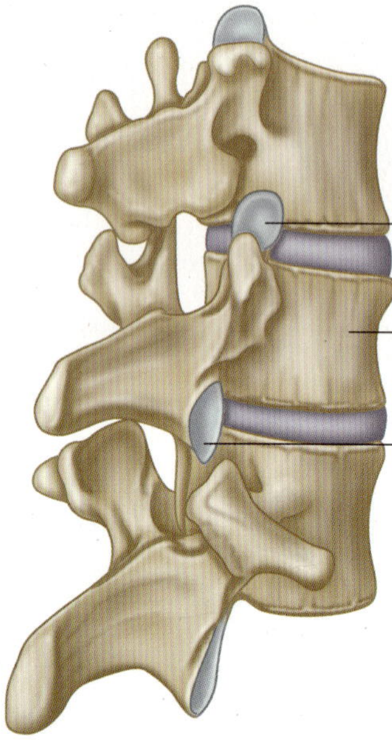

그림 6.10 : 후관절(facet joint)의 각도 변화가 척추뼈의 각 구역에서 가능한 움직임을 달라지게 한다.

허리뼈 구역에서는 척추뼈를 앞뒤로 움직이면(굽힘과 폄) 후관절은 쉽게 서로 미끄러진다. 같은 동작을 등뼈 구역에서 하면 폄을 할 때 척추뼈들이 미끄러지듯이 지나가지 않고 서로 부딪히면서 거의 움직이지 못한다. 물론 등뼈들 사이에 약간의 움직임은 있으며, 등뼈 구역 전체로는 당신이 처음에 생각했던 것보다는 더 유연할 것이다.

후관절의 방향과 더불어 이 등뼈 구역에서의 가시돌기는 아래쪽을 향하면서 거의 서로 맞닿아 있다는 것을 기억하라. 등뼈 구역에서는 후관절의 방향 및 가시돌기의 상호 부딪힘 때문에 척추를 펴기가 힘들다. 등뼈 구역의 윗부분으로 가면 가시돌기 사이에 공간이 더 있고 후관절의 방향도 바뀌기 때문에 더 많은 움직임이 가능해진다. 목뼈 구역에 이를 때쯤이면 후관절 방향의 변화는 허리뼈 구역과 등뼈 구역 사이에서 본 것 같은 급격한 변화보다는 점진적인 변화에 가까워진다.

너무 앞서 나가기 전에, 등뼈 구역과 관련된 척추의 다른 움직임을 다루어야 한다. 척추의 폄(extension)과 젖힘(hyperextension)은 이 구역의 가시돌기 일부와 후관절에 의해 제한된다.

가시돌기의 방향은 굽힘에 최적화되어 있는 것도 아니지만 그 자체가 움직임을 제한하지는 않는다. 등뼈 구역에서 굽힘의 주된 제약은 등뼈 앞쪽에 있는 복장뼈이다. 등뼈의 이 부위에서 당신이 너무 많이 굽히면 심장과 폐가 어떻게 될지 생각해보라. 과도한 압박으로 호흡이 힘들어지고 심장에 과한 압박이 가해질 수도 있다.

등뼈 구역은 돌림 동작에서 빛을 발한다. 후관절의 방향 때문에 이 움직임을 할 때에는 후관절의 관절면이나 가시돌기가 전혀 제약을 하지 않는다. 그러나 후관절 자체와 갈비뼈 때문에 제한이 생긴다. 관절의 경우 후관절이 근본적으로 윤활성이라는 점을 기억해야 한다. 즉, 결합조직을 기초로 하는 관절주머니인 것이다. 이 24개의 작은 관절주머니가 돌림을 제한한다. 비트는 힘은 갈비뼈에 압력과 힘을 가한다. 또 이 갈비뼈들 사이에는 갈비사이근이라는 작은 내재근육(intrinsic muscle)의 층들이 있다. 이것들이 더 타이트할수록 돌림은 더 제약을 받는다.

끝으로 중요하게 언급할 것은 가쪽굽힘 즉, 옆으로 굽히기이다. 후관절 수준에서는 이 움직임을 하는 데에 최소한의 제약만 존재한다. 여기에서도 주요한 제약은 갈비뼈에서 온다. 굽히는 쪽에 있는 갈비뼈들이 결국은 압박되면서 서로 부딪히게 된다. 반대쪽에서는 갈비사이근들의 유연성이 갈비뼈들이 얼마나 서로 떨어질 수 있는지를 결정하는 데에 어느 정도 역할을 할 것이다.

목뼈의 구조와 움직임 (CERVICAL STRUCTURE AND MOVENENT)

척추에서 목뼈 구역은 갈비뼈라는 외부 지탱이 없다. 후관절의 방향은 등뼈 구역의 중간부분에서부터 서서히 바뀌기 시작해서 목뼈 구역에 오면 거의 수평에 가까워진다. C6과 C7을 제외하면 가시돌기가 굉장히 짧아지면서 척추뼈들 사이에 공간이 많아진다. 이 때문에 목뼈에서는 폄이 가능하다. 이 구역의 가로돌기들은 목 부위에서 더 좁아지는데 가장 위쪽에 있는 목뼈(C1과 C2)는 예외적이다. 가로돌기의 또 다른 주요한 차이점이라고 하면 목뼈 구역에서는 동맥이 가로구멍(transverse foramen)을 통해 흐르고 있으며 이를 통해 뇌는 혈액을 공급받는다는 점이다. 목뼈의 척추뼈몸통은 허리뼈의 척추뼈몸통에 비해 상당히 작다. 목뼈들은 단단한 등뼈를 기초로 삼고 있기 때문에 머리를 지탱하는 데에 집중할 수 있다.

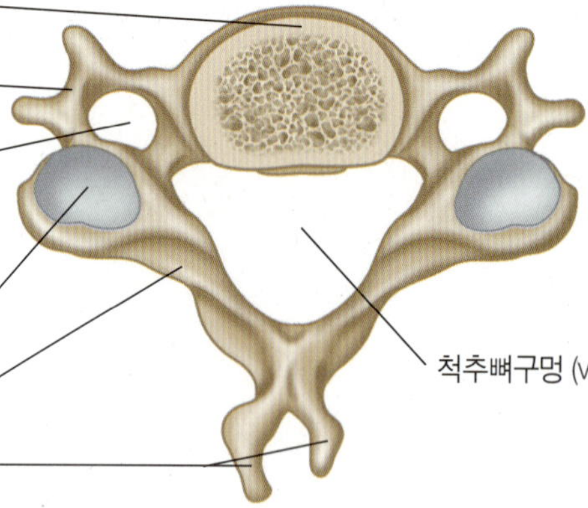

그림 6.11: 목뼈와 후관절.

목뼈에서는 움직임을 강하게 제한하는 요소는 없다. 굽힘과 폄은 기본적으로 제약이 없지만 당연히 운동범위는 일정한 한계 내에 있다. 돌림의 경우, 뼈의 제약은 나타나지 않으며 가쪽굽힘(옆으로 굽힘)은 목에서 꽤 쉽게 일어난다. 이에 대해서는 매우 자세하게 파고들 필요는 없지만 목뼈 구역 내에서 두드러지는 변화는 첫째목뼈(C1)와 둘째목뼈(C2) 사이에 일어난다. 첫째목뼈(C1)는 고리뼈(atlas)라고도 불린다. 알지 모르겠지만 '아틀라스'는 어깨 위에 지구를 떠받치고 있었다. 우리가 보는 아틀라스(고리뼈)는 우리 각자에게 있는 구 즉, 머리뼈를 어깨 위에 떠받치고 있다. 자세히 살펴보면 고리뼈는 머리뼈를 위에 떠받치고 있을 수 있도록 바닥이 더 넓다. 고리뼈는 뒤통수뼈라고 불리는 뼈와 만나서 머리뼈를 지탱한다. 이 고리뒤통수관절(atlantooccipital joint)은 머리뼈가 전·후, 좌·우로 기울어질 수 있게 해 준다. 이 관절에서 돌림은 제한되어 있다.

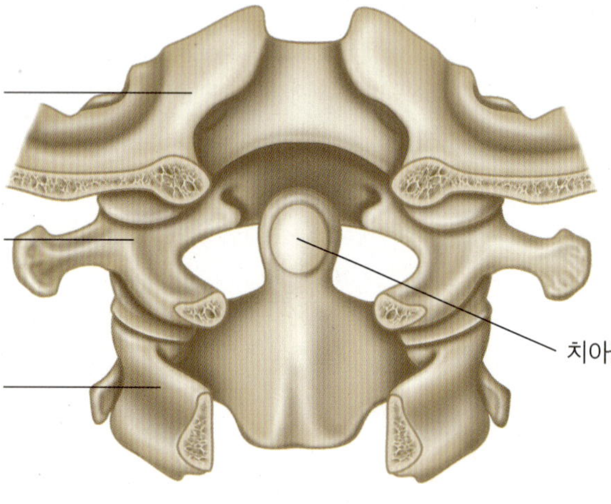

그림 6.12 : 고리뒤통수관절 (atlantooccipital joint).

C2는 중쇠뼈(axis)라고 불리는데 이는 치아돌기(dens, odontoid process)라고 불리는 작은 돌출부가 튀어나와서 중쇠뼈의 중앙에 자리 잡고 있기 때문이다. 이 돌출부 때문에 머리뼈는 회전 운동범위가 크다. 기능적으로 보면 그 아래에 있는 모든 척추뼈들 또한 돌아간다. 그러나 머리뼈만 따로 회전시키려고 한다면 고리뒤통수관절이 제몫을 해 주어야 한다.

척추의 근육(MUSCLES OF THE SPINE)

뒤척추근육(Posterior Spinal Muscles)

우리 등에 있는 척추의 근육은 매우 복잡하지만 척추에서의 깊이와 위치에 따라 이것들을 분류하는 몇 가지 방법이 있다. 같은 깊이에 있는 모든 근육들은 비슷한 목표를 공유한다. 즉, 척추를 곧게 직립한 위치로 유지해 주는 것이다. 하나의 척추뼈에 붙은 가장 작은 근육들부터 몇 개의 척추뼈에 걸쳐 붙어 있는 가장 두꺼운 근육에 이르기까지 본질은 척추를 곧게 유지하는 것이다. 그런데 그것이 결코 만만한 일이 아니다.

가장 깊은 층(Deepest Layers)

척추에 직접 붙는 가장 깊은 근육들은 가장 작기도 하다. 이 근육들은 비교적 개별적으로 척추뼈들과 상호작용하며 척추 자체에서 텐세그리티와 유사한 구조를 형성한다. 첫 번째 근육 즉, 그중에서도 가장 깊은 근육은 돌림근(rotatores muscle, 166쪽 참고)이라고 한다. 전문적으로 말하면, 한 척추뼈의 가로돌기에 붙어서 그 위에 있는 척추뼈의 가시돌기까지 이어지는 긴돌림근과 짧은돌림근이 하나씩 있다. 이 조직은 그 정렬 때문에 텐세그리티가 필요로 하는 압축재의 필수적인 교차를 만들어 낸다.

그 유명한 허리네모근(quadratus lumborum)을 볼 수 있는 것도 바로 이 깊이에서이다. 허리네모근은 척추의 가쪽에 있지만 골반의 맨 위쪽의 붙는곳에서부터 가장 아래쪽의 갈비뼈로 그리고 허리뼈의 가로돌기들까지 이어진다. 척추의 폄과 가쪽굽힘에 도움을 주는 것은 맞지만 대개는 안정자로 사용되어 골반과 척추, 가슴우리를 이어준다.

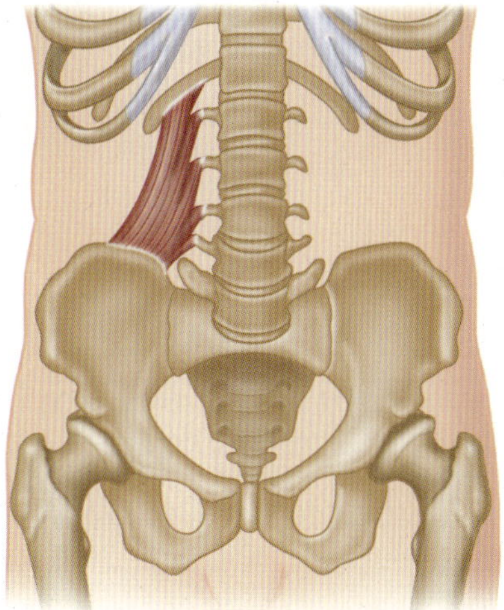

그림 6.13 : 허리네모근 (quadratus lumborum).

척추에서 조금 멀어진 다음 층의 근육들로는 뭇갈래근(multifidus)과 반가시근(semispinalis)이 있다. 이 근육들은 척추의 여러 부위들을 가로지른다. 뭇갈래근은 허리뼈 부위에서 두 개에서 네 개의 척추뼈들 사이에 펼쳐져 있으며 상당히 두껍다. 반가시근은 허리뼈와 목뼈에 붙는곳이 있으며 척추의 직립을 유지시키는 임무를 이어간다.

일반적으로 가장 얕은 쪽에 있는 근육군들은 익숙하다. 바로 척추세움근(erector spinae)이다. 척추세움근은 그 이름을 보면 기능을 짐작할 수 있는데 더 깊이 있는 협동근(synergist)들보다 훨씬 더 넓은 범위에 걸쳐 있다. 세 개의 근육이 척추세움근을 구성한다. 안쪽에서 가쪽으로 가면서 순서대로 가시근(spinalis), 가장긴근(longissimus), 엉덩갈비근(iliocostalis)이다. 밧줄과 같은 이 근육들은 엉치뼈에서 목뼈까지 펼쳐져 있다. 이 근육들은 여러 군데에서 네 개 이상의 척추뼈에 걸쳐 이어지며 가장 가쪽에 있는 두 개의 근육인 가장긴근과 엉덩갈비근은 갈비뼈에 붙어 있어서 갈비뼈를 지렛대 삼아 척추를 편다.

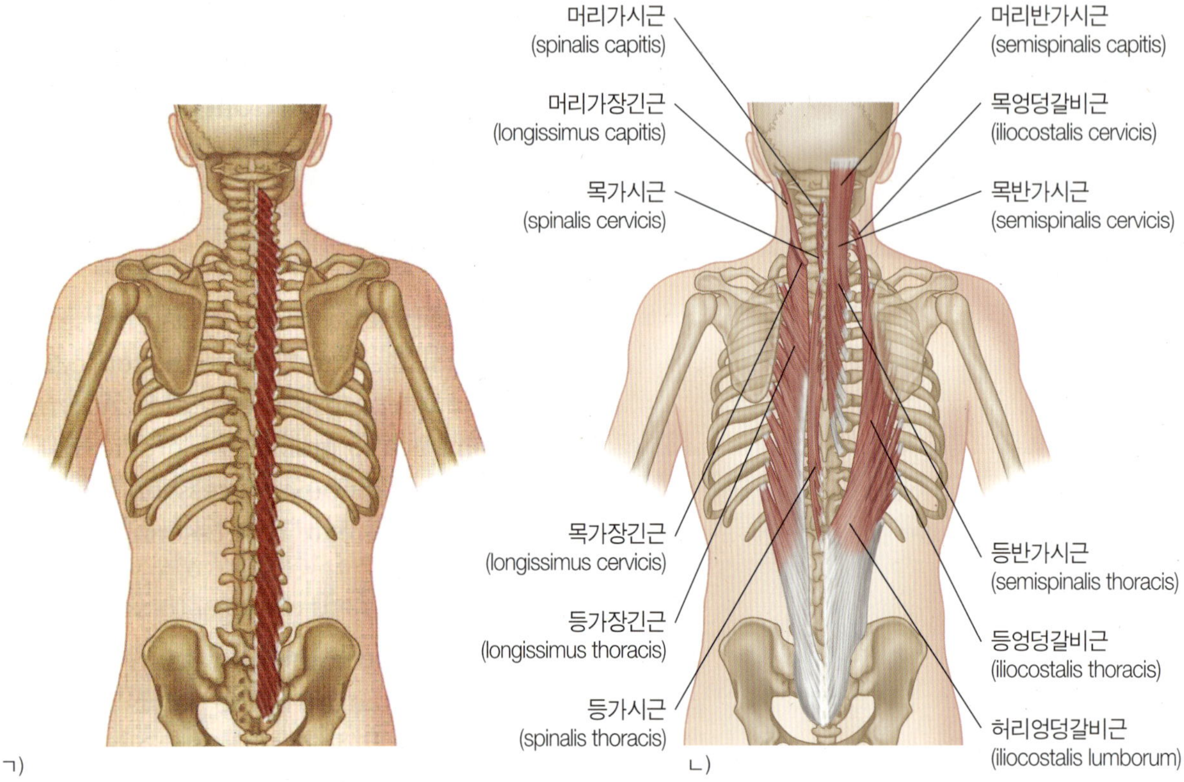

그림 6.14 : ㄱ) 뭇갈래근 (multifidus), ㄴ) 척추세움근 (erector spinae).

알다시피 이 근육들은 모두 척추 폄에서 주요한 역할을 하므로 뒤쪽 굽힘을 할 때에도 이 근육들은 척추 주변에서 활성화된다. 이 근육들은 살라바아사나와 그 변형 자세들을 할 때에 매우 독립적인 방식으로 작동한다. 해부학적으로 직립 자세에서 척추를 유지시키는 것이 아니라, 엎드린 상태에서는 말 그대로 몸을 바닥에서 떼어 들어 올리고 있는 것이다.

우르드바 다누라아사나를 하려고 몸을 뒤집으면 척추세움근이 작동하여 우리를 바닥에서 떼어놓는다. 이런 자세에서 움직이는 동안 척추세움근은 배근육과 반대로 작동한다. 즉, 배근육의 긴장 때문에 척추가 더 펴질 수 있는 능력이 제한될 수 있는 것이다. 한편, 척추세움근은 배근육과 협력하여 척추를 안정화시킨다. 배근육도 척추를 움직인다. 다만 멀리 떨어져서 또는 좀 더 간접적인 위치에서 작용할 뿐이다.

배근육(Abdominals)

배안(abdominal cavity)을 형성하는 조직들은 척추에도 영향을 미친다. 배안의 앞쪽에 있는 근육들은 일반적으로 배근육으로 알려져 있는데 세 층으로 되어 있다. 가장 얕은 근육은 배바깥빗근(external abdominal oblique)으로 배속빗근(internal abdominal oblique)보다 바깥에 있다. 이 근육들보다 속에는 배가로근(transversus abdominis)이 있다. 이 근육들은 허리 주변에 띠를 형성하며 앞쪽에서 배곧은근(rectus abdominis)과 함께 이어지는데 이 근육이 바로 '식스팩'으로 알려진 근육이다.

일반적으로 배근육은 가슴우리의 가장 아래쪽을 따라 붙어 있으며 허리뼈의 가로돌기까지 이어진다. 그런 다음 골반의 윗부분으로 내려와 엉덩뼈능선을 따라 고샅인대(inguinal ligament)까지 이어진다. 이 근육들은 앞쪽에서 배곧은근과 합쳐진다. 전체적으로 배근육은 배안의 앞과 옆을 형성하며 그 붙는곳 때문에 몸통의 안정성 및 움직임과 연관된다. 달리 표현하면, 배근육이 비록 척추에서 멀리 떨어진 것처럼 보이지만 사실은 척추를 안정시키고 움직인다고 할 수 있다.

세 층의 근육은 모두 갈비뼈를 두덩뼈 쪽으로 끌어내리면서 척추의 굽힘을 돕는다. 배속빗근과 배바깥빗근은 양쪽 옆에 있기 때문에 갈비뼈를 골반을 향해 옆으로 끌어당긴다(가쪽굽힘). 이 근육들의 섬유의 방향과 각도 때문에 또한 척추를 돌리는 능력에도 일조한다. 알다시피 어떤 근육은 특정한 움직임을 일으키는 능력도 있지만 어떤 움직임을 제한하는 능력도 있다. 위에 열거한 작용들을 바탕으로 보면, 배근육은 뒤쪽 굽힘과 같은 척추의 폄에 저항할 수 있다. 또한 척추의 가쪽굽힘과 돌림에도 저항할 수 있다.

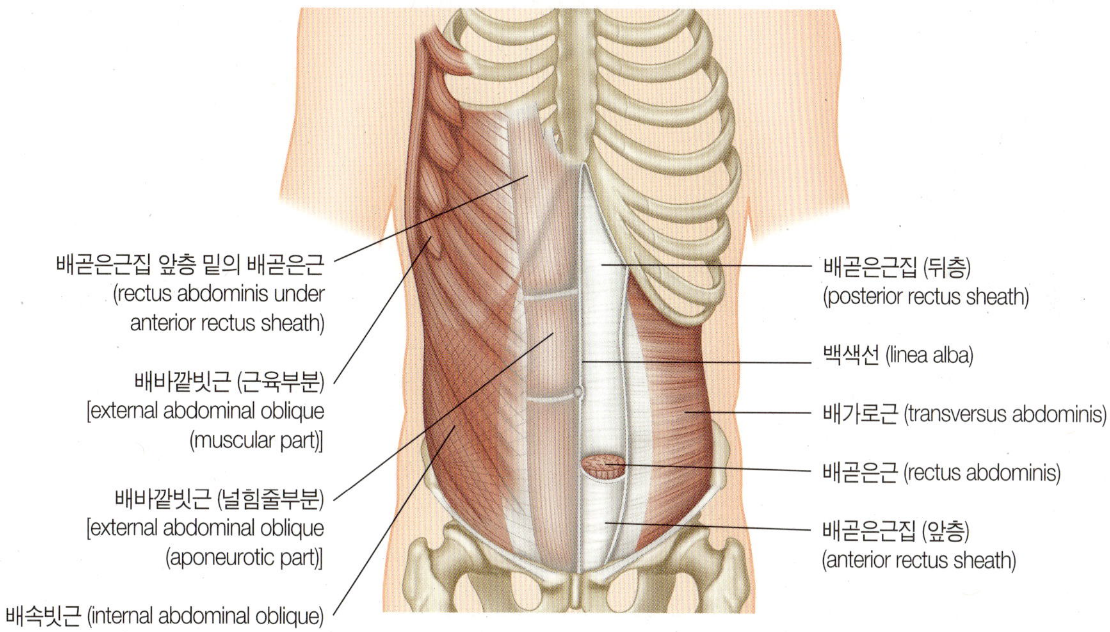

그림 6.15 : 배근육 (abdominals).

배근육은 골반을 움직이는 능력도 있다. 대개 배근육이 골반을 움직이는 근육이라고 생각하지 않지만, 가슴우리가 충분히 안정된 상태라면 두덩뼈가 위로 들리면서 골반의 뒤쪽기울임이 일어날 수 있다. 운카타아사나나 비라바드라아사나 II에서는 흔히 있는 지시 사항이다.

배근육은 또한 골반이 척추와의 관계에서 안정되는 데에도 상당히 큰 역할을 한다. 플랭크를 1분 정도 유지해보라. 모든 근육이 작동하고 있음을 느낄 수 있을 뿐만 아니라 머지않아 배근육이 매우 분명하게 인식될 것이다. 배근육이 몸통을 안정시키고 볼기가 쳐지는 것을 막아 주고 있는 것이다. 이제 엉덩관절의 굽힘을 요구하는 나바아사나에서 대해 생각해보라. 엉덩관절의 굽힘이 일어나려면 배근육의 수축을 통해 골반이 안정되어야 한다. 선 자세든 앉은 자세든 누운 자세든 여러 자세들이 배근육에 의지함으로써 골반과 척추 사이에서 특정한 자세를 유지한다.

배근육은 또한 호흡의 이차 근육으로서 숨을 쉴 때에도 중요한 역할을 한다. 배근육이 배안을 형성하기 때문에 배근육의 긴장이 변화하면 배안에 형성되는 압력에도 영향을 미칠 수 있다. 우리가 기침을 하거나 억지로 숨을 내쉴 때를 생각해보면 된다. 배근육은 배안에 압력을 증가시키고 이는 가로막을 밀어내면서 폐를 압박하여 공기를 밖으로 내보낸다.

인대(LIGAMENTS)

모든 관절에서 인대는 안정시키고 지탱하고 다양한 정도로 움직임을 가능케 하거나 제약하는 역할을 수행한다. 척추의 관절들도 다르지 않다. 그러나 그런 역할을 '어떻게' 수행하는지는 다른 문제이다. 일반적으로 두 뼈가 만나서 관절이 생긴다고 말한다. 그러나 척추에서는 일련의 관절들이 안정화되고 지탱되어야 한다. 그러므로 척추의 주요 인대들은 대개 척추 전체를 따라 있다.

이 인대들 중 첫 번째이자 가장 강한 인대는 앞세로인대(anterior longitudinal ligament, ALL)이다. 이 앞세로인대는 두껍고 치밀하며 척추뼈의 앞쪽에 붙는다. 이곳에서 앞세로인대의 섬유는 척추뼈와 척추사이원반의 결합조직의 구조 안으로 누비고 들어간다. 앞세로인대는 엉치뼈에서부터 머리뼈까지 이어진다. 척추를 굽힐 때, 앞세로인대는 느슨해지면서 약간 짧아진다. 척추를 펼 때(뒤쪽 굽힘)에는 앞세로인대가 팽팽해지면서 척추뼈들 간에 너무 벌어지지 않게 해 준다.

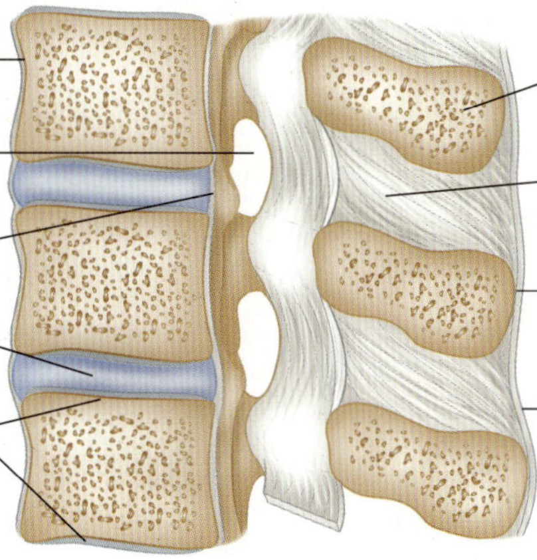

그림 6.16 : 척추뼈 (시상단면도).

앞세로인대의 반대쪽에는 뒤세로인대(posterior longitudinal ligament, PLL)가 있다. 이 인대는 척추뼈몸통의 뒤쪽에 있는 척추뼈구멍에 자리 잡고 있다. 척추의 뒤쪽은 앞쪽만큼의 공간은 없기 때문에 뒤세로인대는 앞세로인대보다 훨씬 가늘다. 뒤세로인대 역시 척추 전체를 따라 나 있으며 척추뼈와 척추사이원반과 모두 이어져 있다. 긴장 상태에서 뒤세로인대의 기능은 앞세로인대와 정반대이다. 뒤세로인대는 뒤쪽 굽힘에서 짧아지고 척추 굽힘에서 신장되면서 팽팽해진다. 이 두 인대는 척추사이원반을 사이에 두고 있으면서 척추사이원반 탈출(추간판 탈출)의 가능성을 막아 주는 저항력을 더해 준다. 황색인대(ligamentum flavum)라고 불리는 또 다른 인대가 있는데, 척추뼈고리의 고리판(lamina) 앞면을 따라 있다. 황색인대는 그 위치 때문에 앞세로인대와 함께 기능한다.

가시끝인대(supraspinous ligament)와 가시사이인대(interspinous ligament)라는 또 다른 두 인대가 있다. 'supra'는 '위에'라는 뜻으로 피부 아래 피부밑조직이 있고 근막 아래 가시끝인대가 있다. 가시끝인대는 가시돌기 위쪽에 있으며 결합조직의 두꺼운 끈으로 가시돌기의 끝부분에 붙는다. 'inter'는 '사이'라는 뜻으로 가시사이인대는 가시돌기 사이에 있다. 크기는 척추의 구역에 따라 달라진다. 이 두 인대는 모두 척추 굽힘에 저항한다.

척추사이원반(DISCS)

척추사이원반(intervertebral disc)은 독특한 구조물이다. 각 척추사이원반은 속질핵(nucleus pulposus)과 섬유테(anulus fibrosus)라는 2개의 서로 다른 구성 요소의 결합으로 되어 있다. 속질핵은 액체이다. 그러나 윤활액과 같은 액체는 아니며 세포막에 의해 형성되지 않는다. 대신 척삭(notochord)이라는 발생학적 구조물의 잔여물이다. 척삭은 척추 형성의 초기 단계이다. 섬유테 안에 속질핵이 있다.

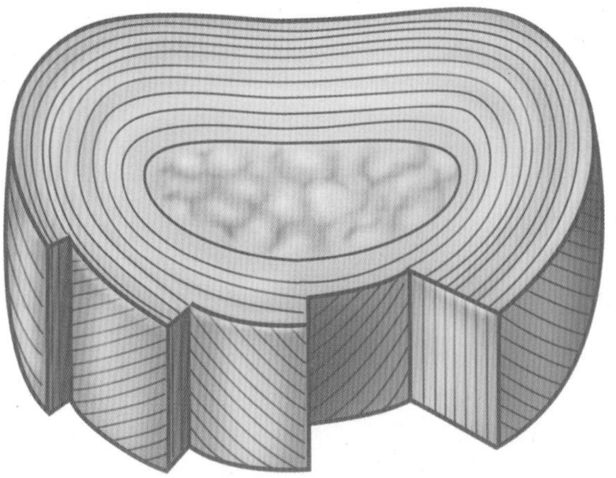

그림 6.17 : 속질핵 (nucleus pulposus) 주위의 연골층[섬유테 (anulus fibrosus)]은 방향과 지향이 바뀌면서 여러 방향으로 움직이는 동안 세기를 유지한다.

연골(섬유테)에 맞서는 속질핵의 액체는 정수압을 형성한다. 척추사이원반 내부의 액체는 바깥쪽으로 연골 고리를 향하는 힘을 가하게 된다. 척추사이원반의 벽 내부에 액체가 더 많이 담겨 있을수록 더 많은 압력이 가해진다. 액체가 더 많으면 움직임과 손상에 더 많이 저항하는 더 튼튼한 척추를 뜻한다고 유추할 수 있을 것이다. 그러면 척추사이원반에는 언제 액체가 많이 차게 되는가? 아침이다. 왜? 척추사이원반 속의 액체는 침윤(imbibition)이라고 불리는 과정을 통해 (낮 동안) 주변에 있는 척추뼈들로 흡수된 다음, (잠을 자는 시간처럼 휴식하는 동안) 다시 척추사이원반으로 재흡수된다. 연골(섬유테)은 옆면에서 액체를 둘러싸고 있지만 속질핵의 위와 아래에는 척추뼈만 있을 뿐 연골은 없다. 실제로 척추뼈는 해면뼈(cancellous bone, spongy bone)로 되어 있다. 구멍이 많은 다공질인 것이다. 결과적으로, 척추뼈가 낮 동안 걷기나 앉기와 같은 일상적인 활동을 하면서 압박될 때 척추사이원반에 압력이 가해지면서 액체가 서서히 척추뼈로 스며든다. 잠에 들면 척추사이원반에 가해지는 압력이 사라지면서 액체는 다시 척추사이원반 속으로 스며든다. 척추사이원반에 액체가 많을수록 척추사이원반은 더 튼튼해진다. 연골벽에 맞서 바깥쪽으로 움직이려는 압력이 증가하기 때문이다. 내가 보기에는 아침에는 척추사이원반이 가득 차 있기 때문에 척추사이원반이 손상을 입을 가능성이 더 낮은 것 같다. 내게는 이를 뒷받침할 증거는 없으며, 아침에 척추사이원반 손상이 더 적다는 연구도 없다. 그러나 논리적으로는 맞는 결론인 것 같다.

척추사이원반의 두 번째 구성 요소는 액체를 담고 있으며 겹겹의 연골로 만들어진 고리 모양의 연골조직 즉, 섬유테이다. 연골 고리를 이루는 각 층의 섬유들은 그 아래층의 섬유와 직각을 이룬다. 이런 식으로 층이 쌓임으로써 연골은 더 튼튼해지고 기본적으로 어떤 방향으로 움직일 때에도 지탱과 적응을 더 잘할 수 있게 된다.

척추사이원반의 기능(The Function of Discs)

척추에 있는 척추사이원반은 여러 기능을 수행한다. 그중 하나는 공간을 확보해 주는 것이다. 척추에서 나오는 신경뿌리(nerve root)는 두 개의 척추뼈 사이에 일정한 거리가 유지되어야 한다. 충분한 공간이 없으면 척추뼈가 신경뿌리를 누르면서 그 신경의 경로를 따라 잠재적으로 여러 가지 감각(대개는 통증)을 일으킬 수 있다.

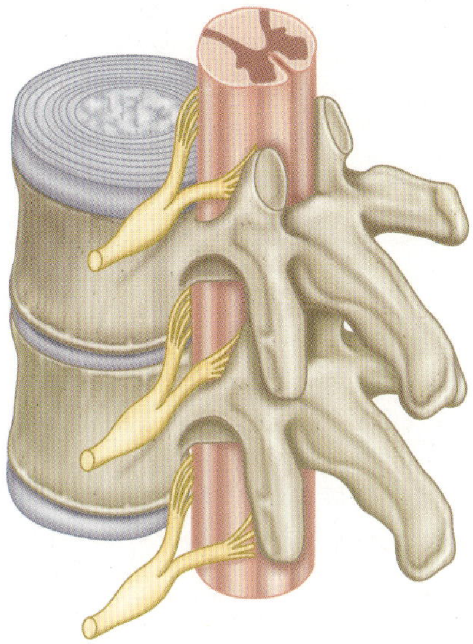

그림 6.18 : 척추사이구멍 (intervertebral foramen)에서부터 나오는 신경뿌리 (nerve root).

척추사이원반의 또 다른 기능은 움직임이 일어날 수 있게 해 주는 것이다. 사이에 척추사이원반을 두고 있는 관절[척추사이결합(intervertebral joint)]들은 후관절들과 협력한다. 그 구조 덕분에 척추사이원반은 척추가 원하는 어느 방향으로나 움직일 수 있게 해 준다. 이 관절에서 움직임을 저해하는 단단한 조직이 없기 때문에 모든 움직임이 허용되는 것이다. 척추사이원반 그 자체와 척추사이원반들이 만들어 내는 정말 아름다운 점은 주변 조직에 대항한다는 사실이다. 척추에서 텐세그리티의 전반적 기능과 상태 유지 능력은 대항력 덕분이다. 첫 번째 힘은 척추사이원반으로부터 위와 아래로 향하는 자연스러운 압력이다. 이 힘은 척추사이원반을 사이에 두고 있는 척추뼈들에 압력을 가한다. 동시에 모든 인대와 근육들은 기본적으로 척추뼈들을 한데 끌어당긴다. 이 구조들의 탄력적인 저항 때문에 일어나는 대항 긴장은 전체 구조물이 변형되지 않도록 맞설 수 있게 도와준다. 척추사이원반은 자연히 밀어내고 인대는 본질적으로 끌어당긴다.

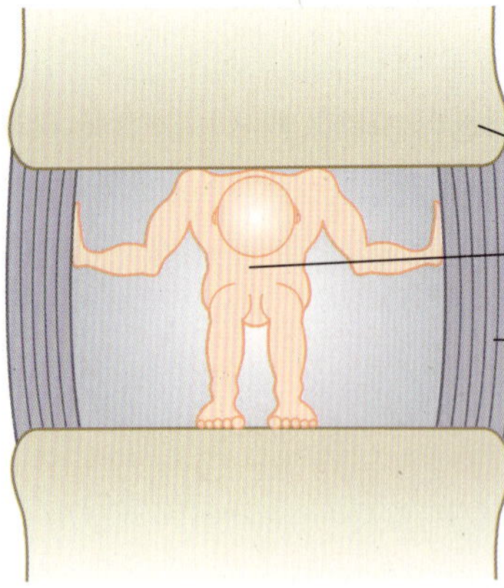

그림 6.19: 척추사이원반 내부의 액체의 힘은 바깥쪽으로 모든 방향을 향한다.

척추사이원반 손상 (Disc Injuries)

척추사이원반에 일어나는 손상은 기본적으로 세 가지이다. 척추사이원반 팽윤(bulging disc), 척추사이원반 탈출(herniated disc), 척추사이원반 파열(ruptured disc)이 가장 흔하며 등, 볼기, 다리, 머리, 목, 어깨와 더불어 팔 전체, 멀게는 손끝까지 통증이나 여러 감각이 일어나는 것과 연관이 있다. 어디에서 증상을 느끼는지 알면 문제가 어디에 있는지 간파할 수 있다.

척추사이원반 팽윤(Bulging Discs)

척추사이원반 팽윤은 연골로 된 척추사이원반이 압박받는 것이다. 그 결과 두 척추뼈에서 비롯되는 압력이 연골에 힘을 가하고 척추사이원반의 속질핵은 한쪽 또는 모든 방향으로 동일하게 팽윤한다. 척추사이원반 팽윤이 통증을 일으킬 수 있는지에 대해서는 논쟁이 있다. 척추사이원반 팽윤이 반드시 통증을 일으키는 것은 아니다. 척추사이원반 팽윤이 있더라도 수년간 돌아다니면서 그 사실을 모를 수도 있다! 척추사이원반에 가해지는 여러 힘들과 척추뼈 끝에서 얼마나 많이 팽윤되어 있는지에 따라 통증 여부가 정해진다.

흔하게는 척추사이원반 자체와 매우 인접한 신경뿌리 때문에 척추사이원반 팽윤이 통증을 일으키는 경험을 하게 된다. 척추사이원반이 신경뿌리를 누를 만큼 많이 튀어나오면 그 신경을 따라 쭉 감각이 일어나게 된다. 척추사이원반 압박에는 여러 요인들이 작용한다. 팽윤이 근육 긴장 때문에 일어난다면 아사나를 올바르게 수련하면 조직들 간에 균형이 잡히고 척추사이원반에 가해지는 압력이 줄어들어서 통증이 해결될 수 있다.

척추사이원반 탈출(Disc Herniation)

척추사이원반 탈출에서는 척추사이원반의 한 부분이 약해진다. 속질핵의 액체가 약해진 부분을 정상적인 상태보다 더 멀리 밀어낸다. 척추사이원반의 탈출과 팽윤의 차이는 척추사이원반에서 튀어나오는 부분이 약해지거나 연골의 섬유가 째졌을 수도 있다는 점이다. 척추사이원반이 애초에 생길 때부터 한 면에 공간이 더 적어서 쉽게 손상을 당할 수도 있다. 다른 요인들로는 무거운 물체를 잘못된 방법으로 들어 올린다거나, 근육 불균형이 있다거나, 유전적 요인, 척추사이원반 퇴행, 장기간의 잘못된 사용, 또는 자세 불균형이 있다.

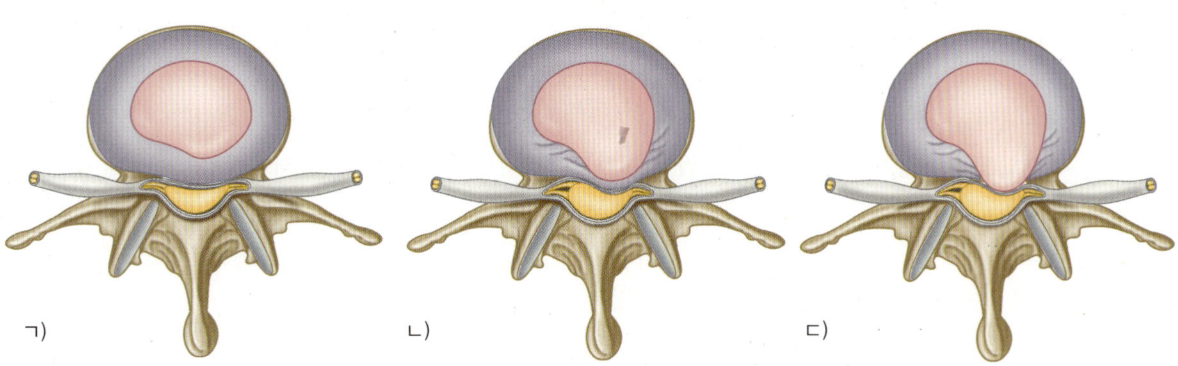

그림 6.20 : 척추사이원반 손상. ㄱ) 팽윤 (bulge), ㄴ) 탈출 (herniation. 액체가 한 방향으로 강하게 밀어냄), ㄷ) 파열 (rupture. 액체가 새어 나옴).

척추사이원반 탈출은 대개 허리통증과 연관된다. 신경뿌리를 누를 정도로 튀어나올 가능성이 더 높기 때문이다. 그러나 모든 척추사이원반 탈출이 허리통증을 일으키는 것은 아니다. 이 시나리오는 대략 이런 식으로 일어날 것이다. 통증이 생겨서 의사를 찾아가면 엑스선이나 MRI 스캔을 하고, 그러면 사진에 뭔가가 나타난다. 아마도 척추뼈 사이의 공간이 좀 줄어들었을 것이다. 아니면 MRI 스캔을 통해 척추사이원반 탈출을 진단받을 수도 있다. 틀림없이 통증의 원인이 그것 아니겠는가? 그럴 수도 있지만 아닐 수도 있다. 확실하게 아는 방법은 그 MRI 스캔을 통증이 생기기 전의 엠알아이 스캔과 비교하는 것뿐이다. 척추사이원반 탈출이 통증이나 다른 감각을 '일으킬 수 없다'는 말을 하려는 것이 아니다. 대개는 거의 확실하게 통증을 일으킨다. 그러나 척추사이원반 탈출과 허리통증이 직접적으로 연관되어 있다는 것이 더 말할 필요도 없이 당연한 결론은 아니다. 아마도 확실하게 연관이 있겠지만, 척추사이원반 탈출이 있다는 사실은 긴장력이 허리에 통증을 일으키고 있다는 점을 가리키는 징후일 수도 있다. 즉, 척추뼈의 압박을 일으키고 척추사이원반을 약해진 부위로 밀어내는 몸의 타이트함이 일으키는 증상으로서 척추사이원반 탈출이 나타날 수도 있다는 뜻이다.

척추사이원반에는 척추사이원반 탈출로 정상보다 더 멀리 밀려나는 경향이 있는 부위들이 있다. 척추를 자세히 살펴보면 척추뼈몸통의 앞쪽과 뒤쪽을 따라 앞세로인대와 뒤세로인대를 찾을 수 있다. 기억할지 모르겠지만, 이 두 인대는 척추사이원반을 사이에 두고 앞뒤로 있다.

이 결합조직들이 추가적으로 저항을 가하는 덕분에 앞과 뒤로는 척추사이원반 탈출이 일어나기가 더 힘들다. 그러나 척추사이원반의 뒤가쪽으로(posterolateral) 이 두 인대 사이 부위에는 저항이 더 적다. 그래서 속질핵을 뒤쪽으로 보내는 압력들이 약간 한쪽으로 치우칠 수 있다. 안타깝게도 이곳이 바로 두 척추뼈 사이에서 신경뿌리가 나오게 되는 곳이다. 척추사이원반 탈출이 그토록 자주 통증과 연관되는 이유가 바로 이것이다. 척추사이원반 탈출이 앞서 설명한 경로를 그대로 따라가면서 충분히 튀어나온다면 신경 자체 또는 신경을 싸고 있는 집(sheath)을 건드릴 수 있다. 이렇게 되면 저림, 무감각, 통증 등의 감각이 나타날 수 있고, 오랜 시간이 지나면 근육 위축, 신경 손상이 발생할 수도 있다.

무릎을 적절하게 굽히지 않은 상태로 무거운 물체를 들어 올리려고 한다고 하자. 무게에 따라 온몸의 근육 대부분을 긴장시켜야 할 것이다. 숨도 참게 될 가능성이 크다. 척추를 안정시키기 위해 발살바조작(Valsalva maneuver)이라는 것을 자연스럽게 하게 되는 것이다. 발살바조작은 숨을 참은 채로 배와 주변 근육을 타이트하게 만드는 것이다. 그러나 이렇게 하면 몸을 긴장시키게 된다. 이제 물체를 들어 올리려고 하자 타는 듯한 통증이 느껴지고 당신은 바닥에 주저앉아 움직일 수가 없다. 어디가 째졌는가? 부러졌는가? 허리를 똑바로 펼 수가 없다. 허리, 그리고 다리를 따라 찌릿한 통증이 느껴진다. 당신 앞에 5kg의 무게가 더해질수록 허리뼈에는 15kg의 압력이 가해진다는 점을 잠시 생각해보라. 그러므로 15kg의 상자를 들어 올리는 것은 허리에 45kg의 압력이 가해지는 것이다. 근육이 열심히 일하는 동안, 척추뼈와 주변 조직들은 당신을 직립 위치로 되돌려 놓기 위해 애쓴다. 긴장과 움직임의 조합이 너무나 강력해서 척추사이원반의 앞쪽이 짓눌리고 속질핵 안에 있는 액체가 연골 고리(섬유테)에 압력을 가한다. 이 압력 때문에 척추사이원반이 튀어나와 신경뿌리를 누르게 되는 것이다.

방금 당신에게 척추사이원반 탈출이 일어났다고 해 보자. 몸이 손상을 감지하고 고정 상태에 들어갈 것이다. 특정한 유형의 손상이 일어났을 때 몸의 일반적인 대응은 더 이상 그 부위가 움직이지 않도록 고정시키는 것이다. 이는 보호 조치이다. 교통사고가 일어난 후에 사람들이 목에서 뻣뻣함을 느끼거나 머리를 움직일 수 없게 되는 것이 바로 이 때문이다.

불행히도 이런 식으로 고정시키는 것이 오히려 통증과 긴장의 근원이 되어 지속적으로 척추뼈에 압력을 가하고 척추사이원반 탈출을 지속시킬 수 있다. '허리를 삐끗해서' 며칠 동안 침대 신세를 지는 사람들을 자주 보게 되는 이유도 이것이다. 고정 상태가 며칠 이상 지속되면 고정된 조직으로 혈액 흐름이 부족해지기 시작한다. 순환 과정은 산소를 전달할 뿐만 아니라 노폐물을 제거하는 기능도 수행하기 때문에 이런 일이 일어나면 해당 조직 내에 노폐물이 쌓이게 된다.

이처럼 제한된 혈액 흐름을 완화시키는 신체의 작용은 무엇일까? 내가 아는 한도에서 말하면, 근육이 할 수 있는 일은 단 한 가지이다. 수축하는 것이다. 손상당한 부위에 필요한 것과는 정반대이다. 손상당한 부위는 긴장을 풀고 이완해야 한다! 이완은 기능이라기보다는 기능을 줄이는 것이다. 다시 말해 신경의 자극이 모자라면 이완이 일어난다. 근육에 이완하라고 한다는 것은 사실 당신의 몸에게 신경계통이 근육에 가하는 자극을 줄이라고 하는 것이다. 근육에게 이완하라고 명령하는 신경은 없다. 다만 신경계통이 근육에게 수축하라고 명령하는 신호의 양을 줄일 뿐이다.

척추사이원반에 대한 큰 오해 중 하나는 척추사이원반이 어떤 식으로든 척추뼈 사이에서 움직인다거나 척추뼈 틈에서 밖으로 밀려서 나온다는 것이다. 척추사이원반이 '삐져나왔다'고 할 때 대부분의 사람들은 이런 그림을 머릿속에서 그린다. 불행히도 여기에서 사용하는 단어들은 두 척추뼈 사이에서 일어나고 있는 일을 정확히 설명하지 못한다. 사실 척추사이원반은 결합조직, 특히 앞쪽과 뒤쪽에서 척추사이원반을 둘러싸고 있는 두꺼운 인대를 통해 두 척추뼈 사이에 상당히 단단히 자리를 잡고 있다. 더불어 척추뼈의 (결합조직의 가장 바깥층인) 뼈막(periosteum) 자체가 척추사이원반과 단단히 결합되어 있다. 다시 말해, 척추사이원반은 잘 움직이지 않는다.

척추사이원반 파열(Ruptured Discs)

척추사이원반 파열은 사태를 새로운 차원으로 데려간다. 이 증상은 극도의 통증을 일으킨다. 척추사이원반 탈출이 진행되어 척추사이원반 파열이 일어날 수도 있다. 척추사이원반 탈출로 시작하지 않았더라도 척추사이원반 파열이 저절로 일어날 수도 있다. 모든 것은 상황과 조건에 달려 있다.

척추사이원반 파열에서는 연골 고리(섬유테)나 척추사이원반 자체가 바깥쪽 벽에서부터 시작해서 속질핵의 액체가 있는 중심부까지 째지게 된다. 그러면 액체가 척추사이원반에서부터 흘러나온다. 척추사이원반에서 액체가 손실된 결과로 척추뼈 사이의 공간이 줄어든다. 척추사이원반의 목적과 기능이 저해되고 결국 신경뿌리는 척추사이원반뿐만 아니라 척추뼈 자체에 의해 짓눌리게 된다.

척추뼈 사이의 공간이 줄어들고 신경뿌리가 압축되면서 척추사이원반 파열은 대개 외과적 중재로 이어진다. 외과의사들은 금속 기재와 볼트를 척추뼈와 결합시켜서 척추뼈 사이 공간을 유지시킨다. 공간이 유지되면 신경뿌리의 압박이 완화된다. 이 척추사이원반 문제에 대한 최신 해법은 척추사이원반 자체를 교체하는 것이다. 상황에 따라 척추뼈 사이에 서로 다른 종류의 인공 척추사이원반이 삽입된다. 때로는 뼈 하나를 그냥 더하는 것만큼 간단한 일이다. 대체된 인공 척추사이원반이 움직이면서 척추에 가해지는 압력에 적응할 수 있다면 원래보다 오히려 더 나을 수도 있다.

척추뼈 유합에서 일어나는 문제는 척추를 따라 내려가는 움직임의 사슬에 왜곡을 일으킬 수 있다는 점이다. 연결고리의 가운데에 움직이지 않는 두 고리가 있다면 압력이 쌓이는 새 부위가 나타난다. 척추뼈가 유합된 사람들은 흔히 유합 부위 위쪽의 척추사이원반에 기능장애를 경험하게 된다. 예를 들어, 그 척추사이원반에서 척추사이원반 탈출이나 파열이 일어날 수 있고 그러면 그 척추사이원반 역시 제거되고 위쪽의 척추뼈와 유합되어야 한다. 때로 이런 과정이 몇 차례에 걸쳐 되풀이된다.

해부학을 수련에 결합하기 (INTEGRATING ANATOMY INTO YOUR PRACTICE)

척추 느껴 보기(Feeling a Spine)

할 수 있다면 이 연습을 위해서 동료를 구해 보라. 척추뼈에서도 가장 만져 보기 쉬운 부위들을 느껴 보기 바란다. 동료에게 네발기기 자세를 취하게 하라. 그의 척추뼈에서 튀어나온 가시돌기에 손끝을 두라. 허리뼈 구역에서 시작해서 손가락을 넓게 펼쳐라. 동료에게 굽힘, 폄, 가쪽굽힘, 돌림과 같은 척추의 온갖 움직임들을 해 보라고 하라. 손가락 밑에서 가시돌기가 움직이는 것이 느껴질 것이다. 그리고 그 움직임을 통해 안쪽에 있는 척추관절들의 움직임을 추정할 수 있다. 등뼈 구역으로 손가락을 옮겨서 같은 작업을 되풀이하라. 구역별로 움직임의 차이를 감지해 보라.

엉덩관절 움직임과 척추 움직임 연결하기 (Connecting Hip and Spine Movements)

잠시 일어서 보라. 예전에도 아마 느껴 본 적이 있겠지만 이제 척추의 움직임과 엉덩관절의 움직임이 어떻게 상호 연관되는지에 주의를 집중해 보자. 내적 인식을 활용하여 직립 자세에서 서서히 한쪽 다리를 뒤쪽으로 들어올려서 (공중에 올린 채로 유지하고) 다리가 뒤쪽으로 움직이는 동안 어느 시점에 척추가 움직이기 시작하는지 살펴보라. 엉덩관절의 굽힘에서도 똑같이 할 수 있는지 살펴보라. 이제 엉덩관절의 벌림을 해 보라. 골반이 움직이는 것을 느낄 수 있을 텐데 이는 척추 역시 움직이고 있다는 좋은 단서가 된다.

척추의 유연성(Fluidity of the Spine)

나 스스로 수련할 때 사용하는 작은 계획을 하나 알려주겠다. 존 스콧과 내가 하는 작업에서 비롯되었으며 통합적 움직임을 이해하는 데에 큰 역할을 했다. 이상적으로 우리는 튼튼하고도 유연한 척추를 원한다. 우리는 또한 우리 척추의 각 부분과 관계를 맺기를 바란다.

수리야 나마스카라는 척추의 모든 부분의 움직임을 통합하려는 의도를 탐구할 수 있는 아주 좋은 움직임이다. 수리야 나마스카라에서 앞뒤로 움직이면서 척추에 굴곡을 만들어 보라. 동작을 약간 느슨하게 좀 더 과장하듯 하면서 척추에서 어느 부분이 움직이고 어느 부분은 움직이지 않는지 살펴보라. 그런 다음, 쉽게 움직이지 않는 부분을 좀 더 강조할 수도 있다.

비틀기를 느껴 보라(Feel Your Twist)

다음에 수련을 할 때에는 비틀기를 어떻게 하는지 주의를 기울여 보라. 눈을 감고 무슨 일이 일어나고 있는지 느껴 보라. 마음속으로 다음과 같이 질문하라. '내가 비틀기를 할 때 엉덩관절이 움직이는가? 그렇다면 얼마나 많이 움직이는가? 나는 비틀기를 허리뼈에서부터 시작하는가? 비틀기의 대부분이 등뼈에서 일어나고 있는가?' 이 질문들 전부 또는 일부에 대한 당신의 답변에 따라 일반적으로 하는 것과는 다른 방식으로 비틀기를 탐구하라. 허리뼈에서 주로 비틀기가 일어나는 경향이 있다면 등뼈를 강조해 볼 수 있다. 등뼈를 강조하는 경향이 있다면 허리뼈를 통한 비틀기에 집중해 보라. 골반이 더 안정적으로 될 수도 있으며 그 부위를 통해 더 큰 자유를 누릴 필요를 느끼게 될 수도 있다.

뒤쪽 굽힘(Backbending)

척추에 대한 어떠한 논의도 뒤쪽 굽힘을 다루지 않고는 완전할 수 없다. 우리가 해야 할 첫 번째 과제는 우리가 쓰는 용어, 즉 'backbending(뒤쪽 굽힘)'이라는 말을 바꾸는 것이다. 이 단어는 이 동작이 오로지 'back(등과 허리 또는 척추)'만 관련이 있다는 인상을 준다. 그러나 우리는 뒤쪽 굽힘에서 척추가 더 편해질 수 있도록 몸의 어떤 부분이 열려야 하는지를 생각해보아야 한다.

나는 뒤쪽 굽힘을 하는 사람들을 많이 보았고 나 자신의 경험에 비추어 그들을 검토해 보았다. 뒤쪽 굽힘을 하면서 발을 향해 손을 뻗고 손으로 발목, 심지어는 무릎이나 그 위쪽까지 잡는 사람들도 보았다. 이런 '수퍼 뒤쪽 굽힘'을 보면서 내 해부학적 머리가 계산과 추리를 하고 있으면 늘 재미있다. 이럴 때에는 매우 당연한 질문들을 하게 된다. '어떻게 이런 일이 가능하지? 저 척추뼈들은 정말 무슨 일을 하고 있는 것일까? 어느 지점에서는 가시돌기들이 서로 부딪히지 않을까?' 그리고 나는 보았다. 척추가 유연하고 잘 굽혀지기는 그러나 특정 지점을 넘어서면 더 이상 굽혀지지 않는다. 대신 골반이 움직였다. 척추뼈들이 운동범위의 한계에 도달하면 골반이 넙다리뼈 위에서 돌아가면서 이런 '수퍼 뒤쪽 굽힘'을 가능케 하는 것이다. 이런 움직임은 골반의 뒤쪽기울임과 엉덩관절의 폄이 조합된 것이다. 이런 뒤쪽 굽힘에서 그런 움직임을 보게 된다. 두덩뼈는 중립 자세로 서 있을 때보다 훨씬 더 위쪽을 향하며 다리는 기본적으로 중립 위치에 있다. 이는 골반이 척추를 따라 자기 위치를 바꾸었다는 뜻이다.

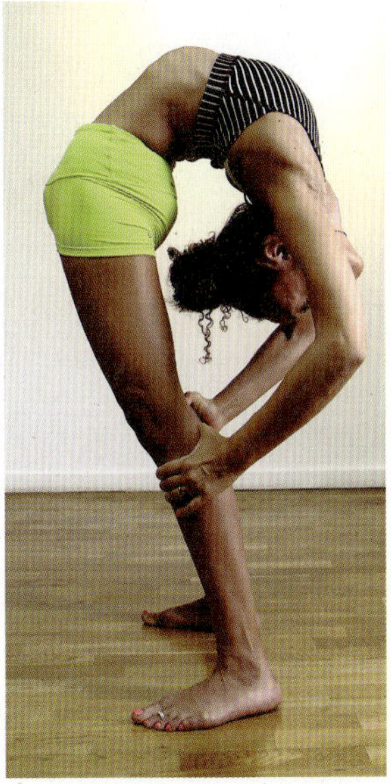

그림 6.21: 두덩뼈가 어디를 향하고 있는지 살펴보라.
사진 제공 및 저작권: 알레산드로 시지스몬디. 모델: 라루가 글레이서(larugayoga.com).

이 한 번의 관찰을 통해 나는 나 자신의 몸이라는 실험실로 향하게 되었다. 또 나는 다음과 질문에 대한 답을 해야만 했다. '골반이 이런 식으로 움직이는 것을 방해하는 조직은 무엇인가?' 간단한 답은 골반을 앞으로 기울이는 조직들, 즉 엉덩관절을 굽히는 조직들이다. 여기에는 모음근과 넙다리네갈래근, 엉덩허리근이 포함된다. 이런 갑작스러운 깨달음은 동작이 일어나려면 어떤 근육이 수축해야 하는가를 생각하던 나를 동작이 일어나려면 어떤 근육이 이완되어야 하는지를 생각하도록 만들었다.

우르드바 다누라아사나나 다른 뒤쪽 굽힘에서 우리가 몸을 위쪽으로 들어 올릴 때 척추는 펴진다. 동시에 엉덩관절도 펴려고 하게 된다.

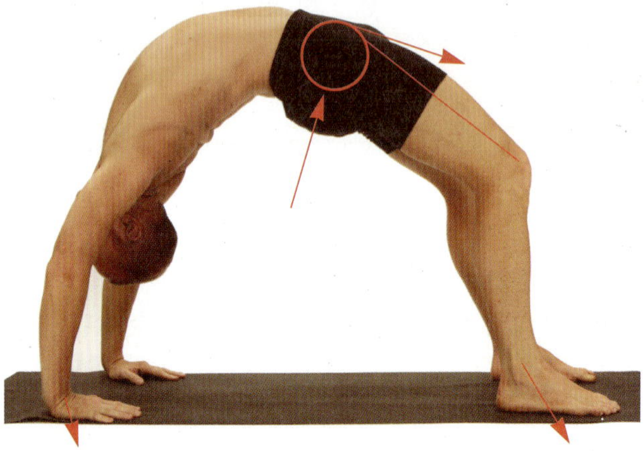

그림 6.22 : 뒤쪽 굽힘에서 내가 더 위쪽으로 몸을 밀어낼수록 타이트한 엉덩관절 굽힘근육은 골반을 앞으로 기울인다.

이런 움직임은 자연히 엉덩관절 굽힘근육을 신장한다. 그리고 엉덩관절 굽힘근육은 기본적으로 골반의 앞쪽 기울임을 일으키는 근육이기도 하다. 여기에서 난제에 부딪힌다. 엉덩관절 굽힘근육은 엉덩관절이 펴지면서 길어져야 하기 때문에 긴장 상태에 들어간다.(수축으로 인한 긴장이 아니다.) 그 긴장은 다시 골반의 앞쪽을 끌어당기면서 엉덩관절 굽힘과 더 많이 연관된 앞쪽기울임 방향으로 골반을 끌고 간다. 그 결과 뒤쪽 굽힘에서 몸을 더 위로 끌어올리려고 할수록 엉덩관절 굽힘근육은 두덩뼈 앞쪽을 더 강하게 끌어당긴다. 뒤쪽 굽힘을 하면서 허리에 압박감을 느끼는 사람들의 80%는 아마도 이것이 원인일 것이다. 엉덩관절 굽힘근육이 더 타이트할수록 골반은 앞쪽으로 더 기울어지게 된다. 골반이 앞쪽으로 더 기울어질수록 허리가 더 많이 휘어져야 한다. 엉덩관절 굽힘근육이 골반을 제약하지 않으면 골반은 뒤쪽으로 더 쉽게 돌아갈 수 있다. 그러면 척추의 변화도 더 받아들이기 쉬워진다. 엉덩관절 굽힘근육이 이미 열려 있다면 골반은 앞쪽기울임을 하는 방향으로 끌려갈 가능성이 낮아진다.

나는 뒤쪽 굽힘을 하기 전에 엉덩관절 굽힘근육에 집중함으로써 이 가설을 시험해 보았다. 뒤쪽 굽힘을 하기 위한 준비운동을 길게 해 볼 수도 있지만, 나는 가급적 과학적인 방법으로 하려고 했다. '변화를 일으키기 위해 최소한으로 얼마나 필요할까? 허리에서 느껴지는 압력의 양과 엉덩관절 굽힘근육에서 느껴지는 압력의 양

사이에는 직접적인 관련이 있다고 어떻게 확신할 수 있을까?' 내 가설을 시험하기 위해 조사를 해 보았다. 우선 뒤쪽 굽힘을 할 때 엉덩관절 굽힘근육과 허리에서 얼마나 압력과 긴장을 느끼는지 살펴보았다. 그런 다음 비라아사나를 하면서 엉덩관절 굽힘근육을 신장했다. 이렇게 하면 넙다리네갈래근의 무릎 쪽 끝이 신장된다.

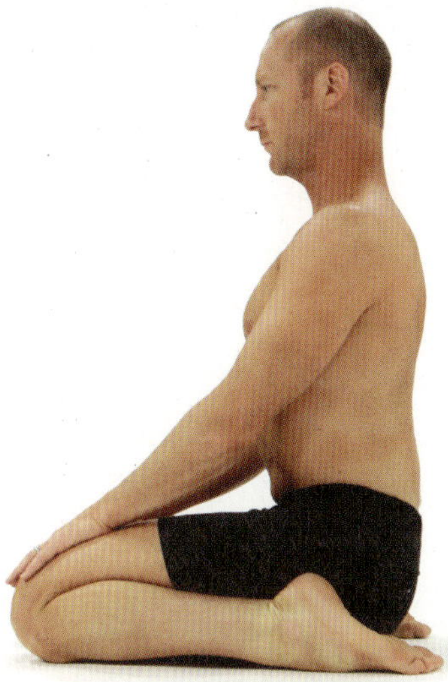

ㄱ)

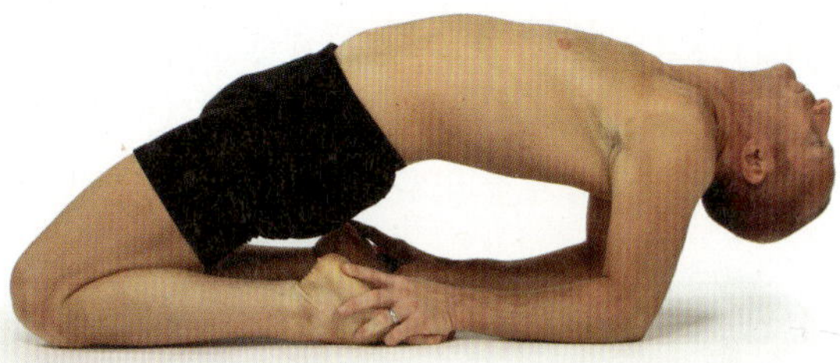

ㄴ)

그림 6.23 : 뒤로 누웠다가 엉덩관절을 하늘 쪽으로 높이면 엉덩관절 굽힘근육 특히, 넙다리네갈래근에 압력이 가해진다.
ㄱ) 비라아사나, ㄴ) 숩타 비라아사나.

나는 변형 숩타 비라아사나를 해서 엉덩관절 굽힘근육의 엉덩관절 쪽 끝에 압력을 증가시켰다. 그런 다음 나는 엉덩관절을 공중으로 밀어 올려서 엉덩관절 굽힘근육의 엉덩관절 쪽 끝에 더 많은 압력을 가했다. 어떻게 되었을까? 내가 다시 뒤쪽 굽힘을 하려고 몸을 바닥에서 들어 올렸을 때에는 허리의 압력이 덜 느껴졌다.

뒤쪽 굽힘을 하기 전에 준비운동을 하는 여러 방법이 있다는 것을 잘 안다. 엉덩관절 굽힘근육이 허리의 압박에 얼마나 관련이 있는지 확인하기 위해 실험을 해 보는 것이 좋다. 어디에 에너지를 집중해야 할지에 대해 새로운 차원에서 인식할 수 있을 것이다.

척추 기능장애(Spinal Dysfunction)

척추는 워낙 복잡하기 때문에 다양한 증상과 손상이 척추와 연관된다. 그러므로 척추사이원반, 신경, 척추뼈처럼 어떤 것이 정확히 영향을 받는 것인지, 가장 흔한 호소증상이 무엇인지 분명히 아는 것이 도움이 된다. 당신이 누군가를 진단해 줄 정도가 되어야 한다는 말이 아니다. 다만 척추와 연관된 가장 흔한 증상들 중 일부에 대해서는 완전히 숙지하고 있거나 최소한 들어본 적은 있어야 한다는 뜻이다. 그러면 이런 걱정거리가 있는 사람과 함께 작업을 하거나 자격을 갖춘 누군가에게 의뢰를 할 때에도 자신감을 더 가질 수 있다.

요가와 척추사이원반 기능장애(Yoga and Disc Dysfunction)

요가 수련에서 일어나는 이런 상황 일부 또는 전부에 대해 각자에게 개별적으로 조언을 하기는 힘들다. 첫 단계는 이런 문제 중 일부를 겪고 있는 사람에 대해 제대로 평가를 할 수 있도록 충분한 시간을 들이는 것이다.

이미 척추사이원반이 팽윤하거나 탈출하거나 파열되었을 때 어떤 일이 일어나는지에 대한 기본적 해부학을 다루었다. 일반적으로 척추의 굽힘은 척추뼈의 앞쪽에 더 많은 압력을 가한다. 그러면 자연스럽게 척추사이원반으로 힘이 전해지면서 내부에 있는 액체는 원래부터 약하던 뒤가쪽으로 밀려난다. 그러므로 척추를 앞으로 과도하게 구부리면 더 많은 문제가 일어나고 척추사이원반 탈출을 악화시킬 수 있다.

척추사이원반 문제가 있는 사람과 작업을 할 때 대개 그 사람의 척추를 길고 곧은 자세로 유지시킨다. 나는 심지어 그들의 허리굽이를 두드러지게 하면서 그들이 앞쪽 굽힘을 할 때에도 평소만큼 깊게 하지 말도록 한다. 나는 뒤쪽 굽힘 자세들이 척추 앞쪽의 압력을 줄여 준다는 점을 알기 때문에 이런 사람들을 위해 간단한 뒤쪽 굽힘 자세가 포함된 시퀀스를 만들어 주기도 한다.

유합된 척추뼈가 있는 학생이라면 한 방향으로 척추뼈를 많이 움직였다가 다른 방향으로 또 심하게 움직이는 것을 피하게 하려고 한다. 앞뒤로 너무 많이 움직이면 유합된 부분의 아래위의 척추뼈들에 압박이 일어난다는 것이 나의 이론이기 때문이다.

궁둥신경통증(Sciatica)

궁둥신경통증은 척추사이원반의 문제와 허리통증과 흔히 연관되는 증상이다. 어떤 사람들은 볼기나 다리 뒤쪽을 따라서 통증을 느낀다. 이 통증은 대개 두 곳 중 한 곳에서 비롯된다. 하나는 척추다. 뼈나 척추사이원반이 신경뿌리를 압박하면 더 아래쪽에 있는 궁둥신경(sciatic nerve)에서 감각이 생길 수 있다. 이런 경우라면, 볼기나 다리 뒤쪽으로 궁둥신경의 경로를 따라서 어딘가에 통증이나 다른 감각이 느껴질 것이다. 궁둥신경통증은 넙다리뼈의 여섯 깊은가쪽돌림근육 중 하나인 볼기에 있는 궁둥구멍근(piriformis)에서도 비롯될 수 있다. 궁둥구멍근이 타이트해서 신경을 압박한다면 볼기나 다리 뒤쪽을 따라 통증이나 다른 감각을 일으킬 수 있는 것이다.

두 곳 중 어느 쪽이 원인이냐에 따라 학생에게 완전히 다른 두 가지 접근법을 적용해야 한다. 요가요법에 대해서는 너무 깊이 들어가지 않겠지만, 기본적 차이는 척추의 균형을 회복하는 것에 집중하는 것과 볼기의 물렁조직(soft tissue) 특히, 궁둥구멍근을 풀어 주는 데에 치중하는 것이다. 학생이 예전에 MRI 스캔을 한 적이 있는데 신경뿌리를 뭔가가 압박하고 있다고 나타났다면 척추에 집중해야 한다. MRI 스캔으로는 척추에 아무런 문제가 없다면 궁둥구멍근에 문제가 있다고 생각하고 진행하면 된다.

척추에서의 신경뿌리 압박과 궁둥구멍근의 긴장을 구분하는 간단한 방법이 있다. 학생을 두 다리를 곧게 편 채로 눕게 하라. 볼기통증과 허리통증이 나타나는 쪽 다리를 무릎을 편 채 들어 올리게 하라. 아주 정확한 방법은 아니지만 척추에 신경압박이 있는 사람이라면 다리를 바닥에서 30~60cm 정도밖에 들어 올리지 못할 것이다. 다리를 들어 올릴 때에는 궁둥신경이 신장되어야 하는데 뼈나 척추사이원반이 신경을 압박하고 있다면, 다리를 이렇게 높이 들어 올릴 때 찌릿한 통증이 일어날 것이다. 이런 경우에는 앞서 언급했던 것처럼 허리굽이(lumbar curvature)를 다시 바로 세우는 작업을 해야 한다.

큰 불편 없이 다리를 60cm 이상 들어 올릴 수 있다면 압박이 궁둥구멍근에서 비롯되었을 가능성이 더 크다. 이런 경우 카포타아사나와 같이 궁둥구멍근을 신장할 수 있는 자세들이 적당하다.

일반적인 허리통증(General Back Pain)

허리통증은 흔한 호소증상이다. 일반적 허리통증의 이유와 원인은 수백만 가지이며 누구에게나 같은 이유일 수가 없다. 대개 근본적인 원인은 복잡하며 자세, 근육 긴장, 정신적 스트레스, 운동 부족, 과도한 운동, 업무상 필요조건, 수년 전의 부상과 같은 다양한 요인들의 영향을 받는다. 이 목록은 끝없이 이어질 수 있다. 근본 원인을 규명하는 것보다 더 복잡한 것은 그 사람이 통증을 이해하고, 나아가 통증을 해소할 수 있도록 도와줄 수 있는 확실한 행동 지침을 세울 수 있도록 풀어내는 것이다. 이 문제에 요가의 기술들을 적용하는 것은 매우 벅찬 과제일 수 있으며 해부학과 아사나의 효과에 대해 모두 잘 이해하고 있어야 한다. 철저하고 정확하며 편견 없이 통증을 평가하는 것이 요가를 사용하여 성공적으로 허리통증을 해결하는 비결이다.

허리통증은 45세에서 64세 사이의 사람들에게서 가장 많이 발생하며

- 병원을 찾아가는 두 번째로 흔한 이유이자

- 수술 원인 중 3위이며

- 입원 이유 중 5위에 해당한다.

허리통증이 있는 사람과 작업을 하려고 한다면 적절한 평가를 하고 해당 개인의 과거를 파악하며 그 사람의 특정한 문제가 무엇인지 조사하는 데에 충분한 시간을 들여야 한다. 이런 기술들을 가르치는 것은 이 책의 범위를 넘어서는 것이지만 다음 사례들을 보면 가장 흔히 이야기하는 허리통증의 원인들 이외의 다른 여러 원인들 중 일부를 이해하는 출발점으로서 충분할 것이다.

나는 사람들을 관찰하고 그들의 통증이 일반적으로 자세 틀어짐이나 척추사이원반의 문제 또는 보다 총체적인 삶의 스트레스인자들에서 비롯되는지를 파악하려고 노력하는 과정에서 많은 것을 배웠다. 대개는 이 세 가지 요인의 결합으로 문제가 나타난다. 허리통증이 있는 모든 사람들에게 같은 조언을 해 주기보다는 어떤 일반적 유형들이 지배적인지를 찾아내려고 노력한다. 이런 분류법이 있으면 학생이 어떤 자세를 해야 하고 하지 말아야 하는지를 정할 수 있다. 이 유형들 각각에 대한 방법을 따라야 한다고 조언하려는 것이 아니다. 학생 또는 당신 자신과 작업을 하는 사람은 당신이기 때문에 당신의 관찰과 평가 기술을 적용하여 그 순간 당신이 보고 듣고 발견한 것들에 기초하여 결정을 내려야 한다. 내가 여기에서 해 줄 수 있는 것은 당신에게 일반적인 지침과 몇 가지 기본적인 방향을 제시해 주는 것뿐이다.

첫 번째 유형은 자세 틀어짐이다. 이는 반복적인 움직임이나 습관적 동작 즉, 앉는 자세나 구부정한 자세에서 비롯된다. 이런 활동은 너무나도 자주 되풀이되기 때문에 몸은 자연스럽게 앞이나 뒤 또는 가쪽에서 근력과 유연성에 불균형을 일으킨다. 바로 이 때문에 자세 틀어짐이 일어난다. 이는 특정 부위 주변 조직 또는 몸 전체의 불균형으로 나타난다. 몇 가지 예를 들자면 척추옆굽음증(scoliosis), 다리 길이 불일치(leg length discrepancy), 골반의 한쪽이 앞쪽이나 뒤쪽으로 돌아간 상태의 불균형, 그리고 심한 척추앞굽음을 일으키는 타이트한 엉덩관절 굽힘근육이다.

가장 널리 알려진 속설 중 하나는 코어(core)가 약하면 허리통증이 일어난다는 것이다. 이런 주장의 중심에는 배가로근이 있다. 허리통증이 있는 사람에게 핵심을 강화하라는 조언을 하는 사람들을 흔히 볼 수 있다. 이런 식의 조언을 아마 여러분 대부분이 들어보았으리라 짐작한다. 아니면 당신이 그런 조언을 하지 않았을까?

배근육을 강화하는 것은 허리통증이 없는 사람에게 척추를 더 잘 지지할 수 있도록 하는 효과적인 방법이 될 수는 있지만 현실적으로는 어떤 이유에서든 허리통증이 있는 사람들에게는 정반대로 하는 것이 더 적당하다. 예를 들어, 척추사이원반 탈출이 일어난 사람이 배 크런치를 하거나 큰허리근 강화 운동을 하면 문제가 악화될 수 있다. 배근육 운동은 허리통증의 만병통치약이 아니거니와 애초에 그런 목적으로 있는 것이 아니다.

코어 강화 운동(core-strengthening exercises)은 허리통증이 있는 많은 사람들에게 물론 도움이 될 수 있다. 일반적인 운동과 체중 감량이 허리통증 삽화를 상당히 감소시킨다는 점은 이미 밝혀졌다. 그러나 배근육 운동을 하고 기본적으로 더 좋은 체형을 갖추게 되는 과정에서 사람들은 스트레스인자와 식단, 그리고 삶과 관련한 일반적 건강 문제들을 새롭게 평가하는 경향이 있는 것 같다. 자세 불균형 때문에 일어나는 허리통증을 완화시키려면 근력과 유연성의 전체적인 균형을 이룰 수 있는 포괄적인 건강 접근법이 큰 효과를 발휘할 수 있다. 즉, 요가 아사나를 하라는 말이다.

허리통증이 있는 사람들에게 내가 하는 가장 흔한 조언은 허리굽이를 다시 바로 세우고 엉덩관절 굽힘근육을 신장하고 다양한 뒤쪽 굽힘 자세들을 더 많이 수련하라는 것이다. 이런 조언은 수강하러 나오는 평균적인 사람들 그리고 그들 삶의 대부분을 차지하는 활동에 대한 기본적인 짐작에서 나오는 것이다. 바로 앉아 있기다. 일련의 해부학적 문제들은 평균적인 사람들의 생활양식에서 비롯된다. 우리는 출근하고 하루 종일 책상 앞에 앉아 있다가 퇴근해서 거실 소파에 앉는다. 너무 오랜 시간을 앉아 있으면 엉덩관절 굽힘근육이 타이트해지는 경우가 흔하다. 또한 척추뼈의 앞쪽에 압박을 가하면서 허리굽이가 사라지고 결과적으로 척추사이원반 탈출의 요인이 될 수도 있다.

이런 사람들은 몸 앞쪽을 여는 데에 집중해야 한다. 뒤쪽 굽힘을 해 보면 커피 탁자 같은 자세가 나오는 학생들이 있다. 몸의 앞쪽이 얼마나 타이트하게 제한될 수 있는지를 보여준다. 이런 학생들은 볼스터를 받치고 수동적 뒤쪽 굽힘부터 시작해야 한다. 전반적인 건강상태와 근력에 따라 우스트라아사나나 우르드바 다누라아사나와 같은 고급 자세들을 할 수도 있다. 어디에서부터 시작하게 할지는 당신이 판단할 문제다. 삶에서 어떤 스트레스들을 겪고 있는지도 반드시 고려해야 한다.(통합사를 돌이켜 생각하라!) 스트레스와 정신적 외상이 육체적 통증과 관련 있다는 많은 증거가 있다.

나는 허리통증이 있는 학생과 작업을 할 때 폭넓게 접근한 다음에 내담자나 수강생이 다양한 자세를 해 나가면서 말하고 느끼는 것을 관찰하고 듣고 그에 대해 반응하면서 서서히 범위를 좁혀 나간다. 조건과 상황에 따라서 탐구하고 변화를 주는 일을 망설이지 마라.

7 팔과 다리 비교 (Comparing the Upper and Lower Extremities)

해부학자세(발을 엉덩관절 넓이만큼 벌리고 손바닥은 앞을 향한 채로 서 있는 자세)를 어떻게 정의하는지 살펴보는 또 다른 방법이 필요하겠다는 생각이 든다. 해부학자세는 해부학용어와 우리가 하는 동작들의 기초가 되지만, 특히 움직이고 있는 몸과 관련해서는 편협한 개념이라는 느낌이 든다. 우리가 서 있으며, 해부학자세에서 동작을 시작한다고 가정하기 때문이다. 나는 상체와 하체의 기능적 유사성에 대한 내 관찰에서 비롯된 새로운 관점을 추가하고자 한다. 둘이 얼마나 비슷한지를 보여주기 위해 나는 등을 바닥에 대고 무릎과 팔꿉을 굽힌 채로, 마치 뒤쪽 굽힘을 하려고 준비하는 것 같은 자세를 취한다. 다만 양손은 돌려서 다리와 반대쪽을 향하게 한다. 이런 자세로 있으면 팔과 다리가 사실 서로 대칭임을 확인하기가 더 쉬워진다.

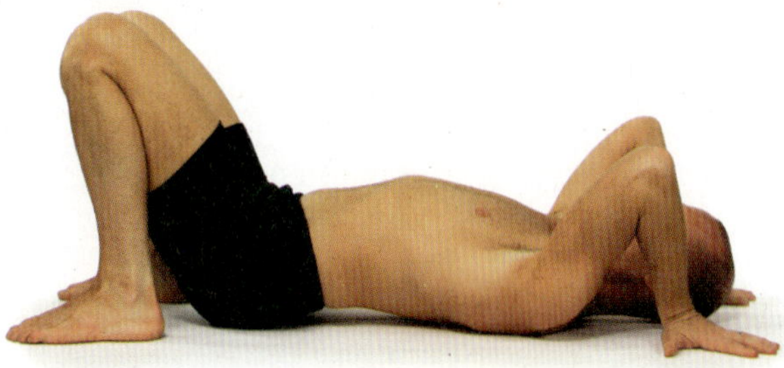

그림 7.1 : 바닥에 등을 대고 누운 상태에서의 기능적 해부학자세이다.

내가 내 왼쪽 팔과 다리를 곧게 뻗으면 팔과 다리의 움직임이 동일하다. 내가 팔꿉과 무릎을 동시에 서로를 향해 움직이면 마찬가지로 거울에 비춘 듯한 대칭 효과가 보인다. 이 대칭이 우선 뼈대계통의 구조에서 어떻게 시작되는지 살펴보자.

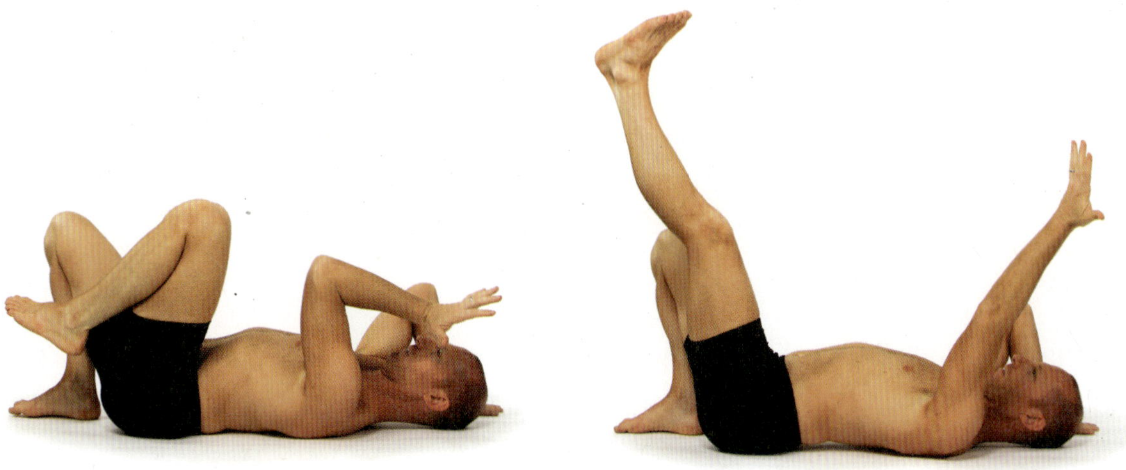

그림 7.2 : 팔과 다리의 움직임이 서로 대칭이다.

나는 팔과 다리의 유사성에 여전히 감탄한다. 대충 살펴보면 완전히 달라 보인다. 따지고 보면, 팔과 다리의 목적은 완전히 다르니까 기능도 틀림없이 다르지 않겠는가? 그러나 팔과 다리의 구조 자체를 살펴보면 팔과 다리가 여러 가지 면에서 깜짝 놀랄 만큼 비슷하다는 것을 알게 될 것이다.

팔과 다리의 가장 아랫부분에서 시작해 보자. 말했다시피, 발은 26개의 뼈로 되어 있다. 14개의 발가락뼈, 5개의 발허리뼈, 7개의 발목뼈이다. 손은 27개의 뼈로 되어 있다. 14개의 손가락뼈, 5개의 손허리뼈, 8개의 손목뼈이다. 발목관절은 굽히고, 펴고, 벌리고, 모아진다. 이런 움직임을 각각 발등굽힘, 발바닥굽힘, 가쪽들림(외번), 안쪽들림(내번)이라고 한다. 손목도 같은 방향으로 움직인다. 즉, 굽히고, 펴고, 벌리고, 모아진다.

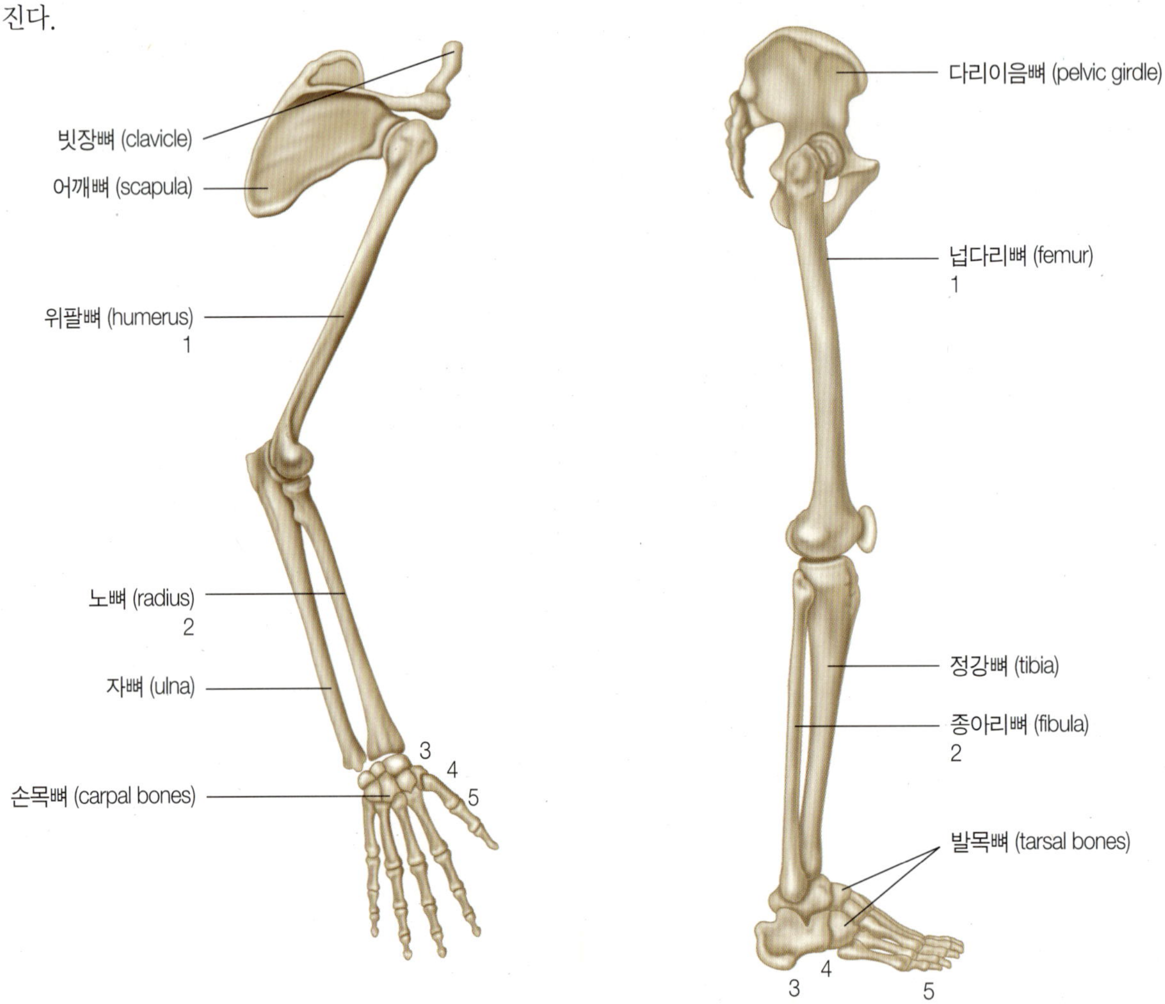

그림 7.3 : 팔과 다리의 유사성에 주목하라.

위로 올라가 보면, 종아리에 두 개의 뼈가 있고, 아래팔에도 두 개의 뼈가 있다. 무릎과 팔꿉은 경첩관절이다. 팔꿉의 튀어나온 부분(팔꿈치머리)도 무릎뼈에 대응된다. 무릎은 10° 이상 굽혀지면 어느 방향으로든 돌아갈 수 있다. 노뼈와 자뼈 또한 서로를 축으로 돌아간다. 즉, 이 돌림은 한 관절에서 일어나는 것이 아니다. 사실은 아래팔이 돌아가면서 손을 움직이는 것이다. 우리는 이런 움직임을 아래팔의 뒤침과 엎침이라고 부른다.

넙다리뼈와 위팔뼈로 올라가 보면 둘 다 위쪽 끝이 절구관절로 끝나는 긴뼈임을 알 수 있다. 물론 넙다리뼈의 절구가 위팔뼈의 절구보다 훨씬 깊다. 어깨는 가동성에 맞춰 만들어진 반면 넙다리뼈는 무게를 지탱하면서 움직임까지 담당하기 때문이다.

유사성은 여기에서 그치지 않는다. 볼기뼈와 어깨뼈를 살펴보면 둘 다 평평하고 불규칙한 형태로 생겼다는 것을 알 수 있다. 한 단계 더 나아가서 빗장뼈를 두덩뼈와 비교해 보자. 이 두 뼈의 모양과 기능 역시 상당히 비슷하다. 각각 볼기뼈와 팔이음뼈를 앞쪽에서 서로 이어준다. 두 두덩뼈는 두덩결합에서 서로 만나고 두 빗장뼈는 복장뼈에 붙는다.

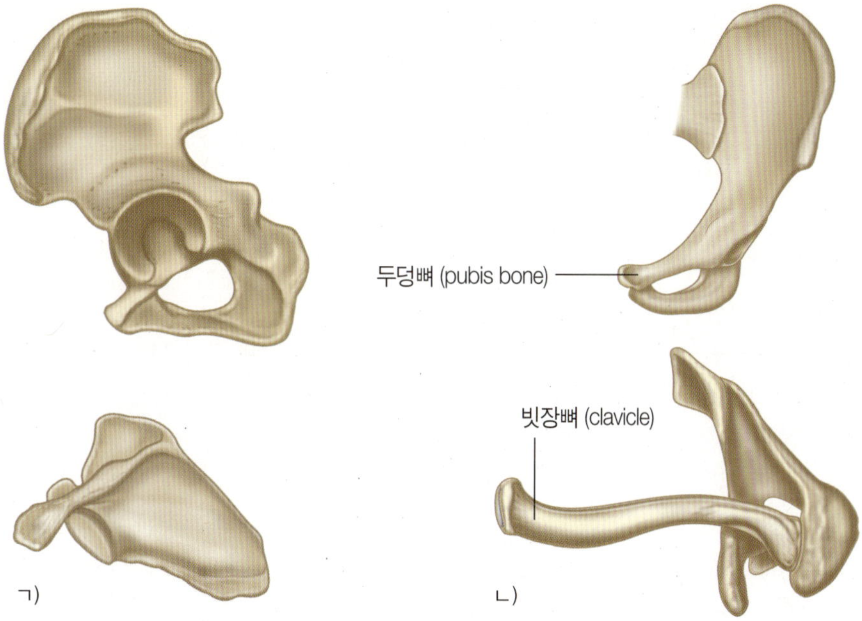

그림 7.4 : 더 많은 유사성. ㄱ) 볼기뼈와 어깨뼈 비교, ㄴ) 두덩뼈와 빗장뼈 비교.

이와 같은 명백한 구조적 유사성에 더해 근육에도 여러 가지 유사성이 있다. 아래팔의 굽힘근육을 생각해보자. 이 근육은 폄근육보다 훨씬 크다. 이 근육은 발목을 움직이며 대항근보다 상당히 큰 장딴지의 근육과 비슷하다.

넙다리에는 넙다리네갈래근이 있다. 이 근육은 네 갈래로 나뉘어 있다. 위팔에는 위팔세갈래근이 있다. 이 근육은 세 갈래로 나뉘어 있다.

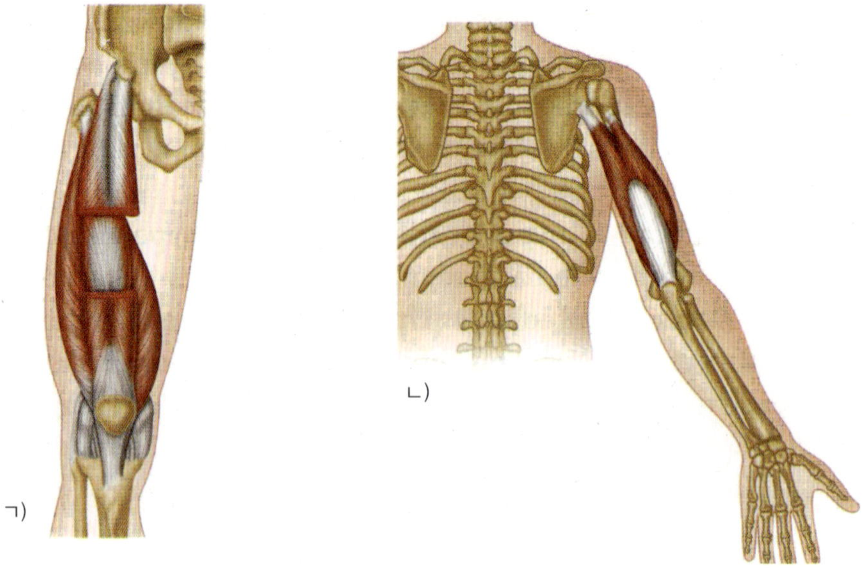

그림 7.5 : ㄱ) 넙다리네갈래근과 ㄴ) 위팔세갈래근 비교.

둘 다 각각의 관절(무릎관절과 팔꿉관절)을 가로지르는 공통의 힘줄이 있으며 무릎과 팔꿉의 폄에 관여한다. 넙다리와 위팔 모두 관절을 가로지르는 근육이 하나 있다. 넙다리네갈래근에서는 넙다리곧은근이 엉덩관절을 지난다. 위팔세갈래근에서는 긴갈래가 어깨관절을 지난다. 이 근육들은 둘 다 그 위쪽에 있는 관절을 지나면서 각각의 관절에서 동일한 동작을 일으킨다. 애석하게도 해부학자세에서는 이 동작들이 '반대 동작'으로 불린다. 그러나 우리의 '새로운' 해부학 관점에 따르면, 이 동작은 유사하며 둘 다 몸통을 향해 움직인다. 넙다리곧은근은 넙다리를 몸통을 향해 움직인다. 위팔세갈래근의 긴갈래 역시 위팔을 몸통을 향해 움직인다.

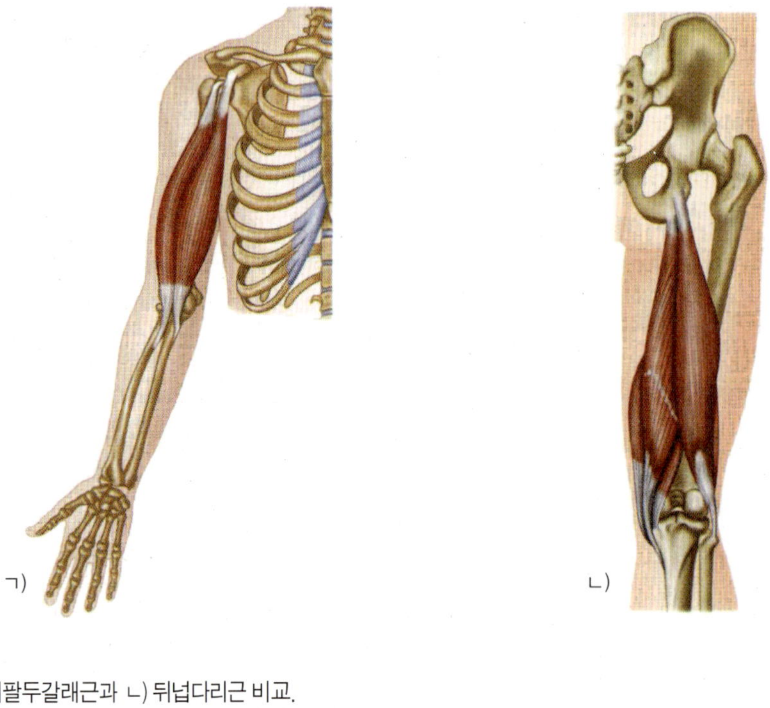

그림 7.6 : ㄱ) 위팔두갈래근과 ㄴ) 뒤넙다리근 비교.

넙다리뼈에는 뒤넙다리근이 있다. 이 근육은 세 근육의 집합으로서 그중 한 근육의 일부(넙다리두갈래근)는 무릎관절만을 지나는 짧은갈래가 있다. 팔에는 두 부분으로 된 위팔두갈래근이 있다. 위팔두갈래근의 바로 깊은 곳에는 위팔근이 있는데, 이는 뒤넙다리근의 짧은갈래와 비슷하다. 위팔근 역시 팔꿉관절만 지난다. (짧은갈래를 제외한) 뒤넙다리근은 엉덩관절에 영향을 주어 엉덩관절을 편다.

위팔두갈래근 역시 어깨관절을 지나서 어깨관절을 굽히는 데에 도움을 준다. 이는 뒤넙다리근이 수축할 때의 넙다리 움직임과 대칭을 이룬다. 두 근육은 모두 팔과 다리가 몸통에서 멀어지는 동작을 하게 만든다. 더불어 뒤넙다리근은 종아리를 안쪽과 가쪽으로 돌린다. 위팔두갈래근도 사실 아래팔의 강력한 뒤침근육(돌림근육)이다. 비록 아래팔을 한쪽 방향으로만 돌리지만, 이런 유사성이 나에게는 흥미롭게 보인다. 우리는 넙다리보다 위팔에서 근육이나 근육 일부가 하나 더 적은 패턴이 비슷하게 일어남을 볼 수 있다. 넙다리보다 위팔 더 작은 것을 고려하면 이는 충분히 말이 된다.

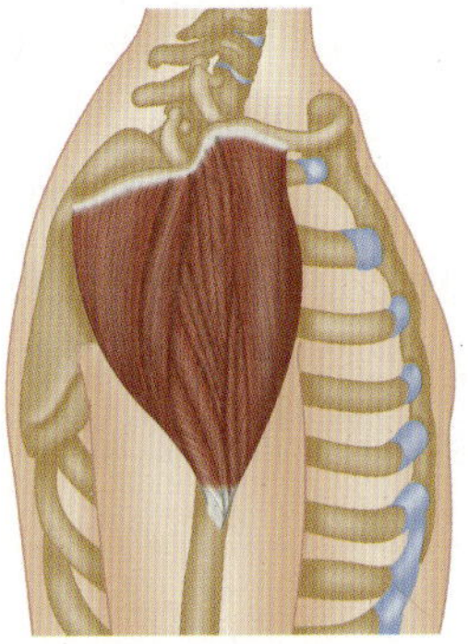
ㄱ)

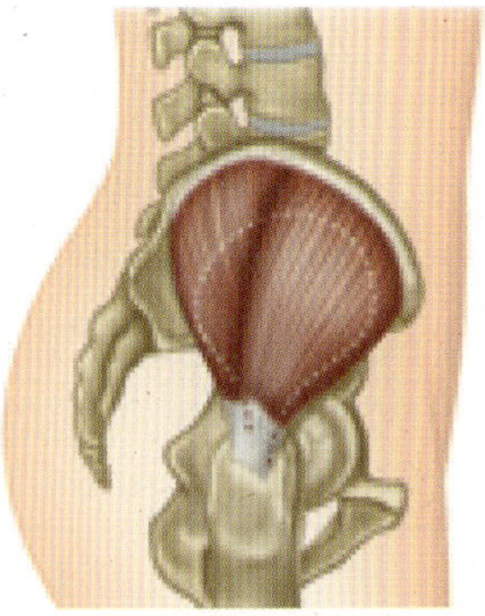
ㄴ)

그림 7.7 : ㄱ) 어깨세모근과 ㄴ) 작은볼기근/중간볼기근 비교.

엉덩관절의 볼기근도 어깨관절에 대응되는 근육이 있다. 작은볼기근과 중간볼기근이 엉덩관절의 벌림근육인 것처럼 어깨세모근은 주로 어깨의 벌림근육으로 기능한다. 더불어 중간볼기근/작은볼기근과 어깨세모근의 앞쪽 부분들은 각각 다리와 팔을 앞쪽으로 끌어당기면서 안쪽으로 돌린다. 뒤쪽 부분은 정반대의 역할을 한다. 즉, 팔과 다리를 펴면서 가쪽으로 돌린다.

돌림근띠(rotator cuff) 중 가시아래근과 작은원근은 엉덩관절에 있는 여섯 깊은가쪽돌림근육을 연상시킨다. 돌림근띠 중 어깨밑근은 엉덩근이 골반 안쪽에 들어가듯이 어깨뼈 앞면에 들어간다.

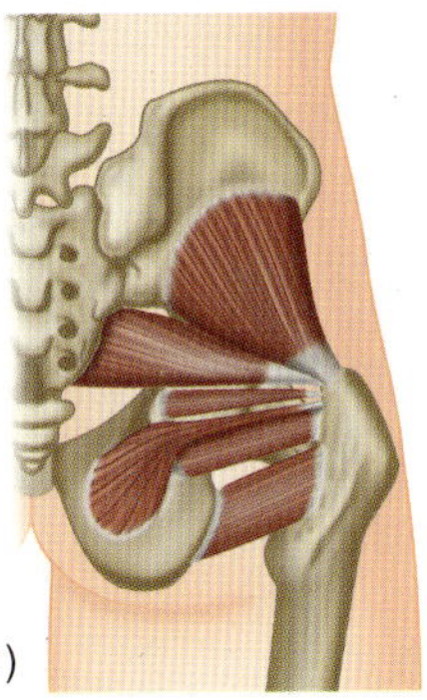
ㄱ)

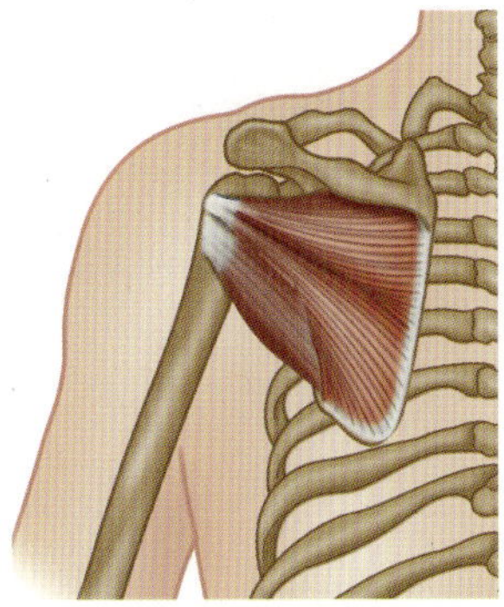
ㄴ)

그림 7.8 : ㄱ) 여섯 깊은가쪽돌림근육과 ㄴ) 가시아래근/작은원근 비교.

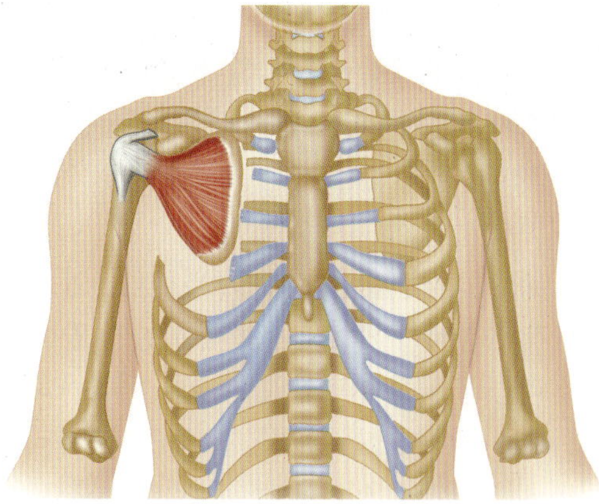

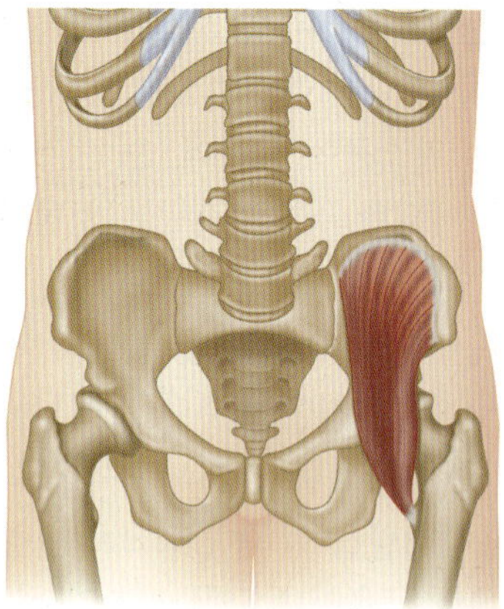

그림 7.9 : ㄱ) 어깨밑근과 ㄴ) 엉덩근 비교.

이런 유사성을 살펴보면, 팔과 다리 각각에 대해 알고 있는 것에 비추어 대응되는 부위에 대한 우리의 이해를 깊이 하는 데에 도움이 된다. 다리의 가장 강력하고 중요한 움직임 근육은 큰허리근이다. 팔에도 이에 상응하는 것이 있는가? 상체에는 큰허리근에 정확히 맞아떨어지는 것이 없지만 팔이음뼈를 자세히 살펴보면 이 비유에 기능적으로나 구조적으로 맞아떨어지는 충분한 유사성이 있음을 알게 된다. 상체의 '큰허리근'으로 넘어가기 전에 우선 팔이음뼈 주변의 형태와 일부 조직들에 대해 복습해 보자.

팔이음뼈(THE SHOULDER GIRDLE)

세 개의 뼈가 만나서 팔이음뼈를 만든다. 위팔뼈, 어깨뼈, 빗장뼈이다. 어깨에서의 동작은 복잡하며, 이 때문에 적절하게도 이 부위는 때로 어깨복합체(shoulder complex)로 불린다. 어깨뼈와 빗장뼈는 다리이음뼈처럼 엉치뼈를 통해 척추의 안정된 구조에 붙어 있지 않기 때문에 훨씬 더 복잡하다. 대신 척추의 양쪽에 독립된 어깨뼈가 있다. 빗장뼈는 (두덩뼈와 어느 정도 비슷한) 복장뼈에 붙지만 골반에서 대응되는 부분보다는 훨씬 자유롭게 움직일 수 있다. 사실, 각 부분들의 움직임이 어깨복합체의 전반적 기능에 영향을 미친다.

표지점과 지형(LANDMARKS AND GEOGRAPHY)

빗장뼈의 안쪽 끝[복장끝(sternal end)]에 복장뼈가 붙는다. 팔이음뼈에서 비롯된 뼈가 몸통뼈대(axial skeleton)라고 불리는 몸의 중심 구조와 붙는 유일한 곳이다. 복장뼈와 빗장뼈 사이의 작은 관절원반이 둘 사이를 자연스럽게 지나는 힘을 완화시켜 준다. 빗장뼈의 가쪽 끝[봉우리끝(acromial end)]은 어깨를 향하며 봉우리(acromion)에서 어깨뼈와 관절을 이룬다.

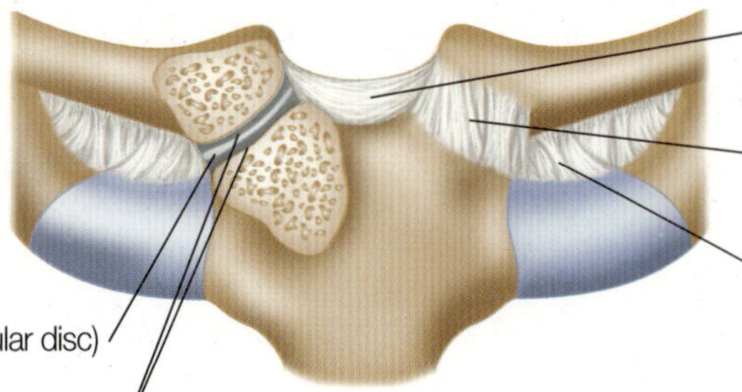

그림 7.10 : 복장빗장관절 (sternoclavicular joint)

이 접합부에서 빗장뼈와 어깨뼈는 인대로 이어진다. 여기에서는 운동범위가 별로 크지 않다. 이 관절에서 일어나는 힘의 크기에 따라 차이가 있을 수는 있지만 대단한 동작이 가능하지는 않다. 이곳이 봉우리빗장관절(acromioclavicular joint)이다. 어깨 가장 윗부분에서 만져지는 혹처럼 튀어나온 부분이다. 이 인대가 찢어지면 '어깨 분리(separated shoulder)'가 일어난다. 이미 어깨뼈는 살펴보았으므로 어깨뼈의 각 부분들에 대해 짤막하게 살펴보자. 어깨뼈 자체는 우리가 짐작하는 것처럼 등에 평평하게 얹혀 있지는 않다. 가슴우리는 모양이 더 둥글다. 즉, 원형이다. 좀 더 정확히 말하면 어깨뼈는 몸의 방향에 대해 45° 정도로 자리 잡고 있다.

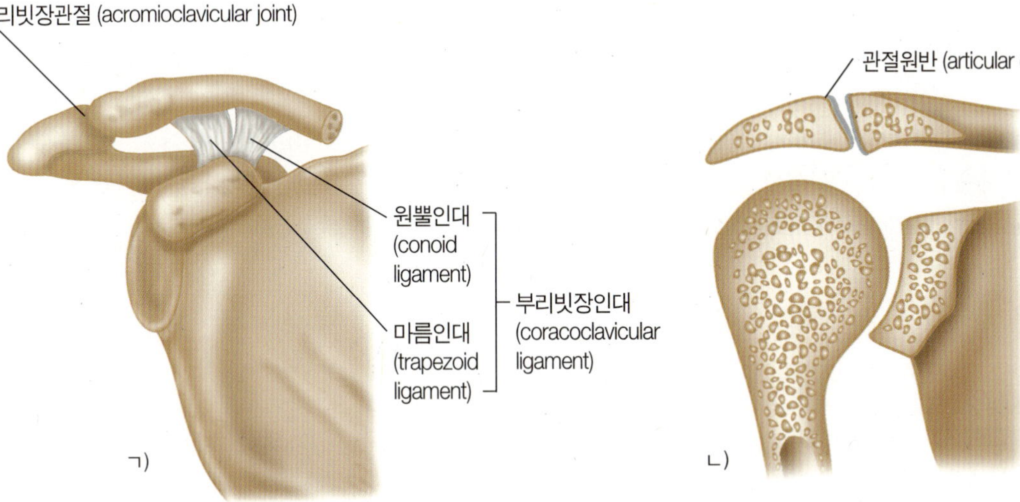

그림 7.11 : 봉우리빗장관절. ㄱ) 전면도, ㄴ) 관상도.

어깨뼈가 등의 일부라는 생각이 워낙 흔해서 학생들은 어깨뼈를 몸 앞쪽에서 느낄 때 놀라고는 한다. 빗장뼈의 가쪽부분 아래에는 부리처럼 튀어나온 곳이 있는데 부리돌기(coracoid process)라고 불린다. 손가락으로 빗장뼈 아래를 따라 어깨 쪽을 만져 보면 조직이 약간 움푹하게 들어간 곳을 만나게 된다. 이 작은 틈의 바로 가쪽이 내가 말하는 뼈가 튀어나온 끝부분이다. 세 개의 서로 다른 근육이 붙는 지점이기 때문에 만지면 살짝 아플 수 있다. 이곳이 어깨뼈의 일부분이다.

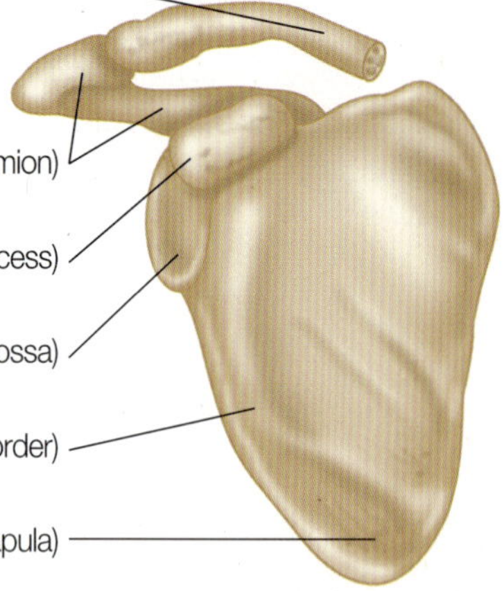

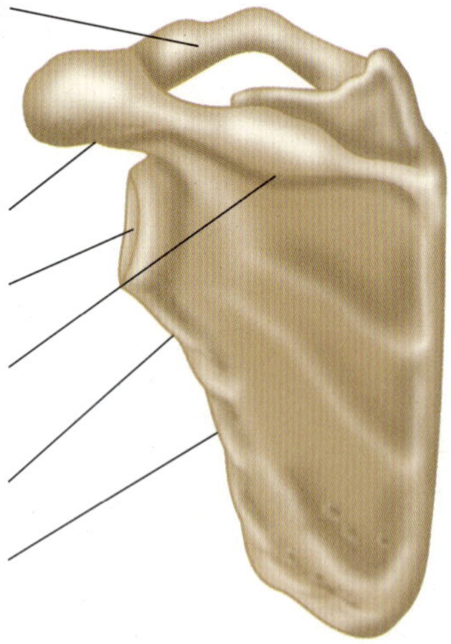

그림 7.12: 빗장뼈와 어깨뼈. ㄱ) 전면도, ㄴ) 후면도.

어깨뼈의 봉우리는 위팔뼈 바로 위쪽에 튀어나온 절벽 끝 바위와 같다. 어깨뼈 뒤쪽으로 봉우리를 따라가다 보면 어깨뼈가시(spine of scapula)라고 알려진 부위가 있다. 능선처럼 튀어나온 어깨뼈가시는 몸의 중심부를 향해 거의 수평으로 흘러간다.(안쪽이 약간 낮다.) 한 손을 반대쪽 어깨 위에 놓고 손을 위아래로 움직여 보면 비교적 쉽게 만질 수 있다.

어깨뼈의 가장 윗부분과 가장 아랫부분에는 위각(superior angle)과 아래각(inferior angle)이라고 불리는 지점이 있다. 그 사이에 안쪽모서리(medial border)가 있다. 바깥쪽 가장자리에는 어깨뼈의 가쪽모서리(lateral border)가 있다. 가쪽모서리 맨 위쪽이자 봉우리 아래에는 접시오목(glenoid fossa)이 있다.(오목은 뼈에서 오목하게 들어간 부분이다.) 접시오목에는 위팔뼈머리가 자리 잡는다. 이곳을 어깨관절(shoulder joint, glenohumeral joint)이라고 부른다.

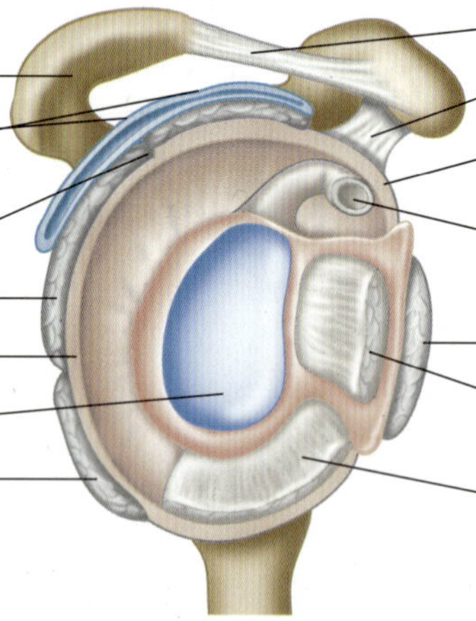

그림 7.13: 오른쪽 어깨관절 (측면도).

위팔뼈는 어깨뼈에 붙어 있기 때문에 역시 몸에서 약 45° 각도로 되어 있다. 빗장뼈 아래의 부리돌기로 돌아가서 계속 가쪽으로 따라가면 위팔뼈와 만난다.

위팔뼈의 움직임(MOVEMENTS OF THE HUMERUS)

어깨관절의 움직임은 엉덩관절에서 보았던 것과 대칭이다. 굽히고 펴고 벌리고 모으며 안쪽으로 돌리고 가쪽으로 돌린다. 이 부분은 복잡하지 않다. 위팔뼈가 절구관절의 운동범위 끝에 도달하면 어깨뼈의 움직임을 일으킨다. 다시 말해, 팔을 머리 위로 들면 위팔뼈가 어깨관절에서 움직이다가 운동범위의 끝에 이른다. 위팔뼈 머리가 그 위에 얹힌 선반 같이 생긴 봉우리에 부딪히면 어깨뼈를 움직이는 근육들이 활동을 개시하면서 머리 위로 팔을 움직이는 나머지 동작을 담당한다. 그러나 이런 이동은 첫 번째 관절의 운동범위가 마지막에 도달하기 전까지는 일어나지 않는다.

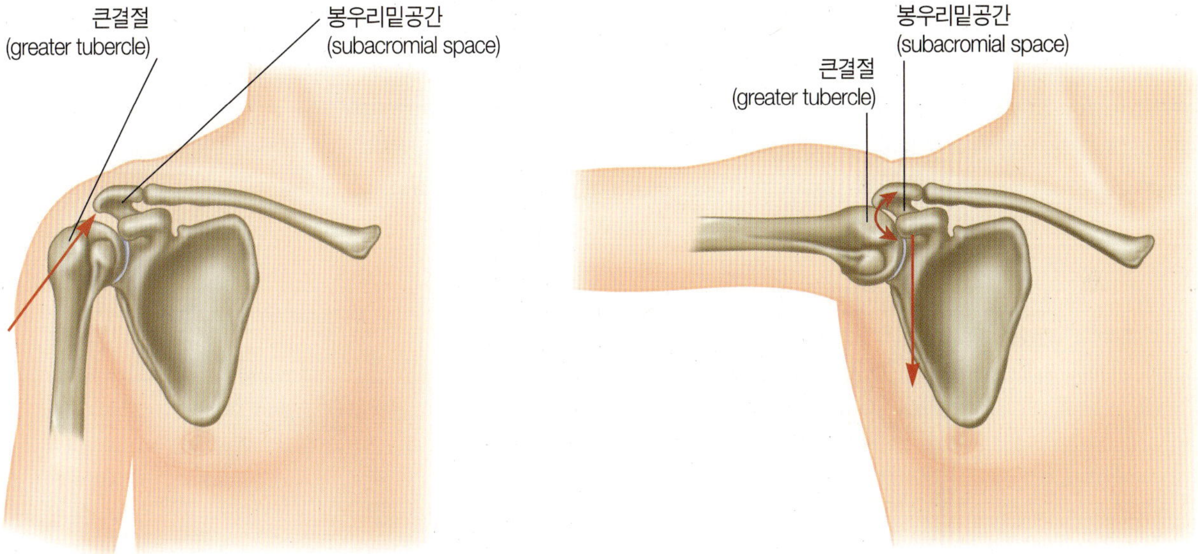

그림 7.14: 어깨관절 기능.

위팔뼈는 평균적인 사람의 경우 어깨관절을 90° 까지만 벌려 준다. 한 손을 반대쪽 어깨에 올려서 어깨가 움직일 수 없게 내리누르면 팔을 옆으로 들어 올릴 때(벌림) 바닥에 평행한 정도까지만 올릴 수 있음을 알게 될 것이다. 어깨에 압력을 유지하면서 팔을 앞쪽으로 올릴 때에도(굽힘) 같은 일이 일어난다. 이는 팔을 머리 위로 들어 올릴 때에는 언제나 뼈들이 서로 부딪힌다는 뜻이다. 이는 정상이며 뭔가 문제가 있지 않은 한 고통스럽지 않다. 봉우리에 부딪히기 전에 어깨관절에서 일어나는 벌림 또는 굽힘의 양을 조금 늘리는 방법들이 있다. 어깨관절을 벌리거나 굽히기 전에 위팔을 가쪽으로 돌리면 약 2° 에서 5° 정도로 더 움직일 수 있다. 위팔뼈를 안쪽으로 최대한 돌리면 움직임이 2° 에서 5° 정도 줄어드는 것이 일반적이다.

어깨뼈의 움직임(MOVEMENTS OF THE SCAPULA)

가슴우리와 어깨뼈 사이의 관절은 전통적 의미의 진짜 관절이 아니다. 이 움직임은 때로 어깨가슴 움직임(scapulothoracic movement)이라고 불린다. 대개의 관절에서 뼈들은 서로 닿아 일종의 연골 연결을 만든다. 여기에서는 그렇지 않다. 어깨뼈는 움직이면서 갈비뼈 사이를 따라 떠다닌다.

어깨뼈가 움직일 때 위팔뼈도 반드시 따라 움직여야 한다. 서로 연결되어 있기 때문이다. 어깨뼈에는 유명한 여섯 가지 움직임이 있다. 위와 아래로 움직이는 올림(elevation)과 내림(depression)이 있다. 가슴우리의 앞쪽으로 미끄러지듯 움직이면서 두 어깨뼈가 서로 멀어지거나 뒤쪽으로 미끄러지듯 움직이면서 두 어깨뼈가 서로 가까워진다. 이런 움직임은 내밈(protraction)과 들임(retraction)이라고 한다. 어깨뼈는 위쪽으로 돌기도 하고 아래쪽으로 돌기도 한다. 이 움직임을 측정하는 방식은 여러 가지가 있다. 어깨뼈의 아래쪽 끝은 아래각(inferior angle)이라고 한다. 아래각이 가쪽 위로 움직이면 위쪽돌림(upward rotation)을 하는 것이다. 또 다른 측정 방법은 위팔뼈머리가 맞춰지는 패인 곳, 즉 접시오목을 보는 것이다. 이 지점이 위를 향하면 어깨뼈는 위쪽돌림이 된다. 이곳이 아래를 향하면 움직임은 아래쪽돌림(downward rotation)이 된다.

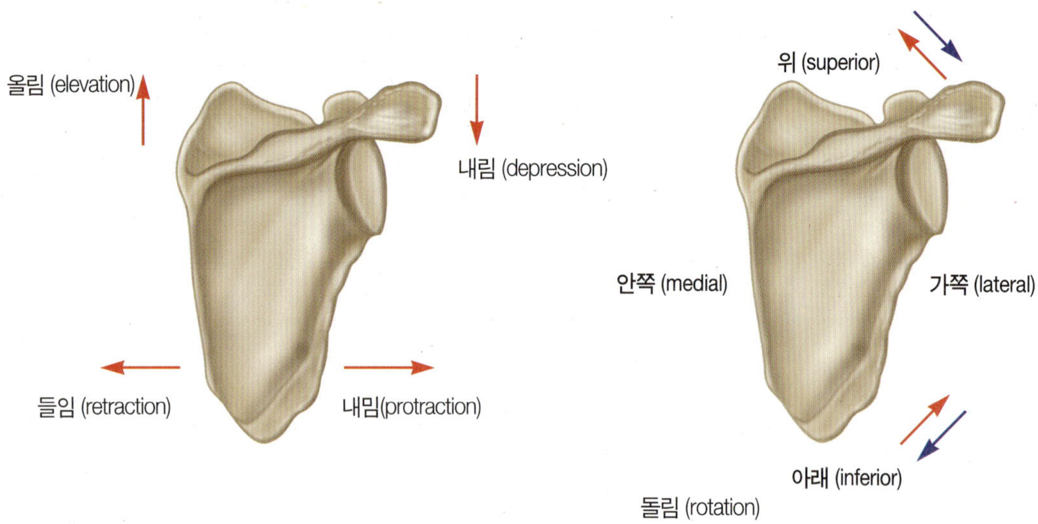

그림 7.15 : 어깨뼈의 움직임.

어깨뼈에서 이야기할 움직임이 최소한 한 가지 더 있다. 해부학 책에서는 대개 다루지 않지만 요가에서는 흔히 볼 수 있고 이야기한다. 내가 언급하고 있는 움직임은 어깨뼈의 가쪽기울임이다. 요가에서는 하이플랭크나 차투랑가 단다아사나에서 때로 볼 수 있다. 이런 기울임이 일어나면 어깨뼈의 안쪽모서리(medial border)가 가슴우리에 가까이 아래로 고정되어 있지 않고 피부 아래에서 튀어나오게 된다.

빗장뼈의 움직임(MOVEMENTS OF THE CLAVICLE)

마침내 빗장뼈에 도달했다. 빗장뼈는 대개 어깨뼈의 움직임을 따라간다. 올림, 내림, 내밈, 들임. 그러나 어깨뼈와 달리 빗장뼈도 돌아간다. 대단히 큰 움직임은 아니지만, (파스치마 나마스카라아사나에서처럼) 팔이 등 뒤에서 만날 때 빗장뼈는 빗장뼈 자체를 축으로 아래쪽과 앞쪽으로 돌아간다. 분명히 이 방향으로 돌아가기 때문에 뒤로도 돌아가야만 한다.

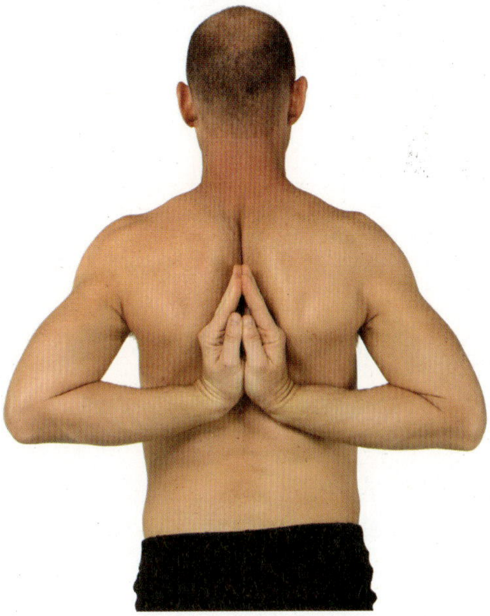

그림 7.16 : 파스치마 나마스카라아사나는 빗장뼈, 어깨뼈, 위팔뼈에서의 움직임을 요구한다.

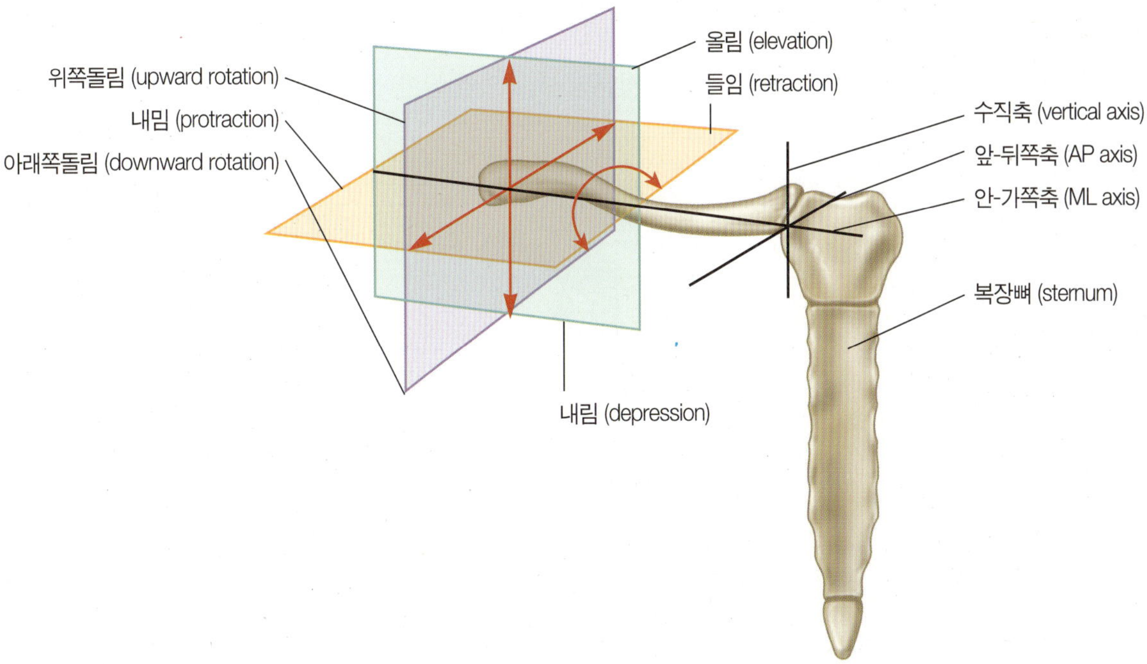

그림 7.17 : 빗장뼈의 움직임.

이 관절들에서의 가능한 모든 움직임이 결합되면 어깨복합체에서 엄청난 운동범위가 만들어진다. 팔을 90° 로 벌린 상태에서 손은 거의 360° 돌아갈 수 있다!

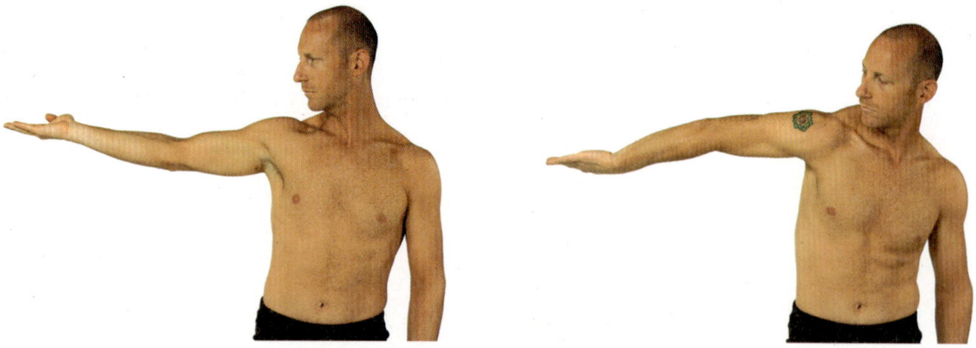

그림 7.18 : 모두 합해서 우리는 팔 전체를 거의 360° 돌릴 수 있다.

어깨와 뼈 모양(THE SHOULDER AND BONE SHAPE)

몸의 다른 절구관절(엉덩관절)에 대해 이야기할 때 언급했듯이 사람마다 뼈의 모양은 차이가 있다. 어깨도 이 관절에서 만나게 되는 두 뼈 사이에 나름대로 차이가 있다. 자궁 내에서 양팔이 뻗어 나와 굽어지고 비틀리면서 태아위치(fetal position)가 만들어진다. 그러면서 위팔뼈를 따라 자연스러운 비틀림이 일어난다.

어깨뼈에는 세 가지 유형이 있다. 해부학자들은 이 세 가지 유형을 묘사하기 위해 특히 봉우리에 주목한다. I형 봉우리는 접시오목 뒤쪽에 위치하며 뼈 모양은 직선이지만 각이 지게 놓여 있다. II형 봉우리는 접시오목의 위에서 휘어져 있다. III형 봉우리는 II형 봉우리처럼 휘어져 있지만 봉우리 앞쪽 일부가 약간 아래로 휘어져 있다. 이렇게 다른 모양에 더하여 우리는 봉우리가 접시오목에 대해 얼마나 떨어져 있는지도 살펴볼 수 있다. 봉우리는 접시오목에서 한참 떨어져 있는 경우도 있지만 별로 멀리 튀어나와 있지 않을 수도 있다.

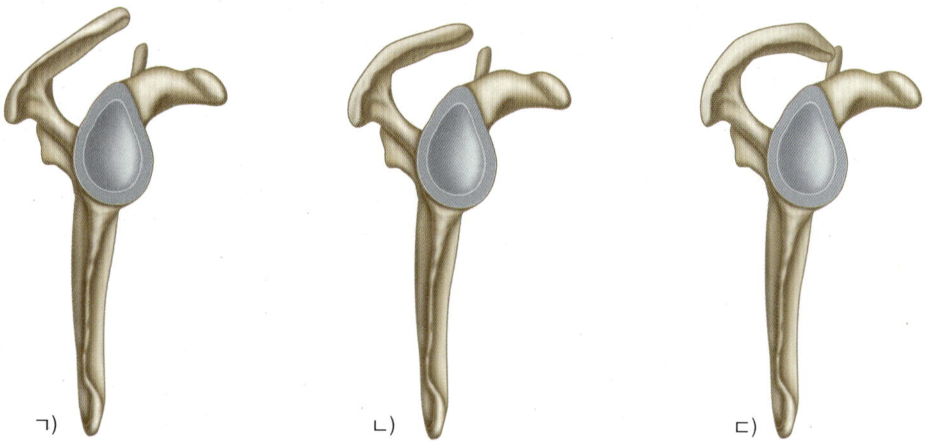

ㄱ) ㄴ) ㄷ)

그림 7.19 : 어깨뼈의 세 유형. ㄱ) I형: 평평함 (flat), 17%. ㄴ) II형: 완만한 휘어짐 (curved), 43%. ㄷ) III형: 분명한 휘어짐 (hooked), 40%.

이런 여러 가지 모양을 결합하면 더 복잡해진다. 봉우리가 I형에 가까우며 별로 튀어나와 있지 않다면 위팔뼈가 어깨관절에서 벌리거나 굽힐 때 공간이 더 많을 것이다. III형에 가까우며 봉우리가 위팔뼈 위로 멀리 튀어나와 있다면 벌림과 굽힘은 더 제한될 것이다. 물론 이런 것들은 극단적인 경우이다. 가장 흔한 유형은 II형에 봉우리가 중간 정도로 튀어나온 경우이다. 어깨관절에서의 평균적인 벌림과 굽힘의 양은 따라서 둘 다 90° 정도이다. I형의 사람들은 어깨뼈를 움직이지 않고도 팔을 완전히 벌리거나 굽힐 수 있다.

위팔뼈를 움직이는 근육(MUSCLES THAT MOVE THE HUMERUS)

어깨관절의 유연성과 가동성은 엉덩관절에서는 볼 수 없던 것들을 요구한다. 엉덩관절은 확(socket)이 깊고 더 안정적이지만 어깨에서 볼 수 있는 것 같은 운동범위에는 미치지 못한다. 어깨에서의 더 큰 유연성은 안정성을 요구한다. 어깨에서 정말 필요한 것은 일정한 유연성에 더한 안정성이다. 어깨를 지탱하는 관절주머니와 인대가 있기는 하지만 이 구조물들만으로 내가 묘사한 요구를 충족시킬 수 있을까?

어깨관절에는 두 층의 조직이 있다. 위팔뼈의 큰 작용근인 큰가슴근과 넓은등근(latissimus dorsi)은 피부에 가까이 위치한다. 더 깊고 본질적인 근육이 돌림근띠이다. 나는 이 돌림근띠를 어깨의 동적 안정자라고 부른다. 무슨 말인가 하면, 돌림근띠가 어깨관절 구조물의 부족함을 보강해서 어깨관절을 안정시켜 준다는 말이다. 동시에 돌림근띠는 근육으로 되어 있기 때문에 유연성도 보강해 준다. 근육은 엉덩관절에 있는 치밀한 인대보다 더 큰 탄력성을 제공하기 때문이다.

돌림근띠(The Rotator Cuff)

돌림근띠는 네 개의 근육으로 되어 있다. 가시위근(supraspinatus), 가시아래근(infraspinatus), 작은원근(teres minor), 어깨밑근(subscapularis)이다. 이 근육들이 유명해진 이유는 안타깝게도 돌림근띠 찢어짐(rotator cuff tear)이 흔하기 때문이다. 찢어짐의 빈도가 높은 것은 그만큼 이 근육군에 가해지는 요구가 많음을 보여주는 것이다. 돌림근띠라는 이름은 돌림근띠가 흔히 붙는곳뿐만 아니라 돌림근띠가 만드는 움직임에서 비롯되었다. 위팔뼈머리가 둥글고 공처럼 생겨서 얕은 홈에 맞아 들어가기 때문에 굽힘과 폄을 포함한 모든 움직임은 관절 기능의 측면에서는 돌림이라고 할 수 있다. 모든 근육이 어깨뼈 위쪽에 놓인 소매 단처럼 생긴 공통된 힘줄에 붙는다.

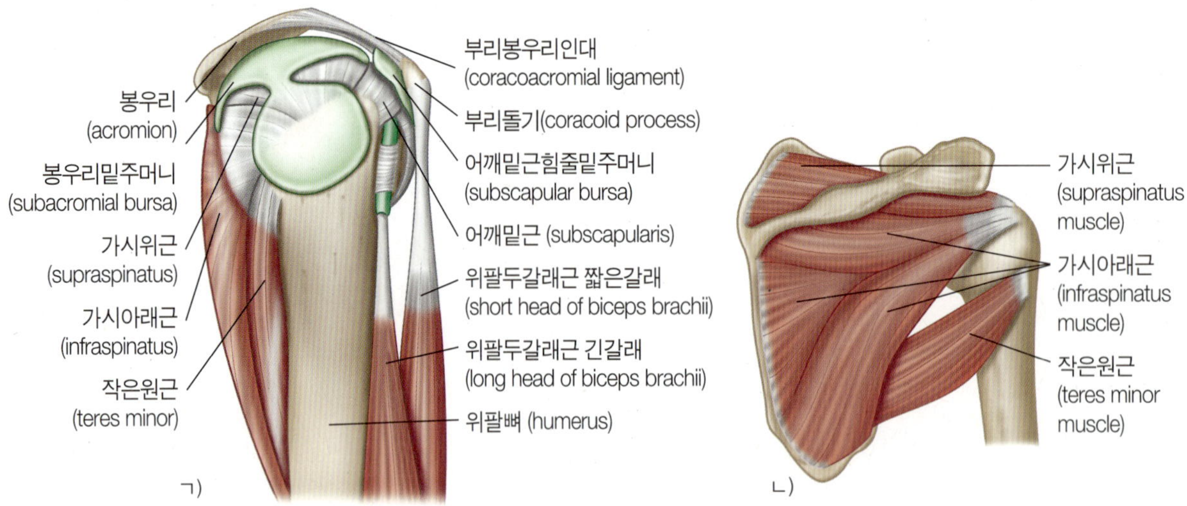

그림 7.20 : 돌림근띠. ㄱ) 측면도, ㄴ) 후면도.

네 근육 중 첫 번째로 이야기할 것은 가시위근이다. 글자 그대로 '(어깨뼈)가시'의 '위'에 있는 '근(육)'이다. 어깨뼈가시의 위쪽 영역은 가시위오목(supraspinatus fossa)이라고 한다. 가시위근은 가시위오목을 채우며 가쪽으로 봉우리와 위팔뼈 꼭대기 사이의 공간을 통해 위팔뼈머리에 닿는다. 이 위치 때문에 가시위근은 위팔뼈의 벌림을 개시한다. 내가 개시한다고 한 것은 팔을 10° 정도만 벌려 주기 때문이다. 그런 다음에는 더 큰 근육인 어깨세모근이 나머지 부분을 들어올린다.

가시위근은 돌림근띠에서 가장 흔하게 째지는 부위이다. 이 손상은 한쪽으로 무거운 가방을 들 때 일어난다. 이 동작은 팔이 상당한 무게를 떠받치면서도 동시에 약간 벌리기를 요구한다. 이런 일이 일어나기 전에 힘줄의 약화를 일으키는 상황이 있을 수 있다. 예를 들어, 여러 가지 다른 신체 활동이나 노령이 문제일 수 있다. 그러나 이 근육은 봉우리 아래의 비교적 얕은 공간을 따라 나 있기 때문에 다른 여러 가지 요인에 의해서도 취약할 수 있다. 과도한 사용이나 일반적인 관절의 부기가 있다면 이 근육이 뼈 아래에서 눌리면서 부딪힘증후군(impingement syndrome)이 생길 수 있다.

여러 가지 요인이나 요소들의 결합이 이처럼 좁은 통로를 지나는 이 근육을 더 힘들게 만든다. 액체로 채워진 주머니[윤활주머니(bursa)]는 힘줄 위, 인대 아래에 놓여 있다. 이 윤활주머니에 염증이 생길 수 있다. 이 부위에서는 뼈돌기가 발생하면서 주머니염(bursitis)을 일으키는 윤활주머니 자극이 일어나고 힘줄을 더 압박할 수도 있다. 이것과 연관된 통증은 어깨의 앞쪽과 가쪽에서 일어날 수 있다. 그러나 그렇다고 해서 이 부위의 모든 통증이 가시위근과 연관되어 있다는 뜻은 아니다.

요가에서 체중을 떠받치면서 하는 반복적 동작들이 어깨 문제에 일조할 수는 있지만 특정 동작이 가시위근의 찢어짐을 초래할 가능성은 적다. 다음 돌림근띠 근육인 가시아래근이 일반적인 요가 아사나에서 기능장애를 가장 많이 일으키는 근육인 것 같다. 찢어짐도 한 가지 가능성이기는 하지만 일반적인 요가 수련에서는 잘 일어나지 않는다. 요가 수련에서 가장 흔히 일어나는 기능장애는 흔히 빈야사 스타일 요가 수련자들에게 일어난다.

가시아래근은 어깨뼈가시 아래의 가시아래오목(infraspinatus fossa)에 자리 잡고 있다. 가시아래근은 어깨뼈가시 아래의 어깨뼈 표면 전체를 거의 대부분 덮고 있는 넓은 근육이다. 따라서 피부 바로 아래 어깨뼈의 아래쪽 2/3를 차지한다. 힘줄은 가쪽으로 위팔뼈머리의 뒤쪽에 붙는다.

이 근육은 위팔뼈를 가쪽으로 돌리는 다른 두 근육(어깨세모근 가시부분과 돌림근띠 중 하나인 작은원근)과 협업한다. 가시아래근은 돌림 능력을 발휘하는 중에 두 번째로 가장 흔하게 찢어지는 근육이다. 투수들에게서 이 근육에 문제가 있는 경우를 흔히 볼 수 있다. 가시아래근은 투수가 공을 던질 때 공을 놓은 다음 팔의 속도를 늦춰 준다. 팔의 제동 장치로서 이 근육의 전반적인 길이가 늘어나면서 편심성 수축을 한다. 이 근육은 가쪽돌림근육이기 때문에 위팔뼈의 안쪽돌림에 저항하고 이를 제한한다. 우리가 요가에서 하는 여러 '묶기(bind)'자세들은 위팔뼈의 안쪽돌림을 요구한다.(그리고 당연히 어깨뼈의 움직임도 요구한다.) 예를 들어, 위팔뼈는 우리가 등 뒤로 파스치마 나마스카라아사나를 할 때나 마리챠아사나 C에서 팔을 묶을 때 그리고 비슷한 묶기 동작이 있는 다른 비틀기를 할 때 안쪽돌림이 된다. 마리챠아사나 C에서처럼 팔을 등 뒤로 해서 한쪽 손으로 다른 쪽 손의 손목을 잡는다든지 파리브르타 파르스바코나아사나에서처럼 몸통을 틀어서 손을 바닥에 단단하게 고정시킬 때 '묶기'라고 이 책에서 사용하였다.

작은원근은 가시아래근과 밀접하게 협력한다. 사실 이 근육은 가시아래근에서 약간 분리된 가시아래근의 일부처럼 보인다. 작은원근은 어깨뼈 아랫부분의 아래각에 붙고 위로 향해서 가시아래근의 바로 아래쪽에 붙는다. 이 근육은 위팔뼈의 가쪽돌림에 관여한다.

팔과 다리의 비교에 맞게 보자면, 가시아래근과 작은원근은 엉덩관절의 여섯 깊은가쪽돌림근육을 연상시킨다. 어깨관절을 가쪽으로 돌릴 때 돌림이 제한되는 경우는 흔하다. 가쪽돌림을 일으키는 조직은 세 개의 작은 부위밖에 없다. 따라서 큰가슴근, 넓은등근, 큰원근, 어깨세모근 빗장부분, 어깨밑근과 같은 어깨관절의 더 크고 강한 근육들이 만드는 저항을 이겨내야만 한다. 뒤쪽 굽힘에서 팔의 자세를 잡는 법에 대해 검토하면서 이에 대해서 더 자세히 살펴볼 것이다.

위팔뼈의 추가적인 작용근(Additional Movers of the Humerus)

이렇게 다른 더 강력한 근육들이 위팔뼈의 두 번째 층을 이룬다. 큰가슴근은 가슴의 전면에 위치하고 있다. 빗장뼈에서 시작해서 복장뼈에 붙은 다음 아래쪽 갈비뼈 일부까지 내려간다. 넓게 펼쳐진 붙는곳이 위팔뼈로 가면서 모이고 결절사이고랑(intertubercular groove)이라고 하는 곳에서 붙는다. 위팔두갈래근의 힘줄 중 하나가 결절사이고랑을 지난다. 큰가슴근은 상황에 따라 위팔뼈의 굽힘근육이자 폄근육으로서 기능한다. 또한 위팔뼈의 강력한 안쪽돌림근육이기도 하다.

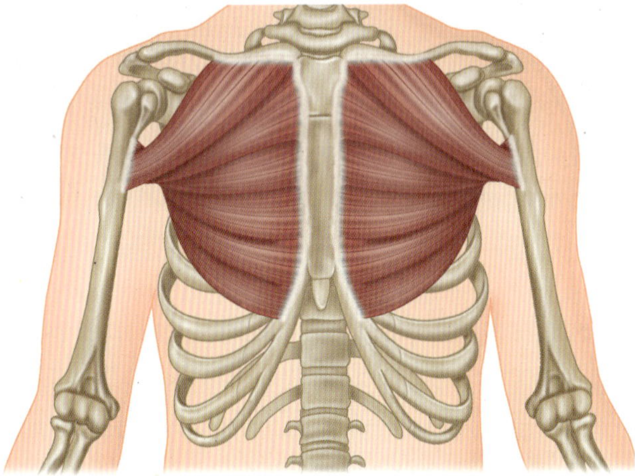

그림 7.21 : 큰가슴근 (pectoralis major).

크고 넓은 등근육인 넓은등근은 몸의 뒤쪽에 있다. 붙는곳은 역시 등허리근막(thoracolumbar aponeurosis. 허리와 엉치부위의 널힘줄)에 넓게 펼쳐져 있으며, 이 막은 다시 엉치뼈에 붙는다. 그리고 위로는 대략 T6 정도까지의 가시돌기에 붙는다. 넓은등근은 아래쪽 갈비뼈(R9-R12)에도 붙고 다시 위팔뼈로 향하는데, 대개 어깨뼈의 아래각에도 걸쳐진다. 큰가슴근처럼 이 근육도 결절사이고랑에서 위팔뼈에 붙는다.

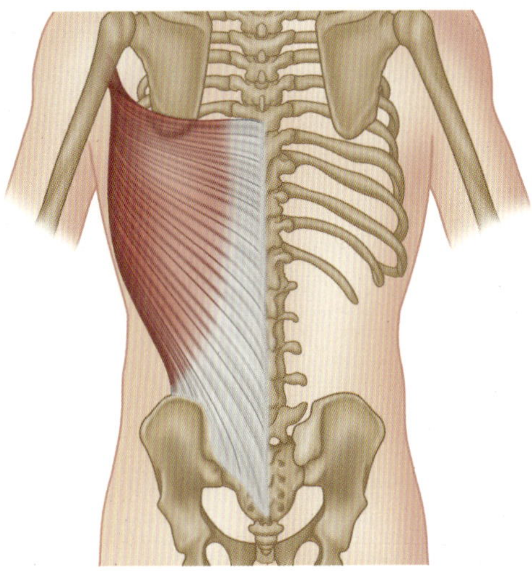

그림 7.22 : 넓은등근 (latissimus dorsi).

넓은등근은 때로 '수영 선수 근육'이라고 불린다. 수영 선수들이 대개 이 근육이 잘 발달되어 있기 때문이다. 이 근육이 위팔뼈의 강력한 안쪽돌림근육, 폄근육, 모음근육인데, 이 동작들이 모두 수영에 필요하기 때문이다. 우리는 대개 턱걸이를 할 때처럼 이 근육의 힘을 위팔뼈의 모음과 연관 짓는다.

큰원근은 넓은등근이 모음과 안쪽돌림을 할 때 '작은 조력자'가 된다. 작은 근육이지만 크기에 비해서는 두껍고 치밀하기 때문에 상당히 튼튼하다. 어깨뼈의 아래쪽에서 시작해 결절사이고랑에 붙으며, 이는 큰가슴근 및 넓은등근과 같다.

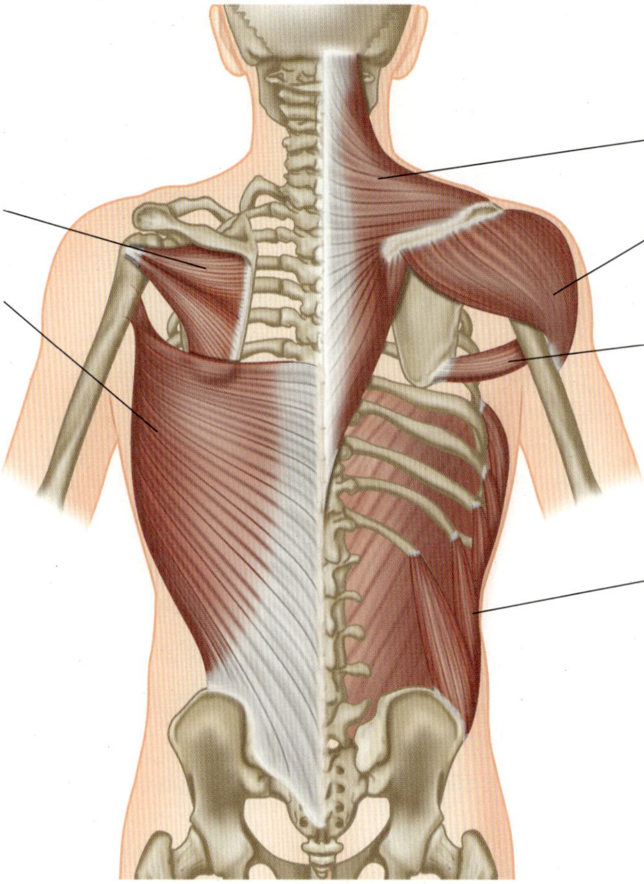

그림 7.23 : 등과 어깨의 얕은 근육.

어깨세모근(deltoid)은 작지만 강력한 근육이다. 나는 이 근육을 어깨의 볼기근이라고 부른다. 어깨세모근이 붙는곳은 빗장뼈의 가쪽 절반, 봉우리, 어깨뼈가시의 가쪽 절반에 걸쳐 있다. 기본적으로 어깨 위쪽을 앞에서 뒤로 감싸고 있다. 이 근육섬유는 모여서 세모근거친면(deltoid tuberosity)에 붙는다. 이곳은 위팔뼈 중심 근처에의 살짝 튀어나온 부분이다. 어깨세모근은 빗장부분(clavicular part), 봉우리부분(acromial part), 가시부분(spinal part)의 세 부분으로 나뉜다. 빗장부분은 어깨의 굽힘과 안쪽돌림을 돕는다. 가시부분은 반대작용을 한다. 즉, 폄과 가쪽돌림을 돕는다. 봉우리부분은 어깨관절을 벌린다.(다른 두 부분도 벌림을 보조한다.)

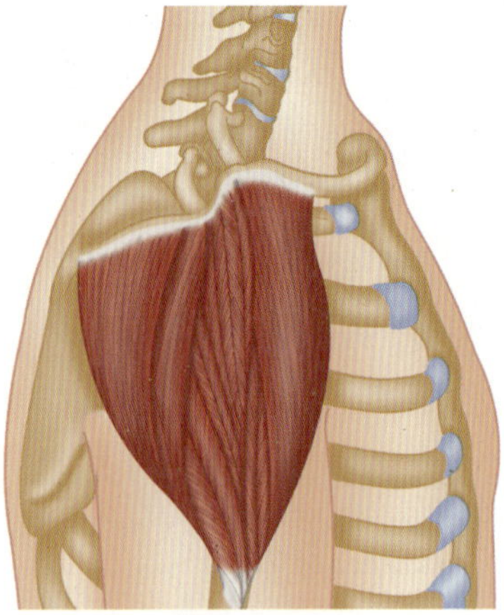

그림 7.24 : 어깨세모근 (측면도).

이 모든 근육들이 협동하여 어깨관절을 움직인다. 잠시 후에 넓은등근에 특히 집중하겠다. 그러나 우선 어깨뼈를 움직이는 근육들을 살펴보아야 한다.

어깨뼈를 움직이는 근육들 (MUSCLES THAT MOVE THE SCAPULA)

어깨의 움직임과 밀접하게 협동하는 것이 어깨뼈의 움직임이다. 어깨뼈가 움직이면 위팔뼈도 함께 움직인다는 것을 기억하라. 어깨뼈는 그 위치 때문에 어느 근육이 어깨관절에서 특정한 움직임을 하는 데에 동원될지에 영향을 준다. 어깨뼈가 '올바른' 위치에 있지 않으면, 다른 근육들 특히, 어깨관절 자체를 움직이는 근육들이 최적의 움직임을 하기 위해 애초에 만들어진 것과는 다르게 또는 원래보다 더 힘들게 작동해야 한다. 예를 들어, 차투랑가 단다아사나가 있다. 어깨뼈가 잘못된 위치에 있으면 어깨 근육에 무리를 줄 수 있다. 어깨 근육이 너무 약하면 어깨뼈가 거기에 적응하여 보정을 위한 움직임을 하는 것도 사실이다. 어깨복합체가 실제로 얼마나 정교한지를 보여주는 훌륭한 예이다.

사람들은 대부분 등 윗부분의 상당 부분을 차지하는 큰 등세모근에는 친숙하다. 이 근육은 위부분(superior part), 중간부분(middle part), 아래부분(inferior part)으로 나뉜다. 위부분은 어깨뼈를 올리고, 아래부분은 내릴 수 있지만, 모든 부분들이 어깨뼈의 위쪽돌림에 관여하는 것 같다.

다른 근육들도 어깨뼈를 움직인다. 마름근(rhomboid)은 어깨뼈 사이에 있다. 이 근육은 어깨뼈의 아래쪽돌림과 들임을 도우며 사람들이 상상하는 것보다 얇다. 어깨뼈의 아래쪽돌림을 하며 (그 이름이 보여주듯이) 어깨뼈를 올려 주기도 하는 어깨올림근(levator scapulae)도 있다. 작은가슴근(pectoralis minor)은 가슴우리 앞쪽에 있으면서 부리돌기에 붙는다. 아는 사람은 잘 없지만, 작은가슴근은 어깨뼈의 아래쪽돌림근육이자 내림근육이다.

이 근육들은 사실 모두 어깨뼈의 더 강한 작용근들을 '도와주는' 근육들이다. 정말 크고 강력한 움직임을 일으키려면 이 근육들이 서로 도와야만 한다고 할 수 있다. 그러나 내가 아직 언급하지 않은 한 근육이 남아 있다. 바로 앞톱니근(serratus anterior)이다.

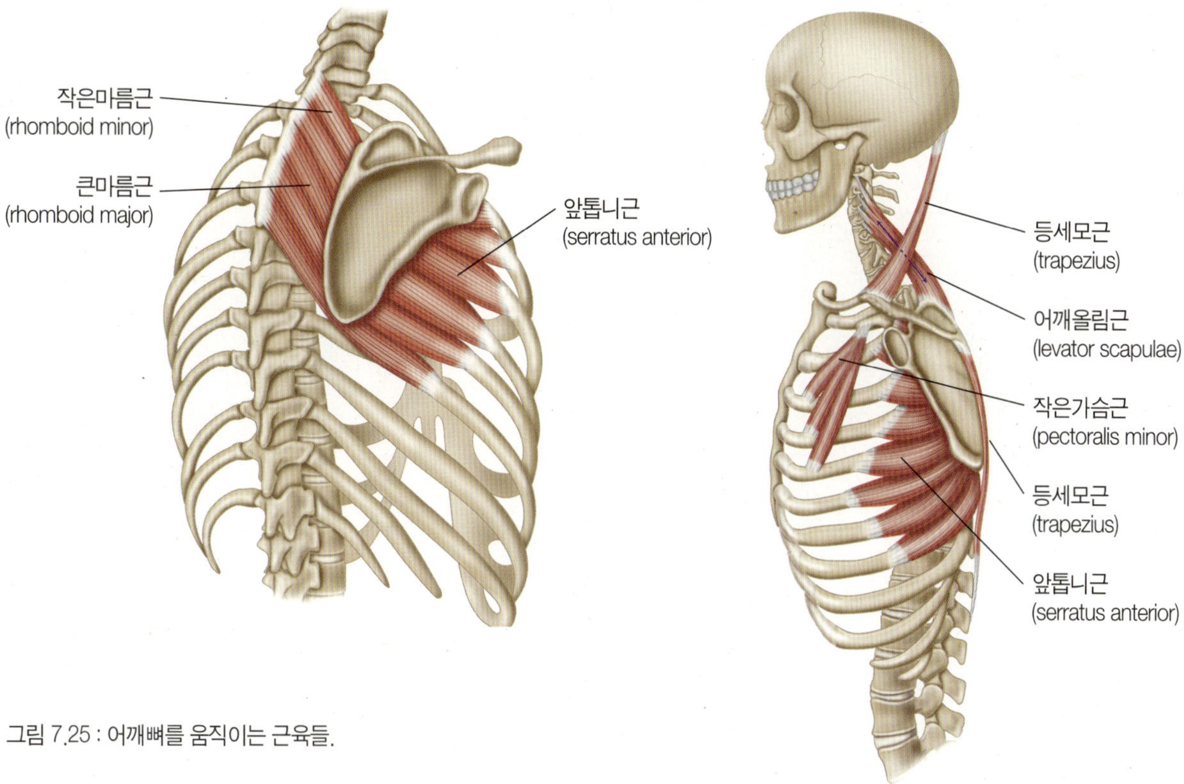

그림 7.25 : 어깨뼈를 움직이는 근육들.

앞톱니근은 어깨뼈 앞쪽에 있는 갈비뼈들의 바깥면에 톱니 모양으로 붙어 있기 때문에 이런 이름이 붙었다. 앞톱니근은 갈비뼈 바깥면의 붙는곳에서 시작해서 어깨뼈와 가슴우리 사이를 지나 어깨뼈의 안쪽모서리에 붙는다. 이런 방향 때문에 앞톱니근은 어깨뼈를 내밀고(protraction) 위쪽으로 돌린다(upward rotation). 앞톱니근의 별명은 '권투 선수 근육'이다. 어퍼컷을 하려면 어깨뼈의 위쪽돌림과 내밈이 잘 결합해서 움직여야 하기 때문이다.

실제로 우리는 이 움직임을 상체의 힘을 요구하는 여러 요가 자세에서 하게 된다. 아도 무카 스바나아사나 또는 아도 무카 브릭샤아사나, 시르사아사나, 핀차 마유라아사나, 뒤쪽 굽힘을 위한 팔 자세를 잡으면 어깨뼈의 내밈과 위쪽돌림을 알 수 있다.

물론 이런 자세를 취하려면 위팔뼈도 움직여야 한다. 앞톱니근의 독특한 특징 중 하나는 어깨뼈의 강력한 안정자라는 점이다. 이 근육이 기능장애가 오면서 약해지면(신경 손상 때문에 일어날 수 있다) '날개어깨뼈(winged scapula)'라는 증상이 나타날 수 있다. 이 증상이 있는 사람은 등에서 어깨뼈의 안쪽모서리가 튀어나온다. 팔균형(arm balancing) 자세들을 할 때 우리는 대개 이런 날개어깨뼈가 되지 않으려고 애를 쓴다. 하이플랭크나 차투랑가 단다아사나에서도 우리는 등에서 어깨뼈가 튀어나오기 십상이다. 그러면 무엇이 어깨뼈를 가슴우리에 붙잡아 두는가? 바로 앞톱니근이다.

우리가 예상했던 것과 근육이 반대의 작용을 하는 또 하나의 사례가 바로 이것이다. 나는 이미 앞톱니근이 어깨뼈를 내밀어 준다고 말했다. 그러나 우리가 이는곳과 닿는곳을 반대로 하면 어떻게 될까? 내가 하이플랭크를 하고 있고 어깨뼈가 위로 튀어나왔다고 하자.

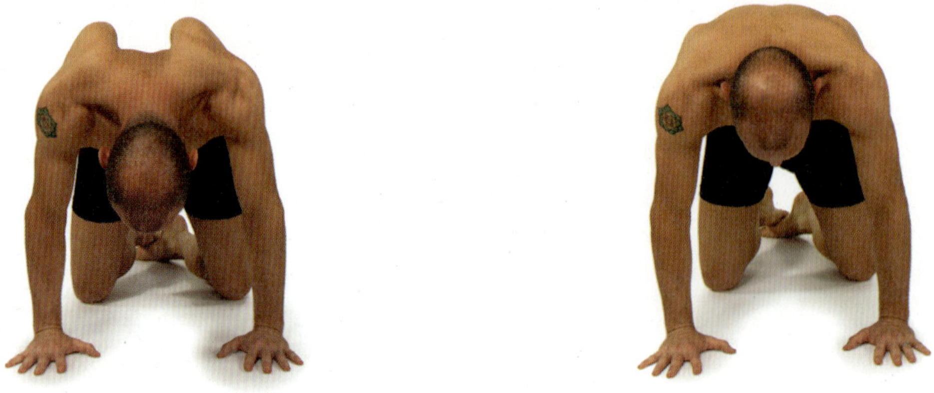

그림 7.26 : 앞톱니근이 활성화되면 몸통이 두 어깨뼈 사이로 들어 올려진다.

나는 어깨뼈를 특정한 방식으로 움직여서 다시 내리는 법을 생각할 수 있지만 실제로 일어나는 일은 상당히 다르다. 내 어깨뼈는 사실 바닥에 대해 튀어나와 있는 상태이다. 어깨뼈가 위팔뼈머리에 놓여 있으며 위팔뼈는 다시 내 손을 통해 바닥까지 이어져 있기 때문이다. 이렇게 되면서 어깨뼈는 어느 정도 돌림은 가능할지 몰라도 움직이기 힘들어진다. 어깨뼈를 다시 가슴우리로 되돌리기 위해 사실 나는 앞톱니근을 사용해야 한다. 내 어깨뼈가 팔과 손을 통해 지면과 이어져 있기 때문에 결과적으로는 가슴우리가 들리면서 어깨뼈 사이에 놓인다. 그렇다. 몸과 어깨뼈의 위치 때문에 어깨뼈가 아니라 가슴이 움직이고, 이 근육의 이는곳과 닿는곳이 뒤바뀌는 것이다.

이제 두 근육의 기능을 결합해서 상체의 '큰허리근'을 만들어 보자. 앞톱니근이 큰허리근의 정확한 상대는 아니지만 다른 근육 하나를 더하면 내 주장을 뒷받침할 수 있을 것이다. 우선 상체의 큰허리근을 만들기 위해 내가 사용할 요소들이 무엇일까? 크기, 위치, 힘, 기능, 그리고 저항이다. 크기에 관해서는 상체의 큰허리근은 넓은 거리에 걸쳐 있어야 하며 강력한 어깨 폄근육이어야 한다. 어깨 폄과 엉덩관절 굽힘은 서로 상응한다. 둘 다 팔다리를 몸통에 가깝게 끌어당기기 때문이다. 이 조건에 가장 잘 맞는 근육이 넓은등근이다. 우리는 이미 이 근육의 넓고 광대한 붙는곳에 대해 설명했다. 이 근육은 엉치뼈에서 출발해 척추를 따라 위팔뼈까지 뻗어 있다. 마치 큰허리근처럼 이 근육도 엉치뼈와 골반을 위팔뼈까지 한데 묶어 주면서 넓은 범위에 걸쳐 있다. 큰허리근은 몸통을 넙다리뼈에 이어주며 넓은등근은 몸통을 위팔뼈에 이어준다.

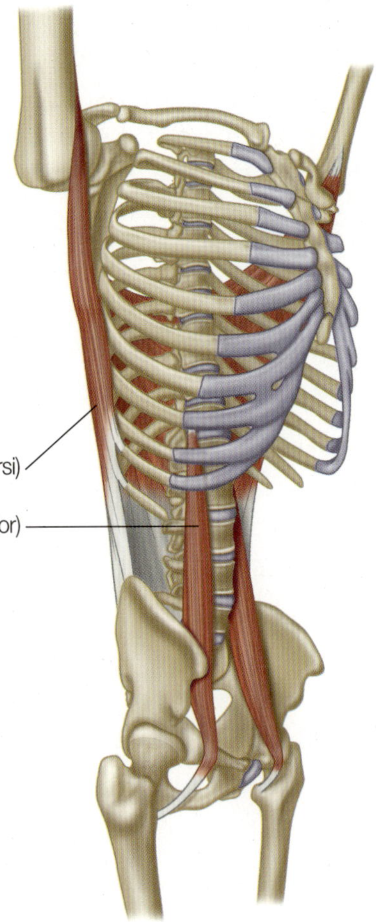

그림 7.27 : 이 두 근육이 교차하면서 몸통 앞쪽을 향해 강력한 움직임을 형성한다.

힘과 기능에 관해서는 흔히 넓은등근의 가장 강력한 움직임이 어깨의 모음이라고 추정한다. (턱걸이를 생각해 보면) 해부학자세에서는 이 말이 확실히 옳다. 그러나 갈비뼈 앞쪽 주변에서 어깨뼈를 내밀어 주는 앞톱니근의 능력은 어떤가? 이런 동작이 일어나면 넓은등근에서 동일하게 강력한 움직임(모음)이 일어나는데 이제는 어깨의 폄이라고 불린다. 어깨뼈가 내밈 위치에 있으면 넓은등근이 가장 강한 폄근육이 된다. 이는 이 근육이 어깨관절 굽힘의 가장 강한 저항 근육이 된다는 뜻이기도 하다.

예를 들어, 뒤쪽 굽힘에서 진짜 큰허리근이 일으키는 저항과 대칭을 이룬다. 큰허리근은 골반이 올라가는 것에 저항한다. 즉, 엉덩관절 폄에 저항한다. 넓은등근은 뒤쪽 굽힘에서 어깨의 굽힘에 저항한다. 아사나 부분에서 이에 대해 보다 자세히 살펴보겠다.

해부학을 수련에 결합하기 (INTEGRATING ANATOMY INTO YOUR PRACTICE)

어깨인가 어깨뼈인가? 어깨뼈를 제외한 나머지 팔을 움직일 때 어깨뼈의 움직임이 어떻게 작용하는지 주의하라. 예를 들어, 왼팔을 오른쪽 어깨에 얹고 '고정'시킨 다음, 오른팔을 벌리려고 하면(즉, 옆으로 올리려고 하면), 약 90° 에서 막히게 되는 것을 느낄 것이다. (물론 예외인 사람들도 드물게는 있을 것이다.)

어깨뼈를 차투랑가 단다아사나와 같은 위치에 둔다. (탐구하는 데에 중점을 맞추어 자세를 약간 수정하도록 하라.) 무릎을 바닥에 꿇은 채로 차투랑가 단다아사나로 내려가서 체중을 덜 떠받친 상태로 어깨를 어깨뼈에서 귀 쪽으로, 등 아래쪽으로, 앞쪽 주변으로, 그리고 양 어깨를 서로 스퀴즈하려고 해 보라. 왜 이렇게 하는가? 극단적인 경우를 해 봐야 이 모든 것들의 중간 지점을 찾을 수 있게 되고 당신만의 '적절한 지점'을 발견할 수 있게 될 것이기 때문이다.

아도 무카 스바나아사나에서 어깨뼈의 위치를 가지고 실험해 볼 수도 있다. 우리는 흔히 아래팔을 안쪽으로 돌린 상태에서 위팔을 가쪽으로 돌리라는 말을 듣는다. 이 말에는 아무런 문제도 없지만, 이런 동작의 얼마나 큰 부분이 어깨뼈 자체에서 비롯되며 어깨뼈의 지탱을 받을 수 있는지에 주목하라.

무릎을 꿇고 아도 무카 스바나아사나(기본적으로 발라아사나)를 해서 발꿈치 위에 앉는다. 팔꿉을 굽혀서 팔꿉이 바닥에 살짝 닿도록 하고, 바닥을 사용하여 아래로 내려가라. 이제 앞톱니근이 어깨뼈를 내밀 때 앞톱니근의 수축을 느껴 보라. 진짜 아도 무카 스바나아사나를 한다. 실험을 위해 팔꿉을 살짝 굽히고 팔꿉을 어깨뼈에서 바닥 쪽으로 움직여 보라. 무릎을 굽힌 상태에서 그랬던 것처럼 말이다. 이전과 동일한 수축을 느끼고 그 상태를 유지하면서 양팔을 곧게 뻗을 수 있는가?

일반적인 어깨통증과 차투랑가 단다아사나 (General Shoulder Pain and Chaturanga)

이러한 동적 움직임 때문에 무엇이 어깨통증을 일으키는지 알아내기란 어려운 일이다. 어떤 이유에서인지 차투랑가 단다아사나가 흔히 비난을 받는다. 이 자세가 어깨통증을 일으킬 수 있는 것은 사실이지만, 통증 자체가 차투랑가 단다아사나 탓은 실제로는 아니다. 게다가 당신이 그 자세를 하기 전까지는 그 자세를 하고 있지도 않았다. 그러므로 결과적으로 일어나는 통증은 당신이 아사나를 하는 방식과 관련이 있다.

차투랑가 단다아사나와 같은 동작을 살펴보면 어깨관절의 일반적인 운동범위에서 벗어나지 않는다. 그러나 어깨관절이 최적으로 기능하려면 위팔뼈의 효율적 움직임을 위해 팔이음뼈의 나머지 부분이 안정되어야 한다. 효율적이라는 말은 이 관절을 통제하는 근육에 과도한 부담이나 압력을 주지 않는 움직임을 말한다. 차투랑가 단다아사나에 대한 대논쟁은 이 성가신 어깨뼈를 어떻게 두어야 할지에 대한 문제이다. 그러나 어떤 사람이 어깨뼈를 어떤 위치에 두도록 만들게 하기 전에 당신이 물어야 할 더 중요한 질문은 실제로 그들이 그렇게 할 힘이 있느냐 하는 것이다. 그렇지 않다면 어떻게 어깨관절이 제 기능을 하겠는가? 어떤 종류의 압력을 어깨뼈가 감당해야 한다는 말인가?

차투랑가 단다아사나에서 '올바른' 위치에 있지 않은 어깨를 보면 어깨의 문제가 아니다. 어깨뼈가 적당한 곳에서 유지되지 않거나 될 수 없기 때문이다. 왜 그런가? 어깨뼈를 안정시키는 근육들이 튼튼하지 않거나 이 자세를 유지할 수 있는 올바른 신경근육 패턴이 만들어지지 않았기 때문이다.

차투랑가 단다아사나에서 제자리를 벗어난 어깨뼈는 어깨의 다양한 근육들에 부담을 줄 수 있다. 여기에서는 돌림근띠와 위팔두갈래근이 포함된다. 다른 문제들이 작용하고 있을 수도 있다. 어깨가 손과 정렬되지 않았다거나 하는 문제 말이다. 어깨가 손보다 더 멀리 앞쪽으로(머리쪽으로) 나와 있을수록 상체의 대부분이 손이 지탱하기에는 너무 앞쪽으로 쏠려 있어서 어깨에 더 많은 부담이 갈 것이다. 어깨 바로 위로 9kg짜리 역기를 들고 있다고 상상해 보라. 이 정도는 문제가 아닐 것이다. 이제 그 역기를 앞쪽으로 십여 센티미터 움직이면 중력이 어깨에 다른 방식으로 작용하기 시작한다. 그러므로 차투랑가 단다아사나에서 손목과 팔꿈에 관절들을 쌓아올린다는 요가의 일반적인 규칙을 적용하면 안 된다.

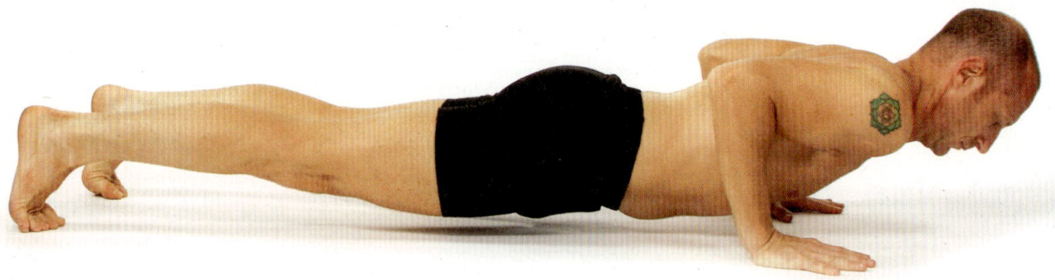

그림 7.28 : 차투랑가 단다아사나에서 자신의 위치를 점검하고 어떤 위치가 자신의 몸에 가장 잘 맞는지 찾아내라.

모든 규칙에는 예외가 늘 있게 마련이지만, 대부분은 어깨가 손보다 너무 앞쪽에 있어서 어깨에 불필요한 부담을 주게 된다.(예외는 대개 아래팔이 상대적으로 짧은 사람들이다.) 이 위치는 또한 손목의 각도를 늘려서 손목에도 문제를 일으킬 수 있다. 사람들은 대부분 손목보다 약간 뒤쪽으로 팔꿉을 두어야 한다. 이렇게 하면 가슴 중심과 무게 중심이 손 사이의 일직선에 가까워진다.

그러나 이 모든 것들은 차투랑가 단다아사나가 독립적으로 작용한다는 전제를 깔고 있다. 그러나 그렇지 않다. 당신이 차투랑가 단다아사나에서 어깨통증이 있는 사람과 작업하고 있다면, 대개 차투랑가 단다아사나에 이어서 하게 되는 자세들도 유심히 살펴보아야 한다. 예를 들어, 우르드바 무카 스바나아사나이다. 나는 대개 사람들이 차투랑가 단다아사나에서 발가락을 지지대 삼아 양 어깨 사이로 몸통을 둘 때 어떤 특정한 패턴을 본다. 우르드바 무카 스바나아사나로 넘어가는 동안, 이들은 어깨를 손과 손목보다 너무 앞쪽으로 미는 경향이 있다. 이렇게 하면 일련의 효과가 일어난다. 손목에 많은 부담을 주며 우르드바 무카 스바나아사나의 뒤쪽 굽힘을 하려고 하면서 허리에도 부담을 주는 경향이 있다. 더욱이 볼기도 잘못된 이유로 지나치게 타이트해진다. 끝으로 어깨에 엄청난 부담을 준다.

어깨에 가해지는 또 다른 잠재적 위험은 학생들이 너무 많이, 너무 일찍 수련하는 것이다. 이렇게 하는 것만으로도 몸의 여러 부위에 염증이 생길 수 있고, 특히 어깨는 더욱 그러하다. 이는 학생들이 다양한 스타일의 빈야사 요가를 수련하고 있을 때에 특히 문제가 된다. 초보자가 어떤지, 스타일이 어떤지에 따라 차투랑가 단다아사나 자세들 중 일부는 그냥 빼 버려야 할 수도 있다.

초보자들에게는 두 가지 기본적 선택이 있다. 첫 번째는 차투랑가 단다아사나를 위해 몸을 낮추기 전에 바닥에 무릎을 꿇는 것이다. 두 번째는 양손을 일반적으로 하는 것보다 살짝 넓게 벌리고 팔꿉이 몸에서 떨어지게 하는 것이다. 이렇게 하면 큰가슴근이 작용하게 된다. 초보자들은 위팔세갈래근만으로는 체중을 버티기 힘들기 때문에 팔꿉이 튀어나오는 경우가 흔하다. 팔꿉을 더 넓게 쓰면 큰가슴근의 지렛대 작용이 더 커지고 양손을 벌리면 손목에 가해지는 부담을 약간 줄여 줄 수 있다. 위팔세갈래근에 충분한 힘이 생기기 전까지는 이렇게 하는 것이 임시변통이 된다.

어깨통증이 있는 학생이 있다면 잠시 관찰해 보라. 맞지 않아 보인다고 바로 다른 방식으로 하게 만들지 마라. 큰 그림을 보라. 어깨 앞쪽과 손 사이에 만들어지는 선을 주목하라. 그들이 지금 너무 무리하고 있는 것인지, 수련의 전반적인 강점과 약점은 어디인지를 살펴보라. 사람들이 어깨통증을 호소하는 데에는 여러 이유가 있다. 나는 대개 가시아래근에서 유발점(trigger point)을 찾는다.(아마도 부분적으로는 내가 그 부분을 유심히 보기 때문일 것이다.) 이 근육의 유발점은 어깨의 앞쪽과 가쪽에 강한 연관 패턴이 있으며, 위팔두갈래근과 나머지 팔 부위까지 퍼져 나갈 수도 있다.

돌림근띠는 차투랑가 단다아사나, 아도 무카 스바나아사나, 우르드바 무카 스바나아사나에서 힘을 많이 쓰게 되며 점프 포워드, 점프 백, 점프 스루(jump through)를 하면 더 많은 일을 하게 된다. 이런 동적 안정자들이 어깨 확에서 위팔뼈머리를 조종한다는 점을 명심하라. 이 모든 움직임을 통해 이 근육들은 타이트해지고 통증 유발점이 생기기 쉽다.

8 손, 손목, 팔꿉 (Hand, Wrist, and Elbow)

지금까지 다리와 다리의 각 부위를 이어주는 관절을 구성하는 운동형상학적 사슬(kinematic chain)에 대해 아주 자세히 논의했다. 팔에서도 운동형상학적 사슬을 발견할 수 있다. 팔의 운동형상학적 사슬의 한쪽 끝에는 손과 손목이 있고, 팔꿉이 가운데에 있으며, 팔이음뼈가 반대쪽 끝에 있다. 팔의 관절과 구조 사이의 상호관계는 다리에서보다도 더 적응성이 뛰어나다. 가능한 움직임에 대해 보면 팔은 두 개의 매우 중요한 부분에서 다리와 상당히 다르다.

우선 아래팔은 종아리와는 다른 방식으로 돌림이 일어난다. 아래팔에서는 돌림이 팔꿉과 손목에서 두 뼈(노뼈와 자뼈)가 만나는 두 관절에서 일어난다. 이 관절에서의 움직임은 엎침(pronation)과 뒤침(supination)이라고 한다. 손은 그저 따라갈 뿐이지만 역시나 엎치고 뒤친다고 한다. 종아리에서의 돌림은 한 관절 즉, 무릎에서만 일어난다고 했던 것이 기억날지 모르겠다.

주요한 차이가 있는 두 번째 부분은 팔과 다리의 운동형상학적 사슬의 몸쪽끝이다. 다리에서는 엉덩관절의 가동성만을 운동형상학적 사슬의 끝으로 본다. 그러나 팔은 더 복잡하다. 물론 어깨관절 자체도 고려해야 하지만 어깨뼈와 팔이음뼈의 가동성도 전반적으로 포함시켜야 한다. 이는 손 위치의 변화가 어깨관절뿐만 아니라 어깨뼈의 움직임에도 영향을 미치고 나아가서 팔이음뼈 전체에도 영향을 미친다는 뜻이다.

다리가 발목, 무릎, 엉덩관절을 연결하는 운동형상학적 사슬이 된다는 개념을 이야기했던 것이 기억날 것이다. 팔과 다리에서는 모두 중심 관절(팔꿉과 무릎)이 팔과 다리가 굽혀질 때 운동형상학적 사슬의 양쪽 끝에서의 움직임을 일으킨다. 팔에서는 팔꿉이 팔이음뼈와 손/손목에 영향을 준다. 차투랑가 단다아사나, 우르드바 무카 스바나아사나, 아도 무카 스바나아사나 또는 손에 체중을 싣는 팔균형 자세와 같은 아사나에서처럼 손이 바닥에 놓여 있을 때에는 특히 그러하다.

예를 들어, 아도 무카 스바나아사나에서 팔꿉을 굽힌다고 하면 팔의 나머지 부분들에도 영향이 간다. 손목이 반드시 굽혀지면서 모양이 달라져야 팔꿉에서 손까지 새롭게 형성된 각도를 감당할 수 있다. 팔꿉이 바깥을 향하고 있다면 이런 굽힘은 손목의 가쪽부분에 더 큰 각을 이루게 된다.

어깨 쪽 끝을 보면 팔꿉을 굽힐 때 어깨관절은 위치가 바뀌면서 팔꿉과 위팔뼈머리 사이에 만들어지는 새 각도에 적응하게 된다. 여기에는 거의 항상 어깨뼈의 움직임이 동반되며 최소한 어깨뼈를 안정시켜야 한다.

손(HAND)

손은 해부학의 경이로운 작품이다. 손의 미세운동능력과 정교한 설계 덕분에 지금 이 순간에도 나는 키보드에 마음껏 타자를 하고 있다. 손의 조직과 관절들은 내 뇌를 통해 조화롭게 동작한다. 지난 수년 간 내가 해 온 신경근육 훈련 덕분에 나는 키보드를 보지 않고도 타자를 할 수 있다. 손끝에는 감각수용기(sensory receptor)들이 잔뜩 달려 있어서 질감과 모양의 미묘한 변화를 감지할 수 있는 능력이 있다. 마사지치료사들은 이런 촉진 기법을 사용하여 다른 사람의 몸에서 아주 미세한 긴장까지도 탐지해 낸다. 그들은 손가락을 사용하여 긴장을 줄여 주는 능력이 있다.

팔 전체는 우리가 손을 원하는 거의 모든 자세로 둘 수 있게 해 주도록 설계되어 있다. 어깨뼈의 움직임, 어깨의 돌림, 아래팔의 돌림을 고려하면 우리는 기본적으로 손을 360° 돌릴 수 있다. 다시 말해, 손바닥을 위로 해서 팔을 벌리면(가쪽돌림) 팔을 반대 방향으로 돌려서(안쪽돌림) 다시 손바닥을 위를 향하게 돌릴 수 있다(그림 7.18 참고).

물론 손의 부상이나 손상은 우리가 정말 가장 원치 않는 상황이다. 요가에서는 손을 사용하여 묶기 자세를 돕거나, 지탱하거나, 체중을 이동시킨다. 손을 바닥에 내려놓으면 발과 비교하기가 쉬워진다. 손을 일종의 발처럼 여겨야 할까? 발에서 이야기했던 세 개의 발바닥활처럼 깔끔하지는 않지만, 손에도 활(arch)이 있다. 손의 활은 발바닥활이 할 수 없는 방식으로 모양을 잡을 수 있다. 손을 유심히 살펴보면 손을 바닥에 아무리 세게 눌러도 찌그러지지 않는 한 부분이 중앙에 있음을 보게 된다. 이곳이 발바닥활과 가장 유사하게 손에서 분명히 드러나는 활이다.

손을 바닥에 놓으면 실제로도 발의 속성을 띠게 된다. 손은 대개 체중의 일부를 지탱한다. 손은 특정 자세에서 우리가 균형을 잡는 데에 도움을 주기도 하고, 선 자세에서 발이 토대가 되듯이 팔균형 자세들에서는 손이 토대가 된다. 수련에서 손이 바닥에 닿을 때에는 우리가 발로하는 것처럼 뿌리내리기 동작을 취할 수 있다. 발 항목에서 우리는 발바닥활에 대한 물라 반다와 우디아나 반다, 그리고 이 반다들이 형성하는 속성에 대해 이야기했다. 우리는 매트 위에 놓은 손에서도 동일한 속성을 만들고 유사한 의도를 유지할 수 있다. 아도 무카 스바나아사나, 차투랑가 단다아사나, 우르드바 무카 스바나아사나, 기타 팔균형 자세들에서 이를 쉽게 적용해 볼 수 있다. 이런 의도의 속성은 손을 통해 체중을 지탱해야 하는 대부분의 자세에서 '상체의 큰허리근'을 활성화시킨다.

손의 구조와 움직임(Structure and Movements of the Hand)

팔과 다리의 비교에서 손에는 27개의 뼈가 있다고 했던 것이 기억날 것이다. 뼈가 두 개인 엄지손가락을 제외하면 각각의 손가락에는 (손가락을 구성하는 뼈인) 손가락뼈가 세 개씩 있다. 손가락들은 굽혀져서 주먹을 만들고 펴지면 손가락뼈사이관절과 (손허리뼈가 각각의 손가락뼈와 만나는) 손허리손가락관절에서 해부학자세로 돌아간다. 이들은 또한 손의 중간선이라고 할 수 있는 가운데손가락 쪽 또는 반대쪽으로 벌림과 모음을 할 수 있다. 요가 자세에서 손을 바닥에 둘 때 가운데손가락이 정면을 똑바로 향하게 두라는 말을 듣는 이유가 이것이 아닐까? 손과 손목의 이런 움직임은 동일한 여러 근육에서 조율되고 공유된다. 그럼으로써 손, 손목, 손가락이 때로는 독립적으로, 때로는 함께 움직일 수 있다. 손목은 네 방향으로 움직인다. 손목 굽힘에서 손바닥은 해부학자세를 기준으로 손목관절 쪽으로 앞으로 움직인다. 손목 폄에서는 반대의 작용이 일어나서 손이 해부학자세로 돌아온다. 전문적으로 말하면 우르드바 무카 스바나아사나에서 손목의 위치를 젖힘이라고 한다.

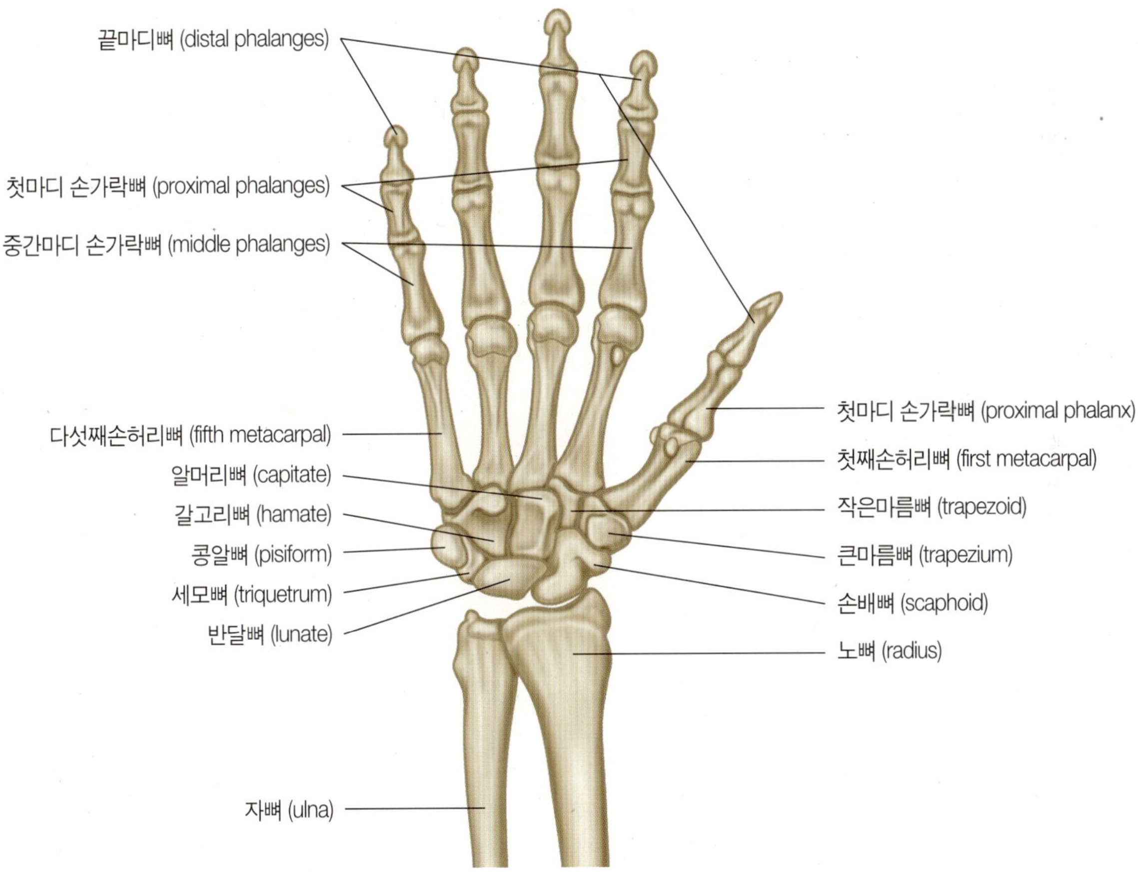

그림 8.1 : 손목과 손의 구조.

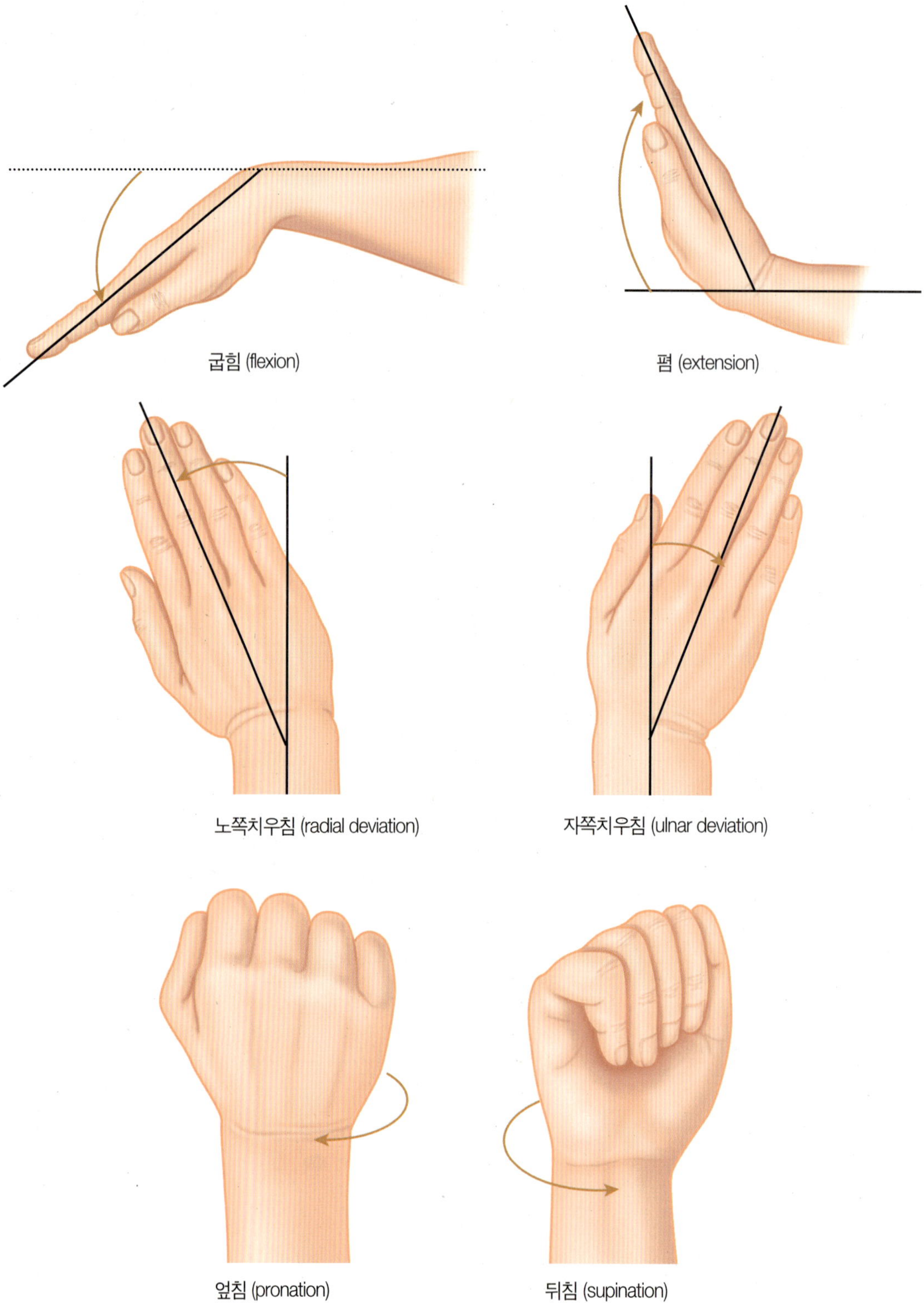

그림 8.2 : 손목과 손의 움직임.

손목은 또한 옆으로도 움직인다. 손은 몸에서 벌어지기도 몸으로 모이기도 한다. 손목관절에서 손의 자연스럽고 이완된 위치는 약간 모아진 상태이다. 이로써 손의 중간선으로서 가운데손가락이 정면을 향하는 것에 대한 앞서 나의 질문으로 다시 돌아오게 된다.

손과 손목의 근육(Muscles of the Hand and Wrist)

손과 손목을 움직이는 근육들은 좀 복잡하므로 여기에서는 기본적인 개관을 하도록 하겠다. 손 자체에도 작은 근육들이 있지만 손, 손가락, 손목을 움직이는 강한 근육들은 대부분 아래팔에 위치하고 있다.

여기에서도 아래팔과 종아리의 유사성이 있다. 둘 다 근육의 대부분은 손이나 발에 있지 않고, 손목이나 발목을 지나는 부분에서 두껍지도 않다. 그렇게 되면 운동성이 떨어지기 때문이다. 대신 팔과 다리에서는 큰 근육들에서 나온 가느다란 힘줄들이 주요 관절을 지나서 말단(손가락과 발가락)의 끝부분까지 움직이는 다양한 위치들에 붙는다.

굽힘근육(Flexors)

아래팔 앞쪽의 굽힘근육은 아래팔 뒤쪽의 폄근육보다 더 크고, 부피가 있고, 훨씬 강하다. 종아리의 큰 장딴지 근육에 비견될 만하다. 손가락굽힘근(flexor digitorum), 자쪽손목굽힘근(flexor carpi ulnaris), 노쪽손목굽힘근(flexor carpi radialis) 등 근육 이름을 보면 해당 근육이 하는 일이 무엇인지 알 수 있다. 모두 굽힘근육이며 손가락을 움직이거나 손목을 자뼈나 노뼈 쪽으로 움직인다.

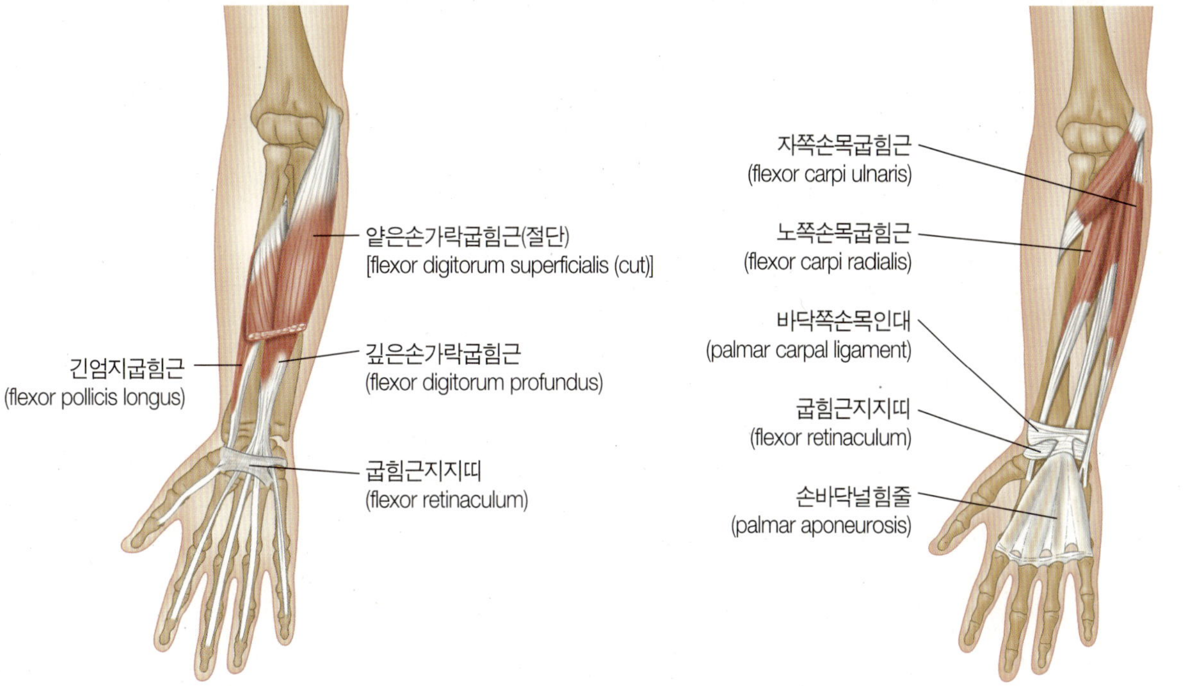

그림 8.3 : 아래팔과 손목 굽힘근육.

(내가 언급하지 않은 근육들을 포함한) 이 근육들의 힘줄은 손목굴(carpal tunnel)을 지나서 손과 손가락의 붙는곳에 이르러 각자의 일을 한다. 이 근육들의 반대쪽 붙는곳(즉, 이는곳)은 안쪽위관절융기(medial epicondyle)로 팔꿉 안쪽에 있는, 위팔뼈의 가장 아랫부분의 튀어나온 곳이다.

손과 이 굽힘근육들의 힘에 관해 특히 흥미로운 부분이 여기에 있다. 아래팔 굽힘근육의 힘을 최대한으로 이용하거나 극대화하게 만드는 손목의 위치가 있다. 손목을 굽히면 즉, 손바닥을 아래팔 쪽으로 끌어당겨서 주먹을 쥐려고 하면 힘들 것이다.(말할 것도 없이 별로 쓸모가 있는 주먹 모양도 아니다!) 그러나 손목을 약간만 젖히면 굽힘근육들이 매우 강해지면서 주먹이 단단하게 쥐어짐을 알 수 있다. 다시 말해, 젖힌 손목이 사실은 굽힘근육의 힘을 강화시켜 주는 것이다.

폄근육(Extensors)

아래팔의 폄근육 쪽은 일반적으로 상대가 되는 굽힘근육에 비해 더 작고 힘도 약하다. 간단히 하자면, 한쪽의 근육들이 반대쪽에 대칭적으로 있다고 말할 수 있다. 즉, 손가락폄근(extensor digitorum), 자쪽손목폄근(extensor carpi ulnaris), 노쪽손목폄근(extensor carpi radialis)이 있다. 그래서 이 근육들은 모두 손목과 손을 편다.

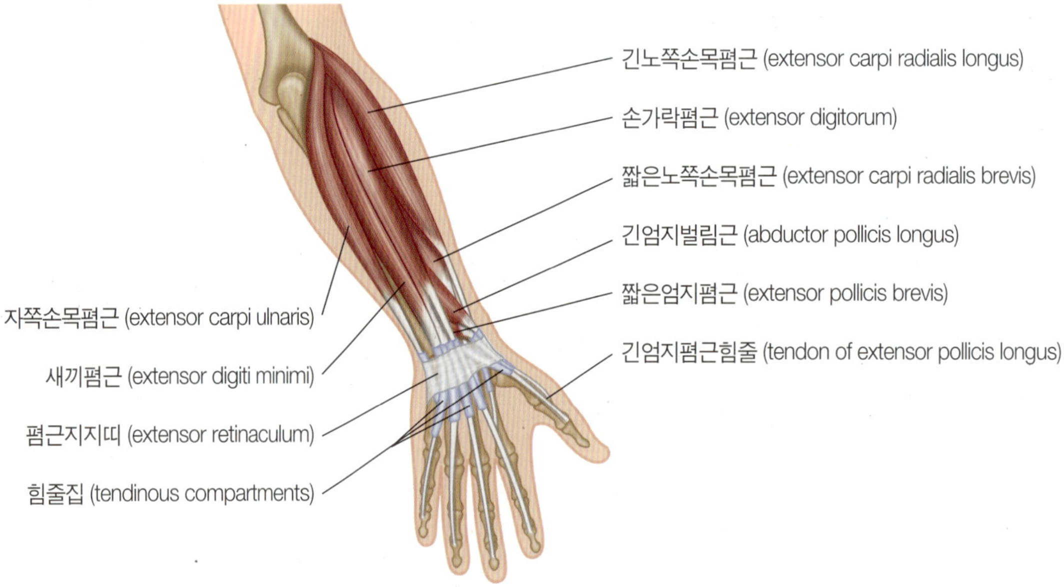

그림 8.4 : 아래팔과 손목 폄근육.

붙는곳에 이르기까지 먼쪽끝에는 손목 굽힘근육에서 보았던 것과 같은 손목굴이 없다. 대신 아무도 들어본 적이 없는 힘줄집(tendinous sheath)만 있을 뿐이다. 몸쪽끝에는 이 근육들이 대부분 팔꿉을 가로질러 위팔뼈의 가쪽위관절융기(lateral epicondyle)에 붙는다.(가쪽위관절융기는 위팔뼈의 먼쪽끝에서 안쪽위관절융기의 반대쪽에 위치하고 있다.)

이 근육들은 굽힘과 폄에서 서로 맞서지만 손을 자뼈나 노뼈 쪽으로 잡아당길 때에는 협동한다. 물론 이 두 가지 근육군을 보다 섬세하게 살펴본다면 이 근육들의 동작이 굽힘과 폄에서 서로 반대임을 알 수 있지만, 손과 손가락을 정확하고 잘 통제된 방식으로 균형 잡고 움직이도록 협력한다. 이는 신체의 복잡하면서도 아름다운 통합의 또 다른 예이다.

사실 이것은 손에서의 다양한 움직임을 가능케 하는 굽힘근육과 폄근육들의 동심성 수축과 편심성 수축이 만들어 낸 미묘한 균형이라고 할 수 있다. 이런 상호작용이 손가락 움직임의 속력, 속도, 압력을 만들어 내고 그럼으로써 우리는 타자를 하고, 기타를 치고, 피아노를 칠 수 있게 된다.

기능적 단위와 움직임(FUNCTIONAL UNIT AND MOVEMENT)

손과 손목의 기능을 탐구하려면 팔의 모든 관절들을 검토해야 한다. 팔은 다리와 마찬가지로 통합된 전체로서 보아야만 한다. 이제 우리는 다리가 발, 발목, 무릎, 엉덩관절로 이루어진 운동형상학적 사슬임을 알고 있다. 팔도 마찬가지다. 손과 손목, 팔꿉, 어깨복합체는 통합된 전체로서 보아야만 한다. 손이 바닥에 놓여 있어서 닫힌 운동형상학적 사슬(closed kinematic chain)이 되었을 때에 특히 그렇다. 운동형상학적 사슬에서는 중심 관절(이 경우에는 팔꿉)이 움직일 때 주변 관절들 역시 움직인다.

손과 손목의 정렬과 위치 변화에 대해 더 깊이 들어가기 전에, 팔의 '무릎' 즉, 팔꿉을 살펴보는 것이 적절할 것이다. 요가에서는 팔꿉의 기능이나 기능장애를 검토하는 것보다도 팔꿉이 향하는 방향을 더 유심히 살펴보는 경향이 있다. 예를 들어, 팔꿉이 몸에 가까운지 몸에서 멀리 떨어졌는지를 묻는다. 팔꿉이 어느 쪽을 가리키고 있는가? 팔꿉의 주름이 옳은 방향을 가리키고 있는가? 서로 마주 보고 있는가 아니면 앞으로 똑바로 보고 있는가?

팔꿉에서 보게 되는 굽힘과 폄은 젖힘(hyperextension)에서의 사소한 차이를 제외하고는 무릎에서 보게 되는 것과 비슷하다. 팔꿉의 젖힘에서는 팔꿉 뒤쪽에서 강력한 뼈와 뼈 사이의 연결을 볼 수 있다. 이는 팔꿉이 무릎처럼 생겼더라면 감당해야 할 만큼의 무게를 인대와 근육이 견뎌 낼 필요가 없다는 뜻이다. 무릎에서는 젖힘을 지탱하기 위한, 팔과 같은 유형의 뼈와 뼈 사이 연결이 없다. 반대로 물렁조직이 젖힘을 막는다. 이는 팔꿉에서는 젖힘으로 인해 물렁조직에 손상이 일어날 가능성이 더 적다는 뜻이다. 그러나 그렇다고 해서 팔꿉이 젖혀지면 뼈의 지지력에서 출발하여 근육의 지지력을 끌어내도록 노력하지 말아야 한다는 뜻이 아니다. 오히려 그렇게 노력해야 한다.

팔꿉과 무릎의 또 다른 차이는 팔꿉은 두 개의 관절로 나뉘어 있다는 것이다. 이 관절 중 하나는 굽힘과 폄을 담당한다. 다른 하나는 돌림을 담당한다. 이 돌림은 팔꿉에서만 일어나는 것이 아니라 손목에서도 일어난다. 이 관절들은 몸쪽노자관절(proximal radioulnar joint)과 먼쪽노자관절(distal radioulnar joint)이라고 불리며 손과 아래팔을 엎치고 뒤친다.

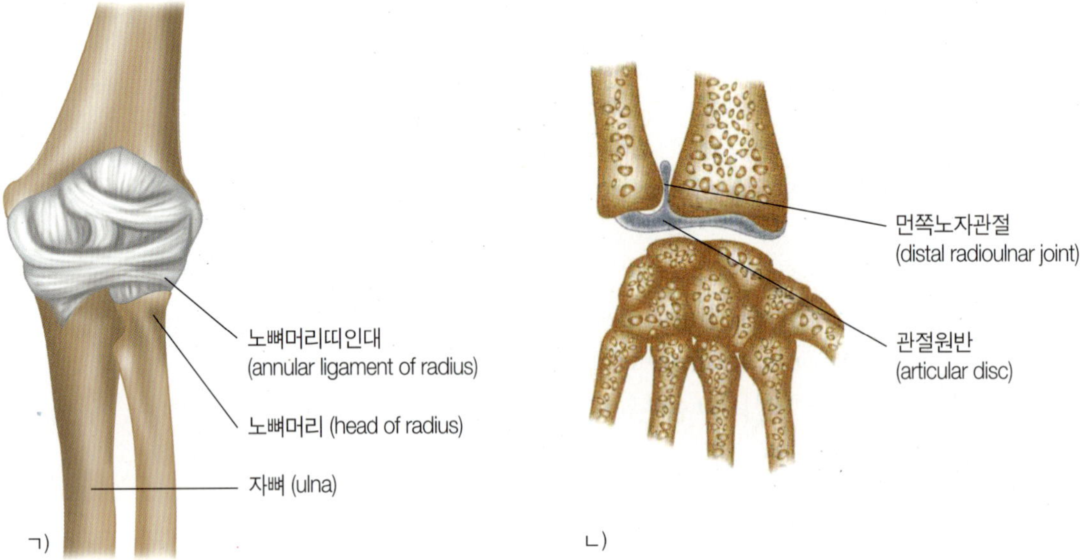

그림 8.5 : ㄱ) 몸쪽노자관절 (proximal radioulnar joint), 왼팔 (전면도). ㄴ) 먼쪽노자관절 (distal radioulnar joint), 왼쪽 손목/손 (관상도).

이 때문에 닫힌 사슬을 그대로 굽히고 펴면 양쪽 끝에서 움직임이 일어나는 다리보다는 좀 더 복잡해진다. 팔에서는 중심 관절인 팔꿉에서 원래의 조합에 돌림이 추가된다. 이 돌림은 운동형상학적 사슬의 모든 뼈와 관절에 영향을 미친다. 무릎에서는 거의 순전히 무릎관절에만 돌림의 효과가 나타난다는 점을 기억하라.

쉽게 말해 팔꿉을 굽히면, 특히 양손으로 체중을 떠받친 상태로 팔꿉을 굽히면 대개 일정량의 돌림이 일어난다. 뼈구조와 두 개의 노자관절 때문에 팔꿉에서의 돌림은 자동적으로 양쪽 아래팔뼈에서 돌림을 일으키고 손목에 영향을 미친다. 무릎에서 돌림은 정강뼈가 굽힌 무릎 아래에서 돌아갈 때에만 일어난다. 아래팔의 돌림은 굽힘과 폄이 일어나는 관절과는 별도로 일어난다. 따라서 팔꿉이 펴져 있든 굽혀져 있든 상관없이 돌림이 일어날 수 있다.

해부학자세에서 손바닥은 뒤침으로 앞을 향한다. 손바닥이 뒤를 향하게 돌리면 엎침이다. 이는 손에서 핵심적인 동작이며 팔의 전반적 기능을 강화해 준다. 손의 엎침과 뒤침은 팔꿉과 어깨의 위치에도 영향을 미칠 수 있다. 당신이 특정한 의도를 갖고 있지 않은 한 아래팔의 엎침은 어깨관절의 안쪽돌림과 연관된다. 뒤침은 어깨관절의 가쪽돌림과 연관된다.

우리가 움직임 사슬을 지속하면서 양팔을 머리 위로 들면 어깨의 안쪽돌림은 어깨뼈의 들임과 연관된다. 즉, 어깨뼈가 스퀴즈된다. 어깨의 가쪽돌림은 어깨뼈의 내밈과 연관된다. 즉, 양쪽 어깨뼈가 서로 멀어진다.

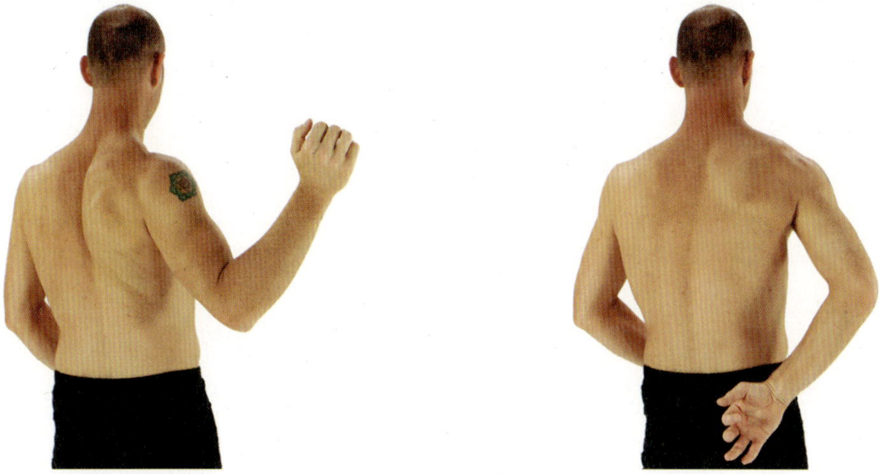

그림 8.6 : 어깨의 움직임은 어깨뼈의 움직임과 연결되어 있다.

손의 위치는 관절 사슬을 통해 어깨까지, 그리고 어깨를 통해 어깨뼈까지 연결된다. 이 관계는 양쪽으로 작용한다. 또한 어깨뼈와 어깨관절을 움직이면 손을 특정한 위치에 둘 수 있다. 그러므로 팔꿉을 보호하는 데에는 무릎만큼 집중하지 않아도 되기는 하지만, 팔꿉이 어디 있고 무엇을 하고 있는지를 아는 것은 중요하다. 완전히 이해하기 위해 주변 관절들을 살펴보자. 어깨는 보았으니 사슬의 더 아래쪽으로 내려가 손목과 손을 보자.

모두 결합하기(TYING IT ALL TOGETHER)

차투랑가 단다아사나, 우르드바 무카 스바나아사나, 아도 무카 스바나아사나에서처럼 양손이 바닥에 놓여 있을 때에는 보통 양손의 가운데손가락을 서로 나란히 정렬하라는 지시를 받는다. 가운데손가락이 손의 '중간선'이라고 알려져 있다는 점을 고려하면 충분히 납득이 된다. 손을 앞으로 올려서 손가락들을 벌리면, 가운데손가락은 움직이지 않음을 볼 수 있다. 대신 나머지 손가락들이 가운데손가락에서 멀어진다. 가운데손가락은 손의 중간선이다.

그러나 손의 위치에는 다른 요소들도 있다. 다음으로 주요한 관절인 손목을 보자. 아래팔에 대한 손목의 정확한 정렬은 어떤 모습인가? 팔을 몸 옆으로 늘어뜨리면 손목은 살짝 각이 진 상태로 놓이게 됨을 볼 수 있다. 여기에 앉아서 이 단어들을 타자하면서 내가 내 손목에서 보는 것과 비슷한 각도이다. 실제로는 팔이 그저 몸통 옆에 늘어져 있을 때보다 타자를 할 때 각이 더 크다. 이것이 손목의 약한 모음이다. 약하게 모여 있을 때 가운데손가락은 아래팔의 중간선과 일렬이 아니다. 대신 집게손가락이 아래팔뼈들이 만든 선과 더 평행에 가까울 가능성이 크다. 손이 바닥에 놓여 있는 자세에서 집게손가락이 정면을 가리키고 있도록 양손을 정렬해야 할 한 가지 이유가 여기에서 나온다. 어느 쪽이 옳은가? 나는 손목과 어깨를 둘 다 살펴보고 이 두 부위가 손의 위치를 결정하게 한다.

손목과 어깨는 일반적으로 부상당하기가 더 쉽다. 어깨가 타이트한 사람들에게 나는 대개 집게손가락을 정렬 기준으로 삼게 하는 편이다. 이렇게 하면 손이 살짝 바깥으로 향하게 되지만 손목에서만 돌아 나가는 것이 아니다. 팔꿈과 어깨의 위치도 바뀌는 것이다. 통상적으로는 어깨가 더 뻣뻣할수록 내가 손목에서 찾고 있는 선을 집게손가락이 만들고 있을 가능성이 크다. 이 선은 손목의 주름이 매트의 앞쪽 끝과 평행한지를 보여준다.

어깨가 더 열려 있고 유연하다면 가운데손가락이 정렬 기준이 되더라도 문제가 될 것이 없다. 요점은 우리가 모두 비슷한 만큼이나 모두 다르다는 것이다. 손의 정렬을 바꾸면 팔을 따라 위로 이어지는 관절 사슬에도 영향을 미친다. 나는 또한 특정 학생에게 필요에 따라 시간이 지나면서 정렬 상태를 바꾸게도 한다. 예를 들어, 학생의 어깨가 시간이 지나면서 열린다면 손은 집게손가락을 앞으로 향한 상태에서 가운데손가락을 앞으로 향하게 바꾸어야 할 수도 있다.

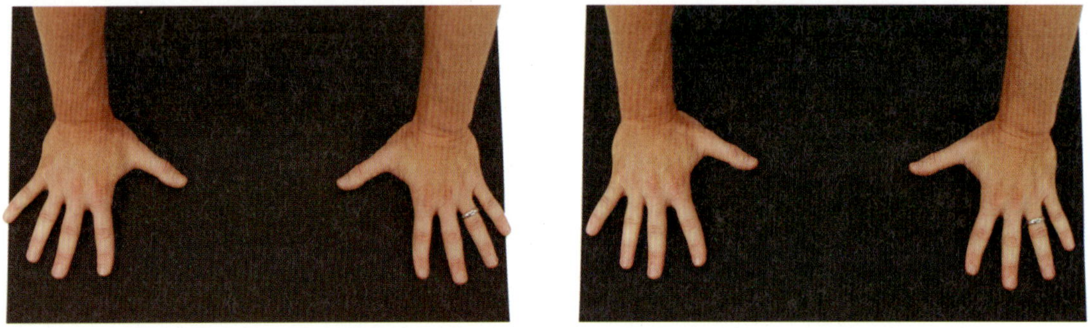

그림 8.7 : 가운데손가락과 집게손가락 중 어느 쪽이 정면을 향하게 할 것인지는 손목의 선에 따라 결정된다.

훌륭한 선생의 본질은 질문하고 또 질문하는 것이다. 한 가지 방식이 옳고 다른 방식은 틀렸다는 뜻이 아니다. 내 의도는 독단적 사고에서 자유로워질 용기를 북돋아 주는 것이다. 위에서 언급한 정렬 방식 중 어느 쪽이든 옳다고 주장할 수 있다. 더 중요한 것은 손의 정렬 상태가 학생이 편안하고 수련에서 진전을 볼 수 있도록 도와줄 수 있는지 아니면 방해가 될 것인지 하는 것이다. 이 경우에는 큰 부분이 손 위쪽의 관절들에서 일어나는 일에 달려 있다.

손, 손목, 팔꿈, 어깨 정렬에서 중요하게 명심해야 할 또 다른 근본적 요소가 있다. 우리는 하체의 정렬에 대한 일반적 원칙들을 상체에도 적용하는 경향이 있다. 무릎의 정렬에 관해 우리는 대개 무릎이 발목 바로 위에 오는 상태를 유지함으로써 무리하지 않고 부상을 예방하는 확실하고도 안전한 방법으로 삼는다. 팔꿈과 손목의 정렬에 대해서도 동일한 개념이 대개 적용된다. 나는 대부분의 학생들에게는 이것이 실수라고 믿는다. 나는 이 문제에 대해서는 사람들과 뜻을 달리하지만, 다만 당신은 당신 나름의 경험을 따르라고 권하고 싶다. 내가 제안하는 것은 그저 질문하라는 것뿐이다.

차투랑가 단다아사나에서 우리는 대개 어깨에 너무 많은 압력이 가해져서 부상이 일어난다는 말을 듣는다. 이 자세에서 어깨를 다칠 가능성이 있기는 하지만, 그런 일이 일어나려면 차투랑가 단다아사나 동작 이상의 것들이 필요하다는 것이 내 주장이다. 이 자세가 부상을 일으킬지는 당신이 자세를 어떻게 하느냐에 달려 있다. 차투랑가 단다아사나에서 팔꿈이 손목 수직 위쪽으로 곧장 정렬되어 있다면 당신은 두 가지 일을 하고 있는 것이다. 첫째, 당신은 어깨를 어깨의 토대(손과 손목)에서 상당히 멀리 떼어놓고 있는 것이다. 둘째, 당신은 손목을 90° 각도로 유지함으로써 잠재적으로 부담과 체중 부하가 큰 자세를 취하고 있는 것이다. 한 곳에서의 압력이 다른 곳에서 압력을 일으키게 마련임을 명심하라.

차투랑가 단다아사나는 사실 어깨와 손목 모두에 부담을 주게 된다. 어깨와 손목을 이런 식으로 정렬시키게 하는 특정한 신체 비율을 가진 사람들이 있다. 이런 사람들은 보통 위팔(위팔뼈)이 아래팔에 비해 상대적으로 짧다. 이런 비율 때문에 이들의 어깨는 자연스럽게 아래팔이 만드는 선에 더 가까워지게 된다. 그러나 우리 대부분은 그렇지 않다. 우리는 차투랑가 단다아사나에서 팔꿉을 살짝 뒤로 움직임으로써 어깨와 손목 모두에서 부담을 줄일 수 있다. 이렇게 하면 손목이 젖혀지는 각도를 줄임으로써 부담이 줄어든다. 어깨에서는 상체의 무게가 어깨의 토대 즉, 양손과 더욱 잘 정렬되도록 움직이게 된다.

해부학을 수련에 결합하기 (INTEGRATING ANATOMY INTO YOUR PRACTICE)

앞서 논의했듯이, 수련자들은 차투랑가 단다아사나에서 몸을 낮출 때 자기 손가락이 정면을 가리키고 있다면 손의 안쪽부분이 들리면서 팔꿉이 자연스럽게 바깥쪽을 향하게 됨을 느끼게 된다. 이렇게 실험해 보라. 엎드려서 차투랑가 단다아사나 동작을 준비하는 손 자세를 취하라. 손가락들을 돌려서 집게손가락이 정면을 향하게 하고 손과 어깨에 어떤 일이 일어나는지를 살펴보라. 팔꿉은 안으로 향하고 양손은 가쪽으로 돌아 나간 상태를 유지하기가 더 쉬움을 알 수 있을 것이다.

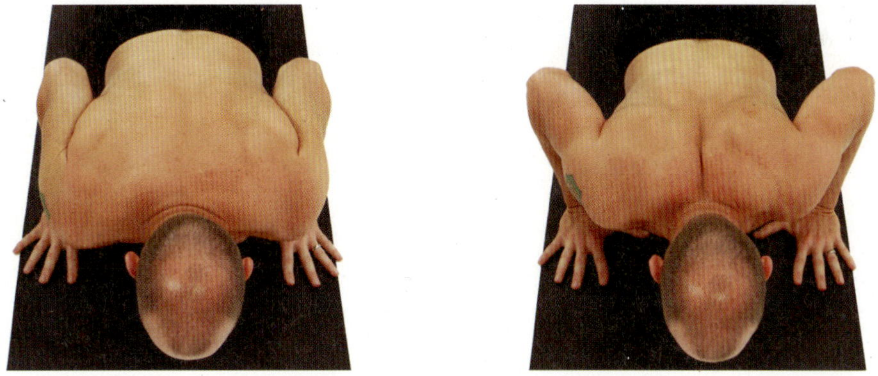

그림 8.8 : 손가락 방향의 변화에 따라 팔꿉이 가리키는 방향이 달라짐에 주목하라.

팔꿉을 손목 위에 정렬시켰을 때 손목의 각도와 감각 또한 주목하라. 몸을 살짝 뒤쪽으로 움직여 팔꿉을 손목의 수직선보다 약간 뒤에 놓으면 어떻게 되는가? 이렇게 실험하다 보면 어깨를 타고 흐르는 압력의 양에 변화가 있음을 깨닫게 될 것이다.

이와 동일한 개념을 뒤쪽 굽힘(우르드바 다누라아사나를 해 보자)에 적용하라. 등을 바닥에 대고 누워서 준비 자세를 취할 때, 손가락이 어깨를 정면으로 향하게 하지 말고 손과 아래팔을 돌려서 손가락이 매트의 양옆 가장자리를 향하게 하라. 손바닥 둔덕(heel of the hand)에서 무슨 일이 일어나는지 팔꿉이 서로를 향해 움직이는 능력에 어떤 변화가 일어나는지 주목하라. 뒤쪽 굽힘을 하는 내내 손을 이런 위치에 두어야 한다고 주장하려는 것이 아니다. 그러나 이렇게 하면 손의 위치, 팔꿉, 어깨 간의 관계에 대한 무엇인가가 드러난다. 나는 학생들에게 뒤쪽 굽힘을 하기 전에 손을 이런 식으로 두고 머리를 지지대 삼아 몸을 일으켜 보게 권했다. 이렇게 잠시 멈춘 지점에서 학생들은 손을 해당 자세의 '올바른' 위치로 되돌릴 수 있다. 이렇게 함으로써 학생들은 손을 바닥에 더 단단히 고정시킬 수 있는 공간을 얻는다. 늘 그렇듯이 이런 일반적 규칙에도 예외는 있다.

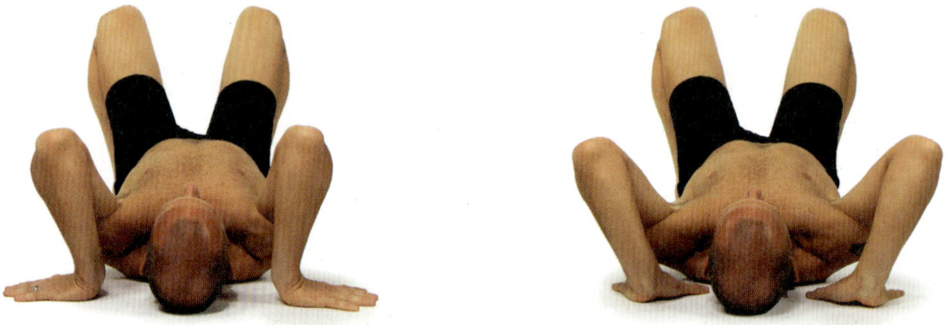

그림 8.9: 손이 가리키는 방향을 바꾸면 팔꿉의 방향이 어떻게 달라지는지 다시 한 번 주목하라.

실험에서와 마찬가지로 손에 주목해서 수리야 나마스카라를 몇 번 해보라. 양손이 만날 때마다 서로 단단히 누르거나 손이 바닥에 닿을 때 바닥을 단단히 눌러라. 특히 손에 무게를 실을 때 그렇게 하라. 손과 팔이음뼈의 안정자(상체의 큰허리근) 간의 상관관계를 찾을 수 있는지 살펴보라.

손목통증(Wrist Pain)

요가에서 손목관절에 관해 가장 흔한 주제는 통증, 특히 체중 부하 자세에서의 통증이다. 차투랑가 단다아사나, 아도 무카 스바나아사나, 팔균형 자세들은 손목에 상당한 부담과 무리를 준다. 손목에서 가장 흔히 일어나는 증상이 손목굴증후군(carpal tunnel syndrome)이기 때문에 사람들은 자기 손목통증이 이 증후군 때문에 일어난다고 짐작한다. 물론 손목이 아픈 데에는 다른 이유들도 있다.

다른 관절에서와 마찬가지로 손목에도 뼈, 연골, 인대, 힘줄, 그리고 관련된 근육들이 있어서 이것들이 기능장애를 일으킬 수 있다. 이것들 중 어떤 것도 다양한 정도로 손상을 당할 수 있고 따라서 이 부위에서 통증을 일으킬 수 있다. 손목에서의 통증이 항상 손목굴증후군이라고 짐작해서는 안 된다.

작업가설(Working Hypothesis)

요기의 손목통증에 대해서 나는 작업가설이 있다. 이를 증명할 과학적 연구는 아직 아무 것도 없지만 일단 내 생각과 관찰 결과를 공유하겠다. 손목굴증후군의 흔한 징조 중 하나는 손과 손목의 굽힘근육의 과도한 사용이다. 이 근육들은 일반적으로 우리가 하는 일과 일상에서 사용하는 도구들만으로도 타이트해질 수 있다. 거의 모든 사람들이 컴퓨터를 사용하고 타자를 한다. 그렇지 않다면 펜을 잡고 글을 쓸 것이다. 우리는 통상적으로 우리 주변의 물건들을 붙잡고 있다. 손이 하도록 만들어진 일들이 바로 그것이기 때문이다.

손과 손목의 굽힘근육이 타이트할 때 손을 바닥에 대면 손목은 젖힌 자세에 놓인다. 이 경우 젖힘은 나쁜 것이 아니다. 우리가 바닥에 손을 놓는 방식이 원래 그런 것이다. 손목의 젖힘은 정상적이고 자연스러운 움직임이지만 굽힘근육에는 영향을 미친다.

우리는 손목을 젖히기 위해 반드시 젖힘에 맞서는 근육인 굽힘근육들에 이미 존재하는 긴장과는 반대로 힘을 써야 한다. 우리는 사람들 대부분이 이런 굽힘근육을 사용해야만 하고 대개는 과도하게 사용하는 생활 방식을 갖고 있으며 그 때문에 굽힘근육이 타이트하다고 전제했다. 타이트한 근육을 스트레칭하면 그 느낌이 느껴진다. 폄을 통해 굽힘근육들을 스트레칭하면 그 긴장이 손목에도 느껴진다. 모든 손목통증이 손목굴증후군이 아니듯이 손목의 모든 통증이 타이트한 굽힘근육에서 일어난다는 말을 하려는 것은 아니다. 다만 나는 굽힘근육의 과도한 사용이 불균형을 일으키고 이를 해결해야만 한다는 의견을 제시하는 것이다.

이러한 불균형은 우리가 이야기했던 긴장에 대한 것일 수도 있고 손목 주변의 근력의 균형에 대한 것일 수도 있다. 근력과 유연성은 손목의 젖힘을 지탱하기 위해서는 둘 다 균형 상태에 있어야 한다. 불균형은 손에 우리의 체중 전체를 실어야 하는 자세에서 손목 윗부분을 지나치게 압박하는 결과로 이어질 수 있다. 나는 요가 수련 중에 느끼는 손목의 불편함은 대부분이 여기에 근원을 두고 있으리라고 생각한다. 물론 예전에 부상을 당했다면 그것 또한 문제의 일부가 될 수 있다. 손목을 90도 이상으로 굽히는 것이 해롭다는 생각은 이치에 닿지 않는다. 손목에 부담이 가는 것은 틀림없지만, 이 정도 수준의 유연성을 기를 수 있도록 노력해야 하며, 관절 주변의 긴장을 조절할 수 있는 근력을 서서히 키워야 한다.

나는 또한 손목통증이 꾸준히 수련하지 않는 사람들, 또는 일주일에 한두 번만 수련하는 사람들에게서 흔히 일어남을 관찰했다. 이런 사람들은 어떤 종류의 빈야사 요가 수업을 듣든지 간에 손목통증이 일어날 가능성이 훨씬 더 크다.

손목굴증후군(Carpal Tunnel Syndrome)

손목굴증후군은 특정한 유형의 증상으로 묘사할 수 있는 중증 질환이다. 굽힘근육 쪽에서 손과 손가락을 움직이는 근육의 힘줄들이 손목굴을 지나는 정중신경(median nerve)을 누를 때에 일어난다. 손목굴은 손바닥 둔덕 에서 힘줄을 고정하는 결합조직의 일부와 뼈로 되어 있다.

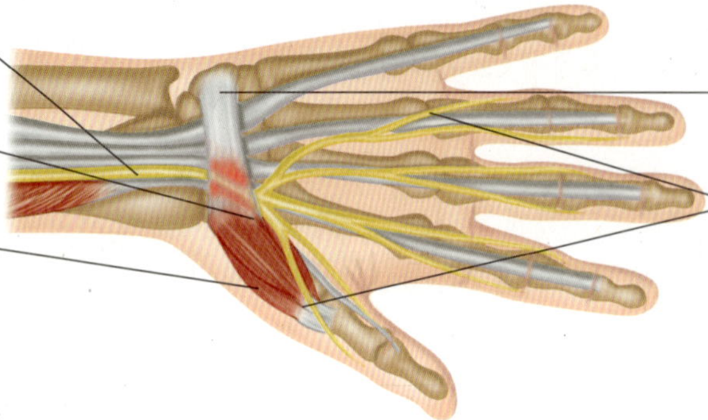

그림 8.10 : 손목굴증후군.

간단하고 명료해 보인다. 염증이 생기고 붓기 쉬운 힘줄이 신경을 누르면 손의 엄지손가락 쪽에 통증, 저림, 무감각이 나타난다. 이런 증상 때문에 대개 손목을 유심히 살펴보게 된다. 그러나 모든 증상이 그러하듯이 여러 요인들이 이런 증상에 작용할 수 있다. 문제를 제대로 평가하는 것이 항상 가장 지혜로운 첫 단계이다. 우리는 우선 무엇 때문에 힘줄이 염증이 생기고 부었는지 물어볼 수 있다. (그리고 아마도 물어보아야만 한다.) 우리가 할 수 있는 것이 있는가? 아래팔의 이 근육들에 무리를 주고 있는 다른 요소들이 관절 사슬이나 조직의 더 위쪽에 있지는 않은가?

일반적인 자세나 어깨의 긴장이 아래로는 손목에까지 무리를 줄 수 있다. 전체론적으로 모든 것들을 바라보고 있음을 명심하라. 대부분의 사람들은 요가를 수련한다고 해서 손목굴증후군을 겪지는 않는다. 오히려 손목굴증후군이 이미 있는 학생들이 당신 수업에 들어올 것이다. 급성 증상이 있다면 아예 요가 수업에 나타나지 않을지도 모른다.

손목굴증후군을 앓는 학생들과 작업하는 데에는 두 가지 수단이 있다. 하나는 소도구, 말아 놓은 매트, 패드가 있는 장갑 같은 것으로 손목의 각도를 수정함으로써 손과 손목에 맞추어 주는 것이다. 다음으로는 대개 체중을 싣지 않고서 굽힘근육을 스트레칭함으로써 긴장을 완화시키는 데에 도움을 주는 방법이다. 파스치마 나마스카라아사나의 손 모양을 취하는 것이 훌륭한 전략이다.

해당 학생이 정말 필요로 하는 것이 무엇인지 알아차릴 수 있는 기술이 있다면 팔이음뼈 전체에 대해 그 부위의 긴장을 풀고 근력을 키워 주는 작업을 할 수도 있다. 다시 말해, 손목통증이 심각한 상태에 있다면 세세한 부분에 대해 작업하되 거시적인 부분도 잊지 말라는 뜻이다. 손목이 나머지 팔과 팔이음뼈와의 관계 속에서 기능하는 방식에 대한 큰 그림을 갖고 작업하는 데에 시간을 들이는 것이 더 적절할 수 있다.

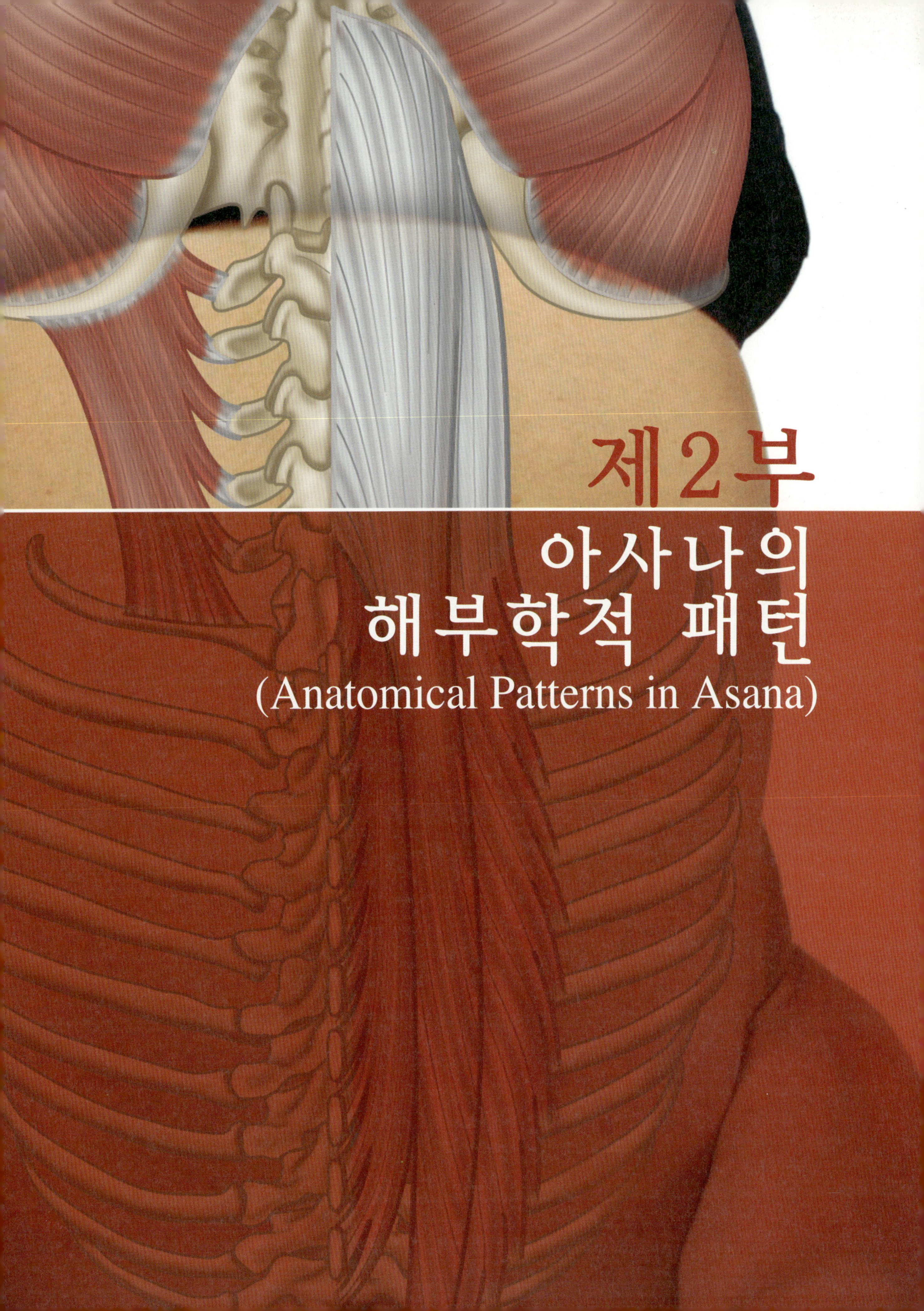

제2부

아사나의 해부학적 패턴

(Anatomical Patterns in Asana)

요가를 하는 것이 몸의 작동을 더 잘 이해할 수 있는 강력한 방법임을 깨닫기 시작했기를 바란다. 매트 위에서 움직이고 호흡하면서 몸의 해부학에 대한 운동감각적 이해, 즉 몸의 구성, 다양한 부분 간의 상호 연결, 전체 체계 안에서 각 부위가 수행하는 핵심적 역할에 대한 이해력을 키우게 된다.

이 책의 제1부에서 우리는 부위별로, 수준별로 해부학을 탐구했다. 우리는 근육, 뼈대계통, 결합조직, 신경계통을 살펴보았다. 당신이 매트 위에서 여러 아사나를 하면서 움직이고 호흡할 때 어떤 것들과 협력하고 있는지를 보다 분명하고 더 잘 이해할 수 있을 것이다.

제2부에서는 요가 수련을 통해 발달시킨 해부학에 대한 운동감각적 이해에 주목하게 된다. 당신이 몸에서 얻은 '감'을 뒷받침하는 해부학적 정보들을 제공함으로써 그런 감을 더욱 계발시키고자 한다. 제2부에서 모든 자세들에 대해 읽으면서 "아! 내가 거기에서 느꼈던 게 그거군! 그럴 거라고 생각했어!"라거나 "와, 이 자세들 사이에 이런 연관관계가 있을 줄은 전혀 몰랐군!"이라고 소리치는 순간이 많기를 바라는 것이 내 소망이다.

각 자세들에 대해 탐구하면서 나는 계속해서 요가와 관련된 통합의 복잡하고도 무한한 층위들을 상기시켜 줄 것이다. 우리가 몸을 동적인 상태 즉, 아사나로 이해할 때에 우리 몸에 대한 우리의 이해도 깊어진다. 이 책에서 순수한 해부학 또는 순수한 아사나를 다루는 것이 아니다. 우리는 우리가 어떤 사람이며 어떻게 작업하고 있는지를 보다 완전히 이해하기 위해 두 가지를 통합하고 있는 것이다.

이 책에서 해부학에만 또는 아사나에만 접근하는 것이 아닌 것처럼, 우리는 외부와 단절된(진공) 상태의 개인에 대해 다루지도 않을 것이다. 대신 우리는 아사나가 어떻게 서로 연관되며 어떻게 협동하여 몸을 열어 주고 어떻게 서로 누적되면서 우리 몸을 더 열어 주고 균형을 잡아 주는지에 대해 고민할 것이다. 아사나를 탐구하면서 아사나가 우리의 신체적 자기(physical self) 이상의 것들에까지 어떻게 손길을 미치는지를 되풀이해서 보게 될 것이다. 아사나는 우리 마음, 신경계통, 습관, 감정까지 건드린다. 우리 몸 역시 진공 상태에서 존재하는 것이 아니다.

제2부에서는 요가 아사나에 대한 우리 이해력의 마지막 한 층을 쌓음으로써 복잡한 구조물을 완성할 것이다. 모든 자세는 근력, 유연성, 기술, 호흡, 집중력, 인식의 조합이다. 주어진 자세에 더 숙달될수록 그 자세가 당신에게 요구하는 작업의 본질도 바뀔 것이다. 근력에 대해 지배적으로 작업하는 때도 있고, 유연성에 대해 작업하는 때도 있고, 자세가 오로지 호흡에 대한 문제가 될 때도 있을 것이다. 심지어 신체적인 '몸뚱이'는 부차적일 때도 있을 것이다. 그럴 때에는 의식과 집중력에 대해 작업하게 되는 것이다. 모든 사람이 아사나 각각을 배울 때마다 자기 나름의 과정을 거쳐야만 한다는 것이 내 믿음이다. 그리고 모든 사람의 과정은 다를 것이다. 교사로서 해야 할 역할은 끊임없이 학생의 다음 단계를 살펴보는 것이다. 현재 어떻게 진행되고 있는지에 따라 교사는 학생에게 단기적인 단계들을 밟게 할 수도 있고 장기적 목표를 위해 작업하도록 격려할 수도 있다. 학생의 본성, 기질, 그리고 그 밖의 다양한 요인들과 함께 작용할 것이다. 예리한 관찰력이라는 천부적 재능은 훌륭한 교사의 상징과도 같다.

교사는 학생을 관찰하면서 동시에 학생의 개인적인 데이터베이스 또는 정신적 자료 관리 체계에 접근할 수 있다. 이런 정보는 대부분 뇌에 저장되지만 그것은 일부에 불과하다. 학생은 또한 어떤 자세의 '감'에도 의존한다. 이런 감은 개인적인 발전만이 아니라 무수히 되풀이되는 가르침과 자세의 교정, 학생이 스스로 매트 위에서 하는 자세 연습에서 비롯된다. 다른 교사나 책과의 교류, 그리고 심지어는 부차적인 활동들도 학생의 관찰을 돕고 정보를 처리하는 데에 도움이 되는 부가적인 도구가 되기도 한다.

요가를 가르칠 때에는 세 가지 근본적인 요소가 통합된다. 학생 개인의 패턴, 아사나 방식, 그리고 가르치는 방법이나 아사나 수련에 대한 교사 자신의 이해력이다. 더불어 학생과 교사가 상호작용하여 변화를 일으킬 때에 각자의 개성 또한 고려 대상에 넣어야만 한다.

우리는 모두 각자의 움직임 패턴이 있다. 이 책의 앞부분에서 우리는 통합사에 대해 길게 이야기했다. 우리는 모두 각자의 역사를 갖고 매트에 오른다. 이러한 신체적, 유전적, 행동적, 습관적, 정신적, 더 나아가서는 영적 역사들이 모두 통합되어 지금의 우리를 만들었다. 천부적인 교사라면 느슨한 뒤넙다리근이나 타이트한 어깨에 대해 작업하는 것만큼이나 이러한 통합사에 대한 작업도 게을리 하지 않을 것이다.

우리의 개별적인 패턴에 더해 아사나 수련 각각의 스타일은 자세나 시퀀스를 만드는 나름의 방식에 기초하고 있다. 선택할 수 있는 요가의 '종류'는 무수히 많다. 흔히 학생들은 여러 교사의 다양한 수업을 들어보고 난 후에야 자신에게 맞는 조합을 발견한다. 이것은 중요한 과정이다. 개인의 패턴이 특정한 아사나 방식에서 가르치는 패턴과 유익하게 통합된다면 극적인 결과가 나타날 것이다.

이와 같은 신체적 패턴들에 더하여 두 가지 지각 필터가 있다. 우리 각자는 어떤 자세를 어떻게 해야 한다거나 최종적 목표가 무엇이어야 한다는 것에 대한 대략적인 생각을 갖고 있다. 이런 생각은 매트 위에서 우리 각자의 경험, 우리의 성공 또는 좌절에서 비롯된다. 그러나 교사들 나름의 필터 역시 아사나에 대한 우리의 경험에 영향을 미친다. 우리를 가르치는 교사들이 매트 위에서 고생하고 성공했던 경험들은 그들이 우리를 가르칠 때에 영향을 미친다. 이런 필터의 모든 측면을 이해하는 것은 고사하고 그 존재를 식별해 내는 것조차 중요하지는 않지만, 학생으로서 우리의 경험이 그런 것들로 덧칠된다는 점을 명심하는 것은 중요하다.

이와 비슷하게 우리는 교사로서 우리 학생들의 패턴을 여러 수준에서 관찰하고 있음을 유념해야 한다. 우리는 학생들의 몸을 움직이는 상태에서 관찰하는 것에 더하여 우리 자신의 패턴도 인식해야 한다. 특정 자세를 보는 우리 방식은 얼마나 편협한가? 어떤 자세를 배워 나가는 우리의 여정이 특정한 어떤 학생에게는 적용되지 않을 수도 있음을 인정할 수 있는가? 우리는 학생들에게 우리의 패턴을 얼마나 강요하고 있는가? 우리는 의식적으로 또는 무의식적으로 그렇게 하고 있는가? 특정한 접근법에 대해 교조적으로 집착하지는 않는가? 어떤 자세에 대한 일반적인 내용을 예외적인 어떤 사람에게 적용했던 적은 없는가?

이와 같은 다양한 유형의 질문을 스스로 해 봄으로써 우리는 우리 가르침의 생명력을 유지할 수 있다. 우리가 이처럼 열려 있고, 질문하며, 호기심 많은 사고방식을 갖고 가르치면 우리는 모든 사람들이 더 나아질 수 있도록 영감을 줄 수 있다. 우리 학생들의 수련은 계속해서 진전될 것이고 우리 가르침도 더 높은 인식 차원을 향해 나아지게 될 것이다.

우리의 관찰력이 더 가다듬어질수록 우리는 우리 학생들에게도 그 능력을 투영할 수 있다. 우리는 그들이 보지 못하는 패턴을 보여줄 수 있다. 학생이 자신의 잠재의식적 패턴을 깨닫게 되면 자연스럽게 자신이 인식하지 못했던 다른 것들에 대해서도 의심을 갖기 시작할 것이다. 그들은 눈과 마음을 열어 스스로를 완전히 새로운 방식으로 보게 될 것이다. 안타깝게도 이런 스위치는 간단히 켜고 끌 수 있는 것이 아니다. 작업을 해 나가는 동안 수련을 통해 때가 되면 저절로 일어나는 일이다.

이 모든 차원의 (당신과 당신 교사의) 이해력과 (신체적인 것과 다른 모든 것들의) 패턴으로는 아직 충분히 복잡하지 않은 것처럼 나는 더 큰 혼란을 불러일으키려고 한다. 그러나 당신이 제2부를 읽고 나서 마음이 정돈되고 나면 모든 자세에 대해 보다 폭넓은 관점을 갖게 되기를 희망한다. 이렇게 믿을 수 없을 정도로 강력한 수련에 대한 참신한 이해를 하게 될지도 모른다. 또한 이 수련이 당신과 당신 학생의 삶에 영향을 미치는 모든 방식에 대해서도 참신한 이해를 하게 될지도 모른다.

나는 이어지는 내용들에서 아사나를 묘사하면서 지난 10여 년간 함께 작업할 수 있는 행운을 얻었던 내 학생들에게서 빈번하게 보였던 나의 관찰 결과를 공유하고자 한다. 내 학생들의 경험을 내가 관찰했던 것에 더불어 학생들의 몸에 내 몸을 대입하고 그들의 몸 안에서 어떤 일이 일어나고 있는지를 최선을 다해 살펴보려고 노력하면서 배웠던 내용들이 포함되어 있다. 나를 해부학자로 여길 수도 있겠지만, 나는 그 무엇보다도 요가 수련자이자 교사이다. 교사로서 나는 학생들이 어떤 상태에서 비롯되었으며 지금 어떤 상태에 있는지를 완전히 이해하려고 노력한다. 그들은 어떤 기분인가? 학생들 각각의 어려움은 무엇인가? 그들의 역사는 수련에 대한 그들의 접근 방식을 어떻게 형성하고 있는가?

다음에 보게 될 내용들은 대개 아사나에 대한 해부학적 접근이지만 나의 사고 과정, 그리고 내가 다양한 부분들 간의 관계를 보는 방식을 따라 갈 수 있도록 이끌어 줄 것이다. 몸은 복잡하며 그래서 때로는 설명이 필요하지만 그 설명 자체가 복잡할 수도 있다. 우리가 어떤 자세를 하기 위해 무엇을 열어야 하는지에 대해 이야기할 수는 있지만, 우리 삶의 나머지 부분들에서 벌어지고 있는 '여러 일들' 뿐만 아니라 해부학적 관점에서 일어나고 있는 일들은 항상 그보다 더 다양하다. 예를 들어, 더 깊은 앞쪽 굽힘을 하려면 뒤넙다리근이 열리거나 더 길어져야 한다고 말한다면 뒤넙다리근을 늘이기 위해서는 엉덩관절 굽힘근육의 근력이 일정 수준 이상 되어야 함을 명심해야 한다. 각각의 아사나는 방정식과 같고 그 양변에는 노력과 포기가 있다. 매일 우리가 받는 스트레스의 수준은 달라진다. 어떤 날은 해야 할 일들 때문에 마음에 여유가 없고 어떤 날은 정신이 맑다. 때로 우리가 전날 먹은 음식조차도 오늘의 수련에 영향을 미친다. 수련이 어떻게 느껴지는지, 우리가 수련에 어떻게 접근하고자 하는지에 모든 것들이 영향을 미친다.

나는 이런 질문을 자주 받는다. "왜 저는 (특정 아사나)를 하지 못할까요?" 내가 가장 좋아하는 질문이다! 이 질문을 받으면 나는 억지로라도 그 사람을 보다 자세히 관찰하고 다양한 차원에서 자료를 모으게 된다. 나는 아사나 수련에 관해 내가 머릿속에 정리해 놓은 서류철에 이미 저장된 정보와 내가 관찰한 내용을 대조한다. 거기에서부터 학생, 학생의 몸, 역사, 수련에 대한 나의 평가, 그리고 그런 평가와 몸과 해부학에 대한 나의 지식, 해당 자세를 했던 나의 경험과의 관계를 기반으로 하여 나는 하나의 이야기 또는 작업가설을 만든다.

다양한 자세를 묘사하면서 나는 자세를 잡는 어떤 방법을 처방하는 것을 피하려고 노력한다. 나는 나만의 방법이 있고 지금 내 글을 통해서도 그런 방법이 빛을 발하는 것이 드러날 것이다. 그러나 그런 정보를 가급적 중립적으로 다루고, 그럼으로써 당신이 자신만의 해법을 찾도록 독려하는 편이 최선임을 나는 알고 있다. 이 과정에서 당신을 돕기 위해 나는 아사나를 하는 어떤 사람의 능력 또는 무능력을 결정하는 데에 가장 흔히 역할을 하게 되는 해부학적 관계와 구조들을 제시할 것이다. 물론 수련이 진전됨에 따라 변화가 있을 것이다. 한 시점에서 어떤 자세를 제약했던 문제가 어떤 날부터는 더 이상 문제가 되지 않을 것이다. 대신 다른 제약 사항이 일어날 것이다. 수련은 밀물과 썰물 같다. 우리의 여정은 일직선일 때가 거의 없다. 모든 자세와 이와 밀접하게 연관된 자세들에 대해 근본적인 이해를 하는 과정에서 당신은 스스로 해결책을 찾아내는 당신만의 과정을 만들어 낼 힘을 얻게 될 것이다.

고난은 곧 기회이다. 뒤쪽 굽힘을 하기가 힘들 때 사람들은 "왜?"라고 질문한다. 이 간단한 질문이 자세에 대한 더 깊은 탐구로 이어지는 동력이 될 수 있다. 제약과 욕망이 수련의 갈림길이 된다. 어려움은 우리의 접근법, 노력의 강도, 집착을 놓아 버릴 수 있는 우리의 능력을 변화시킬 수 있다.

우리가 처음 갖게 되는 의문은 우리가 우리 자신을 더 자세히 들여다볼 수 있게 해 준다는 점에서 중요하다. 이러한 의문은 (우리가 실제로 아사나를 하는) 순간에 일어날 수도 있고 (아사나로 가는 우리의 여정에 대해 고민하는) 장기적인 관점에서 일어날 수도 있다. 둘 다 동등하게 중요하다. 우리의 기법이 연속선상에 있듯이, 자세에 대한 우리 경험이 나아지고 우리 몸이 시간에 따라 변화하면서 그에 맞게 변화하고 조정되듯이 우리도 거의 항상 우리 기법에 특정한 변화를 일으킬 수 있다.

우리는 특정 자세에 대해 오랫동안 작업하면서도 분명한 변화를 보지 못하게 될 수도 있다. 반대로 한 가지 단순한 변화만으로 며칠 사이에 극적인 효과를 볼 수도 있다. 변화가 즉시 일어나지 않는다면 충동적으로 '고치려고 애쓰는' 상태로 빠져들기 쉽다. 그러나 이는 잠재적으로 해로운 효과를 일으킬 수 있다. 왜 그런가? 우리에게서 '감'을 빼앗아 가고 대신 계속 '생각'하게 만들기 때문이다.

'놓아 버림(letting go)'이 중요해지는 것이 이 시점이다. 우리는 삶에서 확실한 것이 변화뿐임을 알고 있다. 더 나아지기 위해 변화하려고 노력하는 것은 아무런 문제가 없지만 너무 멀리 가 버리면 수련의 다른 영역에 부정적인 효과를 일으킬 수 있다. 억지로 변화를 일으키려고 노력하면 다른 것들은 내팽개치고 오로지 한 가지에만 집중하게 만들 수 있다. 놓아 버리고 지금 모습을 있는 그대로 받아들이는 것이 핵심이다. 이런 수준의 수용에 도달하는 내가 아는 최선의 비법은 '모든 것들'이 반드시 시간이 지나면서 변화한다는 것을 명심하는 것이다.

나는 당신이 이 해부학적 지식을 갖고 당신 수련의 신체적 요소에 집착하게 만들려는 의도가 없다. 대신 당신이 자신의 요가 수련의 총체에 대해 질문하고 숙고하고 탐구하도록 독려하는 데에 이 지식이 쓰이기를 바란다. 이런 질문은 당신이 머리를 쓸 수밖에 없도록 만들 것이다. 그러나 실제로 경험하고 꾸준히 노력하지 않으면 그런 지성은 쓸모가 없다. 당신의 지금 모습을, 그리고 변화가 느릴 수 있음을 기꺼이 받아들여라. 그러나 변화는 반드시 일어날 것이며 해부학과 아사나는 우리가 나아질 수 있게 도와주는 강력한 도구이다.

아사나 수련이 우리의 해부학을 변화시키는 것처럼 해부학에 대한 우리의 이해도 우리의 아사나 수련을 변화시킨다. 신체 수련은 모든 차원에서 우리 자신에 대한 이해를 심화시키는 관문과 같다. 자기에 대한 지식은 경이로울 정도로 강력하다. 그러한 내면의 여행에 내가 당신과 함께 할 수는 없지만, 움직이는 몸에 대한 탐구를 통해 물리적인 자기 모습에 대한 당신의 이해가 깊어지는 첫걸음을 시작하는 데에 도움이 되기를 바란다.

어떤 하나의 자세가 진공 상태에 존재하는 것처럼 보기는 쉽다. 주변의 관절은 고려하지 않고 무릎만을 관찰하는 것만큼 쉬울 것이다. 그래서 나는 여러 가지 자세와 이런 자세에 흔한 패턴들을 이리저리 결합하여 작은 해부학적 이야기들을 만들어 보았다. 이런 이야기들을 읽고 탐구하면서, 각각의 이야기에 나오는 각각의 자세들에는 한 가지 이상의 의도가 있으며 한 가지 이상의 신체 부분에 대해 작용함을 명심하기 바란다. 나는 내 해부학 이야기의 '줄거리'를 가급적 분명하게 하기 위해 의식적으로 각 자세의 여러 가지 이득이나 효과를 배제함으로써 특정한 해부학적 관계에만 집중했다. 이렇게 함으로써 당신은 자세들 사이의 해부학적 연관관계들을 볼 수 있게 될 것이다. 이러한 '새로운 관점'으로 보기 시작하면서 동시에 당신의 학생들이 왜 다른 자세들에 어려움을 겪고 있는지를 밝혀 주는 패턴들도 볼 수 있게 되기를 바란다. 이러한 새로운 이해를 통해 당신은 학생들이 자기 몸의 특정 부위를 열고 더 어려운 자세들을 시도할 수 있도록 계속해서 진전할 수 있게 도와주는 특정 자세들을 사용하게 될 수도 있을 것이다.

9 앞쪽 굽힘의 해부학적 패턴 (Anatomical Patterns in Forward Bends)

앞쪽 굽힘(전굴)에 대해 생각할 때에는 딱히 신기하거나 굉장한 것들이 떠오르지는 않는다. 누군가 '앞쪽 굽힘' 이라고 말하면 우리는 가장 단순한 형태를 떠올린다. 서서 또는 앉아서 허리를 굽히면서 양손을 발을 향해 뻗는 것이다.

내가 진지하게, 규칙적으로 수련을 시작했을 때가 기억난다. 나는 왠지 앞쪽 굽힘이 어려웠다. 어느 정도였는지 정확히 기억은 나지 않지만, 발가락에 겨우 닿을 정도였던 것 같다. 척추는 틀림없이 둥근 모양이었다. 수련을 해 나가는 과정에서 나의 수련은 바뀌었다. 앞쪽 굽힘에서 나의 경험을 통해 많은 것들을 배우고 성장할 여러 기회를 얻었다. 예를 들어, 한참 동안 앞쪽 굽힘을 할 때 오른쪽 뒤넙다리근 끝부분의 궁둥뼈결절에 통증이 있었다. 그러다가 어느 날 갑자기 통증이 멈췄다. 그러나 기뻐하기도 전에 반대쪽으로 통증이 옮아갔다. 이런 경험은 진전과 변화의 자연스러운 일부인 변신의 과정에서 비롯된 교훈이다.

그러나 이것보다도 더 깊은 앞쪽 굽힘들도 있다. 아사나 수련에는 기본적인 앞쪽 굽힘에서 요구하는 것보다 엉덩관절과 척추 굽힘을 훨씬 더 깊이 하는 자세들이 있다. 예를 들어, 쿠르마아사나에서는 각각의 아사나가 쌓여서 곧게 뻗은 다리 아래로 양팔을 뻗은 다음 몸통을 바닥에 거의 평평하게 붙이는 모습을 볼 수 있다. 이 자세에서 이만큼 깊이 들어가도 팔과 팔꿉에는 최소한의 압력만 가해진다. 내가 처음 이 자세를 시도했을 때에는 결코 이 자세에서 몸이 편할 리가 없을 것 같고 불가능해 보였던 기억이 난다. 나는 내 팔, 팔꿉, 허리에서 극도의 압박감을 느꼈다. 아팠다! 시간이 지나고 수련을 하면서 확실히 상황이 바뀌었다.

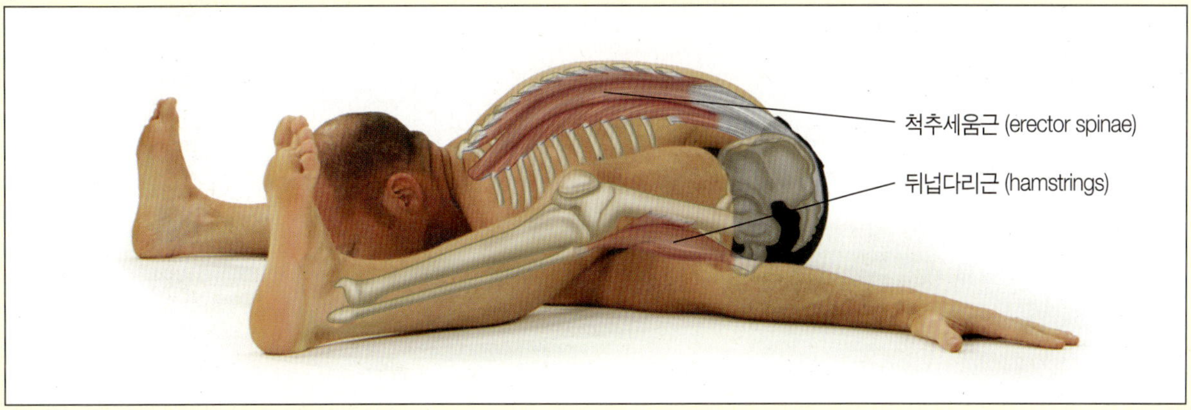

그림 9.1 : 쿠르마아사나.

내가 쿠르마아사나를 우리의 '정점 자세'로 선택한 것은 간단한 앞쪽 굽힘에 필요한 것 이상으로 조직을 열어야 하기 때문이다. 이 자세에서는 우리가 몸통을 넙다리 '가까이가 아니라 그 사이로' 집어넣어야만 한다. 숩타 쿠르마아사나는 한 단계 더 나아가서 넙다리뼈가 깊은 굽힘을 하는 것에 더해 가쪽돌림을 하는 능력까지 요구한다. 실제로는 뒤넙다리근 또한 엉덩관절을 돌리는 능력을 제약할 수 있다. 특히 깊은 굽힘 상태에서는 더욱 그러하다.

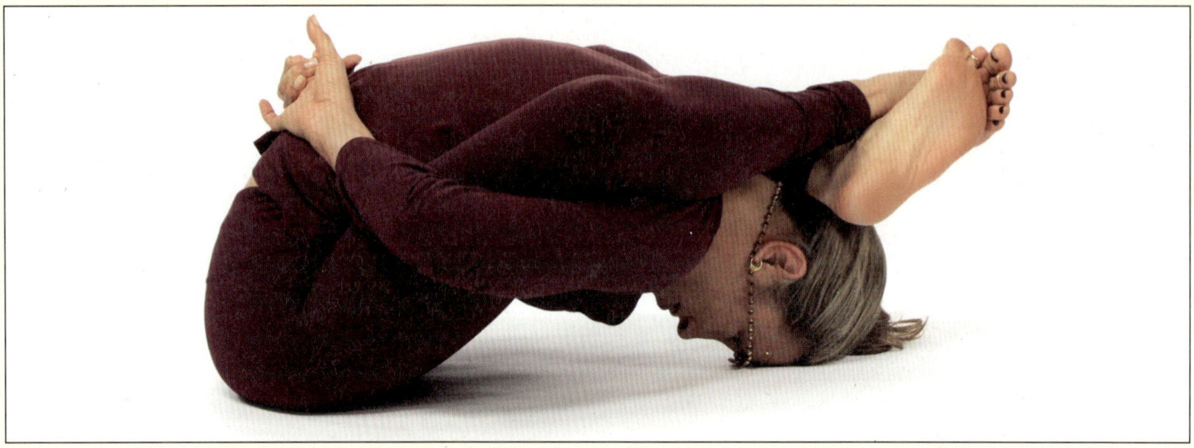

그림 9.2 : 숩타 쿠르마아사나.

늘 그렇듯이 기본적 앞쪽 굽힘 자세에서 더 깊은, 또는 더 복잡한 쿠르마아사나로 들어가도록 도와주는 중간 단계의 몇 가지 자세들이 있을 것이다. 물론 당연히 있다! 때로는 보기 힘든 자세들이지만 우리가 친숙한 기본적 앞쪽 굽힘 자세인 파스치모타나아사나를 다룬 다음에 그런 자세들까지 가는 길을 보여주기 위해 최선을 다하겠다.

앞쪽 굽힘(FORWARD BENDING)

파스치모타나아사나로 알려진 앞쪽 굽힘 자세가 있다. 산스크리트어 파스치모타나아사나를 우리말로 하면 '서쪽 늘리기 자세'이다. 전통적으로 몸의 뒷면은 서쪽이고 몸의 앞면은 동쪽으로 불린다. 이름만 보더라도 이 자세가 전체를 포괄하는 속성이 있음을 알 수 있다. 몸의 뒷면 전체에 영향을 주는 자세인 것이다. 포괄적인 것에 더해 앞쪽 굽힘은 꽤 쉽다. 그렇지 않은가? 그냥 몸을 앞으로 뻗어 발가락, 발, 발목 또는 손이 닿는 어디든 붙잡기만 하면 되지 않는가?

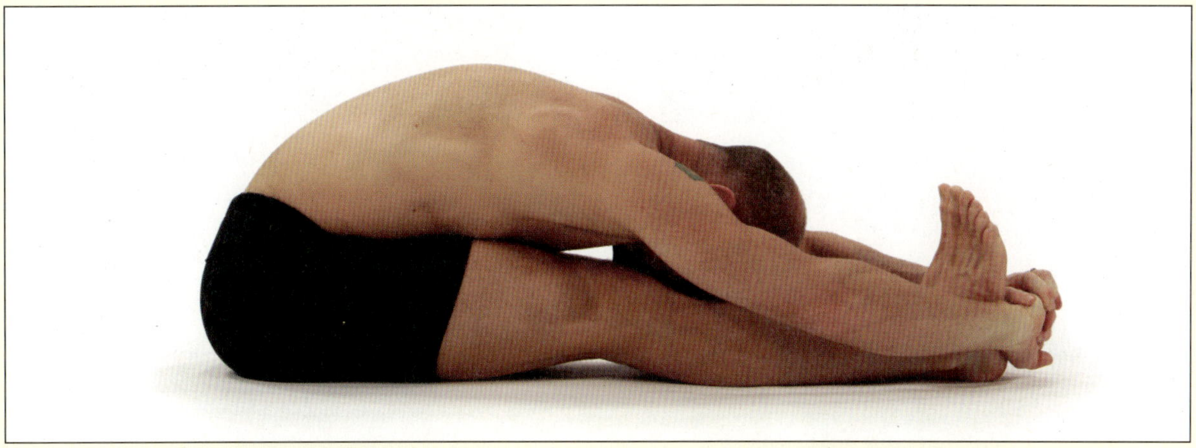

그림 9.3 : 파스치모타나아사나.

틀렸다. 겉보기에는 이렇게 단순명료해 보이는 이 자세의 복잡성은 우리가 몸을 완전히 절반으로 접고자 하는 원래 의도한 목표를 방해하거나 가로막을 잠재력을 가진 여러 관절들이 있다는 점에 있다. 앞쪽 굽힘에 가장 흔하게 제약을 가하는 것이 무엇인지 당신은 이미 잘 알고 있으리라고 나는 확신한다. 바로 뒤넙다리근이다. 앞으로 보게 되겠지만 다른 부위에서도 제약이 일어날 수 있고 실제로 일어난다.

내가 파스치모타나아사나를 포괄적이라고 하는 것은 이 자세가 우리 몸의 뒷부분에 연관된 조직들 전체에 영향을 미친다는 뜻이다. 이 조직은 발에서 시작하여 장딴지 근육을 지나서 넙다리 뒤를 타고 엉덩관절, 척추, 그리고 목과 머리까지 이어진다. 『근막경선 해부학(Anatomy Trains)』이라는 저서에서 톰 마이어스(Tom Myers)는 이를 가리켜 몸의 표면후방선(Superficial Back Line)이라고 부른다.

이 선을 따라 발바닥에서 시작해 정수리를 잇는 직접적인 근막 관계가 있다. 근막(결합조직)의 관점에서 보면 이 선을 따라 어디에든지 긴장이 있으면 다른 부위에 제약을 일으킬 수 있다. 발조차도 앞쪽 굽힘의 느낌에 영향을 미칠 수 있다. 이미 당신 스스로도 이런 경험을 해 본 적이 있을 것이다. 발등굽힘에서 양발을 당신을 향해 끌어당겨서 발가락이 펴지면 종아리 뒤를 따라 다리 위쪽까지 다른 감각이 느껴짐을 알 수 있을 것이다.

(당신 앞에 상상의 벽이 있고 발을 거기에 평행하게 만든다고 생각하는 것처럼) 발을 완전히 곧게 펴면 엉덩관절에 압력이 가해진다. 무릎을 굽히면 골반을 돌리는 능력뿐만 아니라 뒤넙다리근에서 압력의 역학과 양이 달라진다. 또한 더 깊이 앞쪽 굽힘을 할 수 있게 된다. 엉덩관절이 타이트하다면 척추가 더 둥글어져야 머리와 가슴을 다리에 가깝게 할 수 있다. 척추의 운동 능력조차도 우리가 이 자세를 얼마나 깊이 할 수 있는지에 영향을 미친다.

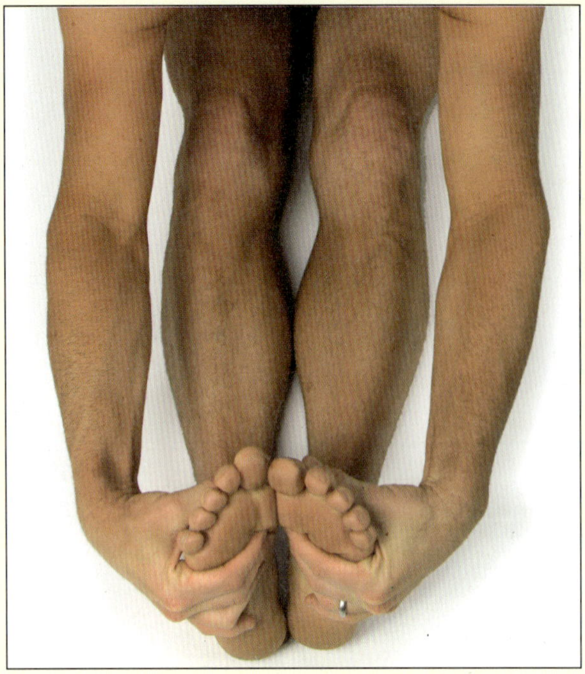

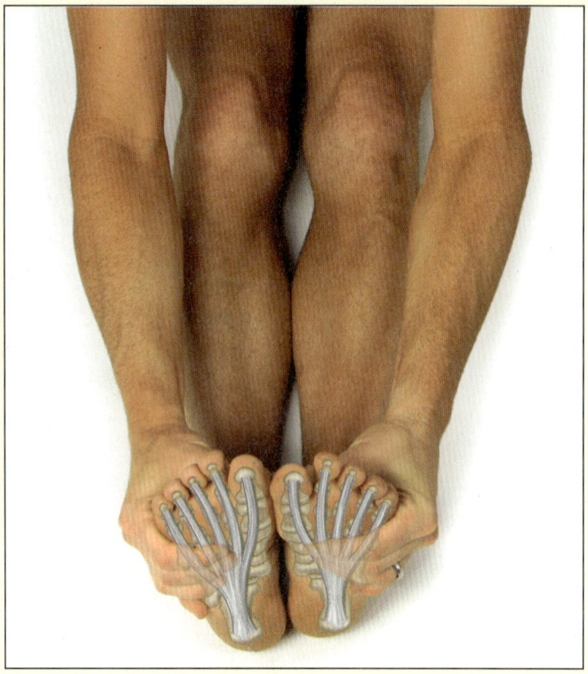

그림 9.4 : 발을 곧게 펴면 엉덩관절의 압력에 영향이 미친다.

흥미롭게도, 몸은 원래 굽히기 위해 만들어졌다. 사실 자궁에서 우리 관절은 모두 굽힌 상태에 있다. 태아위치에서 우리 발목, 무릎, 엉덩관절, 척추, 팔, 심지어 머리까지 굽혀져 있다. 우리는 여러 면에서 앞쪽 굽힘하도록 만들어졌다. 뒤넙다리근과 엉덩부위 근육을 타이트하게 만드는 달리기와 사이클링 그리고 그 밖의 여러 운동들(이런 운동들은 엉덩관절에서의 앞쪽 굽힘을 더욱 어렵게 만든다)을 시작하기 전까지는 말이다.

나는 대개 이상적인 또는 완전한 앞쪽 굽힘, 즉 가슴이 넙다리에 닿는 앞쪽 굽힘은 엉덩관절에서 대략 2/3가 움직이고 척추에서 1/3이 움직인 결과라고 말한다. 앞쪽 굽힘에 대한 보다 '고전적인' 접근법에서는 의도적으로 둥근 척추를 포함한다. 개인적인 경험으로는 둥근 척추가 앞쪽 굽힘에서 스트레칭되는 모든 근육에 영향을 미치지는 않는다. 따라서 나는 내가 수련하고 가르치는 방식인 '평평등 앞쪽 굽힘(a flat-back forward bend)'을 묘사하겠다.

앉은 자세 또는 선 자세에서의 앞쪽 굽힘에서 엉덩관절에서의 굽힘은 우리가 일반적으로 엉덩관절 굽힘에 대해 생각하는 것과는 정반대인 부분이 많은 것이 사실이다. (엉덩관절 굽힘은 골반과 넙다리뼈가 만나는 부분에서 일어남을 명심하라. 이 뼈들 중 어느 하나라도 서로를 향해 움직인다면 우리는 굽힘을 하고 있는 것이다.) 다시 말해, 서서 하는 앞쪽 굽힘이든 앉아서 하는 앞쪽 굽힘이든 골반이 넙다리뼈머리 주위를 움직인다. 이는 넙다리뼈가 엉덩관절에서 앞쪽과 위쪽으로 움직이는 형태의 전형적 엉덩관절 굽힘과는 다르다는 점에 주목하라. 이 차이가 왜 중요한가? 우리가 앞쪽 굽힘에서 찾게 되는 감각뿐만 아니라 우리의 의도까지 달라질 수 있기 때문이다.

엉덩관절 굽힘에서 골반이 넙다리뼈머리 주위를 돌 때 엉덩관절 폄근육 전부 또는 일부가 이 움직임에 저항할 수 있다. 저항의 가장 직접적인 일선에 있는 조직들은 뒤넙다리근이다. 이 근육들이 흔히 앞쪽 굽힘에서 '스트레칭되는' 근육이다. 다른 근육들이 엉덩관절 폄근육이라고 알려진 근육군을 형성한다. 여기에는 모든 층의 볼기근(큰볼기근, 중간볼기근 뒷부분, 작은볼기근 뒷부분)과 큰모음근이 포함된다.

뻣뻣한 엉덩관절 폄근육은 그나마 쉬운 부분이다. 앞쪽 굽힘을 더욱 간접적으로 제한하는 부분들은 발바닥, 장딴지 근육, 나아가 척추 근육들까지 포함된다. 이 부위의 모든 조직들은 결합조직으로 직접 이어져 있고 몸의 **'서쪽'** 면 전체를 따라 기능한다. 우리는 이런 부위에 작용하는 자세들을 살펴봄으로써 간단한 앞쪽 굽힘을 할 수 있는 능력을 더 키울 것이다. 앞쪽 굽힘에 연관된 관절은 너무나 많기 때문에 그 과정에서 다양한 자세들도 보게 될 것이다. 결과적으로는 각각의 자세들이 우리를 쿠르마아사나와 같은 더 깊은 앞쪽 굽힘으로 이끌어 줄 것이다.

모든 부분들을 결합하기(PUTTING THE PIECES TOGETHER)

우리는 대개 수리야 나마스카라에서, 보통은 처음과 끝에 태양 경배를 위해 앞으로 몸을 숙일 때 처음으로 앞쪽 굽힘과 맞닥뜨리게 된다. 이런 자세는 보통 한 번 숨을 내쉬는 사이에 하며 뒤넙다리근을 늘이는 과정의 시작일 뿐이다. 이 두 번의 앞쪽 굽힘은 아주 명백하다. 그러나 수리야 나마스카라에는 더 깊은 앞쪽 굽힘으로 가는 우리의 여정을 더 멀리 나아가게 해 주는 그다지 뻔하지 않은 요소들도 몇 가지 있다.

우리가 첫 번째 앞쪽 굽힘에서 점프 백을 할 때 우리는 발가락을 (젖힌 위치로) 땅에 댄다. 이어지는 차투랑가 단다아사나와 더불어 이런 자세는 우리가 발바닥을 스트레칭하면서 탄력 있게 할 수 있는 첫 기회가 된다. 언급했다시피 조직의 이 층은 한 줄의 긴 근막의 일부분이며 관절 사슬의 일부로서 우리의 앞쪽 굽힘에 영향을 미칠 잠재력이 있다. 당신의 발가락은 얼마나 유연한가? 장담컨대, 당신은 이 부위가 당신의 앞쪽 굽힘 능력에 영향을 미칠 수 있다고는 한 번도 생각해본 적 없을 것이다!

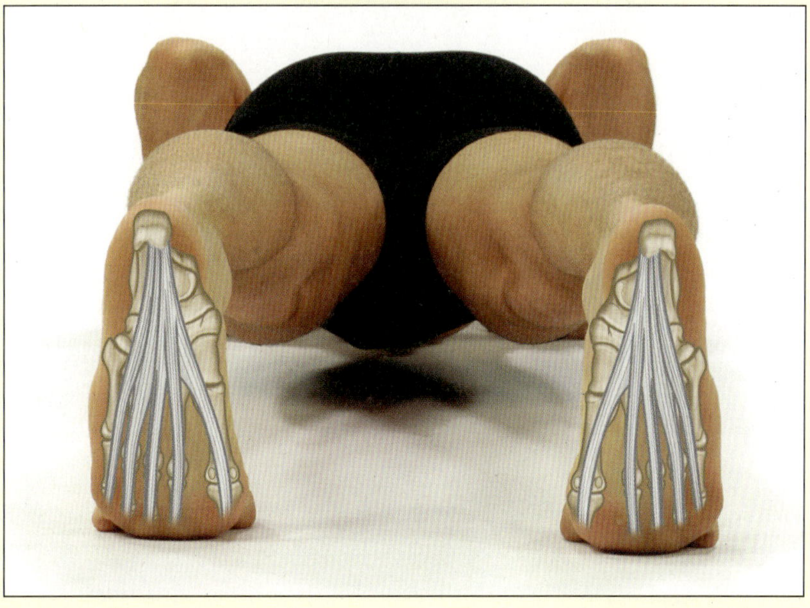

그림 9.5 : 발바닥의 긴장이 뒤넙다리근과 몸 뒤쪽에 영향을 미칠 수 있다.

차투랑가 단다아사나를 하고 조금 이따가 우리는 아마도 세계에서 가장 유명한 요가 자세 즉, 아도 무카 스바나아사나를 하게 된다. 흥미롭게도 아도 무카 스바나아사나가 앞쪽 굽힘과 관련이 있음을 많은 사람들이 느끼지만 왠지 그 관점은 뒤넙다리근에만 머무르게 된다. 물론 뒤넙다리근이 '실제로' 아도 무카 스바나아사나를 제약하기는 하지만 앞쪽 굽힘(또는 몸의 뒷부분을 스트레칭하는 것)과 이 자세의 관계는 그것보다 훨씬 더 깊다. 발, 발목, 장딴지 근육 또한 앞쪽 굽힘에 영향을 미친다. 아도 무카 스바나아사나는 뒤넙다리근에 대한 문제일 뿐만 아니라 발, 발목, 장딴지에 대한 문제이기도 한 것이다. 아도 무카 스바나아사나에서 이 조직들을 늘이면 이어지는 앞쪽 굽힘에 도움이 된다.

아도 무카 스바나아사나에서 발목관절을 굽히면(발등굽힘) 장딴지 근육 즉, 장딴지근과 더 깊이 있는 가자미근에 압박을 가한다. 장딴지근은 발목과 무릎관절을 모두 지나며 따라서 이 관절들의 위치에 영향을 받는다. 무릎을 굽히면 장딴지근에 가해지는 압박이 줄어든다. 가자미근은 발목관절만을 지나며 무릎의 위치와 무관하게 신장된다. 따라서 타이트한 뒤넙다리근에 타이트한 장딴지가 더해지면 어떤 학생들은 아도 무카 스바나아사나에서 무릎을 굽혀야 한다.

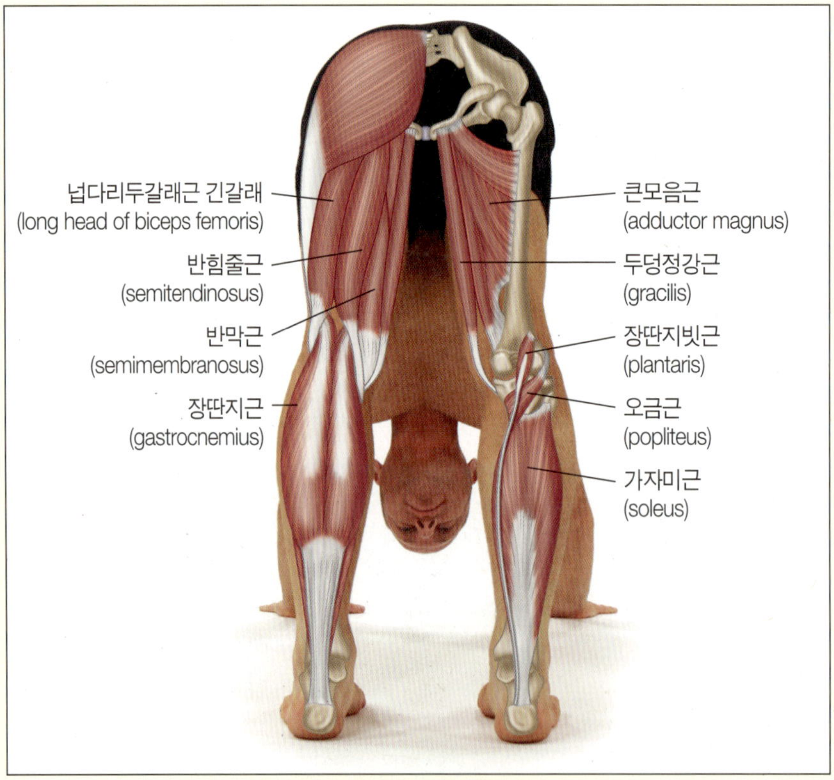

그림 9.6 : 장딴지 근육은 뒤넙다리근과 몸의 뒤쪽에 영향을 미치는 연속된 조직들을 이어준다.

이 두 개의 장딴지 근육이 발바닥근막과 발꿈치힘줄을 통해 발바닥까지 이어진다. 이 근육들은 또한 위쪽으로는 뒤넙다리근까지 연결된다. 이 조직들을 흔히 잊게 되는 것은 이 근육들의 크기와 일반적인 근력(체중의 두 배까지는 가볍게 들 수 있다) 때문에 아도 무카 스바나아사나에서 여기에 가해지는 압력의 양을 제대로 느끼지 못하기 때문이다. 그러나 우리는 실제로 제약을 경험한다.

이상적으로 보면 작은 그림 즉, 다리에 집중하면서도 당신 몸 전체라는 더 큰 그림을 이해할 수 있도록 수리야 나마스카라의 각 동작을 이어가야 한다. 그렇게 함으로써 당신은 이 정보를 통합할 수 있다. 자세들을 거듭 되풀이하면서 수리야 나마스카라의 모든 동작들을 해 나갈 때 발, 장딴지, 뒤넙다리근 간의 상관관계를 느껴 보라. 아도 무카 스바나아사나에 이르면 발꿈치가 바닥을 단단히 누르도록 신경 써 보라.(몇몇 요가 체계에서는 아도 무카 스바나아사나에서 발목 앞쪽에 주름이 생기지 않게 하라고 가르침으로써 사실상 발꿈치를 살짝 든 상태를 유지하게 한다. 이에 대해서 나는 해당 학생이 발목 부상이나 해부학적 이상이 있지 않은 한 어떠한 해부학적 이유도 찾을 수가 없다.) 이와 유사한 종류의 아사나들을 하는 동안 당신이 주의를 기울임으로써 수리야 나마스카라의 효과가 커질 수 있고 보다 완전한 앞쪽 굽힘으로 가는 길에도 큰 도움이 된다.

서서 하는 앞쪽 굽힘(Standing Forward Bends)

수리야 나마스카라 이후에 많은 요가 수련에서는 다양한 앞쪽 굽힘을 포함하는 일련의 선 자세들을 거쳐 가게 된다. 이중에서 가장 단순한 형태는 다리를 엉덩관절 넓이만큼 벌리고 앞으로 몸을 숙여서 발가락, 발, 발꿈치를 잡거나 또는 다른 변형 자세를 취하는 것이다. 나는 또한 트리코나아사나, 파리브르타 트리코나아사나, 우티타 하스타 파당구쉬타아사나, 프라사리타 파도타나아사나와 같은 자세에 대해서도 이야기할 것이다.

간단한 앞쪽 굽힘에서 후면에서의 긴장저항선(line of tensional resistance)은 발, 뒤넙다리근, 척추 근육과 잘 맞아떨어진다. 여기에서는 거의 모든 사람이 뒤넙다리근에서의 제약을 경험한다. 그러나 뭔가 좀 더 미묘한 일이 일어나고 있다. 서 있을 때, 우리의 다리는 우리가 직립해 있을 수 있도록 일정한 각도로 힘을 쓰고 있다. 이는 (앞쪽 굽힘에서 둘 다 신장되는) 뒤넙다리근과 장딴지 근육 또한 균형을 잡기 위해 살짝 힘을 주고 있다는 뜻이다. 섬세한 균형 작용이라고 할 수 있다.

누군가가 앞쪽 굽힘을 하는 모습을 측면에서 보고 있다고 상상해 보자. 다리가 수직인가? 엉덩관절이 발목보다 뒤로 움직일 때 무슨 일이 일어나는가? 엉덩관절이 발목 앞쪽으로 움직일 때에는 무슨 일이 일어나는가? 안정성에 필요한 균형 작용 때문에 우리는 이런 자세에서 뒤로 기울어지는 경향이 있다. 우리는 대개 엉덩관절을 다리의 직선 뒤쪽으로 옮김으로써 앞으로 넘어지려는 느낌을 피한다. 이는 자연스럽고 본능적인 행동으로, 이런 경향을 바꾸려면 더 많은 노력이 필요하다는 의미이다! 따라서 엉덩관절과 뒤넙다리근의 유연성이 당신이 엉덩관절을 다리에 대해 어디에 두게 될지를 부분적으로 결정하게 된다.

예를 들어, 타이트한 뒤넙다리근 때문에 허리가 다리에서 90° 정도밖에 굽혀지지 않도록 앞쪽 굽힘이 제한된다면 앞으로 더 많이 굽힐수록 고꾸라질 가능성도 더 커진다.

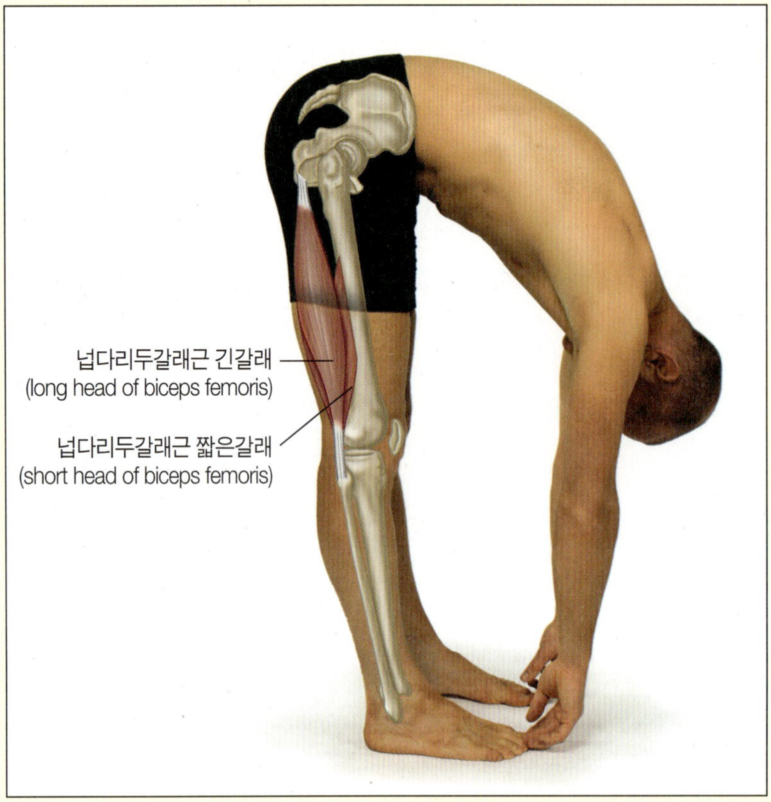

그림 9.7 : 타이트한 뒤넙다리근은 골반이 움직이는 능력에 영향을 미치고 척추에서의 압력을 키운다.

이는 상체가 넙다리와 납작하게 붙는 사람에 비해 당신은 중력선 앞쪽으로 더 많은 체중이 실리기 때문이다. 그래서 당신은 엉덩부위를 자세의 토대가 되는 다리와 발 뒤쪽으로 끌어당김으로써 이를 보상하려고 한다. 자세히 관찰해 보고 느껴 보면 엉덩부위를 뒤로 움직일 때에 실제로 변화하는 관절은 발목임을 느낄 수 있다. 그러나 이렇게 하는 것의 단점은 엉덩부위를 뒤로 뺌으로써 앞쪽 굽힘이 애초에 늘이려고 하는 근육(뒤넙다리근)에서는 압박을 피하게 된다는 것이다. 이를 바로잡으려면 엉덩부위를 다시 다리와 일직선이 되게 만들어야 한다. 이렇게 하면 넘어질 것 같은 느낌이 들기 시작한다. 그래서 이제 당신이 뒤넙다리근을 스트레칭하려고 하지만 다른 제약 요소들이 활성화된다. 이 시점에서 당신이 똑바로 서 있도록 힘을 쓰는 근육은 발가락의 굽힘근육들이다. 당신이 너무 앞으로 쏠리면 발가락이 죽기 살기로 애를 쓴다.

그러나 발가락만 그러는 것이 아니다. 당신이 너무 앞이나 뒤로 쏠리면 다리 전체의 조직들이 전반적으로 타이트해지는 느낌을 받을 것이다. 너무 뒤로 가면 대개 다리 앞쪽이 일을 한다. 너무 앞으로 가면 발가락, 장딴지, 뒤넙다리근이 작동한다. 한마디로 몸의 후면을 열어 주려면 균형 상태를 유지해야 한다.

우리가 발목 위에 엉덩관절을 쌓아올릴 수 있게 되면 보상을 담당하는 조직들은 더 쉽게 이완할 수 있다. 몸은 발목에서 시작해 다리를 따라 올라가는 중력선에 더 가깝게 정렬된다. 이렇게 균형 잡힌 공간에서 우리는 뒤넙다리근뿐만 아니라 척추에서도 어느 정도 길이를 늘일 수 있게 된다. 그리고 우리가 아사나를 수련하는 진짜 이유가 바로 이것 아니겠는가!

트리코나아사나 (Triangle Pose)

여러 다른 선 자세들이 앞쪽 굽힘으로 가는 우리 여정에 도움이 된다. 그중에는 트리코나아사나와 파리브르타 트리코나아사나가 있다. 서로 아주 다른 이 두 자세는 서로 다른 방식으로 뒤넙다리근과 엉덩관절에 영향을 미친다. 궁극적으로는 둘 다 앞쪽 굽힘에 도움이 된다.

트리코나아사나에서는 뒤넙다리근에 가해지는 압력의 각도가 달라진다. 쭉 뻗은 다리는 해부학자세에 비해 가쪽돌림과 벌림이 된다. 정강이나 엄지발가락에 손을 뻗으면 골반은 이 다리 쪽으로 기울어지면서 궁둥뼈결절이 무릎에서 멀어지고 뒤넙다리근이 스트레칭되는 느낌을 경험하게 된다.

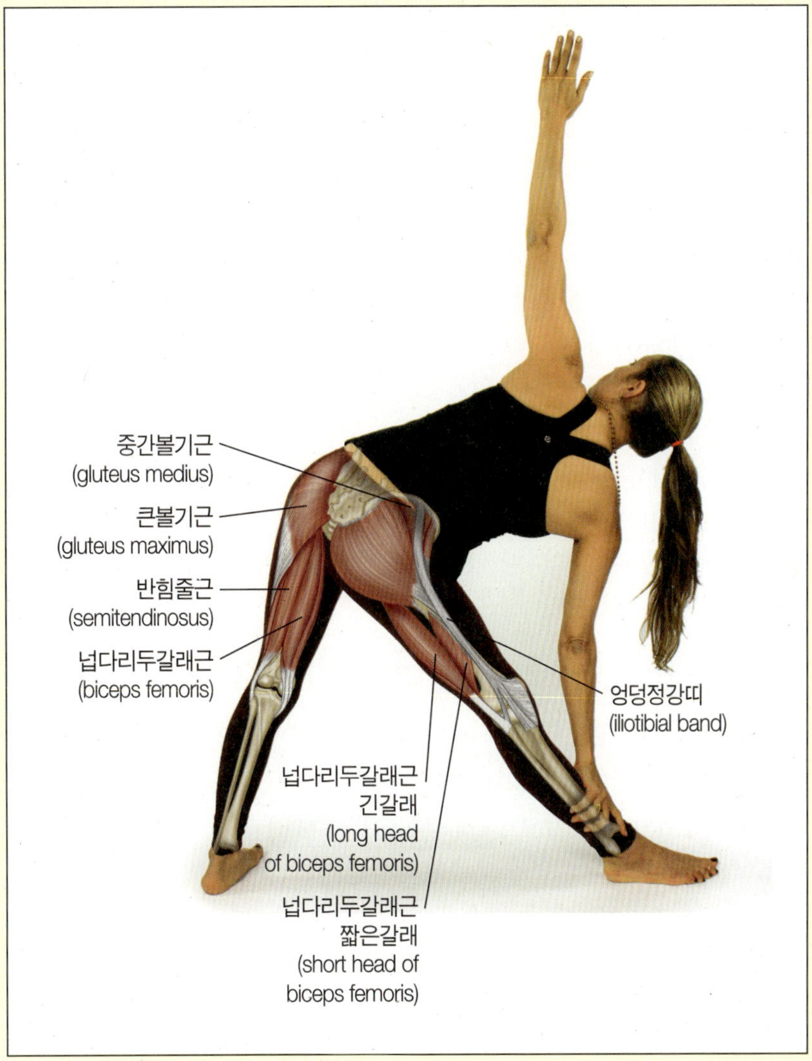

그림 9.8 : 트리코나아사나는 뒤넙다리근에 다른 각도로 압력을 가한다.

그러나 트리코나아사나가 주목을 끌만한 또 다른 요소는 앞쪽 굽힘과 간접적으로 연관되어 있다. 이 자세를 해 본 사람이라면 누구나 알겠지만 앞쪽 다리에서의 분명한 스트레칭에 관심이 쏠리기 쉽다. 뒤쪽 다리에서 일어나는 일은 그렇게 뚜렷하지 않으며 특히 뒤넙다리근이 타이트하다면 훨씬 관심을 덜 갖게 될 것이다. 트리코나아사나의 감각이 앞쪽 다리의 뒤넙다리근에서 뒤쪽 다리의 가쪽 엉덩부위로 옮겨갔을 때 정말 대단한 깨달음을 얻었던 기억이 난다. 나의 뒤넙다리근이 (마침내!) 충분히 열려서 그 자세를 할 때 반대쪽(뒤쪽) 엉덩부위의 볼기근에 압박을 가할 수 있게 된 것이다.

트리코나아사나에서 뒤쪽 엉덩부위가 열리는 느낌은 앞쪽 굽힘에서의 엉덩관절 굽힘과 엉덩관절 돌림을 제약할 가능성이 있는 조직을 늘이는 것이다. 엉덩관절은 너무 복잡하기 때문에 서로 다른 각도에서 엉덩관절에 압력을 가하는 것이 중요하다. 서로 다른 각도로 가해지는 압력이 단순한 앞쪽 굽힘에 어떻게 기여할 수 있는지를 살펴보면 몸을 보다 통합된 관점에서 볼 수 있게 되고 나아가 아사나들이 서로 어떻게 결합될 수 있는지를 뚜렷하게 보여준다.

파리브르타 트리코나아사나 (Revolved Triangle Pose)

이 자세는 앞쪽 굽힘에서 두 가지 역할을 한다. 뒤넙다리근을 열어 줄 뿐만 아니라 가쪽 엉덩부위에도 압박을 가한다. 비틀기에 대해 탐구할 때에 가쪽 엉덩부위 운동에 대해서 다시 이야기하도록 하겠다. 이 항목의 목적에 맞게 우선은 앞쪽 굽힘 능력을 줄일 수 있는 엉덩부위 주변의 전반적 긴장에 집중하자.

파리브르타 트리코나아사나에서 우리는 대부분 엉덩부위를 좌·우로나 (매트의) 앞·뒤로나 비교적 수평으로 유지하려고 노력한다. 최소한 우리가 하려고 애쓰는 이상적인 목표는 그렇다. 이런 이상에 도달하기 위해 노력하면서 우리는 한쪽이 아니라 양쪽 엉덩부위에서 서로 다른 감각을 경험하게 된다.

요가를 가르칠 때에 파리브르타 트리코나아사나를 여러 가지 다른 방식으로 표현하는 것을 보게 될 것이다. 몇몇 학생들은 엉덩부위가 수평 근처에도 못 간다. 어떤 학생들은 같은 쪽의 골반과 어깨 사이 거리가 앞쪽 다리만큼 짧아진다. 제약 조건들 때문에 어떤 학생들은 어쩔 수 없이 엉덩부위가 자세의 중간선에서 벗어나 한참 바깥쪽으로 넘어가게 된다.

이 모든 변형들이 긴장을 드러낸다든지 인식의 부족을 드러내는 것이다. 첫 번째 패턴(엉덩부위를 수평으로 유지하는 것)은 가장 미묘하며 내적으로 감지하기 어렵기 때문에 해결하기도 어렵다. 우리가 이미 같은 방향으로 몸을 비틀고 있기 때문에 골반이 아래로 내려가는 것은 자연스러운 일이다. 골반을 완전히 수평으로 유지하는 것은 혼란스럽고 어색하다. 교사가 손수 지도를 하면 도움이 될 수는 있겠지만, 더 곤란한 과제는 자세를 잡은 다음 비틀기를 한 반대 방향으로 골반을 돌림으로써 이런 패턴을 바로잡는 것이다.

학생이 몸통의 길이를 줄일 때에는 보통 자세를 잡을 때에 몸을 너무 길게 뻗은 경우이다. 나는 거듭 되풀이해서 그런 현상을 본다. 우리는 팔과 손을 뻗어 궁극적으로는 바닥에 닿음으로써 몸을 길게 만들려고 한다. 그러나 흔히 일어나는 현상은 우리가 뻗은 팔 쪽으로 너무 많이 몸을 늘여서 반대쪽이 짧아지는 것이다. 결과적으로 엉덩부위를 다시 잡아당기고 가슴을 열지 않으면 엉덩부위와 어깨는 짓눌려져서 서로 좁아진다. 의도는 좋았지만 결과는 나쁜 전형적인 사례이다. 당신이 이런 경우에 해당한다면 팔을 하늘로 마구 뻗지 말고 양쪽을 균일하게 늘이려고 노력하라.

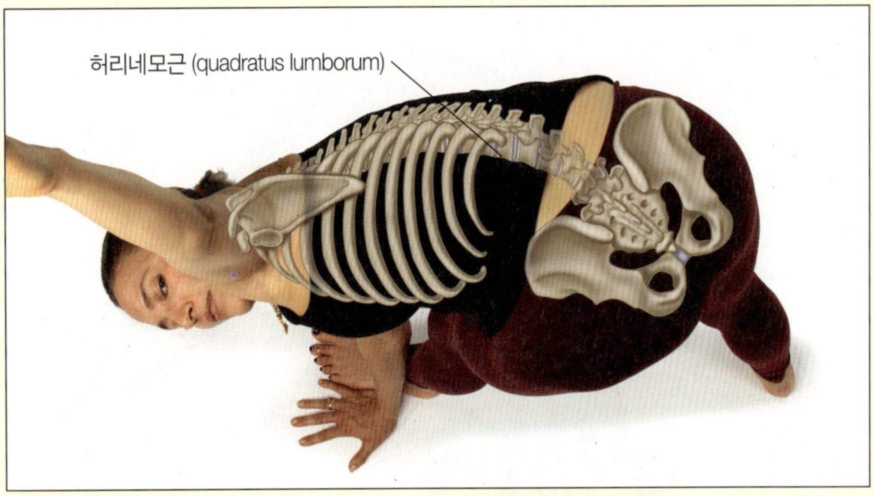

그림 9.9 : 이 그림에서 엉덩부위에 각이 커지면서 엉덩부위와 어깨 사이의 거리가 짧아진 것을 볼 수 있다.

파리브르타 트리코나아사나에서 엉덩부위와 그 주변에 타이트함이 어디에서 일어나는지에 따라 뒤넙다리근, 가쪽 엉덩부위, 또는 앞쪽 다리의 가쪽 전체에 더 큰 느낌이 일어날 것이다. 둘 다 긴장이 이 자세에서 우리를 어떻게 제약할 수 있는지를 뚜렷이 보여준다. 엉덩부위 가쪽 근육은 앞쪽 굽힘 상태에서 엉덩관절이 돌아가는 능력에 저항한다.

다리를 넓게 벌린 앞쪽 굽힘(Wide-Legged Forward Bends)

모음근(adductors)과 모음근의 앞쪽 굽힘과의 관계를 생각해보자. 엉덩관절 넓이 이상으로 다리를 벌리면 상황이 바뀐다. 이 경우 우리는 모음근 또한 스트레칭함으로써 넙다리 안쪽에 긴장을 더한다. (얇지 않은 큰모음근을 제외한) 이 얇고 평평한 근육들은 넙다리뼈를 굽히고 모으고 안쪽으로 돌린다.

그러나 이 책의 해부학 부분에서 보았던 내용을 기억한다면 모음근 중 하나인 큰모음근은 '네 번째 뒤넙다리근'으로 불린다는 사실을 알 것이다. 우리가 다리를 넓게 벌리면 벌리는 것만으로도 모음근이 길어진다. 엉덩관절 굽힘 시 뒤넙다리근에서 제약이 나타날 수 있다. 우리 몸을 앞쪽 굽힘시킬 때 이런 제약을 모음근의 섬유들(큰모음근 뒤갈래)이 더 심하게 만든다.

모음근은 또 다른 방식으로도 앞쪽 굽힘을 제약한다. 이 근육들은 엉덩관절의 안쪽돌림근육이기도 하다. 양다리를 우파비스타 코나아사나와 같은 자세로 잡고 앞쪽 굽힘을 하면 우리는 더 이상 순수한 굽힘을 하고 있는 것이 아니다. 이제 우리는 관절들이 가쪽으로 돌아가게 만들고 있는 것이다. 앞쪽 굽힘에서는 넙다리뼈가 아니라 골반이 움직이고 있음을 기억하라. 우파비스타 코나아사나에서는 벌어진 넙다리뼈머리를 중심으로 골반이 앞쪽으로 기우는데, 이는 정말 엉덩관절에서 굽힘과 더불어 가쪽돌림을 하는 것이다.

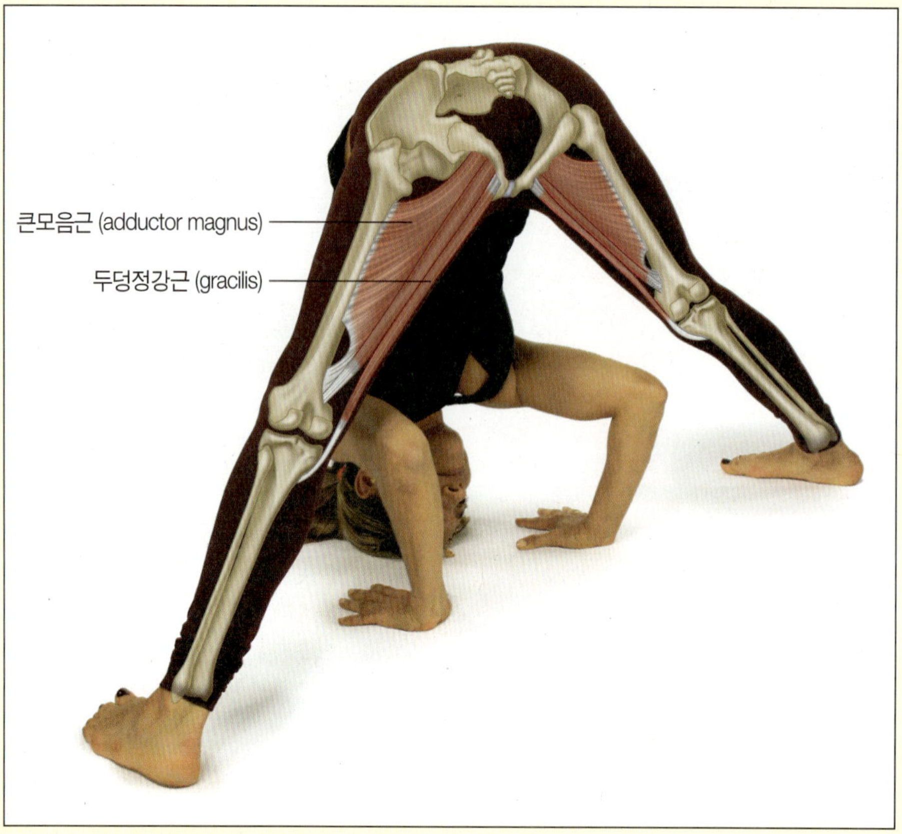

그림 9.10 : 돌림뿐만 아니라 다리의 벌림에서도 모음근은 길어진다.

앉아서 다리를 넓게 벌린 앞쪽 굽힘에서 양발을 곧게 세운 상태를 유지하기가 더 어려운 이유가 바로 이것이다. 우리가 몸을 앞으로 숙이면 발도 앞쪽 아래로 바닥을 향해 뒤집어지기가 십상이다. 엉덩관절의 가쪽돌림을 가능케 하는 근육들에서 우리가 겪게 되는 제약이 여기에서 드러나는 것이다.

다리를 넓게 벌린 앞쪽 굽힘에서 넙다리뼈와 골반의 위치를 바꾸면 앞쪽 굽힘 움직임을 제약하는 역학에 변화를 줄 수 있다. 뒤넙다리근은 타이트하지만, 모음근은 유연한 학생들은 다리를 넓게만 벌려도 자세를 꽤 잘 잡을 수 있는 경우가 때때로 있다. 그러나 다리를 모으면 앞쪽 굽힘을 하는 것에 애를 먹을 것이다.

반대도 역시 마찬가지이다. 뒤넙다리근은 비교적 열려 있지만 모음근이 타이트하다면 다리를 넓게 벌린 채로 앞쪽 굽힘을 하는 것보다 다리를 모으고 앞쪽 굽힘을 하는 것이 더 쉬울 것이다.

받다 코나아사나와 우파비스타 코나아사나를 비교해 보면 이런 현상이 잘 나타난다. 받다 코나아사나에서는 앞쪽 굽힘이 잘 되지만, 우파비스타 코나아사나에서 고생한다면 뒤넙다리근보다 모음근이 더 유연할 가능성이 크다. 반대라면 당신은 우파비스타 코나아사나에서는 앞쪽 굽힘을 상당히 잘 하겠지만, 받다 코나아사나에서는 아닐 것이다. 즉, 뒤넙다리근이 모음근보다 더 유연할 가능성이 높다.

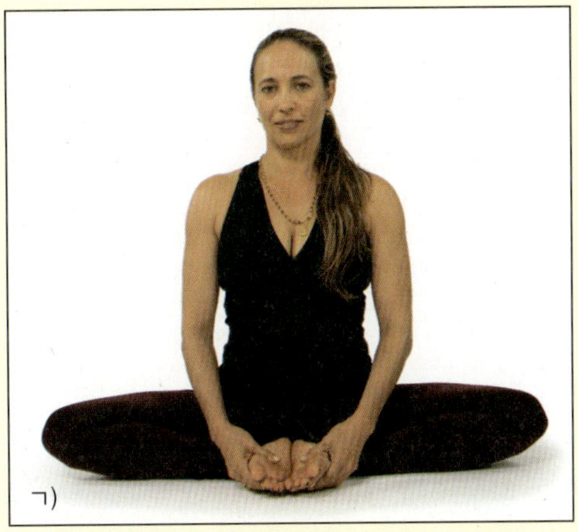

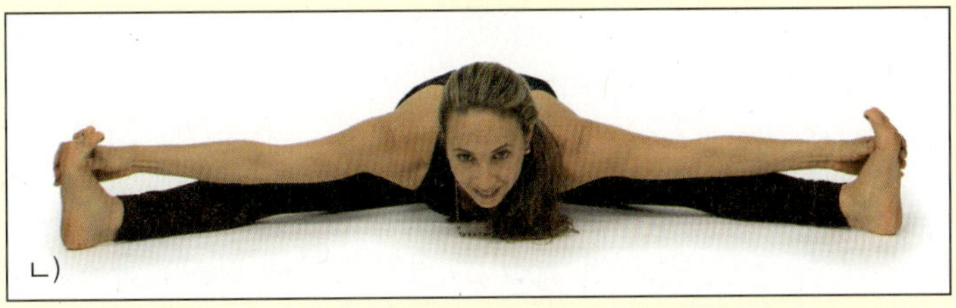

그림 9.11 : ㄱ) 받다 코나아사나, ㄴ) 우파비스타 코나아사나.

엉덩관절은 모든 각도에서 여러 조직들이 둘러싸고 있기 때문에 서로 다른 모든 방향으로 움직일 수 있다. 그러나 이 조직들이 가동성을 주는 것만큼이나 다양한 방향에서 움직임을 제약하기도 한다. 앞쪽 굽힘이 단순히 뒤넙다리근 스트레칭이라는 일반적인 가정을 반박하기에는 이 정도면 충분할 것이다.

다리의 뒷부분 전체가 앞쪽 굽힘에서 엉덩관절의 유연성에 영향을 미치며 우리는 보통 여기에 집중한다. 엉덩관절에서 돌림, 모음, 벌림으로 더 잘 알려진 근육들이 또한 앞쪽 굽힘을 하는 우리의 능력에도 영향을 미친다는 점을 명심하라. 전체를 조망하는 우리의 인식과 관찰력을 키워야 한다.

앞쪽 굽힘의 척추 부분(The Spinal Portion of Forward Bends)

대부분의 사람들이 앞쪽 굽힘에서 할라아사나와 그 변형을 살펴보지 않는다고 생각한다. 사실 이 자세는 보통 역자세나 사르반가아사나의 변형으로 분류된다. 그러나 내가 보기에는 우리 몸의 '서쪽'을 이 자세보다 더 효과적으로 늘려 주는 자세는 없다. 우리는 아도 무카 스바나아사나에서 장딴지 근육을 스트레칭하고, 앞쪽 굽힘에서 뒤넙다리근을 스트레칭하며, 다리를 넓게 벌린 앞쪽 굽힘에서 볼기근과 모음근을 스트레칭한다. 남은 부분은 앞쪽 굽힘의 척추 부분이다.

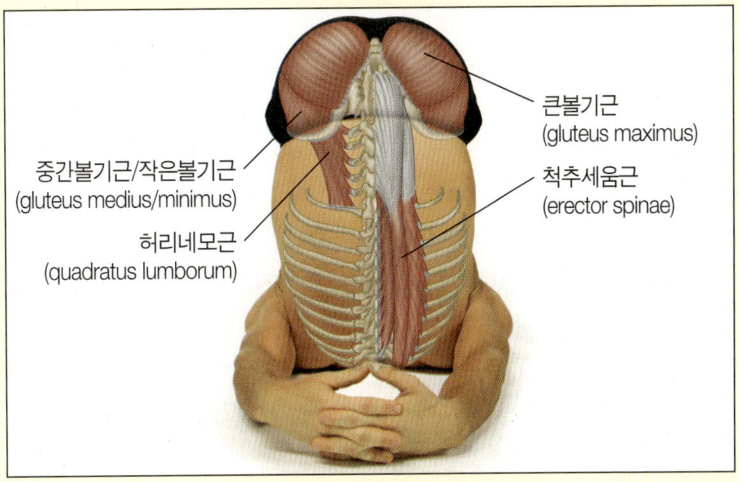

그림 9.12 : 할라아사나.

할라아사나가 척추 스트레칭에 이토록 효과적인 이유는 목은 거의 완전히 굽혀지기 때문이다. 이 자세는 척추 근육 전체를 늘려 준다. 나는 학생들에게 이 자세를 하라고 격려하기에 앞서 학생들의 어깨가 이 자세(그리고 보통 이 자세 전에 하는 사르반가아사나)를 지탱할 만큼 충분히 열려 있는지 확인한다. 이렇게 해야 우리가 결과적으로 '목 서기'를 하는 상황이 되지 않게 된다.

목과 척추의 나머지 부분이 굽혀진 상태에서 사르반가아사나로 몸을 감아올리고 다리를 할라아사나로 만들면 중력에 의해 체중이 척추옆근육(paraspinal muscles)에 엄청난 압박을 가한다. 골반과 발의 위치를 조정함으로써 이 자세에서 스트레칭의 강도를 세심하게 늘이거나 줄일 수 있다. 머리에서 더 멀리 발을 내딛으면 골반이 머리보다 더 위쪽에 있게 된다. 이렇게 하면 골반을 따라 느껴지는 압박의 양이 증가한다. (이렇게 하면 목에 가해지는 부담도 더 커질 수 있기 때문에 당신에게 이 자세가 적당한지 반드시 확인하도록 하라.) 목에 너무 무리가 간다고 느끼면 발을 머리에 가깝게 옮겨라. 이렇게 하면 골반이 반대 방향으로 움직이면서 등의 스트레칭이 감소한다.

이 척추옆근육은 엉치뼈에 붙는 근육과 같은 종류이며 엉치뼈를 덮고 있는 결합조직의 일부가 된다. 이 동일한 결합조직이 (엉치뼈에서 궁둥뼈결절까지 이어지는) 엉치결절인대(sacrotuberous ligament)가 된다. 우리가 인대라고 부르는 이 결합조직이 뒤넙다리근의 힘줄이 된다. 우리는 골반 위의 이 근육을 늘임으로써 간접적으로 골반 아래에 있는 동일한 선상의 결합조직들을 따라 모든 조직들에 영향을 미치게 된다. 이는 할라아사나에서 등근육을 스트레칭함으로써 앉은 앞쪽 굽힘에서 몸을 앞으로 접을 때에도 영향을 미치게 된다는 뜻이다.

앞쪽 굽힘에 대한 개념을 넓혀 할라아사나를 포함시킴으로써 이러한 유형의 자세에서 우리가 몸 전체에서 겪는 경험에 대한 이해가 넓어진다. 우리의 모든 부분과 부위들이 하나의 전체를 이룬다. 이제 앞쪽 굽힘의 총체를 완전히 이해하기 위해 뒤넙다리근에서부터 이런 다른 부위들로 초점을 옮겨 보자.

한 다리 변형(ONE-LEGGED VARIATIONS)

서서 하는 또는 앉아서 하는 한 다리 앞쪽 굽힘에는 다양한 변형이 있다. 변형의 일부로는 숩타 파당구쉬타아사나, 자누 시르사아사나, 마리챠아사나 에이(A), 아르다 받다 파드마 파스치모타나아사나가 있다. 이 변형들은 모두 잠재적으로 앞쪽 굽힘에서 골반의 위치를 바꿀 수 있다. 골반의 위치가 바뀌면 다른 각도에서 서로 다른 조직들에 압박이 가해진다.

골반을 변화시킨다는 말은 골반이 향하는 방향이 바뀐다는 뜻이다. 표준적인 앞쪽 굽힘에서처럼 양다리를 앞에 놓은 것처럼 골반이 정면을 향하고 있는가? 골반이 돌아가서 정면에서 10°에서 45°에 이르는 다양한 각도를 이루게 할 것인가? 어떤 것은 옳고 어떤 것은 틀렸다고 주장하지는 않겠다. 다만 서로 다를 뿐이며 조직들에 다른 방식으로 영향을 미칠 뿐이다.

숩타 파당구쉬타아사나 (Reclined One-Legged Intense Stretch)

숩타 파당구쉬타아사나는 앞쪽 굽힘에서 관절들이 서로 연결된 방식을 탐구하는 출발점으로 훌륭한 자세이다. 이 앞쪽 굽힘에서 골반은 사실상 서로 반대 방향으로 잡아당겨진다.

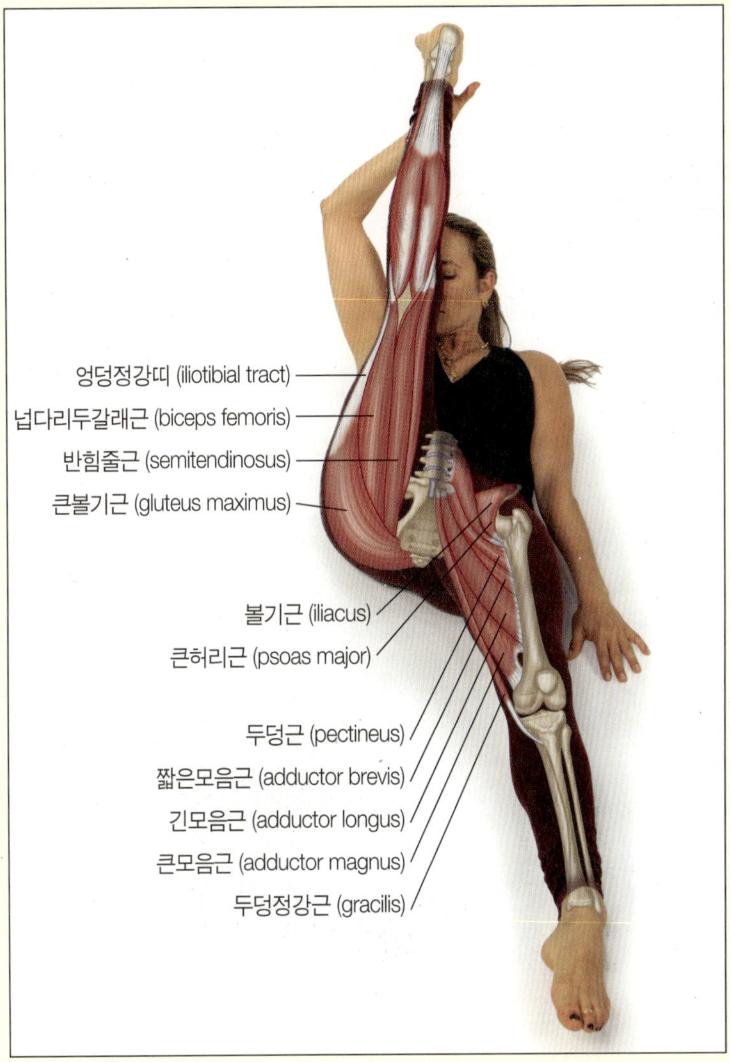

그림 9.13 : 숩타 파당구쉬타아사나.

흥미롭게도, 이 자세는 엉덩관절 굽힘근육과 엉덩관절 폄근육 즉, 넙다리네갈래근과 뒤넙다리근 사이의 관계를 보여준다. 뒤넙다리근과 엉덩관절 굽힘근육은 이런 자세에서 함께 열려야 한다. 우리가 선 상태에서든 누워서든 스트레칭하고 싶은 다리를 들어 올리면 어떤 지점에서 뒤넙다리근이 유연성의 한계에 부딪히게 된다. 이 점에서 골반이 뒤로 기울어지면서(tilting) 두덩뼈가 갈비뼈를 향해 움직인다. 우리는 또한 바닥에 있는 다리의 엉덩관절 굽힘근육에서 일어나는 긴장에 저항하게 된다. 이 근육이 골반이 뒤로 기울어지는 것을 제약하기 때문이다. 이렇게 되면 통상적으로 무릎이 굽혀지면서 엉덩관절 굽힘근육(이 경우에는 넙다리네갈래근)이 부드러워지고 골반이 돌아가면서 들리는 다리의 뒤넙다리근의 긴장을 수용할 수 있게 된다. 무릎을 곧게 펴고 골반이 기울어지는 것을 막으려면 반드시 넙다리네갈래근의 힘으로 뒤넙다리근의 긴장과 균형을 이뤄야 한다.

우리가 누운 상태에서 뻗은 다리를 아래로 내리려고(또는 선 상태에서는 다리를 곧게 펴려고) 노력하면 할수록 반대쪽 다리의 뒤넙다리근에 가해지는 압력은 커진다. 우리는 다리를 곧게 폄으로써 골반이 반대쪽 다리의 뒤넙다리근의 긴장을 수용하지 못하게 막는다. 다리 앞쪽에서의 긴장이 증가하면서 골반은 제자리에 있거나 앞쪽기울임(anterior tilt)을 하도록 끌어당겨지게 된다.

자누 시르사아사나 (Seated One-Legged Forward Bends)

자누 시르사아사나는 골반의 위치에 따라 어떤 조직이 앞쪽 굽힘에서 길어지는지에 영향을 줄 수 있음을 보여주는 분명한 사례다. 골반이 매트의 전방을 향한 상태에서 이 자세를 하면 곧게 뻗은 다리의 뒤넙다리근이 양발을 모으고 하는 앞쪽 굽힘에서처럼 스트레칭될 것이다. 그러나 여기에서 일어나는 일은 그뿐만이 아니다. 굽힌 다리는 벌어지면서 가쪽으로 돌아가는데 이렇게 하려면 골반이 넙다리뼈머리를 중심으로 돌아가야 한다. 이런 움직임은 (내가 때로 '이중' 가쪽돌림이라고 부르는) 더 큰 가쪽돌림을 일으키면서 다리를 넓게 벌린 앞쪽 굽힘과 비슷해진다.

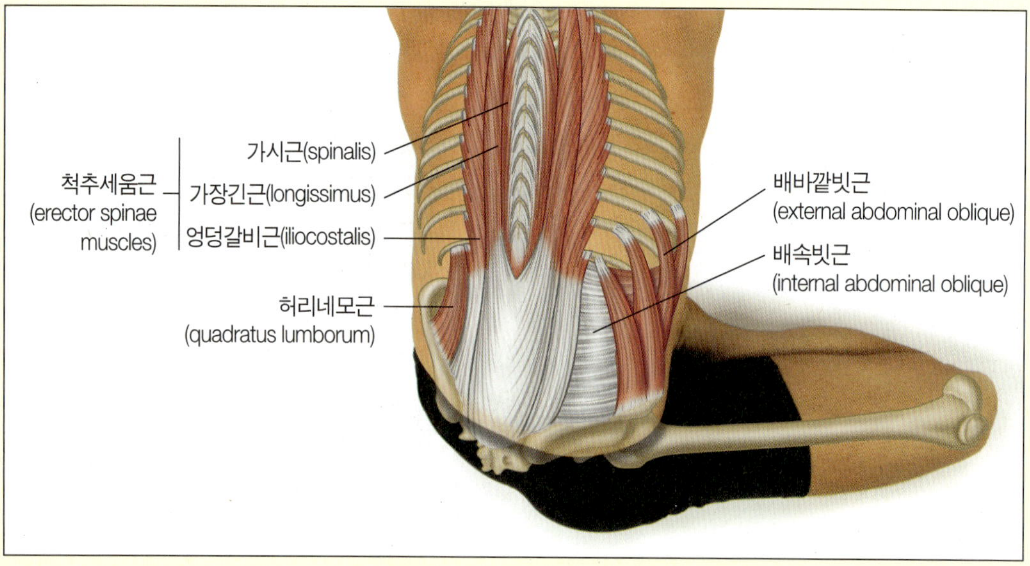

그림 9.14 : 자누 시르사아사나.

골반을 매트의 중간선에서 벗어나게 움직이면 곧게 뻗은 다리의 뒤넙다리근의 정렬에만 영향을 미친다. 이 각도와 무관하게 접은 다리는 여전히 골반에 대해 같은 위치에 있게 된다. 바뀌는 것은 곧게 뻗은 다리의 엉덩관절이다. 골반이 비스듬한 상태로 곧게 뻗은 다리 위로 '앞쪽 굽힘'을 하면 허리와 골반 바로 위쪽에서 접은 다리 쪽의 옆구리와 허리에 제약을 경험할 가능성이 더 커진다. 여기에는 허리네모근, 허리엉덩갈비근, 그리고 배빗근들이 포함된다. 이제는 우리가 척추를 돌려야 하기 때문에 그런 것이다.

여기에서도 같은 자세를 살짝 다른 방식으로 하면 스트레칭되는 조직이 완전히 달라진다. 대부분의 한 다리 앞쪽 굽힘 자세에서 그렇다. 골반의 위치에 따라 어느 조직이 작동하는지 뿐만 아니라 어느 조직이 길어지는지도 결정된다.

팔로 균형을 잡는 앞쪽 굽힘 (ARM-BALANCED FORWARD BEND)

내가 팔로 균형을 잡는 앞쪽 굽힘이라고 말했는가? 그렇다. 잠시 그 모습을 머릿속에 그려보자. 팔로 균형을 잡는다는 사실만 제외하면 앞쪽 굽힘이 틀림없다. 어쨌든 대부분의 자세들은 한 가지 이상의 항목에 맞아떨어지니까 말이다. 파리브르타 트리코나아사나를 생각해보라. 앞쪽 굽힘이면서 비틀기이다. 티티바아사나는 팔균형 자세이자 앞쪽 굽힘 자세이다.

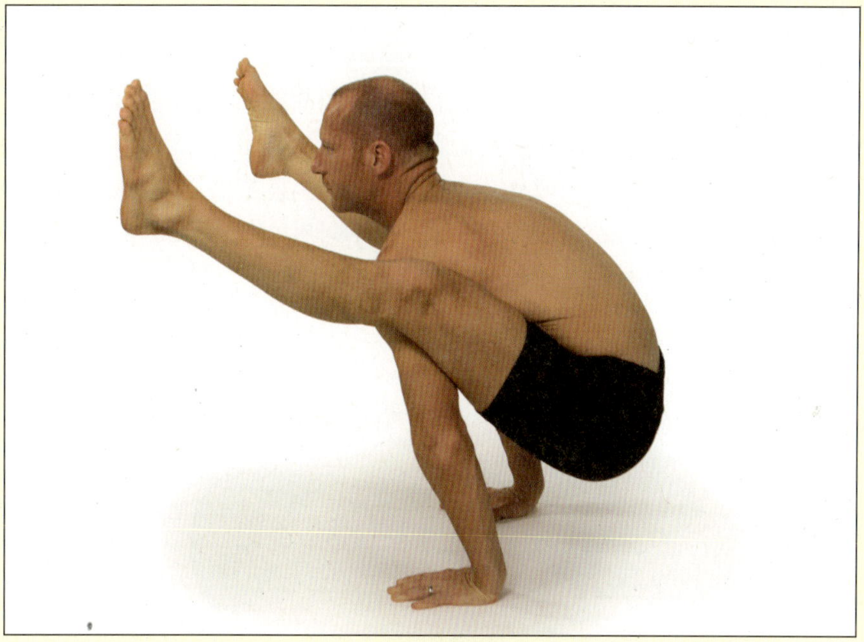

그림 9.15 : 티티바아사나.

앞쪽 굽힘에 대한 우리의 기본적 정의가 옳다면(즉, 몸통이 넙다리 사이에 또는 넙다리보다 앞에 놓인다면) 티티바아사나도 틀림없이 앞쪽 굽힘이다. 그렇기는 하지만, 기본적인 앞쪽 굽힘과는 느낌이 분명히 다르다. 여러 자세들이 서로 합쳐지는 전형적인 사례이다. 우리가 기본 앞쪽 굽힘에서 했던 작업들 덕분에 티티바아사나를 할 수 있게 되는 것이다. 여전히 해야 하는 작업이 남아 있다면 티티바아사나는 계속 안 될 것이다.

앞쪽 굽힘을 통해 뒤넙다리근이 열린다면 어깨를 다리 뒤로 하기는 쉬울 것이다. 티티바아사나로 몸을 들어올리려면 이런 능력이 필수적이다. 이 자세가 더 어려운 이유 중 하나는 몸을 떠받쳐 줄 바닥의 저항력이 더 이상 없다는 것이다. 바닥이 없이 뒤넙다리근의 긴장에 대항하는 넙다리네갈래근의 근력에만 의존해야 하는 것이다.

티티바아사나는 보조 없는 운동범위(unassisted range of motion)가 얼마인지를 보여준다. 무릎을 곧게 펴고 엉덩관절을 굽힌 상태를 유지하게 만들어 주는 유일한 수단은 넙다리네갈래근 및 다른 엉덩관절 굽힘근육의 힘뿐이기 때문에 보조가 없는 것이다. 넙다리네갈래근의 힘이 커지거나 뒤넙다리근의 저항이 줄어들면 티티바아사나에서 다리를 곧게 펴기가 쉬워진다. 바닥과 같은 부가적인 보조가 없는 상태로 티티바아사나에서 다리를 곧게 펼 수 있다면 쿠르마아사나에서와 마찬가지로 몸을 받쳐 줄 바닥이 실제로 있을 때에는 자세를 더 깊이 할 수도 있게 되는 것이다.

주요 동작: 쿠르마아사나 (THE MAIN EVENT: KURMASANA)

마침내 우리는 앞쪽 굽힘의 정점에 도달했다. 티티바아사나에서처럼 위쪽에 자리 잡고 있기 때문이 아니라 스트레칭의 깊이 때문에 정점이다. 티티바아사나와 쿠르마아사나의 차이는 티티바아사나에서는 뒤넙다리근의 길이를 늘려 나갈 때 그것을 받쳐 줄 바닥의 저항이 없다는 점이다. 앞선 앞쪽 굽힘에서 뒤넙다리근과 볼기근에 했던 작업이 보다 깊은 이 자세를 위한 준비운동이 되어 준다.

쿠르마아사나에서는 최소한 엉덩뼈결절과 손이 바닥에 닿는다. 자세를 최대한으로 표현할 수 있다면 골반, 넙다리, 손, 팔, 가슴이 모두 바닥에 닿는다. 변형 자세에서 완전한 자세로 넘어가려면 주로 엉덩관절이 유연해야 한다. 두번째로는 척추 근육이 앞쪽 굽힘에서 주로 허리에 느껴지는 압력을 수용할 수 있어야만 한다. 사실 허리에 부상을 일으킬 가능성이 가장 큰 두 자세를 꼽으라고 한다면 나는 쿠르마아사나와 숩타 쿠르마아사나라고 답할 것이다.

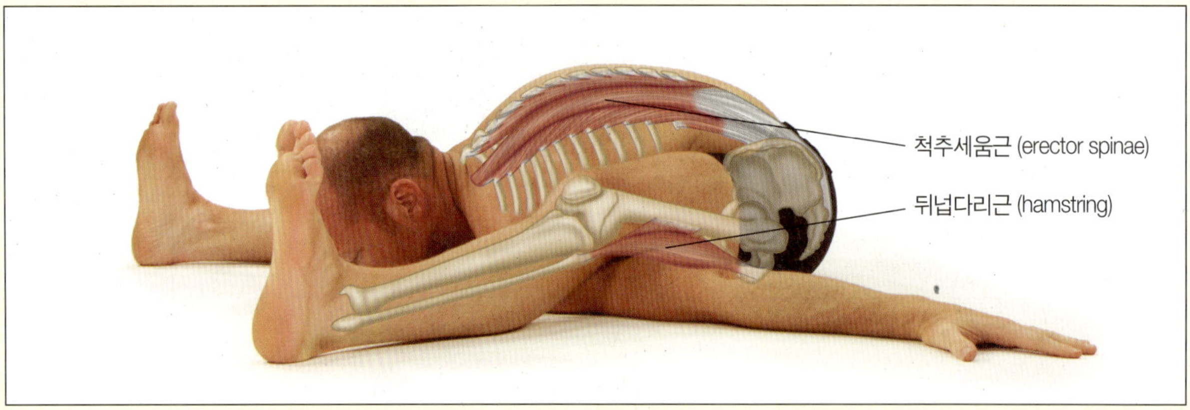

그림 9.16 : 쿠르마아사나는 뒤넙다리근, 엉덩부위, 등근육이 열려 있어야 한다.

이 자세로 들어가는 과정은 위태로울 수 있다. 중요한 점은 이 자세에서 작업을 할 준비가 제대로 되려면 일정 수준의 수련을 해야 한다는 것이다. 쿠르마아사나를 하는 방법은 두 가지가 있다. 선 자세에서 시작하거나 바닥에 앉은 자세에서 시작한다. 첫 번째는 더 역동적이고 지렛대 작용을 사용할 수 있다는 점에서 어떤 면에서는 더 쉽다. 앉은 자세에서 시작하는 것은 쿠르마아사나를 금방 시작한 학생들에게 더 적합하다.

선 자세에서 쿠르마아사나를 할 때, 몸을 앞으로 접고 다리 사이로 넣을 때에 유연한 뒤넙다리근이 얼마나 큰 도움이 되는지 볼 수 있다. 유연한 뒤넙다리근은 또한 양손으로 양 발목 뒤쪽을 잡고 앞으로 밀 때에 생기는 힘을 더 손쉽게 이용할 수 있게 해 준다. 이 압력은 어깨를 다리 뒤로 더 멀리 보내 준다. 이 지점에서 척추와 엉덩관절은 깊이 굽혀진다. 등과 엉덩관절이 여전히 열리지 않으려고 저항한다면 과도한 압력을 느끼면서 어깨를 충분히 뒤로 보내어 이 자세를 하는 데에 필요한 팔의 균형을 떠받쳐 주기 힘들 것이다.

어깨가 다리 뒤쪽으로 충분히 멀리 가면 모음근이 작동해서 넙다리를 몸의 양옆으로 들어 올려야만 한다. 다리가 몸통 양옆으로 너무 멀리 떨어져 버리면 다리오금이 팔꿉 위에 있게 되고 다칠 수 있다. 모음근이 효과적으로 작동하려면 엉덩관절 굽힘을 제약할 수 있는 엉덩관절 벌림근육의 저항을 극복할 만큼 충분히 강해야 한다. 지금까지 우리가 살펴보았던 내용이 정확히 이것이다. 즉, 엉덩관절 주변의 조직들이 어떻게 상호작용하느냐 하는 문제이다.

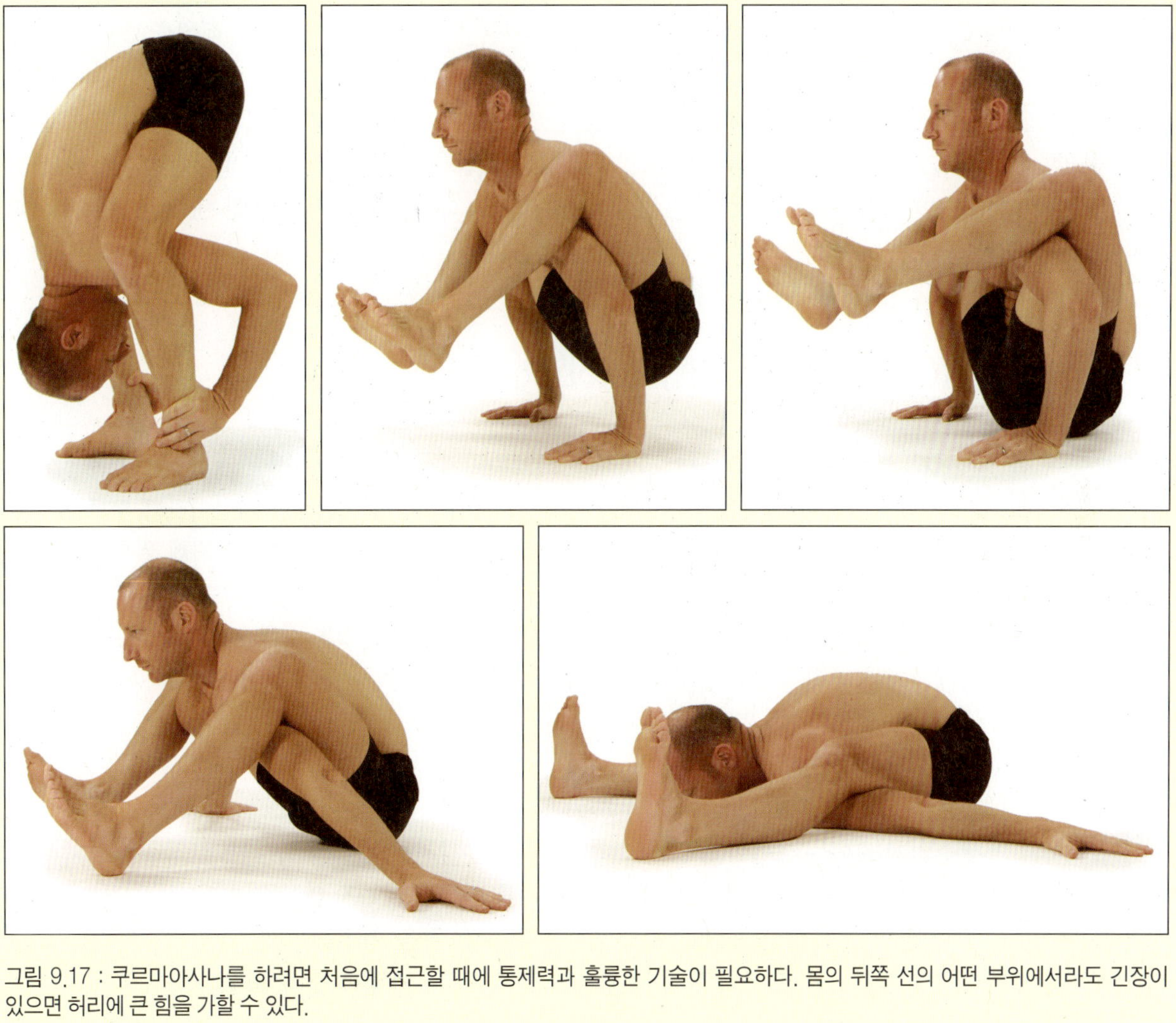

그림 9.17 : 쿠르마아사나를 하려면 처음에 접근할 때에 통제력과 훌륭한 기술이 필요하다. 몸의 뒤쪽 선의 어떤 부위에서라도 긴장이 있으면 허리에 큰 힘을 가할 수 있다.

우리는 다음으로 팔꿉을 굽히고 자리를 단단히 잡아야 하며 동시에 모음근을 작동시켜 다리가 옆으로 밀려 나가지 않게 해야 한다. 여기에서부터 모든 것들이 바닥 쪽으로 미끄러져 내려갈 때 중력을 극복해야만 한다. 가슴, 넙다리, 양팔이 바닥에서 닿으려면 우리는 넙다리네갈래근을 서서히 작동시켜 뒤넙다리근의 길이에 대항하는 것을 느껴야 한다. 우리가 이처럼 깊은 앞쪽 굽힘 상태에 있다는 사실은 뒤넙다리근이 길어지면서 생기는 긴장에 대립하게 된다는 뜻이다. 물론 뒤넙다리근에 긴장이 많을수록 무릎을 곧게 펴기가 더 힘들다. 뒤넙다리근에 긴장이 많을수록 골반의 앞쪽기울임도 커질 것이고 부분적으로는 이 때문에 이 자세가 허리에는 위태로울 수 있다.

상체를 사용하여 자세를 더 깊이 하는 데에 도움이 되는 감각과 힘을 만들어 낼 수도 있다. 우리는 다리에만 집중하는 경향이 있는데 상체에도 신경을 좀 더 써 주면 생각지도 못한 엄청난 차이를 만들어 낼 수 있다. 나는 보통 학생들에게 위팔로 다리를 위로 밀어 보라고 한다. 이렇게 하면 두 가지 일이 일어난다. 빗장뼈에 과한 압박이 가해지는 것을 막을 수 있고 자세를 잡은 상태에서 척추를 더 펼 수 있게 해 주는 저항력을 만들어 준다. 척추를 펴면 타이트한 뒤넙다리근 때문에 일어나는 골반의 뒤쪽기울임에 저항하는 데에도 도움이 된다.

우리는 복장빗장관절이 이 자세에서 '튀지' 않기를 바란다. 양팔을 다시 눌러 다리 사이로 집어넣으면 이런 일이 일어나는 것을 막을 수 있다. 양다리를 안으로 스퀴즈하면서 팔을 내리누르면 복장빗장관절에서 다른 곳으로 집중을 돌릴 수 있다. 더불어 이렇게 하면 넙다리네갈래근을 수축시키고 이 자세에 대한 당신의 지각과 느낌을 바꾸는 법을 배우는 데에도 유익할 것이다.

일반적 패턴(COMMON PATTERNS)

늘 그렇듯이 특정한 아사나를 볼 때에는 그 패턴, 그리고 그 패턴이 다른 자세와 어떤 관계가 있는지를 살펴본다. 학생의 진도에 부정적인 영향을 미치는 패턴, 내가 '회피 유형(avoidance type)' 패턴이라고 부르는 것들도 살펴본다. 회피 패턴은 의식적으로는 드러나지 않는다. 그저 의도한 목표에 도달하기 위해 필요한 것들을 하고 있는 몸일 뿐이다. 여기에는 양발을 가쪽돌림 한다거나 무릎을 굽힌다거나 척추를 둥글게 만다거나 넙다리를 가쪽돌림 한다거나 어깨를 좁게 오므리는 것까지도 포함된다. 이런 것들은 각각 앞쪽 굽힘에서 무슨 일이 일어나고 있는지를 말해 준다.

둥근 척추(Rounded Spine)

앞쪽 굽힘에서 가장 흔하게 보이는 패턴이 둥근 척추이다. 이는 몇 가지 가능성을 시사한다. 척추의 등뼈 부분이 둥글 수 있다. 그러나 더 흔한 경우는 골반이 넙다리뼈머리를 따라 돌아가지 않는 것이다. 약간 진퇴양난의 상황일 수 있다. 앞쪽 굽힘을 하지 않으면 스트레칭해야 하는 조직을 어떻게 늘릴 것인가? 이런 식으로 척추에 너무 많은 압력을 가하면 척추나 척추사이원반을 다칠 수 있다. 어떻게 할 것인가?

내가 앞쪽 굽힘을 할 때 등이 둥글어지는 학생들에게 허리에서 작은 아치 모양을 유지해 보라고 또는 작은 아치를 그리듯이 해 보라고 하는 이유가 바로 이것이다. 실제로 척추에서 그런 아치를 볼 수 있다는 뜻이 아니라 둥근 모양 즉, 허리에서의 굽힘을 조금 없애려는 의도나 노력만으로도 변화를 시작하기에는 충분하기 때문이다. 이 기법은 학생들이 평평한 등으로 앞쪽 굽힘을 하도록 서서히 나아가게 해 주면서도 동시에 뒤넙다리근을 안전하게 스트레칭할 수 있도록 도와준다.

발이 비틀리고 넙다리는 가쪽으로 돌아감 (Feet Turned In and Thighs Externally Rotated)

앞쪽 굽힘을 깊이 하고 있을 때 발이 비틀리면서 발바닥이 서로 마주보려고 한다는 것을 느껴 본 적이 있는가? 궁금하게 여겨본 적은 있는가? 이런 경우 넙다리는 무의식적으로 가쪽으로 돌면서 뒤넙다리근의 직접적인 긴장선(line of tension)을 회피하려고 한다. 즉, 다리가 곧게 뻗어 있으면 뒤넙다리근이 만드는 긴장선이 더 분명해지는 것이다. 다리가 돌아가면 긴장이 감소한다. 넙다리가 돌아가면서 무릎 역시 약간 굽는다. 발에서도 이런 변화가 나타나는 것이다.

이런 패턴은 몸이 제약을 따라서 움직여 나가는 방식임을 기억하라. 앞쪽 굽힘을 할 때 우리는 넙다리뼈머리에 압력을 가한다. 이 압력이 넙다리뼈를 가쪽으로 돌릴 수 있고 따라서 내가 묘사하고 있는 패턴이 나타난다. 우리는 이를 보상하기 위해 넙다리를 안쪽으로 돌림으로써 반대 방향으로 작동해야 한다. 엉덩관절 굽힘근육이기도 한 모음근을 사용하면 이런 현상이 가장 쉽게 일어날 수 있다. 양다리를 서로 스퀴즈하는 것만으로도 골반이 넙다리뼈에 가하는 압력 때문에 일어나는 가쪽돌림의 양이 줄어들고 다리가 올바른 방향을 계속 향할 수 있게 된다.

무릎 굽힘(Bending the Knees)

앞쪽 굽힘에서 무릎이 굽혀지는 데에는 몇 가지 그럴 만한 이유가 있다. 우선 우리가 똑바로 앉지 못하면 배근육이 수축해서 우리가 뒤로 넘어가는 것을 막아 주어야만 한다.

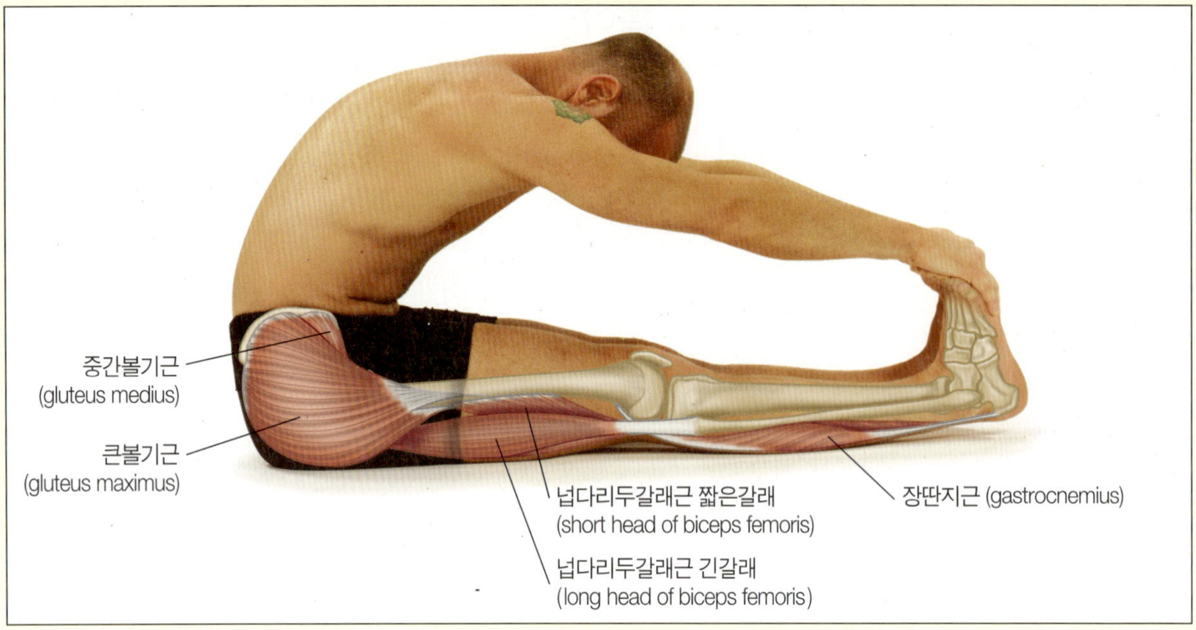

그림 9.18 : 이 앞쪽 굽힘에서는 뒤넙다리근의 긴장 때문에 골반이 뒤로 많이 기울어 있다.

무릎 굽히기는 이 문제에 대한 간단한 해법이다. 또한 뒤넙다리근이 엉덩뼈결절을 끌어당길 때의 힘도 줄여 준다. 이렇게 하면 골반이 보다 중립 위치로 가게 된다. 파스치모타나아사나에서처럼 바닥에 앉아 있다면 무릎을 굽힌 채로 똑바로 앉아 있을 수도 있다.

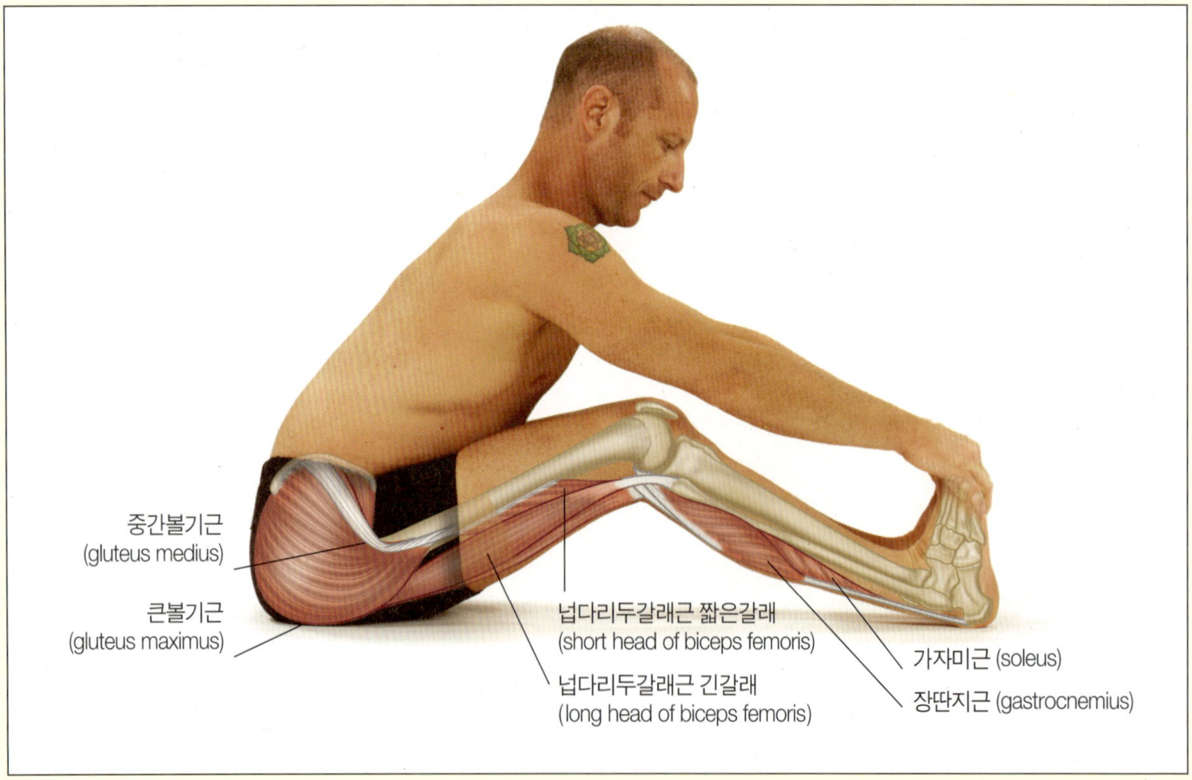

그림 9.19 : 이 앞쪽 굽힘에서는 무릎을 굽힘으로써 뒤넙다리근에서 비롯되는 긴장이 줄어들어서 골반이 앞으로 기울어질 수 있게 된다.

그러나 여기에는 단점이 있다. 앞쪽 굽힘을 하는 이유 중 하나가 뒤넙다리근을 늘리기 위한 것임을 기억하는가? 우리가 무릎을 굽히면 뒤넙다리근에 가해지는 압력이 줄어든다. 그러면 우리가 뒤넙다리근을 잠재적으로 늘릴 수 있는 길이도 줄어든다. 그러면 어떻게 균형을 잡을 것인가?

나는 항상 학생들에게 어떤 자세에서 무릎을 굽혀야겠다면 (부상이 없이 작업을 하고 있다는 전제 하에) 일단 자세를 취하면 최소한 무릎을 곧게 펴려고 '노력은 해 보라'고 말한다. 나는 대개 "무릎을 곧게 펴려고 근력을 20% 사용해 보라."라고 말한다. 20이라는 숫자가 반드시 '정확한' 숫자일 필요는 없다. 그저 학생이 무리하지 않은 상태로 다리를 곧게 펼 수 있도록 이끌어 줄 수 있는 숫자면 된다. 이렇게 하면 뒤넙다리근에 다시 압력이 가해진다.

이렇게 적은 양의 노력만으로도 뒤넙다리근에 주는 압력의 양을 조절하는 데에 도움이 된다. 무릎이 유연해지면 우리는 뒤넙다리근의 궁둥뼈결절 쪽 끝을 통상적 범위 이상으로 스트레칭할 수 있다. 우리는 책의 첫 부분에서 이에 관련한 궁둥뼈결절통증에 대해 이미 이야기한 바 있다. 그러므로 당신이 무릎을 굽힐 수 있는 것은 틀림없지만, 그런 다음에는 어느 정도까지는 다시 곧게 펴려고 노력하라. 이렇게 하면 뒤넙다리근의 전체를 다시 스트레칭하는 방향으로 갈 수 있다.

젖힌무릎(Hyperextended Knees)

젖힌무릎은 무릎을 구성하는 뼈의 끝부분 모양과 관련이 있는 유전적 문제이다. 젖힘은 뼈 차원에서 일어나기 때문에 해부학적으로 이를 바꾸기는 더욱 힘들다. 우리가 정말 해야 할 일은 젖힌무릎이 젖혀져서 무너지지 않게 다시 재훈련시키는 것이다. 우리는 기능적 변화를 일으키는 것이다. 기본적으로는 무릎에 장기적인 손상의 가능성을 예방하기 위해 새로운 신경근육 패턴을 만들어야 한다.

무릎에 약간의 젖힘이 있지만 아무런 문제없이 활동적이고 충만한 삶을 사는 사람들이 많이 있다. 그러므로 나는 심각한 젖힘이 나타나는 사람들이 있을 때에만 이 문제에 집중하는 편이다. 젖힘이 경미하다면 무릎관절에 기능장애나 손상이 있지 않은 한은 대개 큰 문제가 되지 않는다.

더 극단적인 사례에서는 잠재적인 문제가 여러 가지 있다. 연골이 불규칙하게 닳을 수 있다. 뒤십자인대가 과도하게 스트레칭될 수 있고 그러면서 젖힘이 더 심해진다. 뒤넙다리근과 장딴지근의 힘줄이 과도하게 스트레칭될 수 있다. 가장 쉬운 해결책은 무릎을 살짝 굽힌 상태로 유지하는 것이다. 이렇게 하면 젖힘을 방지하고 근육이 무릎을 어디까지 펴야 하는지 다시 훈련시킬 수 있다. 관절은 이렇게 약간 굽힌 상태를 유지하는 것에 익숙해지고 오랜 시간 동안 의식적으로 이렇게 하다 보면 이런 조정이 자동적으로 일어나게 된다.

상체의 과도한 사용(Overdoing with the Upper Body)

잠시 여기에서 상체를 논의에 포함시키는 것이 유익할 것 같다. 앞쪽 굽힘 자체는 대부분 다리, 엉덩관절, 척추에 관한 문제이지만 우리는 양팔을 사용하여 발가락이든, 발이든, 정강이든, 아니면 요가 스트랩이든 붙잡게 된다. 여기에서 나는 모든 요가 선생들이 싫어하는 어깨 패턴으로 돌아간다. 어깨가 귀까지 올라오고 목 뒷덜미가 움츠러든 패턴 말이다. 신경이 거슬리지 않는가?

이 패턴은 학생이 앞쪽 굽힘에서 팔 힘에 너무 심하게 의존하고 있음을 알려준다. 어깨뼈를 다시 아래로 내려놓으라고 말로 신호를 주는 것은 아무 문제가 없지만 나는 이 패턴을 이용하여 학생이 제대로 앞쪽 굽힘을 하도록 격려해 주는 기회로 삼는다. 나는 학생에게 손으로 붙잡고 있는 것이 무엇이든 놓아 버리라고 한다.

일단 잡은 것을 놓아 버리면 엉덩관절 굽힘근육이 자세를 유지해야 한다. 이것은 좋은 현상이다. 우리는 앞쪽 굽힘에서 엉덩관절 굽힘근육과 넙다리네갈래근을 최대한 사용하려고 하며, 그럼으로써 이 근육들의 타고난 세기가 대항근(뒤넙다리근)의 긴장과 협력하거나 대적하게 된다. 지지대를 놓아 버린 다음에 이 근육들에 의지해서 앞쪽 굽힘을 유지하려고 하는 학생들에게 나는 붙잡고 있었던 것을 다시 잡으라고 한다. 이제는 지지대가 앞쪽 굽힘을 일으키는 것이 아니라 그저 앞쪽 굽힘을 도와주기만 하는 것이 된다.

학생의 어깨 움직임을 바로잡아 주고 싶을 때 나는 당신도 틀림없이 익숙할 교정법을 쓴다. 나는 학생들이 어깨뼈를 움직이라고 하는데, 등 아래쪽이 아니라 어깨뼈 내밈의 앞쪽으로 움직이라고 한다. 학생들이 이렇게 하면 팔꿈은 더 바닥을 가리키게 된다. 이렇게 하면 자연스럽게 목과 어깨의 움츠림도 줄어들고 어깨뼈는 앞을 향해 움직인다.

이런 이른바 '문제' 패턴은 다른 자세들에도 사용할 수 있는 새로운 신경근육 패턴을 훈련시키는 데에 도움이 되는 기회를 제공한다. 솔직히 말해 어깨뼈가 앞쪽 굽힘에서 이 방향으로 움직여야만 할 이유는 하나도 없다. 그러나 우리 몸이 어떤 동작에 더 익숙할수록 나중에, 그리고 같은 동작 패턴을 요구하는 다른 자세에서 동일한 동작 패턴에 다가가기 쉬워진다.

배근육은 어떤가?(WHAT ABOUT THE ABDOMINALS?)

우리가 아직까지 엉덩관절 굽힘근육으로서 배근육에 대해 한 번도 언급하지 않아서 의아했는가? 왜냐하면 배근육은 엉덩관절 굽힘근육이 아니기 때문이다. 그렇다면 앞쪽 굽힘을 할 때에는 이 근육을 작동시킬 필요가 없다는 뜻인가? 그렇다. 앞쪽 굽힘에서 배근육이 자주 사용되기는 하지만 사용해야 할 '필요'는 없다. 배근육은 앞쪽 굽힘에서 두 가지 방식으로 기능할 수 있다. 우선 골반에 대해 몸통을 안정시키는 데에 도움을 줌으로써 우리가 엉덩관절을 더 깊이 굽힐 수 있게 해 준다. 또한 수축함으로써 척추의 굽힘을 더 깊이 할 수 있게 된다. 이 지점에서 배는 우르드바 무카 스바나아사나에서 지나치게 스퀴즈한 엉덩근처럼 될 수 있다. 즉, 불필요하게 심하게 할 수 있다는 뜻이다. 당신이 원하는 목표에 다가가게 해 주기 위해 몸이 할 수 있는 모든 일을 하는 또 다른 사례가 바로 이것이다. 당신은 앞쪽 굽힘에서 배를 이완할 수 있는가?

사실 나는 앞쪽 굽힘에서 척추를 늘이려면 배근육을 이완해야 한다고 말하고 싶다. 배근육이 일을 하고 있으면 허리/척추는 굽힘 상태에서 둥글어질 가능성이 커지는데, 척추가 길어지려면(또는 납작해지려면) 반드시 펴져야만 한다.

배근육과 뒤넙다리근에 관해 또 다른 흔한 패턴이 있다. 아도 무카 스바나아사나에서나 앞쪽 굽힘에서 흔히 보인다. 뒤넙다리근이 타이트한 학생들은 대개 앞쪽 굽힘에서 배근육을 이완하기 힘들어 한다. 이는 골반에 대한 뒤넙다리근과 배근육의 관계에서 비롯된다. 웃카타아사나에서 많은 사람들이 그러듯이 '꼬리뼈를 말아 넣으려고' 하면 뒤넙다리근과 배근육이 함께 짧아지면서 이런 움직임을 만든다.

앉아서 하는 앞쪽 굽힘에서 이 관계에 대해 살펴보자. 뒤넙다리근이 타이트하면 골반을 잡아당기면서 뒤쪽기울임을 하게 만든다. 결과적으로 척추가 골반의 위치에 비해 뒤로 움직인다. 뒤로 자빠지지 않으려고 학생들은 자동적으로 배근육을 써서 몸통을 안정시킨다.

아도 무카 스바나아사나에서 이와 동일한 패턴을 볼 수 있다. 타이트한 뒤넙다리근과 수축된 배근육이 둥근 허리를 만드는 긴장 패턴을 일으킨다. 뒤넙다리근에서의 긴장이 골반의 뒤쪽기울임을 일으키고 배근육도 짧게 만든다. 이 뒤넙다리근이 열릴 때까지는 배근육이 힘을 풀고 이완함으로써 척추가 더 길어지고 공간을 열게 하기 힘들 것이다.

결론(CONCLUSION)

앞쪽 굽힘은 간단하기도 하고 복잡하기도 하다. 앞으로 몸을 숙여서 어떻게든 발가락이나 발을 붙잡는다는 점에서는 간단하다. 그러나 몸의 다양한 부분을 조율해서 깊고 큰 앞쪽 굽힘을 하기는 어렵다. 자연스럽게 우리는 장점을 활용하고 약점을 피하려 한다. 요가 아사나의 큰 교훈 중 하나가 바로 이것이 아닐까 한다. 우리 작업은 우리가 할 수 있는 한 우리 몸에 큰 균형을 잡아 주는 것이며 이런 작업이 우리 마음과 습관에도 영향을 주리라는 믿음을 갖는 것이다.

앞쪽 굽힘을 보다 전체론적인 관점에서 보기 시작하려면 당신이 피하는 경향이 있는 해부학적 부분에 주의를 기울여라. 그리고 그 부분들의 패턴을 다시 만들어라. 이렇게 작은 변화들이 모여서 멋지고 간단한 앞쪽 굽힘을 만들어 낼 것이다.

10 엉덩관절 가쪽돌림의 해부학적 패턴 (Anatomical Patterns in External Hip Rotation)

엉덩관절 가쪽돌림은 모든 아사나 수련의 여러 부분에서 나타난다. 트리코나아사나, 파르스바코나아사나, 자누 시르사아사나, 받다 코나아사나, 파드마아사나, 카포타아사나, 에카 파다 시르사아사나, 드위 파다 시르사아사나가 모두 이 주제와 관련 있다.

앞서 논의했듯이, 엉덩관절 가쪽돌림이라고 흔히 묘사하는 현상을 바라보는 방식은 둘 이상이다. 우리는 골반에 대해 넙다리뼈가 어떤 위치에 놓이는지를 볼 수 있다. 그러나 이것은 가쪽돌림의 반쪽에 불과하다. 여러 자세에서 우리가 하는 것이 바로 이런 동작이다. 그러나 넙다리뼈가 가쪽으로 돌아간 다음에 넙다리뼈머리를 중심으로 골반이 돌아가는 방식으로 가쪽돌림을 더 깊이 할 수도 있다.나는 우리가 이런 동작 패턴을 탐구하는 과정에서 가쪽돌림의 정점 자세의 기준을 높이 잡으려고 한다. 많은 사람들은 에카 파다 시르사아사나가 절대 되지 않을 것처럼 보인다. 이 자세는 대개 높이 떠받들어지는 요가 자세의 '성배'와 같은 자세 중 하나이다. 이처럼 숭고한 유형에 속하는 다른 아사나들은 파드마아사나, 깊은 뒤쪽 굽힘, 시르사아사나 등이 있다. 누구나 하고 싶은 자세이지만 때로 달성 불가능한 것처럼 보이는 자세들이다. 좋은 소식을 하나 알려주겠다! 당신이 깨달음을 얻느냐는 다리를 머리 뒤쪽으로 돌릴 능력이 있느냐 하는 문제에 달려 있지 않다. 그래도 대단해 보이기는 하다. 그렇지 않은가?

에카 파다 시르사아사나는 개인적으로도 벅찬 과제 중 하나이다. 나는 드위 파다 시르사아사나를 넘어 이 자세로 들어가기 위해 많은 시간과 에너지를 들였다. 내가 너무 오래 여행을 하거나 집중하고 전념해서 매일 아사나 수련을 하지 못하면 금세 사라지는 자세들이다. 요점은 이런 자세들을 할 수 있는 내 능력이 늘었다 줄었다 하는 것에 나는 너무나 익숙하다는 것이다

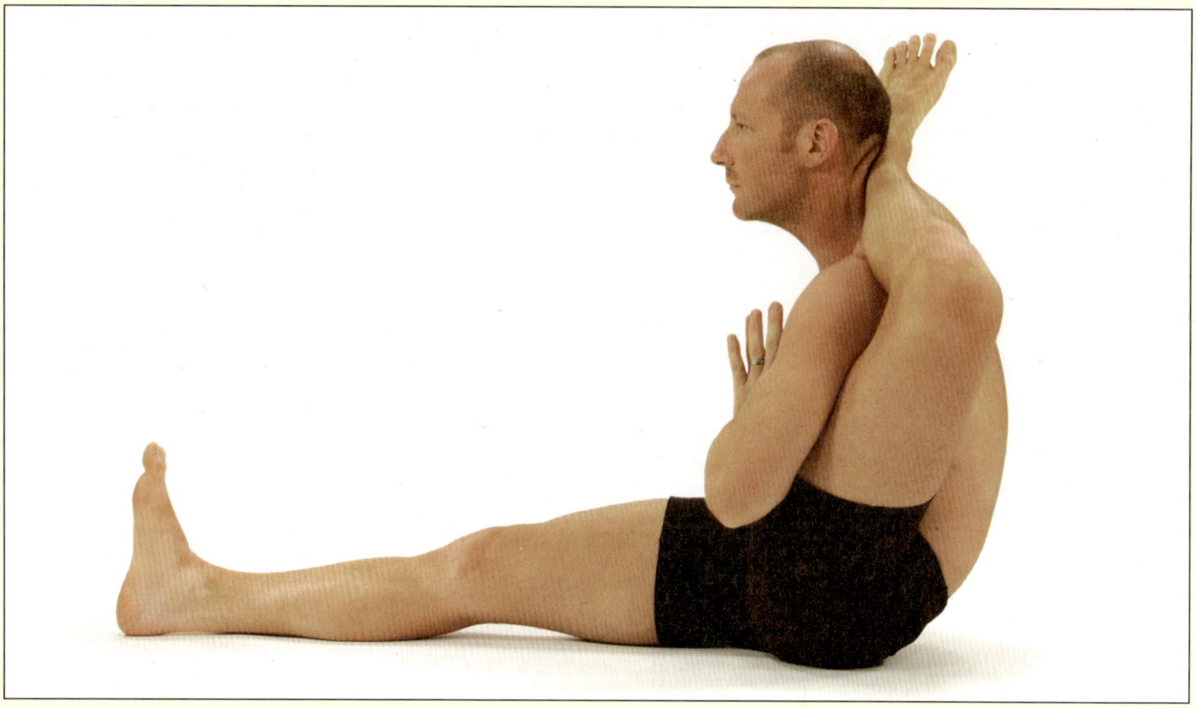

그림 10.1 : 에카 파다 시르사아사나.

되풀이해서 말해야겠다. 어려움은 곧 기회이다. 이 자세들은 내가 발견과 체념 사이의 꼬부랑길을 나아갈 수 있게 이끌어 주었다. 알맞은 조직들이 미리 열려 있고 튼튼하지 않으면 다리를 머리 뒤에 두는 것은 상당히 위태롭고 잠재적으로 위험할 수도 있다. 해부학적으로도 복잡하며 자세를 풀 때에도 참을성이 필요하다.

이처럼 어려운 자세를 할 때에는 우리가 준비할 수 있는 모든 부분들을 탐구하는 것이 매우 중요하다. 이 자세는 우리가 시퀀스를 만들 때에 어디에 들어가야 할 것인가? 우리는 어떤 해부학적 패턴을 찾으려 하는가?

해부학(THE ANATOMY)

해부학적으로 엉덩관절은 골반과 넙다리뼈라는 두 뼈가 만나서 만들어짐을 명심하라. 한쪽이 고정된 상태에서 다른 뼈가 움직이면 우리는 엉덩관절을 움직이고 있는 것이다. 당연한 말처럼 들리겠지만 엉덩관절의 움직임에 대한 우리의 개념은 대개 넙다리뼈의 움직임에 제한된다. 우리는 해부학자세에서 시작하는 움직임에 대해 생각하는 것에 익숙한 것이다.

엉덩관절은 모든 방향으로 엄청난 운동범위를 갖고 있기 때문에 엉덩관절을 둘러싼 조직들은 엉덩관절을 모든 방향으로 끌어당길 수 있다. 내가 이 말을 하는 것은 엉덩관절의 근육들이 대개 한 가지 이상의 움직임을 일으키며 한 근육에서도 어느 부분이 활성화하느냐에 따라 이따금 서로 반대되는 움직임을 일으키기도 한다는 점을 깨닫는 것이 특히 중요하기 때문이다. 중간볼기근이 떠오른다. 이 근육의 앞부분은 엉덩관절을 굽히고 안쪽으로 돌리지만 뒷부분은 엉덩관절을 펴고 가쪽으로 돌린다.

설상가상으로 엉덩관절에서 느끼는 저항은 우리가 해부학자세에서 엉덩관절을 굽힐 때 변화할 수도 있다. 엉덩관절 항목에서 이에 대해서는 이미 살펴보았지만 여기에서도 되풀이하는 것은 정점 자세로 향해 가면서 정확히 이런 현상이 일어나기 때문이다. 다리를 머리 뒤로 올리려면 우리는 엉덩관절에서 굽힘, 벌림, 가쪽돌림을 포함한 여러 가지 움직임을 결합해야 한다. 이런 조합은 가쪽돌림에서 엉덩관절이 완전히 굽혀졌기 때문에 가쪽돌림근육(특히, 여섯 깊은가쪽돌림근육)을 스트레칭하게 됨을 뜻한다. 해부학자세에서는 정반대의 현상이 일어난다. 일반적으로 가쪽돌림에서는 안쪽돌림근육을 스트레칭하게 된다.

필요한 작용의 이런 조합 때문에 우리는 엉덩관절에 대해 작업할 때에는 보다 전체론적으로 생각할 수 있다. 같은 근육이 한 가지 이상의 작용을 하기 때문에 우리는 에카 파다 시르사아사나에서 하려고 노력하는 정확한 움직임을 준비하는 것에만 한정지을 필요가 없다. 개인적으로 나는 수련할 때에는 최대한 원하는 패턴에 가깝게 하려고 노력하는 것이 최선이라고 생각하지만, 같은 근육들을 잡아당기는 각도에 변화를 주는 것 또한 유익하다.

중간볼기근은 돌림근육이자 벌림근육이다. 우리가 엉덩관절을 모으면 이 근육을 스트레칭하게 된다. 이제 같은 근육이 안쪽돌림과 가쪽돌림도 한다는 점을 생각해보자. 어떤 점에서는 엉덩관절을 모음으로써 벌림근육인 중간볼기근을 스트레칭하는 것 또한 중간볼기근의 돌림 능력을 향상시키는 것이다.

선 자세(STANDING POSTURES)

선 자세는 우리가 가쪽돌림 패턴에 대해 어떻게 작업해야 할지를 처음으로 맛보기 할 수 있는 기회가 된다. 물론 선 자세의 아르다 파드마아사나도 있지만 이 특정 패턴에서 작업의 진수는 앉은 자세에서 하는 것이다. 왜 그런가? 선 자세에서는 우리가 균형을 잡고 직립해 있을 수 있도록 다리를 사용하고 있기 때문이다. 따라서 다리 근육들은 다양한 방식으로 수축할 때 일어나는 긴장 상태에 있게 된다. 바닥에 앉으면 파드마아사나의 패턴을 더 깊이 작업할 수 있게 된다. 서서 하는 아르다 파드마아사나를 시작하기 한참 전에 이미 엉덩관절 가쪽돌림에 대한 우리의 첫 작업이 시작되는 것이다.

트리코나아사나 (Trikonasana)

트리코나아사나는 완전한 엉덩관절 가쪽돌림으로 가는 길에 첫 번째 기착지이다. 우리는 두 개의 엉덩관절과 두 개의 다리가 있기 때문에 우리가 잠재적으로 가쪽돌림 작업을 할 수 있는 부위는 두 군데가 있다. 바로 앞쪽 다리와 뒤쪽 다리이다. 트리코나아사나에서는 앞쪽 다리와 뒤쪽 다리가 서로 다른 위치에 있지만 둘 다 이 패턴에 영향을 미친다. 앞쪽 다리에서 우리는 가쪽으로 돌린다. 뒤쪽 다리에서 우리는 더 깊이 들어가기 위해 열어야 하는 조직들 일부를 늘인다.

앞쪽 다리(The Front Leg)

가쪽돌림은 트리코나아사나에서 앞쪽 다리에서부터 시작한다. 해부학자세를 기준으로 하면 엉덩관절의 벌림, 가쪽돌림, 굽힘이 한꺼번에 일어난다. 가쪽돌림으로 가는 여정에서 가장 큰 영향을 미치는 움직임이 벌림이다. 골반을 수직 위치에 놓으려고 움직일 때에 벌림이 일어난다. 벌림을 어떻게든 할 수 있느냐 보다는 우리가 벌림을 하려고 노력할 때 무슨 일이 일어나는지가 더 중요하다.

골반을 이런 식으로 정렬하려고 함으로써 모음근육에 압력을 가하기 시작한다. 골반이 더 수직에 가까워질수록 모음근육에 가하는 압력은 더 커지고 벌림과 가쪽돌림에서의 작용은 더 커지게 된다. 모음근육은 안쪽돌림 근육이기도 하기 때문에 가쪽돌림을 제약할 수 있음을 기억하라. 트리코나아사나에서 모음근육을 열기 위해 하는 작업은 나중에 더 많은 돌림을 요구하는 자세들을 하게 될 때에 도움이 될 것이다.

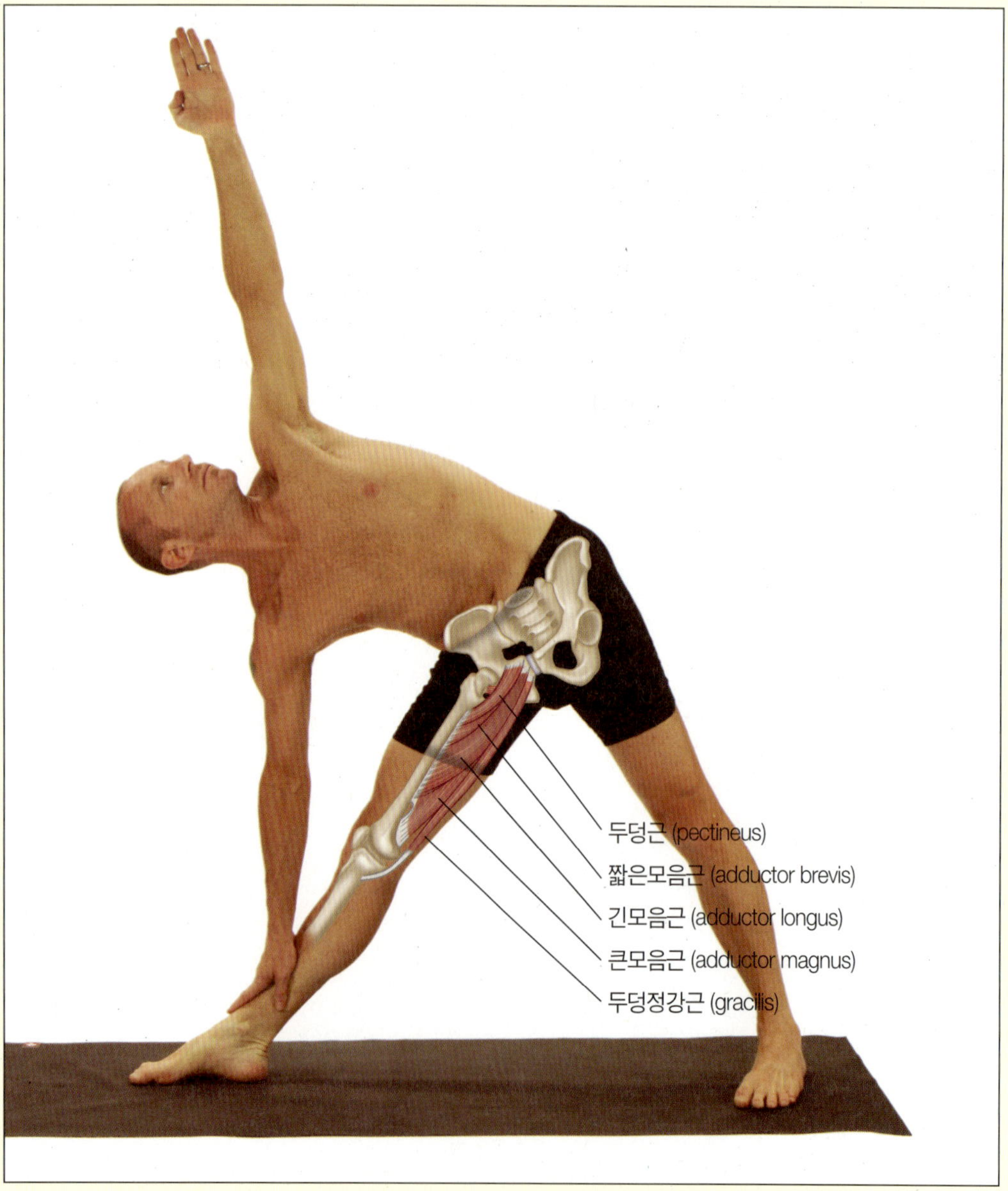

그림 10.2 : 간단한 자세에 불과하지만, 트리코나아사나는 엉덩관절 가쪽돌림 패턴을 시작하게 해 준다.

트리코나아사나에서 넙다리뼈의 작동을 시각화하는 것과 더불어 골반이 넙다리뼈를 축으로 돌아가는 모습도 시각화해 보려고 하라. 이제 돌림이 더 잘 느껴지는가? 문자 그대로의 해부학 자세와는 다른 의도로 작업하고 있었을 수도 있다. 넙다리뼈를 안쪽돌림을 하라는 말을 들었다면 틀렸다고 생각지 마라. 우리는 최대한 해부학적으로 문자 그대로 가능한 이야기를 하고 있다. 감으로 하는 해부학과 현실의 인체의 차이가 이런 것이다. 여기에서 다리는 문자 그대로 해부학자세를 취하고 있는 몸에 대해 가쪽으로 돌아간다. 가쪽으로 돌아간 위치에서 우리는 안쪽으로 돌리려고 할 수 있다. 그러면 이것은 안쪽돌림인가 가쪽돌림인가? 해부학적 연관관계를 이해하기 위해 감각과 느낌을 탐구해 보라.

뒤쪽 다리(The Back Leg)

문자 그대로 한다면 트리코나아사나의 뒤쪽 다리는 엉덩관절에서 모아진다. 앞쪽 다리에서 일어나는 것과는 매우 다르다. (앞쪽 다리에서처럼) 모음근육에 압력을 가하는 대신 이 자세에서 뒤쪽 다리는 벌림근육 즉, 깊은 볼기근들에 압박을 가한다. 여기에는 중간볼기근과 작은볼기근이 포함된다. (근육의 앞부분인지 뒷부분인지에 따라 달라지겠지만) 둘 다 벌림근육이자 엉덩관절의 안쪽돌림근육과 가쪽돌림근육이다. 이 다리에서 모음에 대한 작업을 하면서 이 근육들이 늘어난다.

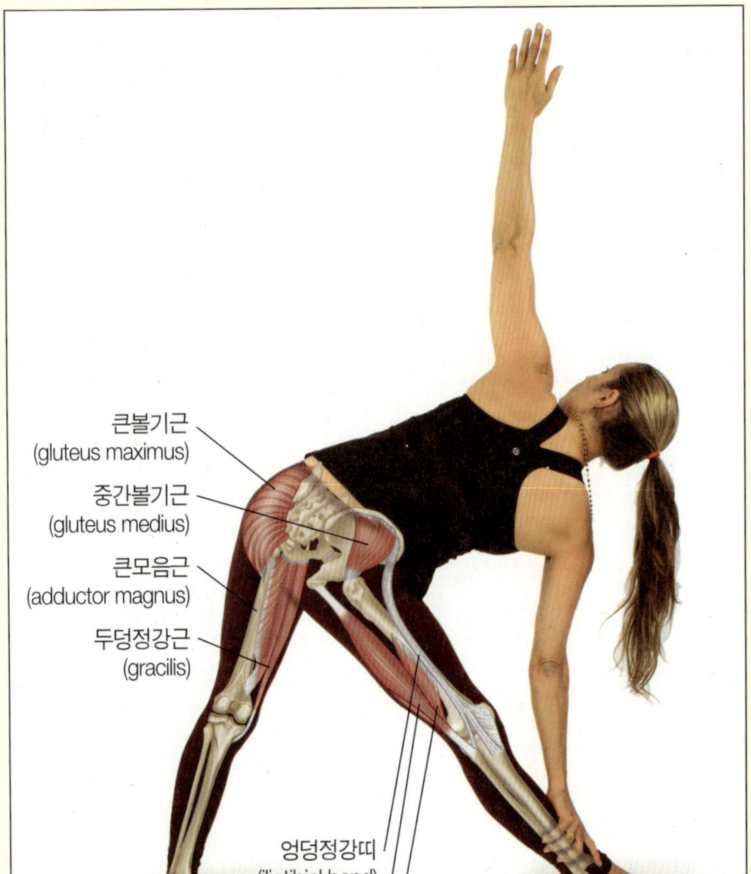

그림 10.3 : 뒤쪽 다리의 가쪽부분은 엉덩관절을 돌리는 능력과 간접적으로 연관되어 있다.

트리코나아사나에서 뒤쪽 다리에 요구하는 작용들이 강한 돌림은 아니지만 벌림근육을 늘이면 간접적으로 다른 자세에서 다리를 돌리는 우리 능력에 영향을 미친다. 내 경우에는 이 자세가 시간이 지나면서 바뀌었다. 처음에는 앞쪽 다리의 뒤넙다리근을 강하게 스트레칭하는 것으로 시작했다. 결국에는 그 스트레칭이 뒤쪽 다리의 볼기근으로 옮겨갔다. 이 자세에서 내가 진전을 이루고 있었을 뿐만 아니라, 보다 고급 자세와의 연관관계를 만들어 나가고 있었던 것이다.

파르스바코나아사나와 비라바드라아사나 II (Parsvakonasana and Virabhadrasana II)

파르스바코나아사나와 비라바드라아사나 II는 트리코나아사나에서 시작했던 앞쪽 다리 작업을 이어간다. 이 자세들에서도 비슷한 패턴의 굽힘, 벌림, 가쪽돌림을 찾을 수 있다. 가장 분명한 변화는 앞쪽 무릎이 약 90°까지 굽혀진다는 것이다. 작은 변화처럼 보일 수도 있지만 큰 차이를 만든다. 무릎을 굽히면 앞쪽 엉덩관절에 압력과 부하를 더하고, 엉덩관절 굽힘을 더 깊게 하게 된다. 이렇게 하면 비슷한 자세에서 전반적으로 엉덩관절이 얼마나 타이트한 경향이 있는지 확인할 수 있다. 볼기근을 더 압박함과 동시에 엉덩관절 끝에서 뒤넙다리근을 늘이는 효과도 있다. 이 근육군은 둘 다 엉덩관절을 돌리는 능력에 영향을 미친다. 모음근육 역시 늘어나기 때문에 여기에 끼어들게 된다. 이 모든 조직에 압박이 늘어나면서 여러 가지 패턴이 나타남을 볼 수 있다.

이 두 자세에서 가장 흔한 패턴 중 하나는 앞쪽 다리의 엉덩관절이 가쪽으로 튀어나오기 시작한다는 것이다.

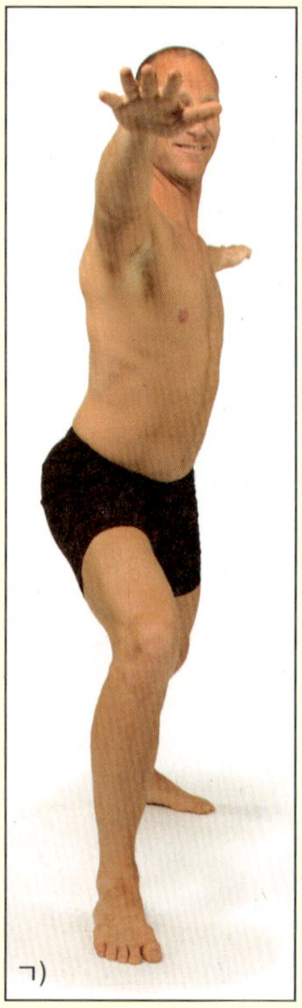

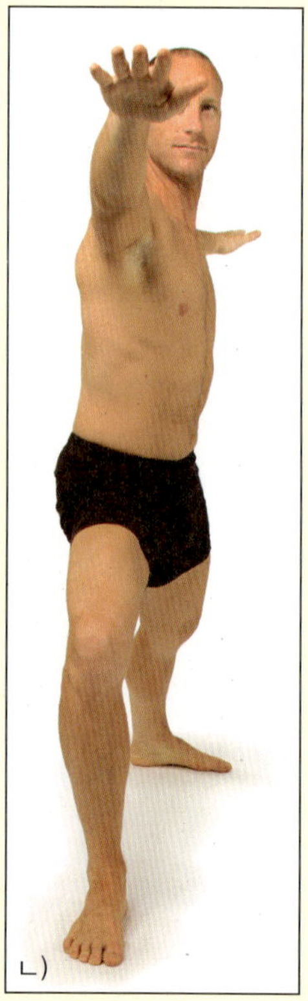

그림 10.4 : ㄱ) 비라바드라아사나 II에서는 볼기가 튀어나오는 모습이 흔하다. ㄴ) 엉덩관절을 벌림으로써 바로잡을 수 있다.

두 자세에서 우리는 엉덩관절을 벌리려고 하기 때문에 자연스럽게 모음근육의 긴장이 늘어나게 된다. 이 경우 긴장은 모음근육을 수축시키는 데에서 비롯되는 것이 아니라 모음근육을 늘이기 때문에 일어난다. 타이트한 모음근육은 무릎이 바깥으로 움직이면서 엄지발가락과 평행하게 되지 못하게 만들고 동시에 볼기는 우리가 바라는 것보다 더 튀어나온다. 모음근육이 골반에도 영향을 미칠 수 있음을 명심하라. 이런 경우 모음근육의 긴장은 두덩뼈를 아래쪽과 앞쪽으로 끌어당기며 골반이 앞쪽기울임을 하게 만들면서 볼기가 더 바깥쪽으로 도드라지게 된다.

엉덩관절 자체가 벌어져 있기 때문에 볼기근은 넙다리뼈나 골반을 돌리는 능력에 영향을 적게 미친다.(다만 볼기근이 심하게 타이트하다면 영향은 오히려 커진다.) 이 자세에서의 앞쪽기울임은 엄밀히 말하자면, 엉덩관절에서의 가쪽돌림이다. 볼기가 튀어나왔을 때 가장 흔한 교정법이 골반을 집어넣는 것이라는 점에서 이 점은 중요하다. 골반을 집어넣음으로써 우리는 넙다리뼈가 아니라 골반을 움직여서 엉덩관절을 안쪽으로 돌리게 되는 것이다.

무릎을 엄지발가락과 일렬로 유지하려고 애쓰면 압력이 다시 안쪽돌림근육인 엉덩관절 모음근육으로 전해진다. 안쪽돌림근육을 늘이는 데에 도움을 주면 이 자세와 다른 자세에서 가쪽돌림을 더 크게 할 수 있게 된다. 우리가 엉덩관절을 살짝 안쪽으로 돌리는 것은 맞지만 골반을 안으로 집어넣으면 (모음근육을 늘이는) 벌림을 할 수 있게 되기도 하며 허리를 압박할 가능성도 피할 수 있다.

복습해 보자. 이 선 자세들은 가쪽돌림이 어떤 모습인지를 보여준다. 엉덩관절에서 우리가 원하는 패턴을 굳혀 준다. 또한 우리의 제약이 어떤 것인지도 드러낸다. 무릎이 안쪽으로 꺾이려고 하는 경향은 엉덩관절에서 긴장의 양이 얼마인지를 드러낸다. 무릎이 더 많이 안쪽으로 꺾일수록 (또는 반대로 볼기가 더 튀어나올수록) 엉덩관절이 더 긴장되어 있다는 뜻이다. 무릎을 발가락과 정렬함으로써 우리는 모음근육에 압력을 가하게 된다.

자누 시르사아사나와 받다 코나아사나 (Janu Sirsasana and Baddha Konasana)

자누 시르사아사나와 받다 코나아사나와 같은 바닥에서 하는 자세로 넘어가면 넙다리뼈에 대한 골반의 위치도 바뀐다. 선 자세에서는 우리가 살펴보았듯이 넙다리뼈와 골반의 관계가 앞쪽 다리의 벌림과 굽힘이다.

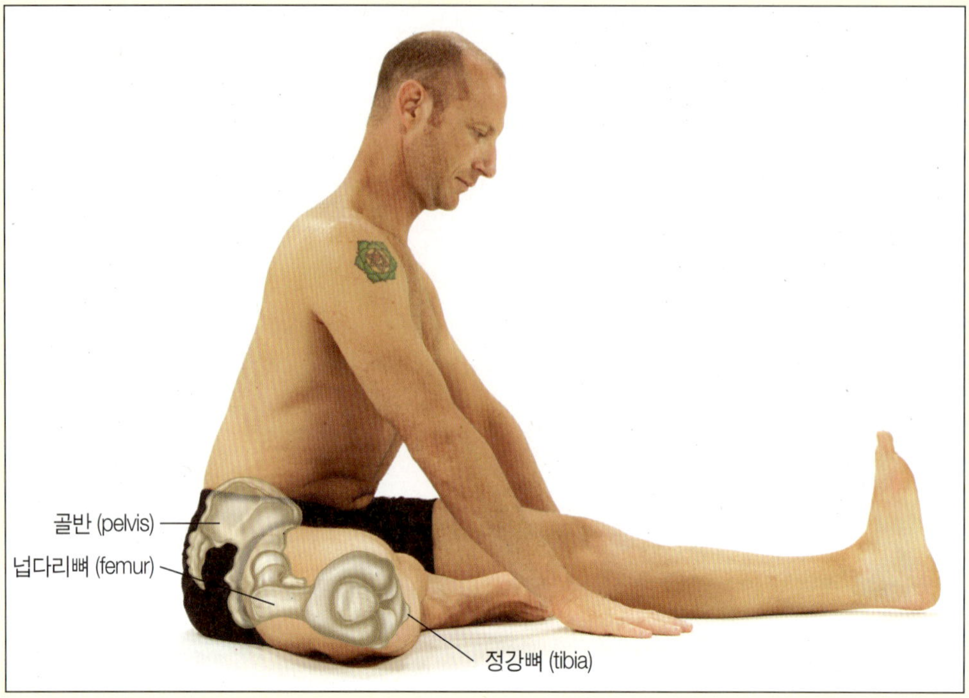

그림 10.5 : 자누 시르사아사나. 넙다리뼈에 대한 골반의 위치에 주목하라.

예를 들어, 자누 시르사아사나와 받다 코나아사나와 같은 앉은 자세에서는 골반이 크게 변화한다.

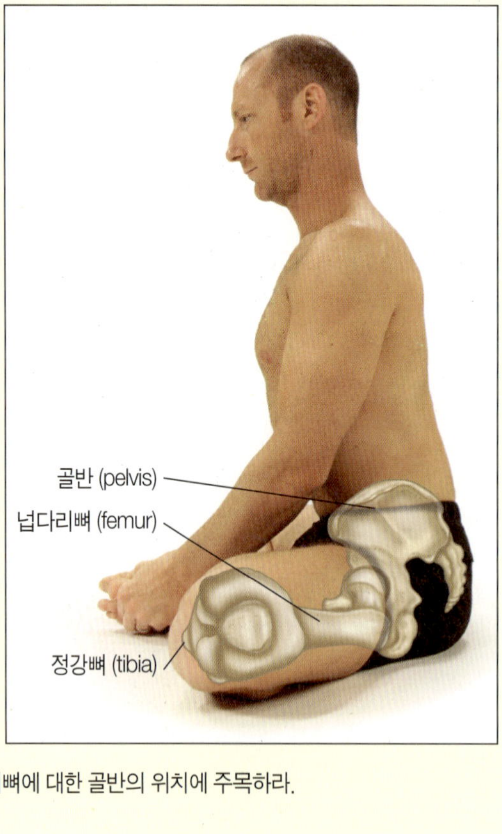

그림 10.6 : 받다 코나아사나. 넙다리뼈에 대한 골반의 위치에 주목하라.

엉덩관절은 이제 가쪽으로 돌아간다. 넙다리뼈나 골반의 움직임이란 엉덩관절에서의 움직임이라는 점을 명심하라. 위쪽에서 비라바드라아사나를 본다고 상상하라. 골반과 넙다리뼈의 관계가 자누 시르사아사나와 비슷해지려면 엉덩관절에서 똑바로 앉아야 할 것이다. 이 경우 우리는 골반을 움직이는 것이다.

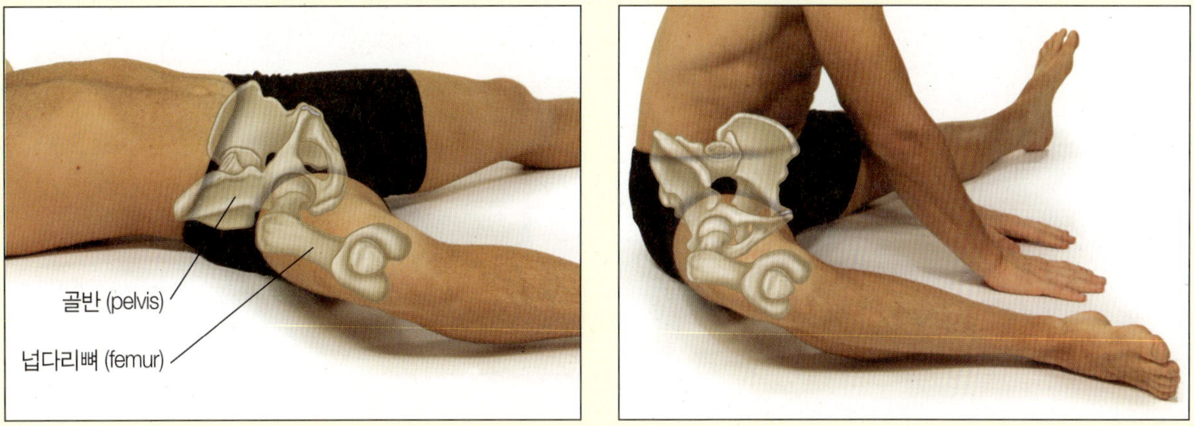

그림 10.7 : 우리가 엉덩관절을 굽히고 돌릴 때 바뀌는 것은 골반이다.

자누 시르사아사나에서 우리가 주의를 기울여야 할 것은 두 가지 요소이다. 엉덩관절에서의 돌림과 앞쪽 굽힘이다. 엉덩관절을 열기 위해 작업을 할 때에는 굽힌 무릎 쪽에 주요 초점이 맞춰진다. 앞쪽 굽힘은 부차적이다. 잠시 시간을 내어 엉덩관절 가쪽돌림이라는 보다 큰 패턴의 한 요소로서 이 자세를 탐구하면서 우리가 무엇을 하고 있는 것인지에 집중해 보자.

이 자세에서 가장 흔한 논쟁 중 하나는 무릎이 어디를 가리키고 있어야 하는가이다. 통상적으로는 무릎이 90°의 각도로 측면을 향해야 한다고 들었을 것이다. 그러나 90°가 어떤 90°인지, 어디에서 90°가 만들어지는지를 측정하는 방식은 여러 가지가 있다. 반대쪽 다리에 대해 90°인가? 골반에 대해 90°인가? 90°를 어떻게 측정할 것인가?

나는 가쪽돌림의 패턴과 엉덩관절에 압력을 가하기 위한 작업을 하면서 그 효과를 극대화하는 것에 초점을 맞추는 편을 좋아한다. 이런 의도가 있으면 90° 각도를 측정하는 이 방법으로 넙다리뼈와 골반의 관계를 더 효과적으로 살펴 볼 수 있다. 다음 논쟁은 골반이 요가 매트의 앞면과 평행해야 하느냐 하는 문제이다. 도대체 그 문제가 뭐가 중요할까? 두 논쟁은 서로 직접적으로 연관되어 있다.

오른쪽 자누 시르사아사나를 하고 있다고 해 보자. 오른쪽 다리를 들여서 왼쪽 다리(곧게 뻗은 다리)에 대해 90°의 각도를 이루려고 한다. 이렇게 하면서 골반에 대해 오른쪽 넙다리뼈를 벌리고 굽히고 가쪽으로 돌린다. 문제는 왼쪽 엉덩관절에서 얼마나 많은 움직임을 허용할 것인가 하는 것이다. 이런 자세를 취할 때 반대쪽 엉덩관절을 움직이는 일이 허다하다.

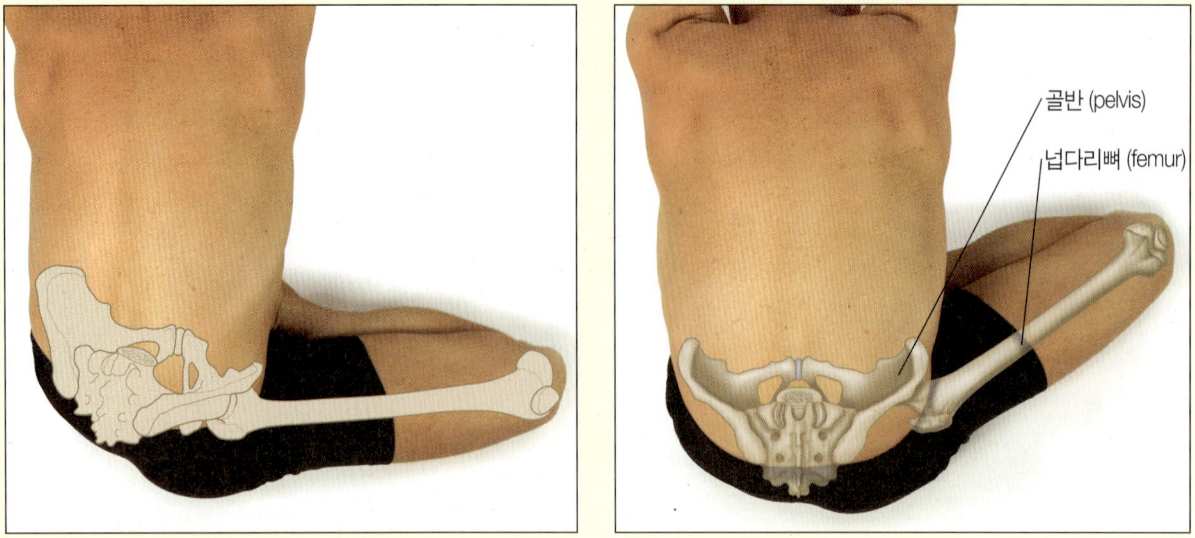

그림 10.8 : 첫 번째 그림에서 골반은 왼쪽 엉덩관절에서 움직였다.

왼쪽 다리에 대해 정강이에서 90°의 각도가 이루어지는 데에 집중한다면 골반을 움직여서 이런 모양을 만드는 것도 가능하다. 골반의 정렬 상태 때문에 우리가 정말로 오른쪽 엉덩관절을 얼마나 가쪽으로 돌리고 있는지 이해하기 혼란스러울 수 있다. 골반을 움직이는 것이 잘못이라는 뜻이 아니라 최소한 우리가 무슨 일을 하고 있는지를 아는 것이 좋다는 말이다! 우리가 실제로 벌리고 돌린 것보다 더 벌리고 돌렸다고 생각할 수 있기 때문이다. 골반을 매트 앞쪽과 평행하게 유지하는 데에 집중하고 왼쪽 엉덩관절에서 골반을 움직이지 않은 채로 오른발을 안으로 집어넣으면 이 자세에서 오른쪽 엉덩관절의 진정한 운동범위를 확인할 수 있다. 출발점이 어디인지 정확히 알 때 이 관절에서 움직임의 양을 변화시키기도 더 쉬워진다.

자누 시르사아사나에서는 한 번에 한쪽 엉덩관절을 작업하게 되기 때문에 골반은 각 엉덩관절에서 가능한 벌림의 양에 적응할 수 있다. 받다 코나아사나와 비교해 보자. 자누 시르사아사나에서 굽힌 다리가 바닥에 쉽게 닿지 않는다면 골반이 기울어지면서 무릎을 더 낮춰 줄 수도 있다. 의도적으로 넙다리를 바닥에 붙이려고 하면 이런 일이 일어날 수 있다.(나쁜 생각은 아니다.) 누군가가 바닥으로 넙다리를 눌러도 이런 일이 일어날 수 있다. 두 경우 모두에서 넙다리는 골반이 기울어지면서 움직임에 맞춰 주었기 때문에 바닥에 닿을 수 있었다. 그러나 그렇게 하면 엉덩관절의 진정한 운동범위를 탐구하지는 못하게 된다. 움직임이 정확히 어디에서 비롯되는 것인지에 주의를 기울여야 한다.

받다 코나아사나는 양면 자누 시르사아사나라고 생각할 수 있다. 각 엉덩관절이 실제로 어떤 일을 할 수 있는지를 보다 솔직하게 보여준다. 받다 코나아사나에서는 자누 시르사아사나에서보다 무릎과 넙다리가 바닥에서 훨씬 더 멀리 떨어짐을 눈치챘는가? 그렇다면 자누 시르사아사나에서는 골반의 위치가 보상을 해 주고 있었음을 의미한다.

받다 코나아사나에서는 골반이 보상을 할 기회가 없다. 양다리가 같은 위치로 접혀 있는 상태에서는 골반이 매트의 맨 위쪽에 대해 각도를 바꾸지 못한다. 반대쪽 골반도 같은 위치에 있기 때문에 골반은 앞이나 뒤로 기울어지면서 보상하지 못한다. 이 때문에 자누 시르사아사나에 비해 받다 코나아사나는 전반적으로 강도가 더 커진다. 모음근육과 두덩뼈의 앞쪽에 있는 모음근육의 붙는곳에서 스트레칭의 강도를 느끼기도 더 쉬워진다.

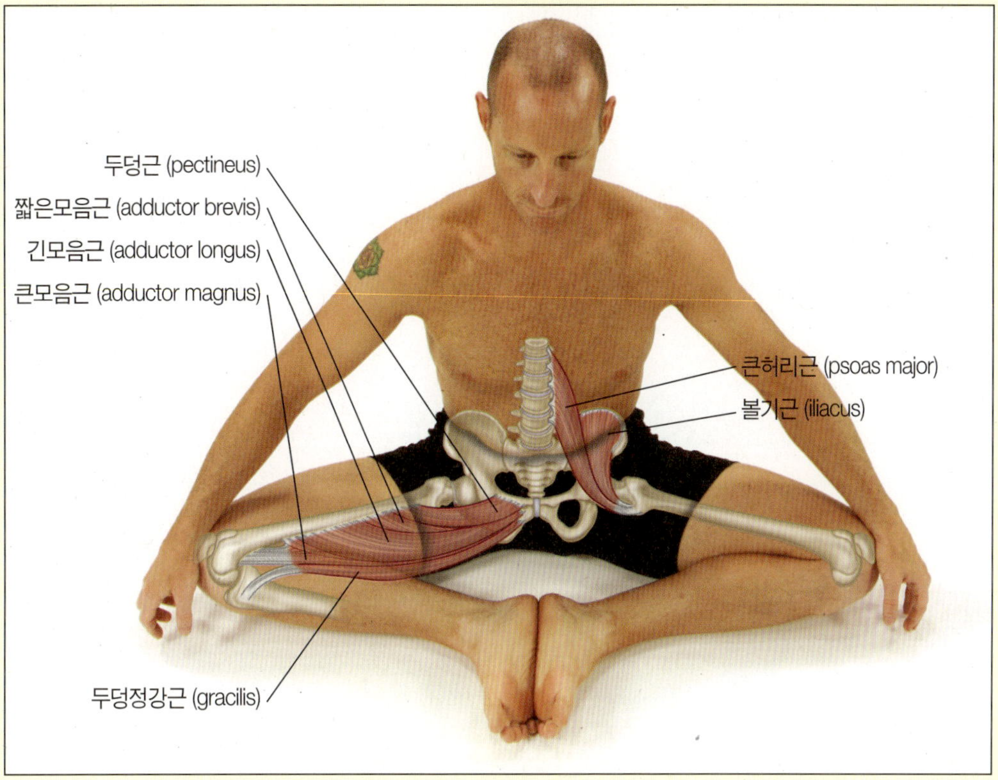

그림 10.9 : 양면 자누 시르사아사나라고 할 수 있는 받다 코나아사나는 골반이 보상할 수 없게 되기 때문에 모음근육에 가해지는 압력이 커진다.

자누 시르사아사나에서도 이와 같은 느낌을 느낄 수 있는가? 그만큼 쉽지는 않지만 가능하다. 이 자세의 오른쪽 엉덩관절에 집중하기 위해서는 오른쪽 관절에 추가적으로 좀 더 압력을 가해야 한다. 자세를 잡기 위해 오른쪽 무릎을 굽힐 때에 골반의 오른쪽은 대개 뒤로 움직인다. 우리는 넙다리뼈가 놓인 위치에 대해 다시 골반을 앞쪽으로 움직여야 한다. 이렇게 하려면 두 가지 방법이 있다. 첫째로 우리는 수평면에서 골반을 움직일 수 있는데, 펴진 넙다리뼈에 대해 오른쪽 위앞엉덩뼈가시를 앞으로 움직이게 된다. 또한 골반을 앞쪽으로 '돌릴' 수도 있는데, 이는 골반을 기울이거나 넙다리를 뒤쪽과 아래쪽으로 돌림으로써 가능하다. 이 모든 동작을 하나로 결합할 수도 있다. 이런 방법들을 다양하게 실험해 보려면 뻗은 다리에서 발을 멀리 떼어놓음으로써 자누 시르사아사나에서 통상적으로 할 때보다 무릎을 좀 더 살짝 열어보라. 이 동작을 얼마나 강하게 하느냐에 따라 당신이 원하는 것보다 무릎에 더 강한 압력을 가하게 될 수도 있다. 넙다리에서 발을 멀리 옮겨 놓는 것은 단지 탐구 목적일 뿐이며 무릎의 압력을 줄여 준다. 우선은 조금만 힘을 들여라. 너무 빨리 너무 힘을 쓰려고 하지 말라. 즐기면서 탐구하라.

진전(PROGRESSING)

이 자세들을 진전시킬 차례이다. 이제 골반은 문자 그대로 흥미로운 반환점을 지났다. 골반은 넙다리뼈머리를 축으로 돌면서 두 자세에서 모두 우리가 앞쪽 굽힘을 하게 만들어 준다. 이 시점에서 엉덩관절의 진정한 가쪽돌림 능력을 볼 수 있다. (이 자세의 앞쪽 굽힘 형태에서는 엉덩관절에서 일어나는 일에 무릎이 영향을 받을 수 있음을 주의하라.)

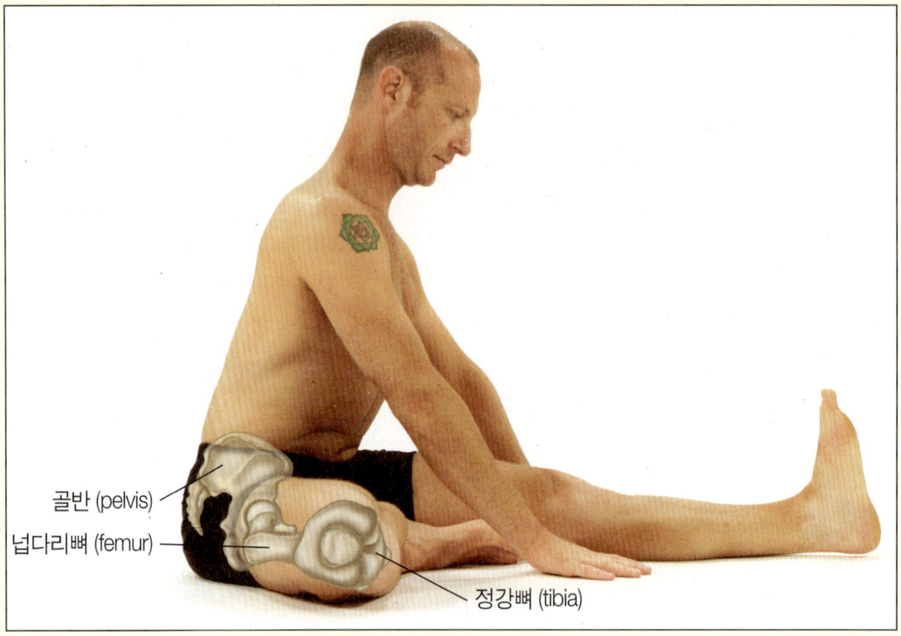

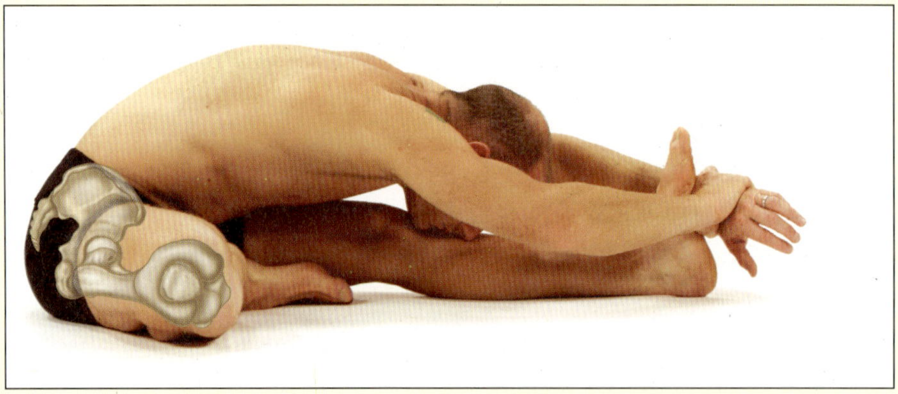

그림 10.10 : 골반이 엉덩관절에서 앞쪽으로 최대한 돌아가면 다른 두 곳 (무릎관절과 반대쪽 엉덩관절)에서 움직임이 일어난다. 두 번째 그림에서 발의 위치가 바뀌지 않았음에 주목하라.

골반이 넙다리뼈머리를 축으로 돌기 시작하면 마침내 운동범위의 한계에 도달하게 된다. 이 지점에서 넙다리뼈가 가쪽으로 돌아가 있다고 하더라도 골반과 같은 방향으로 움직이기 시작할 것이다. 넙다리뼈는 골반과 같은 방향으로 움직이기 때문에 안쪽으로 돌아가기 시작한다. 근본적으로 골반이 앞쪽과 아래쪽으로 움직이면서 넙다리뼈를 끌어당기고 있는 것이다. 이 지점에서 안쪽돌림에 대해 이야기를 할 때, 그 작용은 우리가 짐작하는 것처럼 엉덩관절에서 일어나고 있는 것이 아니다. 그렇다면 넙다리뼈는 정확히 어디에서부터 안쪽으로 돌아가고 있는 것인가?

엉덩관절에서 가능한 운동량은 이미 극대화했음을 기억하라. 이 시나리오에서는 넙다리뼈가 움직이기 시작한 이유도 바로 그것이다. 이와 같은 '추가적' 움직임은 서로 다른 두 장소에서 일어나기 시작한다. 첫 번째 장소는 반대쪽 엉덩관절이다. 한쪽 엉덩관절이 최대로 돌아가면 반대쪽은 굽힘만 하고 있기 때문에 더 멀리 갈 수 있는 것이다. 반대쪽 엉덩관절은 아직 운동범위의 끝에 도달하지 않은 상태이다. 이 움직임은 또한 무릎에서도 일어난다. 여기에서는 좀 더 조심해야 한다.

발의 가쪽 끝부분과 발등을 바닥에 댄 상태로 발을 골반 앞에 두면 발과 정강이가 안정된다. 어떤 면에서는 그 자리에 고정된다. 발이 무릎에서 끝나는 종아리와 단단히 연결되어 있음이 기억날 것이다. 넙다리뼈가 '안쪽으로 돌아가기' 시작할 때, 사실 이 움직임은 무릎에서 일어난다. 이런 움직임은 잠재적으로 문제가 될 수 있으며 우리가 흔히 넙다리뼈를 뒤쪽과 아래쪽으로 돌리라는 지도를 받게 되는 이유가 바로 이것이다. 이런 의도에는 십분 동의한다. 실제로 여기에서 움직임은 무릎관절에서 일어나지만 제약은 엉덩관절에서 일어난다. 골반이 더 이상은 돌아갈 수 없기 때문에 이 점은 명백하다. 엉덩관절 주변의 근육이 열리면서 골반은 더 많이 돌아갈 수 있게 되고 그럼으로써 무릎관절에서 돌아가는 양은 줄어든다. 같은 원칙이 우리의 다음 자세인 아르다 파드마아사나에서도 적용된다.

아르다 파드마아사나와 파드마아사나 (Ardha Padmasana and Padmasana)

파드마아사나와 그 변형 자세에서 엉덩관절의 가쪽돌림을 계속해 보자. 활짝 핀 파드마아사나를 보면 종아리와 넙다리는 양옆으로 늘어진 연꽃잎처럼 가쪽으로 돌아가게 된다. 이런 일이 일어나면 발바닥은 위쪽 천장을 향하고 넙다리나 무릎은 바닥에 놓인다. 엉덩관절이 충분한 돌림을 못하게 될 경우 무릎이 끼거나 발목에서 압력이 느껴진다.

자누 시르사아사나에서와 마찬가지로 엉덩관절에서 되도록 많이 가쪽돌림을 해야만 한다. 그러나 아르다 파드마아사나에서는 반대쪽 넙다리 위에 놓여야 하는 발의 최종적인 위치 때문에 발을 자누 시르사아사나에서보다 15센티미터 정도 더 높이 올려야 한다. 이는 엉덩관절에서 더 큰 가쪽돌림을 해야 한다는 뜻이다.

그러므로 아르다 파드마아사나와 파드마아사나에서 맞닥뜨리게 되는 대부분의 문제는 궁극적으로 엉덩관절의 가동성의 제약과 다시 관련된다. 발목의 압박과 통증, 정강뼈가 서로 너무 단단하게 누르게 되는 현상, 무릎통증 등의 문제가 일어날 수 있다. 파드마아사나를 엉덩관절을 열어 준다기보다는 엉덩관절이 유연해야 할 수 있는 동작으로 받아들이는 관점의 변화가 도움이 될 수도 있다.

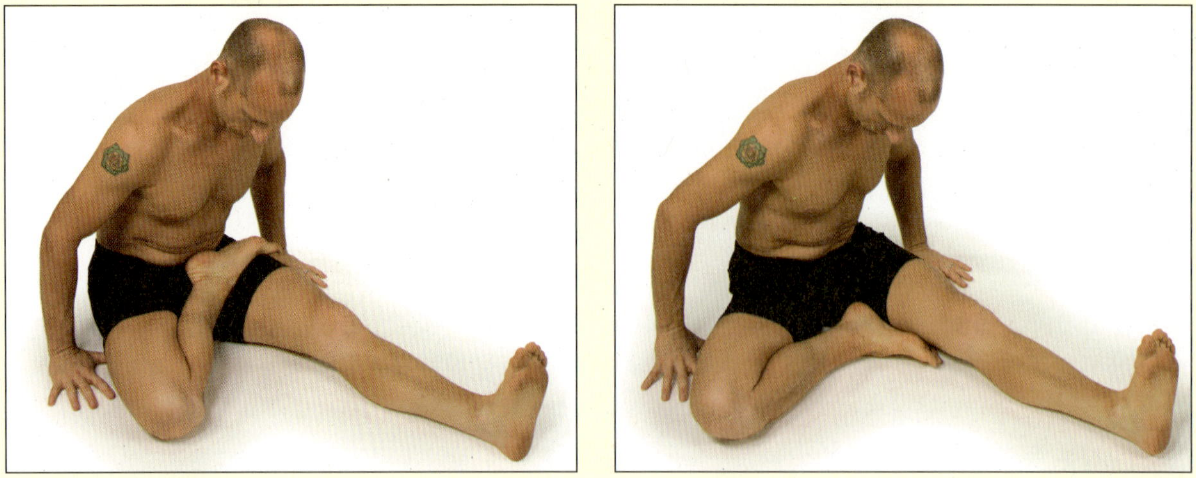

그림 10.11 : 바닥에서 넙다리 위로 올라오게 되는 발은 엉덩관절에서 더 큰 가쪽돌림을 요구한다. 그러나 엉덩관절에서 가쪽돌림이 일어나지 않으면 무릎이 보상해야 한다.

서양 사람들은 엉덩관절이 열린 상태로 파드마아사나에 도달할 가능성이 적다. 엉덩관절은 일반적으로 우리가 살면서 하루 종일 하게 되는 온갖 활동들 때문에 뻣뻣하다.

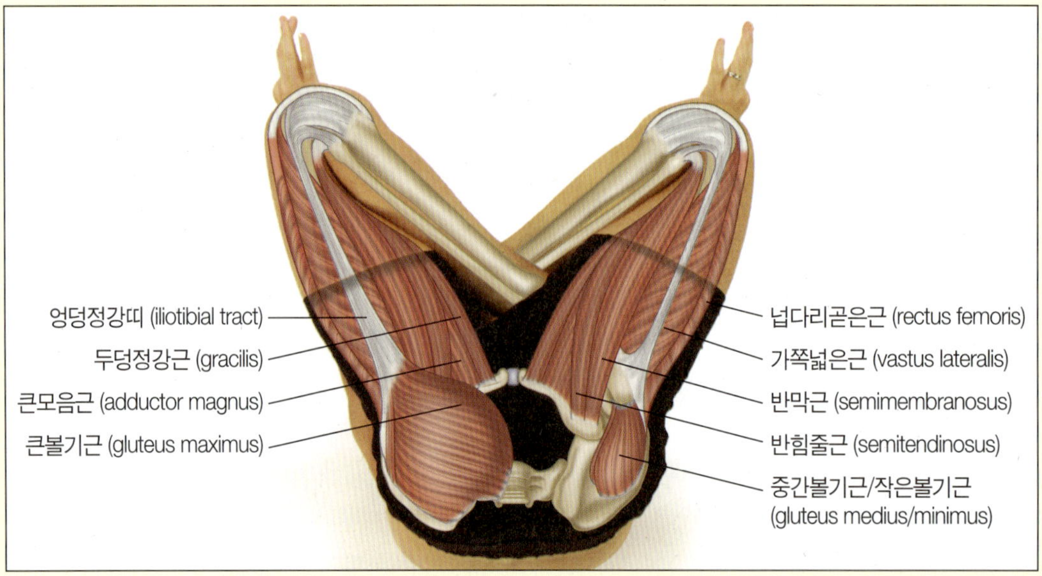

그림 10.12 : 엉덩관절에서의 제약은 깊은 볼기근에만 그치지 않는다. 뒤넙다리근과 엉덩관절 모음근육도 파드마아사나를 하지 못하는 데 일조할 수 있다.

달리기, 조깅, 사이클링을 요구하는 운동과 활동 또는 단지 의자에 앉아 있는 것만으로도 엉덩관절이 타이트해질 수 있다. 파드마아사나는 워낙 매혹적인 자세이기 때문에 안전하고 효과적인 방식으로 엉덩관절을 가쪽돌림 할 수 있는 방법을 탐구해 보려고 한다. 도중에 나는 무엇을, 왜 하지 말아야 하는지에 대한 나름의 관찰 결과를 제시할 것이다. 파드마아사나를 하는 방법은 분명히 둘 이상이다. 나는 나에게 효과가 있었던 방법과 내가 학생들에게 가르치는 방법들을 공유할 것이다. 파드마아사나를 하기 위한 모든 효과적 기법을 관통하는 하나의 주제는 이것들이 모두 엉덩관절에 집중한다는 점이다.

초보자들이 파드마아사나를 할 때에 사용하는 가장 흔한 패턴 중 하나로 시작하려고 한다. 나는 흔히 손바닥을 아래로 향하고 양손으로 발과 정강이를 잡는 학생들을 본다. 그리고 나서 그들은 발꿈치를 배 쪽으로 끌어당긴다. 이 방법은 무릎관절에서 종아리를 안쪽으로 돌리는 경향이 있다. 일반적으로 이 방법은 피해야 한다. 고급 수련자들은 종아리를 풀면서 넙다리에 맞추어 가쪽돌림이 일어나기 때문에 때로는 이렇게 해도 괜찮을 수 있다.

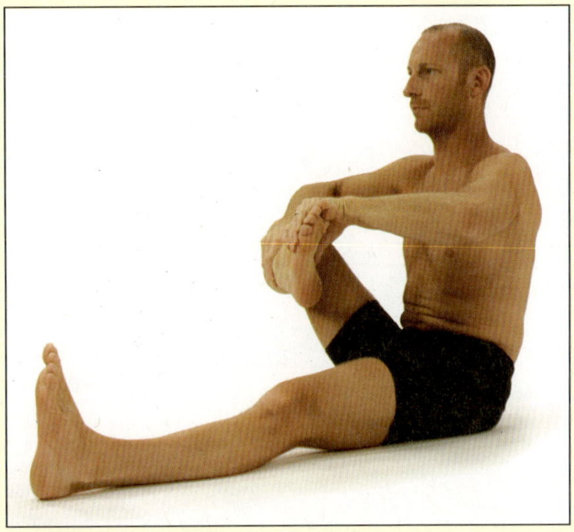

그림 10.13 : 양손을 위에 두면 종아리는 안쪽으로 돌아간다.

발을 이런 식으로 붙잡는 대신 나는 넙다리와 종아리를 둘 다 가쪽돌림이 되게 한다. 존 스콧이 몇 년 전에 이 방법을 나에게 알려주었다. 나는 그 이후로 이 방법을 사용하고 있다.

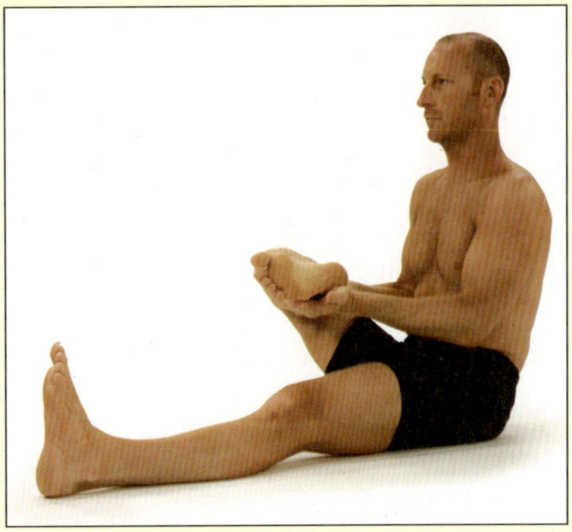

그림 10.14 : 양손을 아래에 둠으로써 종아리는 가쪽으로 돌아간다.

발을 위쪽에서부터 잡는 대신에, 아래에서부터 잡고 발과 정강이를 양손으로 받쳐라. 발꿈치를 (같은 쪽) 손바닥 둔덕로 받치고 엉덩관절의 긴장을 풀어라. 손바닥 둔덕가 발꿈치 아래에 있기 때문에 엉덩관절이 이완되면 무릎은 살짝 떨어져도 발은 제자리에 있게 된다. 이렇게 되면 종아리는 무릎과 엉덩관절에서부터 동시에 가쪽으로 돌아간다.

특정한 기법을 사용한다고 해서 우리가 그 방법을 즉시 터득하고 갑자기 완벽한 파드마아사나를 할 수 있게 되는 것은 아니다. 그러나 조직을 특정한 방식으로 훈련시켜 새로운 패턴을 만들어 줄 수는 있다.

많은 사람들은 아르다 파드마아사나와 파드마아사나에서 발목 가쪽에 압력이 느껴진다고 불평한다. 여기에는 해결책이 있다. 하나는 발목관절의 발등굽힘이다. 이렇게 하면 보통 발목의 지나친 안쪽들림을 피할 수 있다. 그렇다고 진짜 문제가 해결되는가? 발목의 발등굽힘은 또한 무릎을 '보호'해 주기도 한다. 발이 애초에 왜 이런 위치에 있는지, 그리고 왜 무릎이 보호받아야 하는지를 이해할 필요가 있다. 두 가지 이유가 있다.

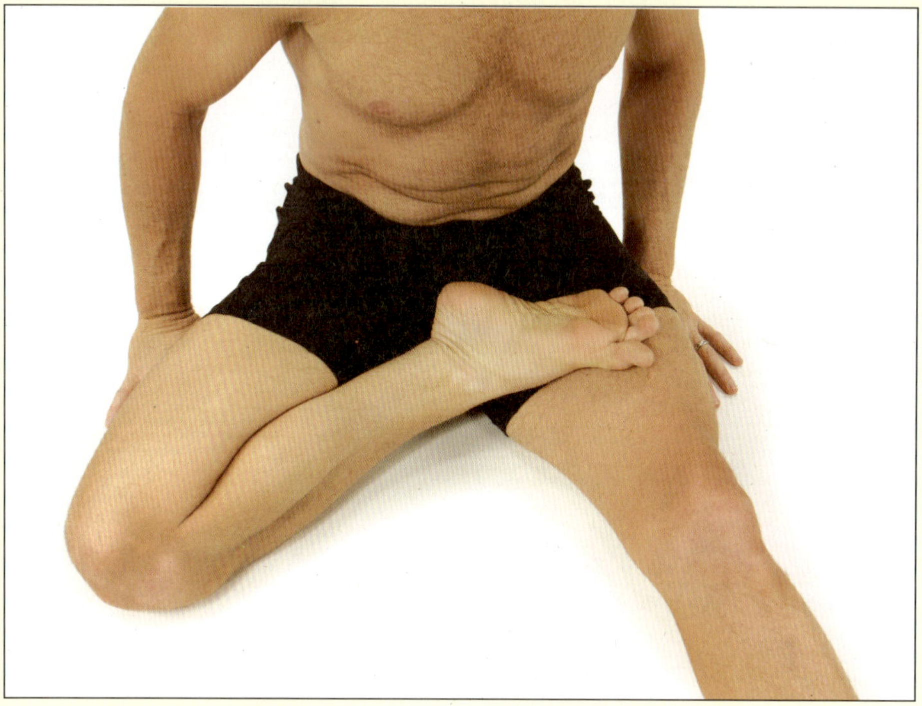

그림 10.15 : 발이 넙다리 위에 이렇게 낮게 놓이면, 엉덩관절이 타이트하다는 것을 반영하고 있는 것이다.

무릎에서 종아리의 안쪽돌림은 보통 발목의 지나친 안쪽들림을 일으키지만 항상 그래야만 하는 것은 아니다. 엉덩관절도 연루된다. 엉덩관절에서의 전반적인 긴장 상태에 따라 무릎의 위치가 결정된다. 무릎의 위치는 발의 위치를 결정할 수 있다. 이것이 바로 다리와 같은 관절의 운동형상학적 사슬의 본질이다.

발목이 이런 위치에 놓이게 되는 또 다른 이유는 넙다리가 충분히 가쪽으로 돌아가지 않거나 발이 넙다리 위쪽으로 충분히 올라오지 못할 만큼 충분히 유연하지 않아서이다. 무릎이 너무 높거나 너무 넓으면 발은 반대쪽 넙다리 위에 닿을 수가 없다. 이 두 가지 문제는 서로 결합될 수 있다. 둘 다 발이 넙다리의 안쪽부분으로 미끄러져 내려와 발목의 지나친 안쪽들림을 일으키게 된다.

발이 넙다리를 가로질러 너무 멀리 놓이게 될 수도 있다. 아르다 파드마아사나를 할 때에 엉덩관절에 긴장이 있다는 또 다른 신호이다.

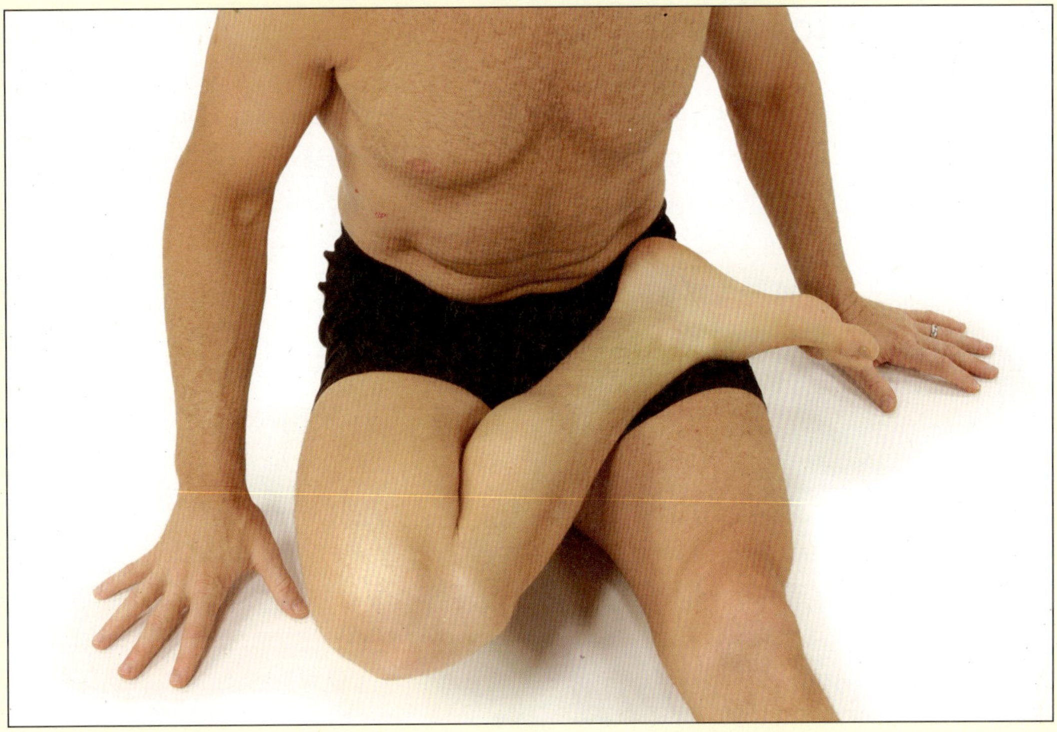

그림 10.16 : 발이 넙다리를 넘어서 너무 멀리 놓이면, 넙다리가 들리면서 무릎이 더 위험한 위치에 놓인다.

파드마아사나를 할 때 엉덩관절에 긴장이 있으면 엉덩관절의 모음(adduction)으로 보상을 하게 될 수 있다. 나는 이것에 정통하다. 첫 번째 다리가 아르다 파드마아사나로 들어가면서 보상이 일어나면(여기에서는 오른쪽 다리가 첫 번째 다리라고 해 보자) 사실 엉덩관절을 모으고 있는 것이다. 모음근육을 작동시켜 이런 보상을 일으키면, 잠재적으로는 넙다리의 안쪽돌림을 더 심하게 하고 있는 것이다. 이렇게 하면 무릎이 바닥에서 뜨게 되고 무릎을 '보호'한다는 개념으로 되돌아가게 된다. 무릎이 취약한 위치에 있다면 당연히 보호해야 한다. 그러나 통증이나 취약성의 근원을 무시해서는 안 된다. 우리가 정말로 해야 할 동작은 엉덩관절을 향해 되돌아가는 것이다.

아르다 파드마아사나에서 들린 무릎을 보면 모음근육이 문제라고 짐작하기 십상이다. 우리는 모음근육을 연다면 무릎이 더 낮아질 것이라고 생각한다. 들린 무릎은 분명 모음근육과도 관련이 있겠지만 유일한 제약 사항만은 아닐 것이다. 다른 조직들도 다리가 벌어지면서 바닥을 향해 낮아질 수 있는 능력을 제한할 수 있다. 가쪽돌림도 제한된다. 모음근육은 안쪽돌림근육이기 때문에 이것들은 엉덩관절을 가쪽으로 돌리는 우리의 능력도 제약할 수 있다. 이러한 움직임을 제한하는 가장 큰 원인은 엉덩관절의 깊은가쪽돌림근육이다. 여기에는 궁둥구멍근이 포함되지만, 엉덩관절이 굽혀졌을 때에는 작은볼기근과 중간볼기근의 섬유도 해당된다.

파드마아사나 (Full Lotus)

파드마아사나에 두 번째 다리를 추가하면 자누 시르사아사나와 받다 코나아사나와의 유사점을 볼 수 있다. 이미 아르다 파드마아사나에서 골반이 적응하는 방식이 자누 시르사아사나에서 골반이 적응하는 방식과 얼마나 비슷한지 이야기했다. 아르다 파드마아사나에서는 엉덩관절이 타이트하면 반대쪽(특히 궁둥뼈결절)이 들리면서 무릎이 바닥에 가까워진다. 파드마아사나에서는 골반이 이런 식으로 적응할 여유가 거의 또는 전혀 없다. 파드마아사나를 하려면 두 번째 다리가 더 많이 가쪽돌림을 해야 하기도 한다. 이것이 되지 않으면 발목은 서로 교차하지만 발은 넙다리에 올라가지 않는 식으로 파드마아사나를 하게 되어 버린다. 우리가 아직 엉덩관절에서 갈 길이 멀다는 것을 보여주는 증거이다.

전진(MOVING FORWARD)

아르다 파드마아사나나 파드마아사나에서 몸을 앞으로 접는 동작은 자누 시르사아사나나 받다 코나아사나에서의 움직임과 동일하다. 골반이 넙다리뼈머리를 축으로 돌아야 한다. 골반이 더 많이 돌아가지 못하면 넙다리뼈를 끌고 같이 돌아간다. 그 결과는 이전의 자세들보다 아르다 파드마아사나나 파드마아사나에서 더 심각하다.

다리가 완전히 접혀 있고 종아리가 깊이 돌아간 상태이기 때문에 부상의 가능성이 커진다. 파드마아사나가 수련자들이 무릎을 다치기 가장 쉬운 자세라는 것이 결코 놀랍지 않다. 이 아사나에서는 가장 흔한 해부학적 패턴 중 두 가지가 서로 만나기 때문이다. 즉, 종아리의 안쪽돌림과 전반적으로 타이트한 엉덩관절이다. 이 두 가지는 장기적으로 무릎에 부담을 가하는 조합이다.

파드마아사나를 하지 말아야 한다고 주장하는 것이 아니다. 다만 이 자세에서 압박이 어디에 가해지는지에 주의를 기울여야 한다는 말이다. 우리는 압박을 더 쉽게 받는 큰 관절들에만 집중하기 십상이다. 이 경우에는 엉덩관절이 해당될 텐데 엉덩관절은 부상당하기 어려운 관절 중 하나이다.

카포타아사나 [Kapotasana (Pigeon Pose)]

카포타아사나는 여러 가지 변형이 있다. 우리는 우리의 정점 자세로 가도록 도와주며 가쪽돌림을 탐구하는 데에 쓸모가 있는 방법에 집중할 것이다. 이 자세는 또한 다리를 머리 뒤로 돌리기(예를 들어, 에카 파다 시르사아사나) 위한 준비 자세이기도 하다. 카포타아사나는 파드마아사나를 준비할 때에 논의했던 개념과 원리를 동일하게 응용한 것이기도 하다. 이 자세를 취하는 보다 고전적인 방법은 앞쪽 무릎을 완전히 굽히고 발가락은 뒤쪽의 뻗은 다리를 향하는 것이다. 고전적인 방식에서는 보통 더 곧게 되며 손을 지렛대로 사용한다. 지금 하려는 변형에서는 정강이를 우리 앞쪽에서 더 멀리 끌어낸다. 사실 정강이가 매트의 앞쪽 끝과 평행할 정도까지 멀리 끌어낸다. 이렇게 하면 다리는 "제4장: 엉덩관절"에서 이야기했던 드위 파다 라자카포타아사나(아그니스탐바아사나)와 비슷한 위치에 놓인다. 이런 자세는 엉덩관절 가쪽돌림을 제약하는 데에 핵심적 역할을 하는 근육들을 압박하기 위해 여러 위치에서 사용할 수 있다. 여기에서는 주로 여섯 깊은가쪽돌림근육, 작은볼기근, 중간볼기근이 주요한 대상이 된다.

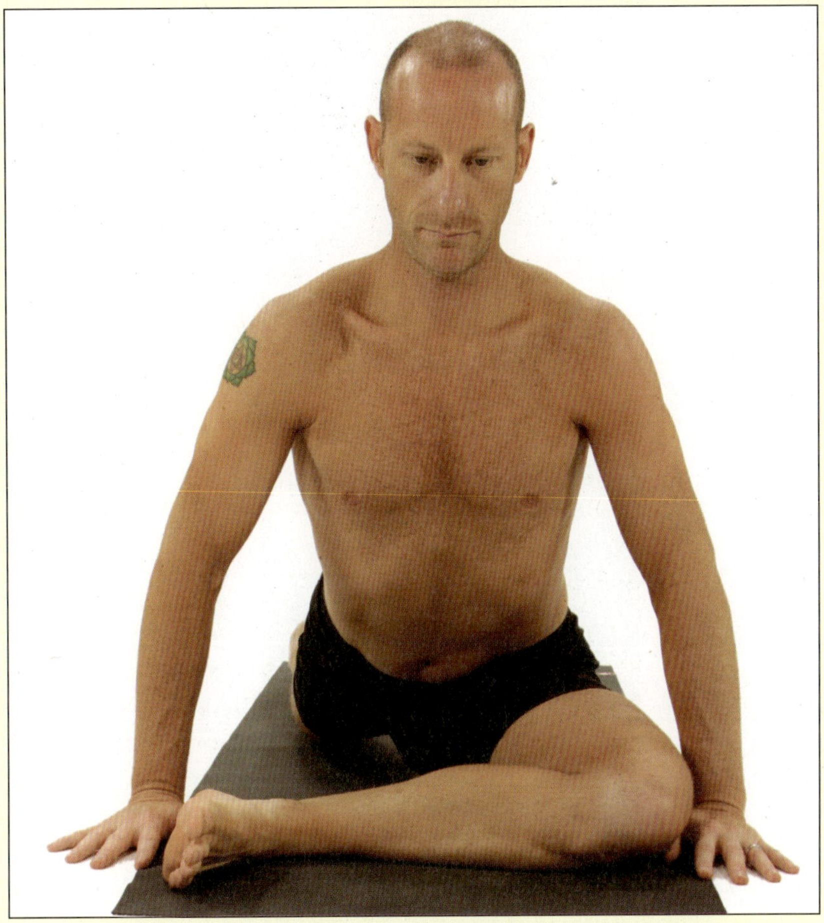

그림 10.17: 매트의 앞쪽 끝과 평행한 정강이는 깊은 볼기근을 확실하게 압박한다.

먼저 엉덩관절을 굽히기 때문에 골반의 뒤쪽 주변에 있는 섬유들이 뒤집히게 된다고 했던 것이 아마 기억날 것이다. 그 결과 우리의 강력한 가쪽돌림은 사실 가쪽돌림근육을 스트레칭하게 된다. 우리가 근육을 일반적으로 늘이는 방식과는 정반대이다. 통상적으로 근육이 수축할 때 하는 일이라고 우리가 알고 있는 것과는 정반대의 행동을 하게 되는 것이다. 가쪽돌림근육을 스트레칭하고 싶다면 일반적으로 관절을 안쪽으로 돌릴 것이다. 종아리가 멀리 나와 있기 때문에 엉덩관절에 더 큰 압박을 일으킨다. 이 자세에서 무릎에 과도한 부담을 주지 않도록 하는 것이 중요하다. 다리를 머리 뒤로 돌리는 과정의 중간 단계로 이 자세를 사용하고 있는 것이기 때문에 엉덩관절에서의 돌림과 굽힘의 관계를 살펴볼 것이다. 비슷한 다리 위치에 근접함으로써 우리는 정점 자세에 이르기 위해 열려야 하는 동일한 조직들을 활용할 수 있게 된다.

앞으로 몸을 접을 때 골반은 다시 한 번 넙다리뼈머리를 축으로 돌아가기 시작한다. 이런 움직임이 엉덩관절에서의 강력한 가쪽돌림을 일으키고 다시 깊은가쪽돌림근육들에 압력을 가한다. 이것이 바로 내가 이 자세를 다음 자세인 에카 파다 시르사아사나를 위한 좋은 예비 자세라고 여기는 이유이다.

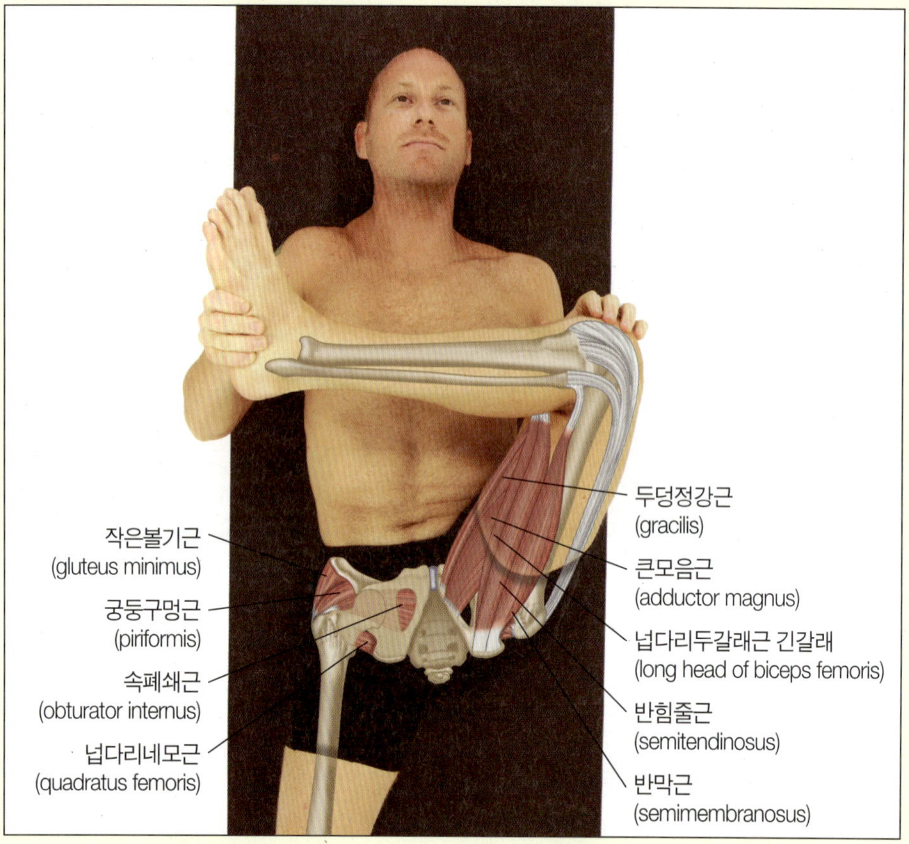

그림 10.18 : 엉덩관절에서의 제약은 깊은 볼기근에만 한정되지 않는다. 뒤넙다리근과 모음근육도 파드마아사나를 하지 못하게 일조한다.

에카 파다 시르사아사나와 드위 파다 시르사아사나 [Eka Pada Sirsasana (Leg-Behind-the-Head Pose) and Dwi Pada Sirsasana (Double Leg-Behind-the-Head Pose)]

이제 정점 자세로 넘어갈 시간이다. 가쪽돌림을 일으키는 여러 자세들에서 우리가 노력했던 모든 것들이 그 효과를 발휘하거나 아직은 발휘하지 않을 것이다. 다른 자세들을 할 수 있다고 해서 반드시 이 자세도 할 수 있다는 뜻은 아니다. 초점은 엉덩관절의 가쪽돌림에 있지만 에카 파다 시르사아사나는 그것 이상을 요구한다. 그러므로 에카 파다 시르사아사나와 직접적으로 연관된 관절 사슬을 우선 검토해 보자. 첫 번째는 다리 자체, 그리고 발목, 무릎, 엉덩관절의 관계이다. 두 번째 사슬은 엉덩관절, 엉치엉덩관절, 허리뼈, 그리고 등뼈 사이에서 만들어진다. 엉덩관절이 두 사슬 모두에 속해 있음에 주목하라. 이런 자세를 하려고 할 때에는 자연스럽게 엉덩관절에 초점이 맞춰진다. 그 의도는 매우 옳다. 이 자세를 하려면 엉덩관절이 최대한 열려 있어야 한다.

엉덩관절이 타이트하면 몸의 다른 부분들이 그 타이트함을 보상하거나 거기에 적응해야 한다. 이 경우 엉덩관절의 운동범위의 한계에 도달하면 골반이 뒤로 기울어지기 시작한다. 그리고 골반이 척추와 이어져 있기 때문에 골반이 기울어지면 허리뼈는 아래쪽 등뼈와 함께 굽혀지기 시작한다. 이렇게 되면 허리에 압력이 커진다. 이 경우 타이트한 엉덩관절이 잠재적으로 허리에 손상을 일으킬 수 있다.

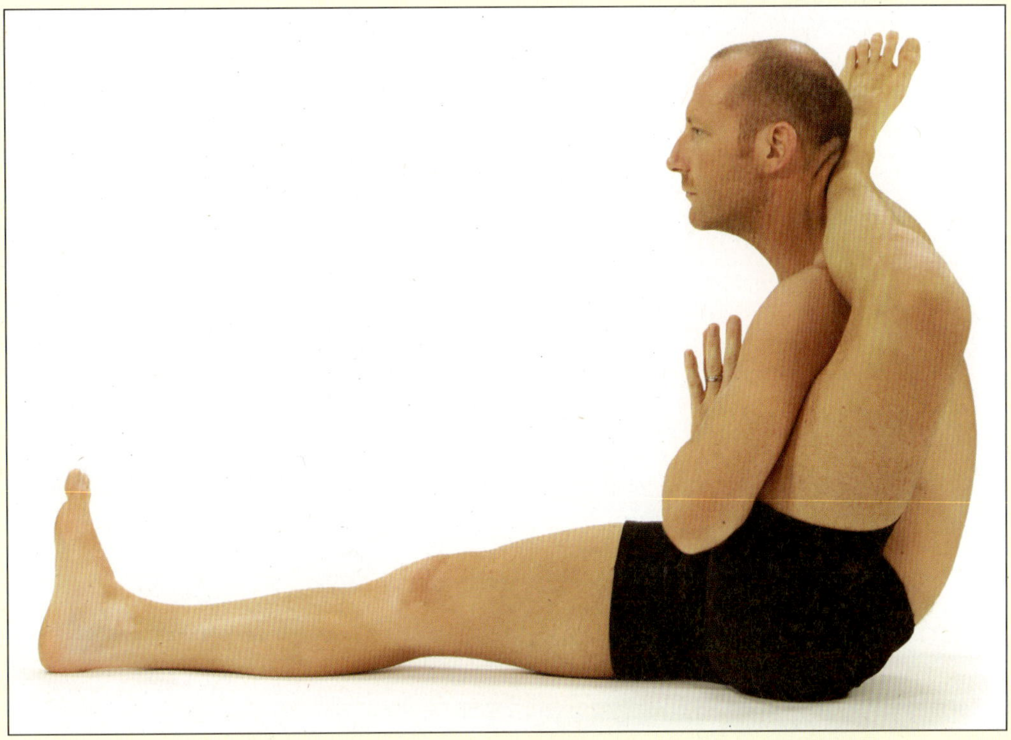

그림 10.19: 이런 자세에서 엉덩관절이 타이트할수록 척추가 더 많이 보상해야 한다.

다리가 몸통의 가쪽과 뒤쪽으로 움직이는 깊은 굽힘에서 넙다리뼈가 뒤로 움직이려면 뒤넙다리근이 열려 있어야 한다. 다행히도 에카 파다 시르사아사나에서는 무릎이 굽혀지고 자동적으로 뒤넙다리근의 긴장의 양은 줄어든다. 그렇다고는 해도 다음 단계의 동작인 엉덩관절 가쪽돌림에서는 뒤넙다리근이 필요하다. 엉덩관절의 돌림이 뒤넙다리근이 하는 주된 작용 중 하나는 아니지만, 다리를 머리 뒤에 놓을 때에는 틀림없이 이런 작용이 일어난다. 뒤넙다리근이 타이트한 사람들은 대개 다리의 가쪽과 뒤쪽을 따라 잡아당기는 듯한 또는 타는 듯한 느낌을 받는다. 다리 안쪽 특히, 뒤넙다리근의 선을 따라서 비슷한 감각을 느끼는 사람들도 있다.

엉덩관절을 돌리는 능력을 가장 열심히 제약하는 근육들은 지금까지 계속 작업해 온 깊은가쪽돌림근육들이다. 다리를 들어서 뒤로 옮기기 시작하면 뒤넙다리근이 개입한다. 그러나 가쪽돌림까지 더하면 깊은가쪽돌림근육에서 압력을 받는다. 여섯 깊은가쪽돌림근육, 작은볼기근, 중간볼기근은 이제 다리를 충분히 뒤로 잡아당겨서 머리가 다리 밑을 지나서 앞으로 가지 못하게 만드는 주요한 역할을 하게 된다.

이 자세에서 흔한 문제는 다리가 충분히 벌어지지 않는다는(즉, 벌림이 충분히 되지 않는다는) 것이다. 그 결과 정강이 아래쪽이나 발목이 목굽이가 아니라 뒤통수에 놓이게 된다.

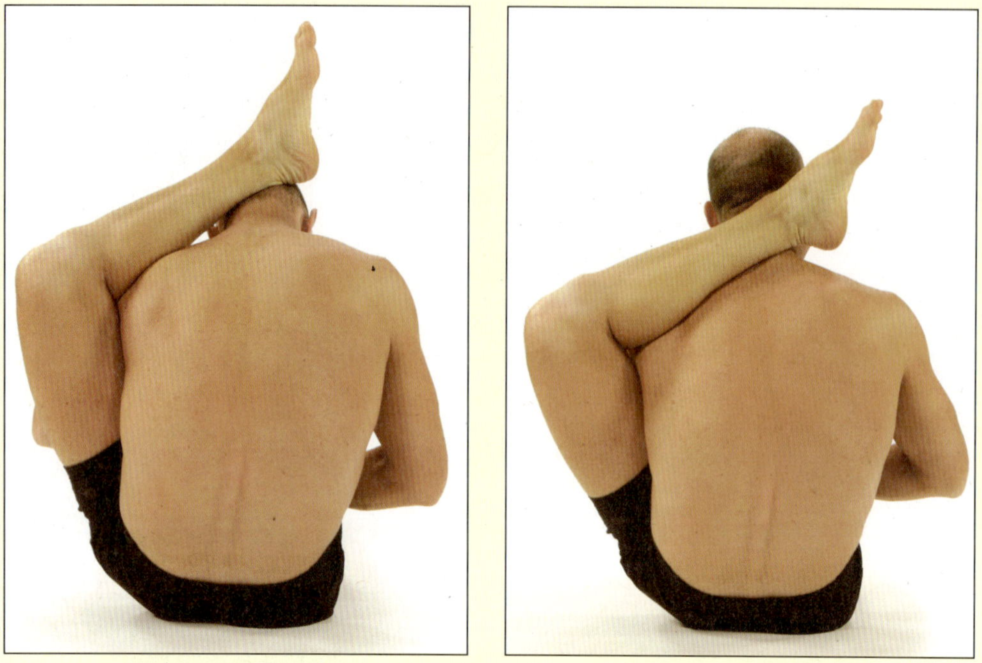

그림 10.20 : 발이 머리 뒤쪽에서 더 아래로 내려갈수록 힘을 덜 들이고도 목에서부터 더 많은 힘을 쓸 수 있게 된다.

이 작은 차이는 지렛대의 원리라는 관점에서 중요하다. 이 자세에서는 가쪽돌림을 되돌리려고 하는 본질적인 긴장이 있다. 즉, 다리가 머리 뒤쪽으로 넘어간 상태에서는 다리가 다시 밖으로 튀어나와서 가쪽돌림을 거꾸로 해서(즉, 안쪽돌림) 바닥으로 떨어지려고 한다는 것이다. 머리와 목은 이와 같은 자연스러운 경향에 저항한다. 정강이가 정수리에 기대고 있으면 발목이 목굽이에 놓여 있을 때보다 목 근육이 힘을 더 많이 써야 한다. 왜 그런가? (목뼈가 지렛대고) 정수리가 지렛대의 한쪽 끝이라고 생각하면 압력이 클수록 힘도 더 커질 것이다. 그러나 압박이 지렛목(목의 아래부분)에 더 가까워지면 다리가 풀리려는 자연스러운 경향에 저항하기 위해 필요한 근육의 힘은 더 적어질 것이다.

고려해야 할 요소가 하나 더 있다. 발이 머리와 목 뒤에서 계속 아래를 향할 수 있게 도와준다. 유연성만의 문제는 아니지 않겠는가? 당연히 아니다. 이런 자세를 유지하기 위해 긴장을 더해야 할 핵심적인 위치가 세 군데 있다. 첫 번째 위치는 이미 언급했다. 목덜미이다. 발이 머리 뒤에 계속 있기 위해서는 이 부분이 힘을 써야 한다. 회전력이 줄어들 때까지 머리와 목은 다리를 머리 뒤에 붙잡아 두기 위해 더 열심히 일해야 한다. 지렛대의 원리가 필요하지만 또한 목 자체의 힘도 필요하다. 이 때문에 이 근육들을 강화시키는 데에 도움이 되는 준비 자세들을 하는 것도 좋은 생각이다. 그렇지 않으면 다리를 머리 뒤에 잡아 두려고 애쓰다가 목에 무리가 가기 쉽다.

목 뒤를 강화시키는 자세에는 수평 위치에서 앞쪽이나 위쪽을 보게 되는 자세들이 포함된다. 곧게 다리를 뻗고 턱을 다리에 닿게 하는 앞쪽 굽힘의 변형 자세들은 모두 목 뒤의 근육을 수축시키게 만든다. 시간이 지나면서 이 자세들이 나중에 머리를 다리 뒤에 놓을 수 있게 해 줄 근력과 체력을 키워 줄 것이다.

이 자세에서 긴장이 더 필요한 두 번째 위치는 뒤넙다리근이다. 엉덩관절의 유연성이 충분해서 머리 뒤로 다리를 수동적으로 놓고 있는 사람도 있겠지만, 나머지는 다리의 도움이 조금 필요할 수도 있다. 뒤넙다리근의 힘을 10퍼센트나 20퍼센트 정도 쓸 수 있다면, 다리를 등 뒤쪽 아래로 끌어내리는 하향력을 일으킬 수 있다. 이런 부가적인 노력 덕분에 가만히 있으려는 다리와 머리 위로 튀어 오르려는 다리 사이의 큰 차이가 일어나는 사람들도 있다.

수축시켜야 하는 마지막 부위는 허리이다. 허리를 굽힐 때 허리에 가해지는 압력을 상쇄시키기 위해 척추를 펴게 된다. 여기에서 핵심은 최대한 똑바로 앉는 것이다. 척추 폄근육을 작동시켜 똑바로 앉으려고 애씀으로써 우리는 척추사이원반과 척추뼈를 손상시킬 수도 있는 등뼈에서의 지나친 굽힘에 저항할 수 있다.

여기에는 부차적인 노력이 필요하다. 허리부터 곧게 펴고 앉으려고 할 때, 우리는 이미 허리를 굽힌 위치에서 펴려고 하는 것이다. 이제 알겠지만 척추의 움직임은 골반과 엉덩관절의 움직임과 직접적으로 연결된다. 똑바로 앉으면 엉덩관절을 더 많이 가쪽돌림을 하게 되고 엉덩관절에 더 많은 압력을 가하게 된다. 그러므로 골반이 다시 넙다리뼈머리를 축으로 돌아가게 되고 엉덩관절 주변의 조직들은 더 많은 압력을 받는다.

각자 확연히 다르지만, 해부학에서 가장 큰 차이는 골반 주변과 엉덩관절에서 발견된다. 또한 에카 파다 시르사아사나와 같은 자세에서는 비율의 문제가 나타날 수도 있다. 몸통이 길고 넙다리뼈가 짧은 사람들은 목이나 뒤넙다리근 또는 허리가 아니라 어깨를 사용하여 발을 머리 뒤쪽에 붙잡아 두어야 할 수도 있다. 넙다리뼈가 길고 몸통이 짧은 사람들은 발이 반대쪽 어깨까지 닿을 수도 있다. 그러므로 당신의 몸에 기초해서 필요한 대로 자세를 조정하도록 하라.

한쪽과 양쪽(ONE SIDE VERSUS TWO SIDES)

정점 자세인 에카 파다 시르사아사나에 이르기까지 각각의 자세에서 그랬던 것처럼, 에카 파다 시르사아사나에도 드위 파다 시르사아사나라는 양쪽 형태가 있다. 다른 모든 자세에서 나타났던 것과 같은 역학들이 여기에서도 많이 나타난다. 우리가 한쪽 형태에서 보았던 변형들은 모두 골반과 엉덩관절 주변에서 일어났다. 우리가 관찰할 수 있는 모든 보상들은 나름의 이야기를 갖고 있다. 한쪽의 갈비뼈가 짧아지거나, 궁둥뼈결절이 바닥에서 떨어지거나, 종아리가 뒤통수에서 너무 높은 곳에 놓인다거나 하는 요소들이 모두 뭔가를 말해 주고 있으며 이것들은 모두 서로 얽혀 있다. 머리 뒤로 놓게 되는 다리의 골반 위쪽 부위는 대개 짧아지게 되는데 갈비뼈가 아래로 내려가거나 골반이 위로 올라가기 때문이다. 이 자세에서는 골반이 통상적으로 위로 올라가게 된다. 그런데 왜 그런가?

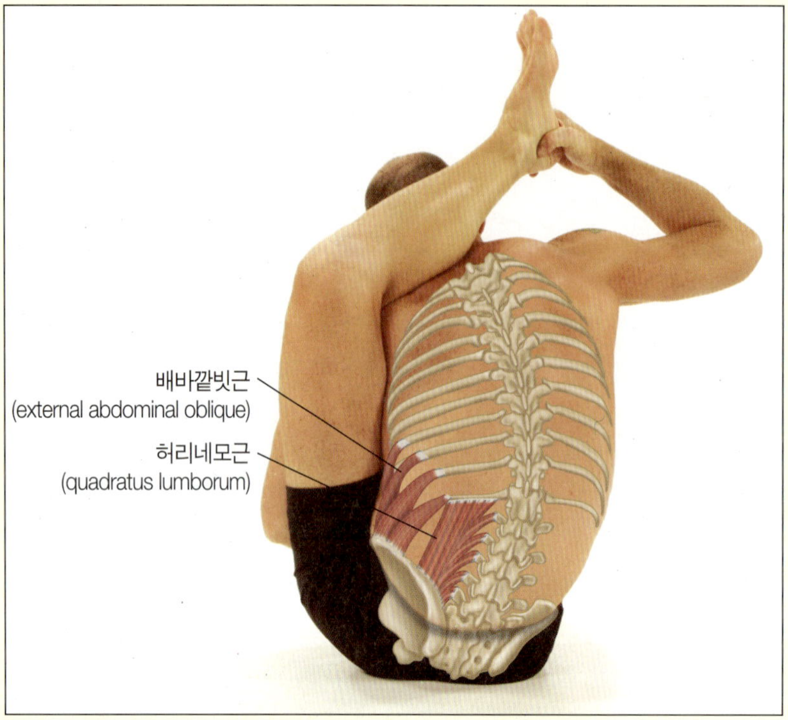

그림 10.21 : 다리를 너무 멀리 끌어당기면 보상이 일어나고 엉덩관절이 열리지 않는다.

골반은 보통 다리를 뒤로 당기고 종아리를 머리 뒤에서 아래로 끌어당길 때 들린다. 다리를 최대한 넓게 벌려서 문자 그대로 옆구리에 딱 붙게 끌어당기지 않으면 몸통이 짧아지게 된다. 다리를 머리 뒤에서 아래로 끌어내리면 계속해서 엉덩관절에서부터 다리 전체를 잡아당기게 된다. 이렇게 되면 엉덩관절이 더 많이 들리면서 패턴이 나빠진다. 궁둥뼈결절이 들리고 갈비뼈는 짧아지며 다리는 아마도 뒤통수에서 너무 높은 곳에 얹히게 된다.

종아리에서의 관절의 운동형상학적 사슬을 활용하여 다리를 접을 때 더 넓게 벌린다면 다리가 몸을 그렇게 멀리 가로지르지 않아도 된다.(이는 넙다리를 몸통에 딱 붙이는 데에 필요한 신체 비율의 문제가 없다는 가정 하의 이야기이다.)

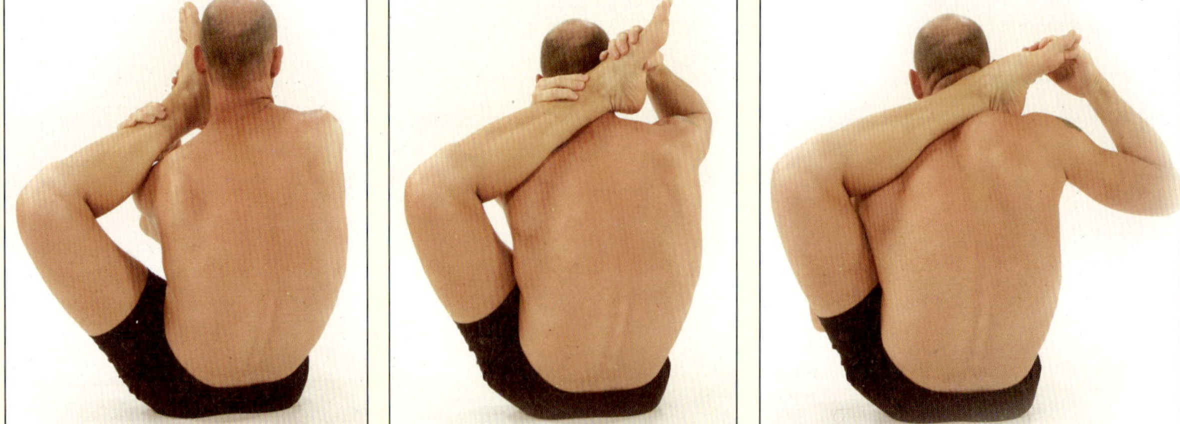

그림 10.22 : 무릎을 넓게 벌리면 엉덩관절에 압력이 가해질 뿐만 아니라 갈비뼈에도 공간이 생긴다. 또한 발목이 목 아랫부분에 놓이는 데 도움이 된다.

다리가 우선 몸에서 떨어져서 뒤쪽으로 넓게 돌아가면 골반은 바닥으로 눌린다. 골반이 들리면서 보상을 하게 되는 것은 몸을 가로질러서 다리를 잡아당길 때뿐이다. 이 자세는 우리가 앞서 했던 자세들과 전혀 다르지 않음을 명심하라. 왼쪽 다리를 머리 뒤로 들어 올릴 때에 왼쪽 골반이 들리면 진짜 움직임은 오른쪽 엉덩관절에서 일어나고 있는 것이다.

양쪽(Two-Sided)

마찬가지로 이 자세를 양쪽 형태로 할 때에는 보상의 일부가 전혀 일어날 수 없음을 보게 된다. 예를 들어, 동시에 궁둥뼈결절을 바닥에서 뗄 방법은 전혀 없다. 한쪽으로만 하는 형태에서 우리는 양쪽 엉덩관절을 충분히 스트레칭해야 하는 것이다. 두 번째 다리를 머리 뒤로 옮기려고 할 때에는 첫 번째 다리보다도 훨씬 더 멀리 가야 한다! 두 번째 다리가 첫 번째 다리 뒤에 놓여야 하기 때문이다. 이렇게 되려면 유연성이 충분해야 할 뿐만 아니라 첫 번째 다리가 반드시 편안해야 하고 다리가 그 자리에 있기 위해 충분한 깊이를 요구한다. 이 자세를 해보려고 한 적이 한 번이라도 있다면, 몸의 균형을 유지하고 두 번째 다리를 첫 번째 다리 뒤로 보내는 것만으로도 양손이 바빠서 첫 번째 다리를 제자리에 붙잡아 두는 일은 할 수 없음을 알 것이다.

지금까지 양쪽 엉덩관절을 충분히 열어 놓지 않았다면 몸 전체에 가해지는 압력은 더 클 것이다. 두 번째 다리를 머리 뒤에 놓을 때에 긴장이 커지는 것은 흔한 일이다. 엉덩관절이 대단히 유연하지 않은 사람들이라면 특히 그럴 것이다. 우리의 근육은 우리를 안정시키기 위해 타이트해지고, 그럼으로써 우리는 두 번째 다리를 머리 뒤에 놓는 작업을 할 수 있게 된다. 대개 이 시점에서 허리에 압력이 더 심해지는 것을 느낀다. 당신이 이 자세를 하기 위해 필요한 가쪽돌림을 최대한 깊이 해 놓지 않았다면 이 시점이 결정적인 순간(그리고 부상을 당할 위험이 가장 큰 순간)이 된다.

흔한 관찰 결과 (Common Observations)

실제로 작업하고 있는 엉덩관절을 보상하기 위해 반대쪽의 엉덩관절을 얼마나 많이 사용하고 있는지를 잊기가 쉽다. 때로는 다리를 머리 뒤로 두거나 파드마아사나를 하기 전에 하는 일반적인 준비 스트레칭이나 준비운동을 할 때부터 시작되는 패턴이다. '요람 스트레칭'이 이런 준비운동 중 하나이다. 발은 팔꿉이 굽혀지는 부분에 들어가거나 양팔로 다리를 단단히 끌어안게 된다. 그런 다음 이 자세에서 앞뒤로 비틀면서 '엉덩관절을 열려고' 노력한다. 다음 번에 이 운동을 할 때에는 어느 엉덩관절이 실제로 움직이고 있는지 주의 깊게 살펴보라. 나는 학생들이 이 준비운동을 할 때에 반대쪽 엉덩관절에서 골반을 움직이고 있는 모습을 자주 본다. 원래 작업하려고 했던 엉덩관절에는 아무런 영향도 주지 않는다.

똑바로 앉아서 다리를 스퀴즈하는 것이 우리가 열려고 하는 엉덩관절에 압력을 가하는 것은 분명 사실이다. 그러나 굳이 말하자면 끌어안은 다리를 양쪽으로 휘두른다고 해서 달라지는 것은 아무 것도 없다. 마음은 만족스러울지도 모른다. 다리를 앞뒤로 흔드는 대신, 똑바로 앉아서 골반을 앞으로 기울이고 원래 의도했던 엉덩관절에 압박을 가하는 것에 집중하라.

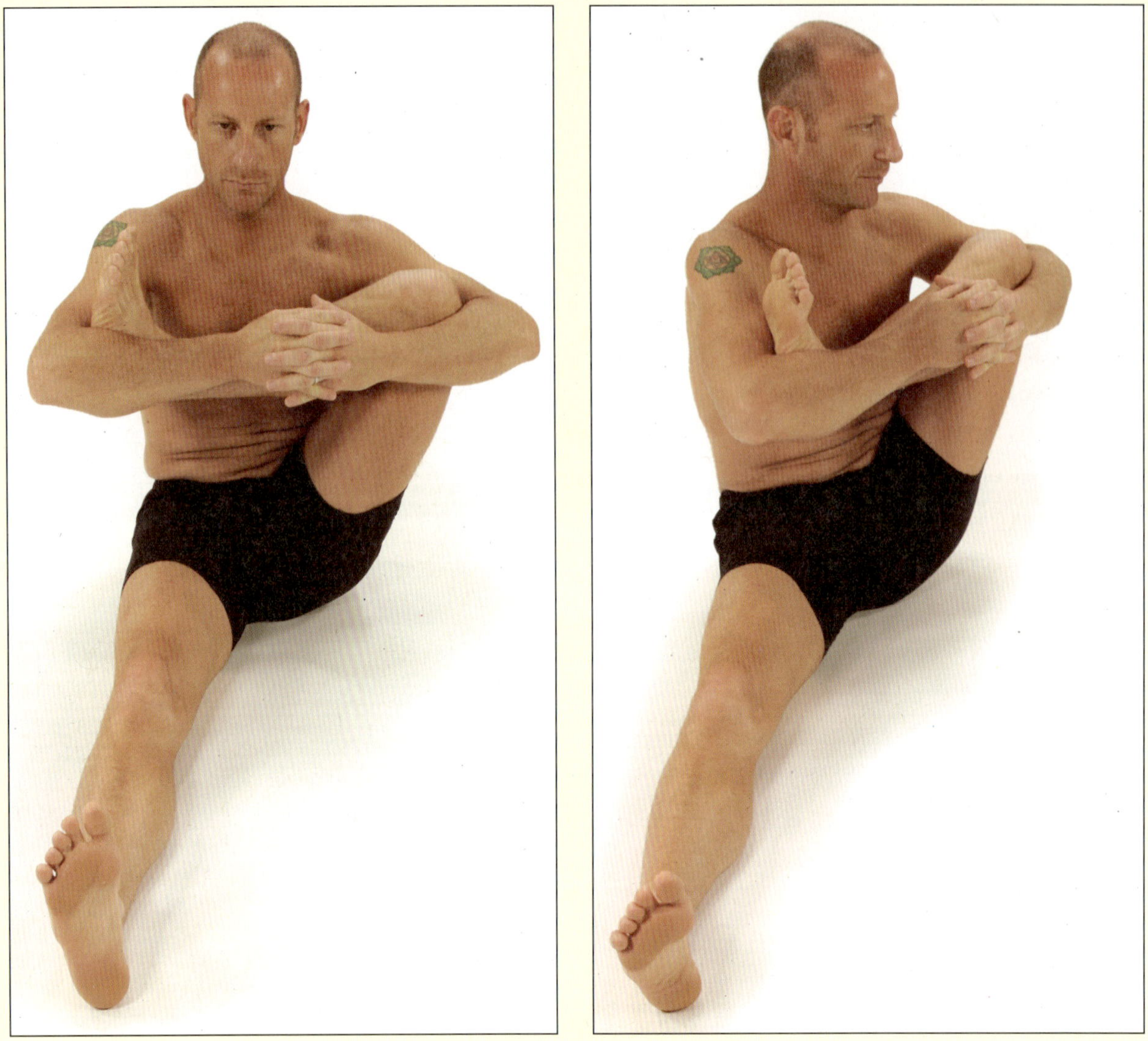

그림 10.23 : 이렇게 흔드는 동작은 오른쪽 엉덩관절에서 골반을 움직일 뿐이다.

결론(CONCLUSION)

엉덩관절의 조직들을 실제로 열어 주는 자세들과 더불어 엉덩관절에서 가쪽돌림을 일으키고 단련시키는 자세들을 살펴보았다. 두 가지 사이에는 균형이 있다. 파드마아사나와 에카 파다 시르사아사나를 하려면 조직이 이미 열려 있어야 한다. 반면 자누 시르사아사나와 카포타아사나는 우리가 열어야 하는 조직에 압력을 가함으로써 우리가 들어갈 수 있는 길을 열어 주고, 그럼으로써 보다 고급 자세에 필요한 유연성을 키워 준다. 그러나 특정한 자세에서 필요한 조직을 열어 주는 자세는 오직 바로 그 해당 자세일 때도 있다! 에카 파다 시르사아사나는 두 가지 범주에 모두 포함된다.

11 비틀기의 해부학적 패턴 (Anatomical Patterns in Twists)

모든 형태와 크기의 비틀기는 매우 유익하며 요가의 가장 기본적이고 중심적인 목적 즉, 척추의 유연함과 중추신경계통의 전반적 건강을 유지하는 것과 곧장 연결되어 있다. 척추는 우리 핵심의 축도와 같다. 척추는 우리의 주축이며 중요한 모든 척수를 내장하고 있다. 어느 방면으로 보나, 우리가 신체적으로 달성하고자 하는 모든 것들이 척수를 필요로 한다. 척추는 우리 몸의 정보 고속도로의 '간선도로'인 것이다!

그러나 비틀기는 실제로 어디에서 비롯되는가? 아마 뻔한 답은 척추일 것이다. 그러나 엉덩관절과 어깨도 비틀기 자세에서 척추를 더 깊이 움직일 수 있게 하는 능력에서 주요한 역할을 담당한다. 요가가 이 두 부위에 특히 주의를 기울이는 이유 중 하나가 바로 이것이다. 여러 자세에서 우리는 엉덩관절과 어깨를 열어야만 하고 그럼으로써 결과적으로 척추를 더 많이 움직일 수 있게 된다. 한 부위에서 긴장이 생기면 놀라운 파급효과를 일으킬 수 있다.

비틀기 자세에서 어깨와 엉덩관절이 타이트하면 우리가 원하는 자세를 잡기가 힘들어질 수 있다. 마리챠아사나 C와 마리챠아사나 D, 그리고 아르다 마첸드라아사나를 예로 들어보자. 이 자세에서 우리는 굽힌 다리를 넘어서 몸을 비트는데 이렇게 하려면 엉덩관절이 매우 유연해야 한다. 양팔로 묶기를 하려면 어깨 역시 양팔이 무릎을 돌아 등 뒤까지 돌아갈 수 있을 만큼 열려야만 한다.

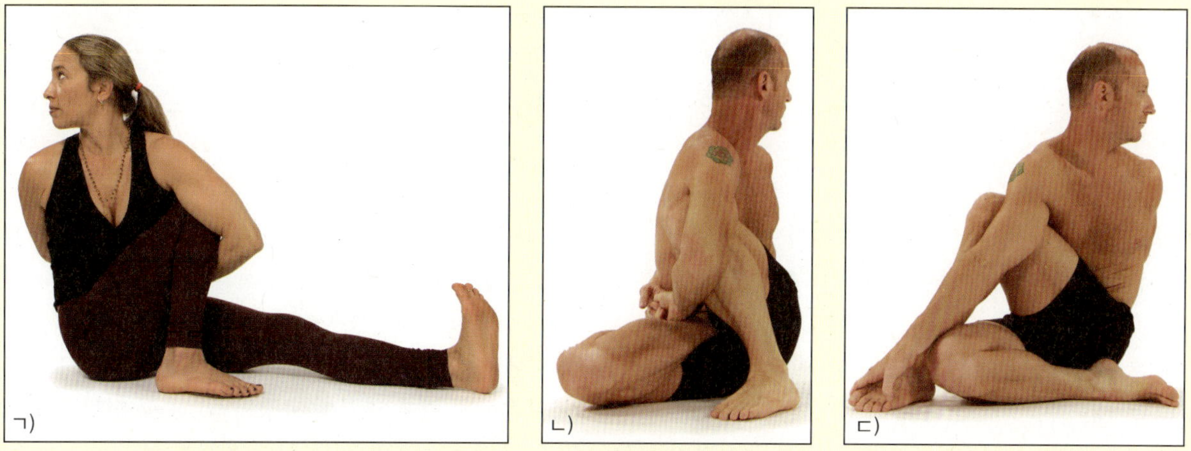

그림 11.1 : ㄱ) 마리챠아사나 C, ㄴ) 마리챠아사나 D, ㄷ) 아르다 마첸드라아사나.

늘 그래 왔듯이 비틀기를 탐구하면서도 '정점 자세'를 목표로 해서 작업하게 될 것이다. 약간 곤란할 수도 있는 부분이 있는데, 해부학적으로 말하면 모든 비틀기는 척추에서 동일한 방식으로 일어나기 때문이다. 내가 엉덩관절과 어깨가 비틀기에서 흔한 방해 요소라고 전제했으므로 우리의 정점 자세는 두 부위에서도 역시 큰

운동범위를 요구하는 것이다. 양팔을 묶은 마리챠아사나 D가 적당할 것이다. 이 자세에서는 척추를 중심으로 비틀기를 해야 할 뿐만 아니라 아르다 파드마아사나로 무릎을 굽힌 다리의 가쪽 엉덩관절에서의 긴장과 더불어 팔로 무릎을 감고 등 뒤로 돌리면서 어깨에 대해서도 작업을 해야 하기 때문이다. 그렇다면 문제는 다음이다. 어떤 자세가 이 자세의 준비 자세가 되는가? 다양한 비틀기 자세들이 어떻게 차곡차곡 쌓여서 우리가 마리챠아사나 D와 같은 자세를 할 수 있게 해 주는가?

비틀기의 뼈대해부학(SKELETAL ANATOMY OF A TWIST)

"제6장: 척추"에서 후관절(facet joint)의 구조에 대해 설명했다. 후관절은 각 척추뼈의 위와 아래에 있으며 그 위와 아래에 있는 다른 척추뼈들과 연결된다. 후관절의 방향을 보면 척추의 해당 부위에서 우리가 보게 되는 움직임의 유형을 알 수 있다. 등뼈 부위에서 후관절의 방향 덕분에 척추 돌림이 최대한으로 일어날 수 있다고 했던 것이 기억날 것이다.

후관절과 더불어 12개의 등뼈는 각각 한 쌍의 갈비뼈와 관련된다. 해부학적으로 갈비뼈는 척추의 지지 기전의 일부가 된다. 갈비뼈와 그 사이에 있는 이른바 갈비사이근은 비틀기 능력을 제약할 수 있다. 비틀기에서와 같이 이 조직들이 스트레칭되면 숨쉬기가 훨씬 힘들어진다. 숨을 들이쉴 때에는 갈비뼈가 서로 벌어지면서 비틀기 때문에 이미 스트레칭된 갈비사이근들이 더 늘어나야 한다. 사실상 두 배 더 스트레칭을 하게 만들고 있는 것이다.

엉덩관절의 해부학이 비틀기에 미치는 영향 (How the Anatomy of the Hips Affects Twisting)

엉덩관절, 엉치엉덩관절, 허리뼈는 관절의 기능적 사슬을 이룬다. 이 사슬은 다리의 운동형상학적 사슬과 다르지 않다. 그 결과 엉덩관절은 비틀기 상태에서 엉치엉덩관절과 척추에 일어나는 일에 영향을 미친다. 엉덩관절, 엉치엉덩관절, 허리뼈 사이의 이런 관계를 수련 중에 서서 하는 비틀기와 앉아서 하는 비틀기에서 모두 볼 수 있다. 선 자세와 앉은 자세 모두에서 엉덩관절의 움직임은 척추에서의 더 큰 '것처럼 느껴지는' 비틀기를 가능케 한다. 엉덩관절은 이런 감각을 제약하기도 한다. 비틀기를 하면서 엉덩관절도 따라서 움직이게 할 때 사실은 엉덩관절이 전체적인 돌림의 크기를 키우게 된다. 그러나 골반을 안정시키고자 한다면 비틀기는 척추에서만 일어난다. 이런 척추는 상대적으로 제한된 것처럼 느껴진다. 앞서 말했다시피 둘 중에 옳은 것도 틀린 것도 없다. 단지 서로 다른 감각과 형태를 만들어 낼 뿐이며 서로 다른 조직에 압력을 가하게 된다.

예를 들어, 파리브르타 트리코나아사나에서 엉덩관절이 수평에서 한쪽으로 기울어지면 몸통을 중심으로 하는 비틀기는 전반적으로 더 깊어지는 것 같은 느낌이 든다. 엉덩관절을 원래 위치에 고정시킴으로써 이렇게 되지 못하게 하면 상체는 이전만큼 더 멀리 돌아가기 힘들어진다. 우리가 예전만큼 더 많이 비틀지 못한 것처럼 느껴질 가능성이 크다. 실제로도 아마 그럴 것이다. 그러나 이런 변형은 비틀기가 척추 자체에서 일어나고 있다는 점을 강조한다. 이와 동일한 개념을 선 자세든 앉은 자세든 상관없이 모든 비틀기에 적용할 수 있다. 돌림을 시작하면서 골반을 고정시키면 실제 비틀기는 엉덩관절과 척추의 조합이 아니라 척추에서만 일어나게 될 것이다.

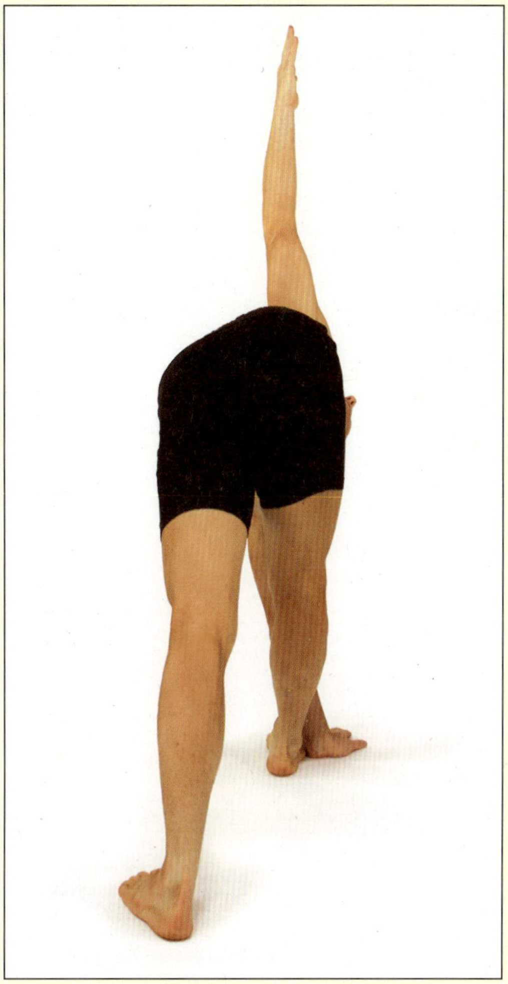

그림 11.2 : 골반이 기울어지면 비틀기는 척추와 엉덩관절 모두에서 일어난다.

골반을 안정시키면 사실은 반대로 비틀기가 일어나는 즉, 척추와 반대 방향으로 움직일 수도 있음을 명심하라. 이는 척추뼈와 엉치엉덩관절에서 더 많은 압력을 일으키므로 엉치엉덩관절 기능장애나 불안정이 있는 사람이라면 모든 비틀기 자세에서 조심해야 한다. 엉치엉덩관절 기능장애가 있다면 엉덩관절이 더 많이 움직이게 해야 할 수도 있다. 그렇기는 해도 척추뼈에 더 많은 압력을 가하는 것의 이점 중 하나는 비틀기를 하는 능력을 제약하는 조직들에 직접적인 영향을 줄 수 있다는 사실이다.

어깨의 해부학이 비틀기에 미치는 영향 (How the Anatomy of the Shoulder Affects Twisting)

여러 비틀기에는 손이나 팔의 '묶기'가 포함된다. 이런 묶기는 팔꿈을 무릎 가쪽으로 감거나 손을 바닥에 놓는 것처럼 단순한 것일 수도 있다. 아무리 쉬워도 묶기는 비틀기에서 지렛대 효과를 일으키며 비틀기를 더 깊이 할 수 있게 해 준다. 또한 비틀기를 할 때 뒤로 넘어질 것 같은 느낌이 들 때에는 양손을 묶으면(즉, 한손으로 다른 손을 잡으면) 곧은 자세로 앉아서 균형을 유지하는 데에 도움이 되기 때문에 묶기가 어떤 의미에서는 토대가 되어 주기도 한다.

이런 비틀기를 완전히 제대로 표현한 상태에서는 대부분의 묶기 자세에서 어깨가 넙다리나 무릎을 감고 안쪽돌림을 한 상태가 되며 팔이 등 뒤에 닿아서 양팔을 서로 붙잡을 수 있게 된다. 따라서 이런 안쪽돌림이 가능해지려면 어깨관절의 가쪽돌림근육들을 충분히 늘여야 한다. 위팔뼈를 가쪽으로 돌리는 근육은 세 개뿐이다. 그중 두 개는 돌림근띠 중 가시아래근과 작은원근이다. 세 번째 근육은 어깨세모근 가시부분이다. 비교적 작은 근육들이지만, 위팔뼈를 묶기 위치로 움직여 주는 능력에는 상당한 영향력을 발휘한다.

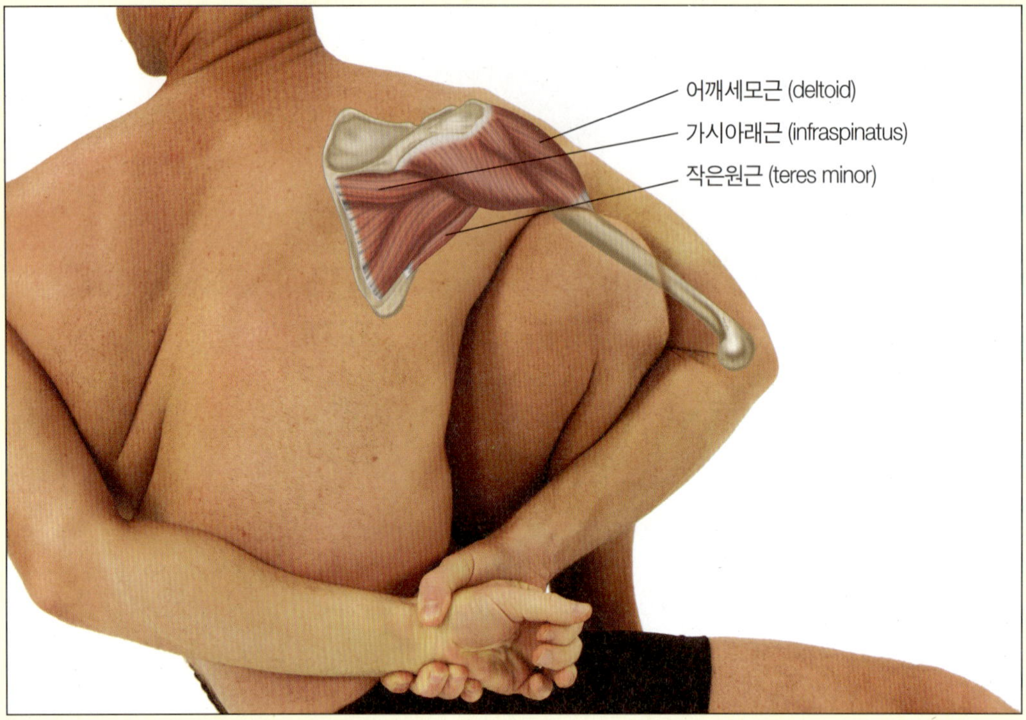

그림 11.3: 어깨관절의 안쪽돌림을 제약하는 세 근육.

어깨뼈가 움직일 수 있다고 했음을 기억하라. 이런 형태의 묶기에서는 어깨뼈가 반드시 내밀어지고(protraction) 아래쪽돌림(downward rotation)이 되어야 한다. 그렇게 하면서 어깨관절이 무릎을 감고 돌아가기에 더 적당한 위치에 있게 된다. 어깨가 앞으로 충분히 나오지 않으면 넙다리가 어깨의 돌림을 방해한다.

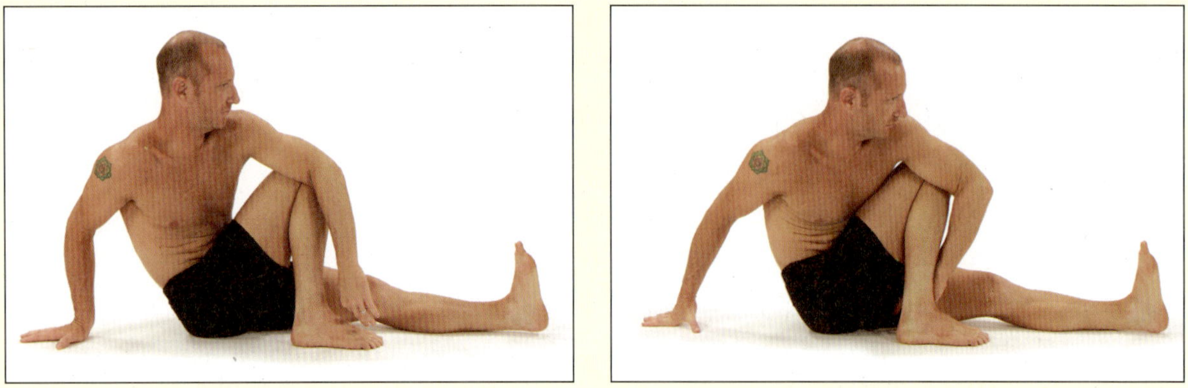

그림 11.4: 묶기는 몸통, 그리고 팔이 넙다리와 더 가깝고 넙다리를 넘어설수록 쉬워진다.

자세의 예시(POSTURE EXAMPLES)

파리브르타 트리코나아사나 (Revolved Triangle Pose)

"제9장: 앞쪽 굽힘의 해부학적 패턴"에서 파리브르타 트리코나아사나를 먼저 보았다. 이제 비틀기에 관해서 이 자세를 살펴보자. 비틀기를 생각하면 나는 척추가 먼저 떠오른다. 그래서 내가 비틀기를 할 때에는 척추에 특히 집중하면서 가능한 한 많이 움직여서 척추를 스퀴즈하려고 한다. 척추에 집중하고 엉덩관절에서 돌아간다는 착각이 들지 않게 함으로써 우리는 척추의 운동범위를 늘일 수 있다.

파리브르타 트리코나아사나에서 골반이 기울어지는 것은 맞는 것도 틀린 것도 아니다. 오직 척추에서 비틀기 능력을 다 써 버려서 엉덩관절에 의지해야만 골반을 통해 비틀기를 더 깊이 할 수 있음을 보여줄 뿐이다. 늘 그러하듯이, 당신 자신의 수련이나 학생과의 작업에서 이런 일을 허용할지는 당신의 선택이다.

골반이 기울어지면 엄밀히 말해 한쪽 관절은 수평벌림이 되고, 반대쪽 관절은 수평모음이 되는 것이다. 골반은 이미 앞쪽 굽힘 자세로 들어갔기 때문에 엉덩관절이 굽혀진다. 골반이 기울어지면 비틀기로 멀어지는 쪽의 넙다리뼈와 골반 사이에 공간이 커지고 그 반대쪽의 공간은 작아진다.

나는 대개 학생에게 얼마나 기울임을 허용할지 자문해 본다. 골반과 엉덩관절에서 비틀기가 일어나게, 또는 일어나지 못하게 하면 어떤 이점이 있는가? 엉덩관절에서 골반이 기울어지게 허용하면 학생들은 전반적으로 더 크게 비틀기를 할 수 있게 된다. 좋은 일이다. 엉치엉덩관절이 쉬이 아픈 사람이라면 골반을 기울이게 하는 것이 관절의 염증이나 악화를 피하는 데에 필수적이다. 그것 또한 좋은 일이다.

그러나 여기에는 단점도 있다. 내가 수련을 신체 패턴을 가다듬는 방법으로 여긴다고 했던 것이 기억나는가? 어떤 몸이 자연스럽게 골반을 기울이는 패턴을 갖고 있다면 우리 능력의 극한까지 가서 이런 패턴을 통제해 보려는 다양한 실험을 해 보는 것이 의미가 있지 않을까? 골반을 안정시킨 상태로 비틀기를 척추에 한정시킬 수 있을까? 이 두 가지 작용을 서로 떼어놓을 수 있을까?

골반이 기울어지지 않게 하면 척추의 진정한 운동범위를 확인할 수밖에 없다. 골반을 고정시키지 않으면 척추의 진정한 운동범위를 영원히 알지 못하게 된다. 게다가 골반을 움직이면서 비틀기의 일부가 되어 버리면, 우리는 척추를 더 많이 움직이게 만들 기회를 우리도 모르는 새에 잃어버릴지도 모른다. 엉덩관절이 움직이지 못하게 하면 장기간에 걸쳐 척추의 운동범위를 늘일 수 있게 된다.

척추가 비틀기 자세에서 얼마나 중추적인 역할을 하는지 이제 분명해졌기를 바란다. 그러나 여전히 이런 질문이 남는다. 우리의 태생적인 신체 능력을 어느 정도까지 실험해야 하는가? 변화가 일어날 수 있는 지점이 바로 이곳이다. 비틀기가 쉬운 정도까지만 머물러 있다면 변화가 일어날 가능성은 더 낮아진다.

파리브르타 파르스바코나아사나 (Revolved Side Angle Pose)

파리브르타 파르스바코나아사나에서는 배울 것들이 많이 있다. 사실 이 자세의 변형들이 쌓이면서 완전한 자세로 나아가게 될 뿐만 아니라, 각 단계에서 얻을 것들이 워낙 많아서 이 자세를 완전히 표현할 수 있게 되는 것만으로도 그 자체가 '정점'으로 보일 수도 있을 정도이다.

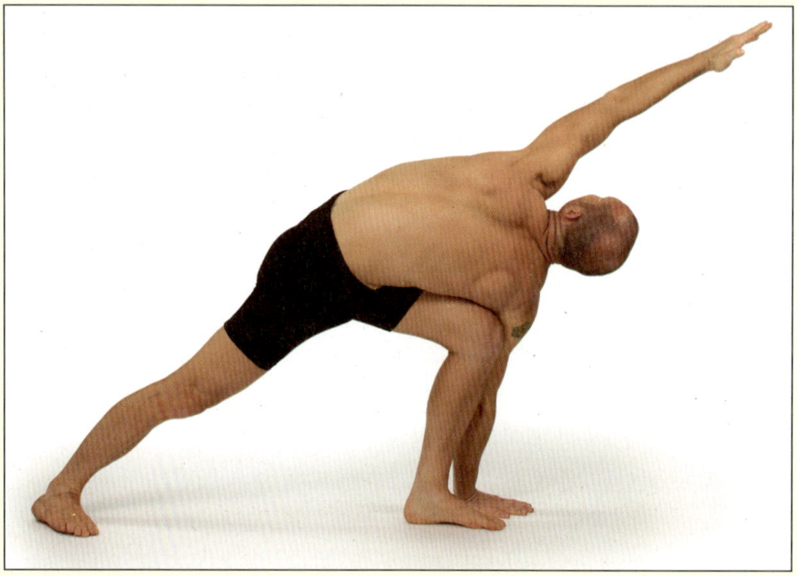

그림 11.5 : 파리브르타 파르스바코나아사나.

이 자세에서 여러 교훈을 얻어서 다른 비틀기 자세에 적용할 것이다. 완전한 파리브르타 파르스바코나아사나에서는 뒤쪽 발이 비라바드라아사나 II에서 보이는 것과 비슷한 위치로 돌아간다. 앞쪽에서는 몸통이 비틀어지고 손바닥은 바닥에 단단히 고정된다. 다리 아래로 팔 묶기는 선택 사항이며 비틀기에서 묶기에 두 가지 가능성이 있음을 보여준다. 첫 번째는 아르다 마첸드라아사나와 비슷한 반면, 두 번째는 묶은 마리챠아사나 C나 마리챠아사나 D에 가깝다.(왜 어떤 요가 자세도 하나만 떼어놓고 생각할 수 없다고 하는지 알겠는가?)

파리브르타 파르스바코나아사나의 모든 요소들을 분해하기 위해 매트 위에 뒤쪽 무릎을 놓은 상태에서 시작하자. 나는 대개 신입생들을 이 자세로 시작하게 하면서 균형 잡기를 도와준다. 또한 뒤쪽 다리의 엉덩관절 굽힘근육을 지나가는 긴장을 줄여 주는데, 이렇게 하면 골반이 움직이고 비틀기에 적응할 수 있다.

이제 왼쪽에서 시작하자. 이는 왼쪽 다리가 앞에 놓이고 오른쪽 다리가 뒤에 놓이며 오른팔이 왼쪽 다리의 바깥쪽에 놓이는 동작을 하게 된다는 뜻이다. 그렇다면 이렇게 비틀기를 할 때 우리 몸통은 어떻게 고정되는가? 가장 쉬운 묶기는 여러 요가 수업에서 볼 수 있는 형태이다. 아래쪽 팔꿉이 왼쪽 넙다리/무릎의 위 또는 바깥쪽에 놓은 채로 나마스카라아사나를 하는 것이다. 이렇게 하면 깔끔한 비틀기가 가능해진다. 사실 처음 시작할 때에 우리가 할 수 있는 자세는 이것이 전부일 수도 있다. 그렇다면 어떻게 더 깊이 들어갈 것인가? 무엇이 바뀌어야 하는가?

몇 년 전에 한 수업에서 가르쳤던 기억이 난다. 파리브르타 파르스바코나아사나에 이르자 모든 사람들이 (방금 내가 묘사했던 대로) 나마스카라아사나를 한 채 파리브르타 파르스바코나아사나를 했다. 바로 그때 나는 매우 뻔하지만 동시에 굉장히 심오하게 보이는 말을 했다. 대략 "바닥에 손을 놓으려고 노력하지 않으면 영원히 바닥에 손을 놓을 수 없을 것입니다." 이 말은 "시도하지 않으면 얼마나 더 멀리 갈 수 있겠습니까?"라는 질문을 하는 것과 같다.

이 말을 하고나자 수강생 중 절반 정도가 바닥에 손을 댔다. 물론 그들 모두가 손바닥을 바닥에 딱 붙이지는 못했겠지만, 일단 시도는 했으며 이 자세의 새로운 경지를 경험했고 새로운 감각을 느꼈다. 수련에서의 어려움은 곧 기회임을 기억하라. 극한까지 가지 않으면 바뀌는 것은 아무 것도 없다.

파리브르타 파르스바코나아사나로 다시 돌아가자. 오른쪽 무릎은 정면을 향한 채 바닥에 놓여 있고 왼쪽 무릎은 90°로 굽혀져 있다. 우리가 처음으로 해야 할 일은 앞으로 몸을 숙이면서 왼쪽 엉덩관절에서의 굽힘을 더 깊게 하는 것이다. 배나 가슴이 앞쪽 넙다리에 얼마나 가까이 갈 수 있는지는 부분적으로는 엉덩관절의 유연성에 달려 있다. 이 지점에서 두 가지 해부학적 작용이 일어나고 있다. 몸을 숙일 때에는 직선으로 앞으로 움직이는 것이 아니다. 사실은 중간선에서 벗어나서 팔을 다리 바깥쪽으로 옮기게 된다. 이는 엉덩관절뿐만 아니라 척추에서도 일어난다. 해부학적으로 말하자면, 이것은 척추의 가쪽굽힘과 결합된, 골반이 움직인 왼쪽 엉덩관절의 모음일 것이다.

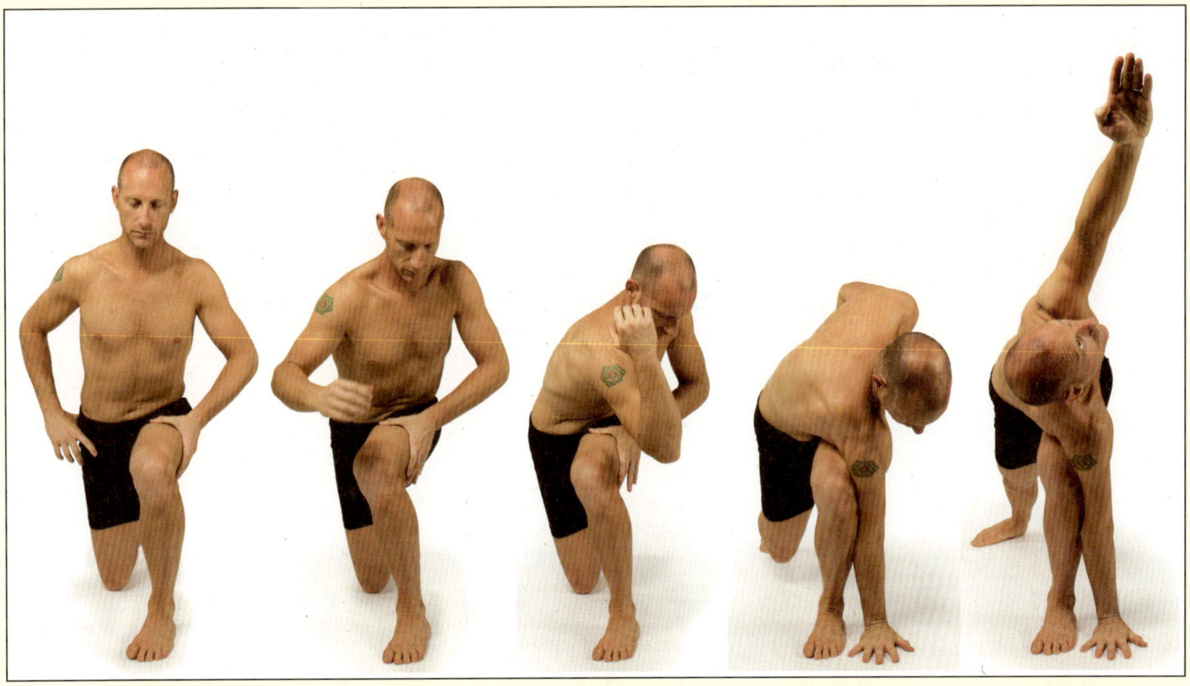

그림 11.6 : 손을 바닥에 닿게 하기 위해 엉덩관절을 모으고 굽히는 여러 단계들.

팔을 다리 바깥쪽으로 뻗기 시작하는 순간 우리는 척추 돌림을 동작에 포함시키기 시작한다. 이 세 동작을 성공적으로 조합하려면 핵심적인 몇 부위가 열려 있어야 한다. 척추는 비틀기를 할 수 있을 정도로 자유로워야 한다. 그러나 나의 경우에 이 자세를 더 깊이 하는 진정한 핵심는 우리가 묶으려고 하는 쪽의 엉덩관절(우리의 예시에서는 왼쪽 엉덩관절)에 있다. 엉덩관절의 바깥 부분(즉, 볼기근)이 충분히 열리지 않으면 다리는 깊은 비틀기를 할 수 있을 만큼 엉덩관절에서 충분히 모아지지 않는다. 즉, 다리가 충분히 모아지지 않으면 몸통이 다리 바깥쪽으로 가기가 힘들어진다. 따라서 어깨와 팔도 다리 바깥쪽으로 가기가 힘들어진다. 몸통이 중간선을 넘어가지 못하면, 우리가 할 수 있는 일이라고는 팔꿉을 다리 위 또는 살짝 바깥쪽에 놓는 것뿐이다. 이것이 바로 앞으로 몸을 굽히면서 비틀기 자세로 들어갈 때 학생들에게 왼손을 사용하여 다리를 물리적으로 모으도록(즉, 중간선을 넘어가게 밀어 버리도록) 권장하는 이유이다.

처음에 바닥에 무릎을 놓으면 엉덩관절에서 앞쪽 다리가 모아지는 능력에 상당한 차이가 일어난다. 우선은 균형을 잡기가 쉬워지기 때문이며, 두 번째로는 (바닥에서 무릎을 떼고) 곧게 뻗은 다리가 골반 주변에 긴장을 일으킬 수 있기 때문이다. 왼쪽 다리가 앞에 놓이면 넙다리네갈래근은 무릎에서 굽힘이 너무 심하게 일어나지 못하도록 작동한다. 즉, 넙다리네갈래근이 수축함으로써 굽힘에 저항하는 것이다. 같은 쪽 다리의 볼기근에서도 비슷한 일이 일어난다. 엉덩관절의 아래쪽 움직임에 저항하는 것이다. 엉덩관절이 바닥을 향해 떨어지지 않게 하도록 볼기근이 작동함으로써 굽힘에 저항한다고 말할 수 있을 것이다.

뒤쪽 다리의 무릎이 바닥에 놓여 있으면 이 근육들은 무릎이 바닥에서 떨어져 있을 때처럼 타이트해지지 않는다. 뒤쪽 다리의 무릎이 일어나면 견뎌야 할 무게가 커지기 때문에 이 근육들이 더 강력하게 작동한다. 이 근육들이 강하게 힘을 쓰면 움직이거나 늘이기가 더 어려워진다. 결과적으로 무릎을 바닥에 놓으면 앞쪽 다리의 벌림근육 즉, 작은볼기근과 중간볼기근이 별로 수축할 필요가 없게 된다. 이 근육들이 더 이완되기 때문에 우리 몸을 떠받치느라 힘을 쓰고 있을 때와 같은 정도로 모으는 능력을 제약하지 않게 된다.

즉, 엉덩관절에서 다리를 더 쉽게 모을 수 있게 될수록, 앞으로 굽히고 다리를 모으고 비트는 동작을 동시에 하기가 쉬워진다. 엉덩관절이 타이트한 사람들에게는 이처럼 작은 변화가 엄청난 차이를 일으킨다.

어깨 관계(The Shoulder Relationship)

이제 엉덩관절에 대해서는 조금 더 잘 이해하게 되었으니 어깨를 탐구해 보자. 그런 다음에는 이것들을 모두 종합할 수 있을 것이다.

다리 바깥쪽으로 묶기를 다음 단계로 끌어올리려면 팔이 다리 바깥쪽에 놓인 상태에서 가능한 한 겨드랑을 넙다리에 가깝게 하기 위해 애써야 한다. 이렇게 하면 우선 팔의 뿌리 부분에서 팔과 다리의 연결고리를 만드는 데에 도움이 된다. 생각해보라. 겨드랑이 무릎이나 넙다리에서 멀리 떨어져 있을수록 손도 바닥에서 더 멀리 떨어질 것이다.

손에서 관심을 잠시 돌려보면 우리는 방금 팔꿉을 굽힘으로써 바닥으로 향해 갈 수 있게 했다. 이렇게 하면 겨드랑과 넙다리 사이의 관계를 확고히 할 수 있다. 겨드랑이 넙다리를 누르게 되면 팔꿉은 곧게 펴지고 우리는 우리의 해부학적 구조 덕분에 손을 내려 바닥에 닿을 수 있거나 최소한 바닥에 가까워질 수 있다.

결합하기(Tying it Back Together)

이제 엉덩관절과 상체의 기초 사항들을 모두 다루었으니 이 두 부위가 어떻게 해부학적으로 협동하게 되는지 살펴보자. 손을 바닥에 '묶어'두거나 바닥에 블록을 놓아서 블록에 '묶여 있다'고 가정하자.

의식하든 못하든 이 자세에서의 작업은 척추를 비트는 것 이상이다. 엉덩관절이 핵심 역할을 한다. 따라서 우리는 여전히 엉덩관절에 관심을 두고자 한다. 엉덩관절을 열면 척추에서의 작업이 더 쉬워지기 때문에 자세도 더 깊어질 수 있다. 나의 경우에는 자세를 깊이 한다는 뜻이 바깥쪽 엉덩관절의 유연성을 늘임으로써 (필요하다면) 묶기가 깊어지고 따라서 비틀기 자체가 깊어진다는 의미이다. 엉덩관절에서의 스트레칭을 더 깊이 하는 가장 간단한 방법은 앞쪽 무릎을 더 깊이 굽힘으로써 무릎을 더 앞으로 보내는 것이다. 얼마나 더 '멀리' 보낼지는 개인마다 차이가 있다.

무릎을 더 굽히면 엉덩관절에서 볼기근에 가해지는 압력이 증가한다. 엉덩관절에서 더 깊은 굽힘이 일어나는데 볼기근의 일부는 이런 움직임을 제약하기 때문이다. 팔의 위치가 엉덩관절의 모음을 유지시킴으로써 엉덩관절에서 더 큰 압력을 일으킨다.

이런 '묶음'은 무릎이 80°에서 120°로 커지면서 종종 풀린다. 이렇게 되면 무릎이 더 곧게 펴지면서 팔이 무릎 앞쪽을 따라 미끄러진다. 따라서 무릎을 조금 더 앞으로 보내고 엉덩관절을 낮추면 엉덩관절에 가해지는 압력이 심해질 뿐만 아니라 묶기도 더 단단해진다.

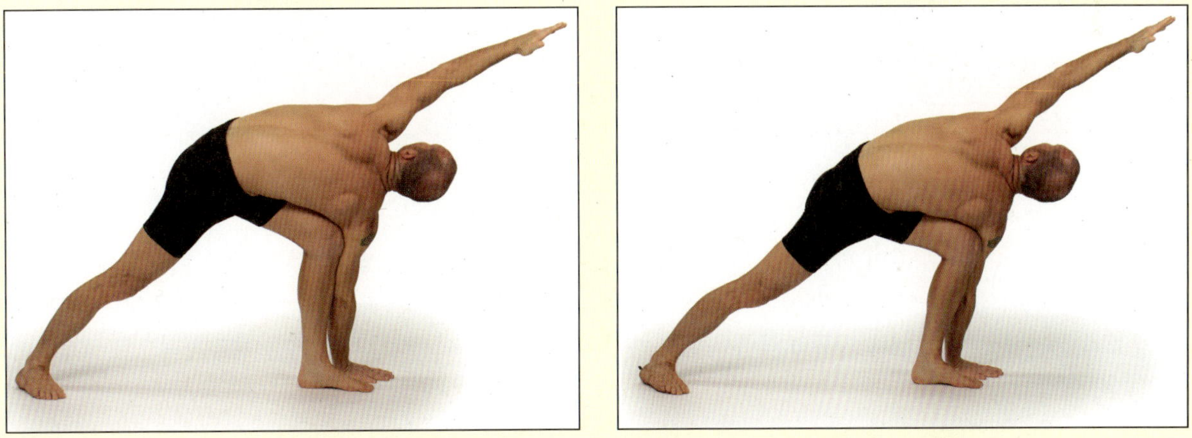

그림 11.7 : 엉덩관절이 더 높고 무릎이 더 곧게 펴져 있을수록 무릎 바깥쪽으로 묶은 팔이 더 위태로워진다.

각 부위가 이런 자세에 놓이면 비틀기는 마침내 확고한 토대 위에 서게 된다. 손이 바닥(또는 블록)에 놓이면 더 깊은 척추 비틀기로 들어갈 수 있도록 어느 정도 저항력을 만들어 준다. 손으로 바닥을 더 강하게 누르면 어깨에서 움직임이 일어나면서 비틀기를 더 깊게 할 수 있다. 게다가 무릎은 자연스럽게 벌어지려고 하기 때문에 다리가 어깨를 가쪽으로 민다. 이렇게 되는 것 역시 척추 비틀기를 깊이 하는 데에 도움이 된다.

뒤쪽 무릎 들기(Lifting the Back Knee)

이제 뒤쪽 무릎을 바닥에서 떼어내야 한다. 뒤쪽 무릎을 바닥에 내려놓지 않고도 이미 바닥에 손바닥을 댈 수 있는 사람들도 아마 있을 것이다. 그러나 이 자세를 취하면서 주의를 기울였거나 다른 사람들이 하는 모습을 지켜보았다면 뭔가 재미있는 부분을 눈치챘을 것이다.

대개 몸을 비틀어 어깨나 겨드랑을 넙다리 쪽으로 가져간 다음 묶으려고 할 때 뒤쪽 무릎을 굽힌다. 이런 현상이 알려주는 바가 있다. 뒤쪽 엉덩관절 굽힘근육에 약간의 이완이 필요함을 말해 준다. 이 조직이 조금 느슨해지면 반대쪽 엉덩관절을 모으기가 쉬워진다. 엉덩관절 굽힘근육이 더 타이트할수록 골반의 움직임을 제약할 가능성도 커진다. 엉덩관절 굽힘근육을 부드럽게 하면 앞쪽 다리가 앞으로 나오기가 더 쉬워진다. 학생에 따라서는 뒤쪽 무릎을 앞으로 몇 센티미터 정도 움직이는 것만으로도 묶기를 하는 데에 큰 도움이 된다.

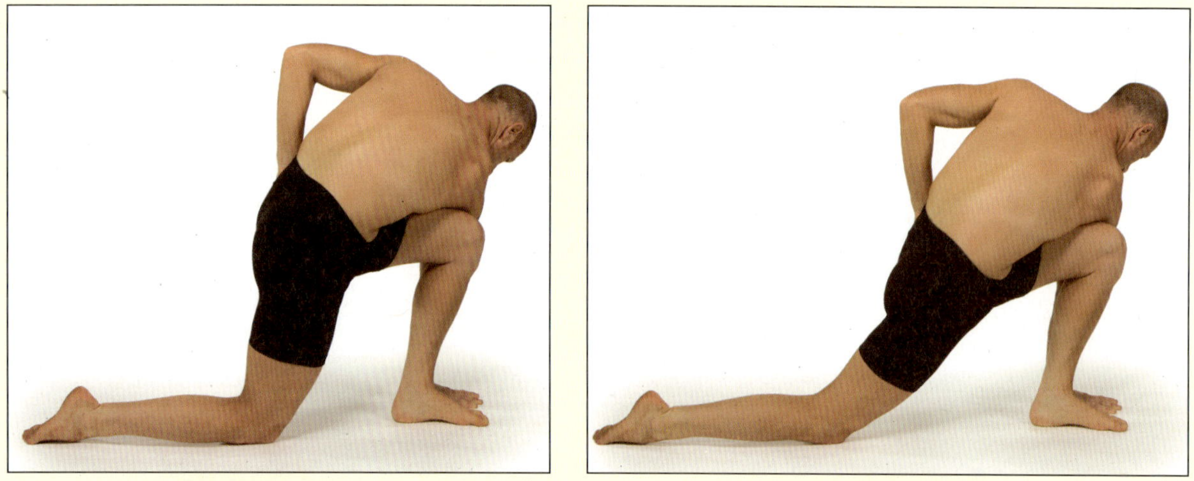

그림 11.8 : 뒤쪽 무릎을 앞으로 끌어당김으로써 엉덩관절 굽힘근육을 느슨하게 만들고 팔을 묶기가 좀 더 쉬워진다.

어느 쪽이든 일단 뒤쪽 무릎이 바닥에서 떨어지면 몇 가지 결정을 내려야만 한다. 우선 뒤쪽 다리를 돌려서 그 쪽 발꿈치를 바닥에 두어야 하는가 아니면 발꿈치가 바닥에서 떨어진 상태를 유지해야 하는가? 다른 한 가지는 발꿈치를 바닥에 대기 위해 앞쪽의 묶음을 포기해야 하는가이다. 이 두 가지 선택은 해부학적으로 밀접하게 연결되어 있다.

발꿈치가 떠 있으면 골반이 곧게 앞을 향하고 낮은 상태를 유지하기 훨씬 쉬워지고 그럼으로써 묶은 팔이 제자리에 있기도 쉬워진다. 그러나 뒤쪽 발이 돌아가면 반대쪽 골반은 이를 보상하기 위해 뒤쪽과 위쪽으로 들린다. 골반이 발과 다리와 함께 돌아갔기 때문에 골반은 더 이상 정면을 향하지 않고 비스듬하게 된다.

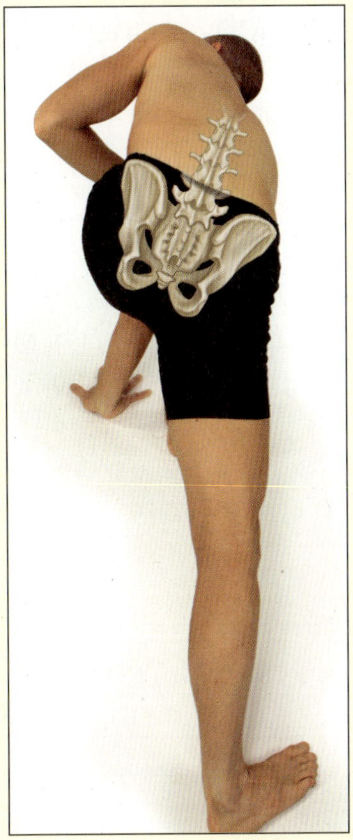

그림 11. 9 : 골반은 큰 각을 만들고 뒤쪽 발은 앞쪽 발이 만든 선을 넘어갔다.

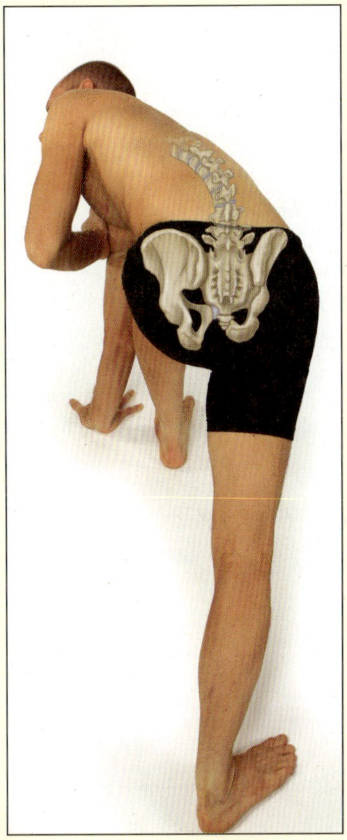

그림 11. 10 : 여기에서는 골반이 더 나란하며 앞쪽 발의 발꿈치와 뒤쪽 발의 발꿈치 사이가 딱 앞쪽 발만큼 벌어져 있음을 볼 수 있다.

뒤쪽 발의 반대쪽 골반이 더 높아지면서 앞쪽 무릎이 펴지기 시작한다. 이렇게 되면 대개 묶은 팔이 미끄러지거나 풀린다. 이런 현상은 피할 수 있다. 우선 처음부터 뒤쪽 발을 어디에 둘지, 뒤쪽 발을 돌려서 발꿈치를 바닥에 둘 때 뒤쪽 발의 최종적 위치가 어디일지에 주의를 기울여야 한다. 발꿈치를 낮출 때 앞쪽 발을 연장한 선이 뒤쪽 발의 발바닥활을 지나간다면 엉덩관절이 더 '흐트러진' 또는 돌아간 모습을 보기 쉽다. 반면 뒤쪽 발을 돌려서 발꿈치끼리 정렬시키거나, 사람에 따라서는 조금 넓은 상태를 유지한다면 골반은 대개 이전과 같은 각도로 기울어지지 않는다.

파리브르타 파르스바코나아사나의 이런 모든 요소들이 어떻게 서로 맞아떨어지는지를 보게 되면 서로 다른 부분들을 강조해야겠다는 생각이 들 수 있다. 내가 보는 여러 학생들은 넙다리를 가로질러 팔을 더 깊고 단단하게 뻗거나 손과 바닥이 얼마나 단단하게 붙어 있는지를 별로 신경 쓰지 않는다. 엉덩관절이 높아지거나 가쪽으로 밀려나는 모습에서 여실히 드러난다.

흔히 일어나는 또 다른 상황은 뒤쪽 발을 너무 일찍 고정시키는 것이다. 아직 제대로 열리지 않은 학생이 발을 단단히 고정시켜 버리면 자세의 깊이에는 역효과가 생긴다. 심하게 말하자면 이 자세를 깊이 발전시킬 가능성이 영원히 없어지는 경우도 흔하다.

단순 비틀기 — 마리챠아사나 C(Simple Twist — Marichyasana C)

이 비틀기에서는 3가지 해부학적 요소들을 살펴볼 것이다. 골반, 묶기, 비틀기이다. 3가지가 반드시 결합되어야 마리챠아사나 C가 만들어진다. 파리브르타 파르스바코나아사나에서 이야기했던 동일한 요소들이 마리챠아사나 C에서도 적용된다.

이 앉은 자세에서 양다리는 엉덩관절에서 굽혀지지만, (우리가 팔로 묶게 될) 한쪽 다리는 엉덩관절과 무릎 모두에서 굽혀진다. 이는 굽힌 무릎 쪽의 뒤쪽기울임 된 골반을 아래쪽으로 끌어내리는 경향이 있다. 뒤넙다리근이 타이트한 사람들에게서는 보통 분명하게 이런 현상이 일어난다. 이렇게 긴장이 더해지면 골반 역시 약간 기울어질 수 있고 그럼으로써 굽힌 쪽 다리의 궁둥뼈결절이 바닥에서 들린다. 이런 일이 일어날 수 있는 또 다른 이유가 있다. 때로는 넙다리와 종아리의 상대적 비율 때문에 궁둥뼈결절이 들리기도 한다. 종아리가 넙다리보다 짧다면 궁둥뼈결절은 바닥에 놓이거나 바닥과 가까워진다. 종아리가 넙다리보다 길다면 반대 현상이 일어난다. 궁둥뼈결절이 바닥에서 떨어져 들린다.

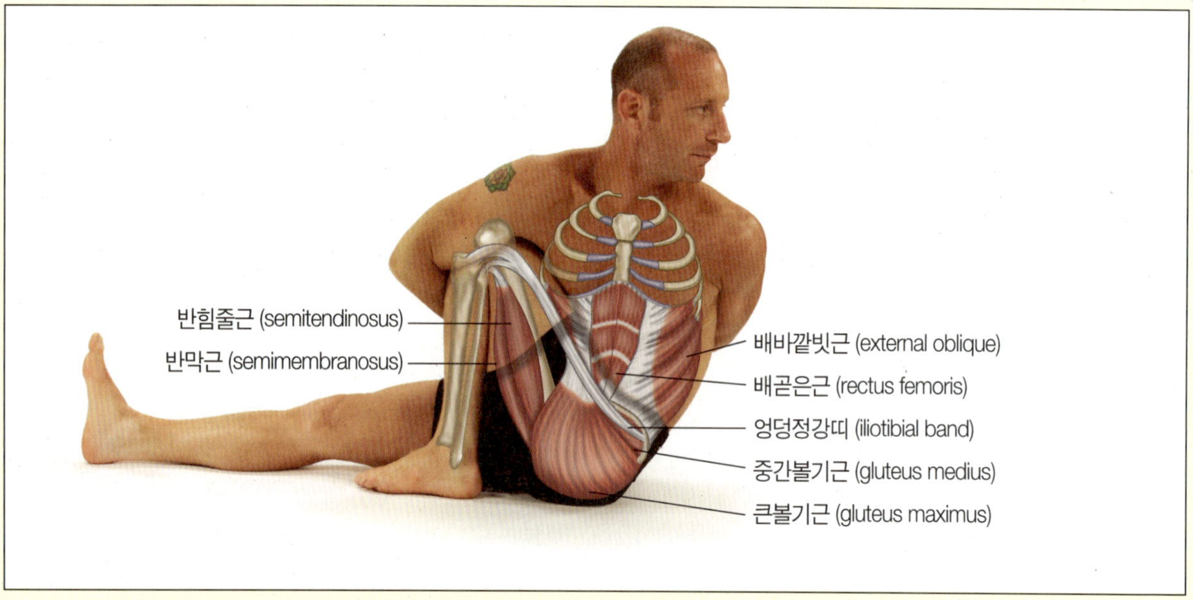

그림 11.11: 대개 뒤넙다리근과 엉덩관절 근육이 타이트할 때 골반에서 뒤쪽기울임이 일어난다. 이렇게 되면 배근육이 우리를 지탱해야 한다.

대개 타이트한 뒤넙다리근 때문에 초보자들은 똑바로 앉아 있지도 못한다. 뒤넙다리근은 궁둥뼈결절을 아래로 끌어당기고, 따라서 골반의 뒤쪽기울임을 일으키며 척추가 굽혀진다. 그 결과 체중이 무게중심에서 뒤로 움직이고 뒤로 자빠지기 시작한다. 중력이 몸을 뒤로 잡아당기기 때문에 토대가 불안정하다. 똑바로 앉을 수 없다면 도대체 묶기는 어떻게 할 수 있단 말인가?

앉은 자세에서 골반을 앞으로 기울이는 것의 중요성은 결코 간과할 수 없다. 이 패턴의 해법은 꽤 단순하다. 손을 등 뒤쪽 바닥에 놓는 것이다. 초보자는 처음에는 똑바로 앉기 위해서만이 아니라 뒤로 자빠지지 않기 위해 이렇게 한다. 그러나 우리는 우리가 달성하려고 노력하는 것과 바닥에 놓인 손이 해부학에 대해 이야기해 주는 것에 대해 알아야만 한다.

우선 엉덩관절, 그리고 엉덩관절이 지금 자세의 이 측면에서 수행하는 역할에 대해 살펴보아야 한다. 두 가지 선택이 있다. 무릎이 중간선을 넘어가거나 몸 전체가 무릎을 따라 움직이는 것이다. 두 번째는 몸을 크게 뒤로 기울임으로써 상당히 극적인 방식으로 하게 된다.(어차피 중력이 우리를 뒤로 끌어당길 것이다.) 이렇게 하면 척추에서의 비틀기는 최대한 낮아지고 허리나 엉치엉덩관절에 문제가 있는 학생들의 상태가 악화될 수 있다.

무릎이 중간선을 넘어가게 하려면 엉덩부위와 넙다리의 바깥 선 즉, 볼기근을 늘여야 한다. 충분히 유연하다면 이렇게 함으로써 무릎이 엉덩관절에서부터 중간선을 넘어 모일 수 있게 된다. 일단 이렇게 되면 엉덩관절과 척추에서 굽힘을 더 일으켜 가슴을 넙다리에 가깝게 끌어당겨야 하며, 여기에서부터 팔을 앞으로 뻗으면서 자세가 요구하는 돌림이 시작된다.

팔을 돌려서 묶기를 하려면 어깨복합체에서 특정한 작용이 필요하다. 우선 앞으로 뻗으면서 몸통이 굽혀진다. 어깨뼈는 몸통을 따라 움직여서 내밀어지고 위팔뼈가 어깨관절 자체에서 안쪽돌림이 되고 어깨뼈는 아래쪽돌림이 되면서 동시에 올림이 된다. 어깨뼈가 움직이면 빗장뼈도 움직인다. 이 경우에 빗장뼈는 축을 따라 돌림을 한다.(빗장뼈의 돌림은 잘 알려지지 않았다.) 마침내 팔꿉이 굽혀지면서 동작이 마무리된다. 이 모든 작용들이 오직 다리가 중간선을 넘어가고 몸통을 굽힘으로써 척추에서 일어난 비틀림을 통해 자연스럽게 만들어졌음을 명심하라. 이 작용들은 골반을 끌어당김으로써 결과적으로 척추가 골반에 대해 비틀린 상태가 되게 만든다.

이런 동작이 최대한 쉽게 일어나려면 비틀기의 모든 요소들이 아래에서 위로의 사슬로 여겨져야 한다. 여기에는 엉덩관절, 골반, 허리뼈, 등뼈가 포함된다. 똑바로 앉아서 엉덩관절과 척추에서 앞으로 움직일 수 있으려면 뒤넙다리근이 반드시 어느 정도 길어야 한다. 이러한 곧은 자세 덕분에 겨드랑이 무릎에 최대한 가까워질 수 있고 결과적으로 팔의 나머지 부분이 돌아가면서 무릎을 감싸서 묶을 수 있는 위치에 놓이게 된다.

비틀기에 개입하는 근육 중에 하나라도 타이트해서 필요한 안쪽돌림이 제약된다면 다른 무엇인가가 이를 보상할 것이다. 대개 어깨뼈가 올림 상태에서 더 높아진다. 학생이 묶기를 시도하려고 하다가 어깨가 결과적으로 귀 쪽까지 움츠러들 때에 이런 모습을 볼 수 있다. 팔이나 어깨에서의 제약이 있다는 증거일 수도 있지만어떤 요소라도 제약이 있을 수도 있는 것이다. 아사나의 모든 구성 요소들이 모두 맞아떨어지지 않을 때에 이런 일이 일어난다.

마침내 우리는 비틀기에 이르렀다. 이 자세에서 이 정도까지 왔다면 이미 비틀기를 하고 있는것이다! 앞으로 남은 것은 척추에서 돌림을 더 깊이 하는 것뿐이다. 다만 몇 가지 해부학적 내용들을 여기에서 추가해야 한다.

척추는 등뼈 부분에서 비틀기를 하도록 설계되어 있다. 그렇기는 하지만 비틀기는 골반의 위치에 대해 상대적으로 일어난다. 다시 말해, 골반이 중립 상태에 있는 해부학자세에서 시작해서 척추가 그 기반인 골반에서 어느 쪽으로든 돌아가게 된다는 말이다. 골반이 척추와 함께 움직인다면 척추 비틀기라고 할 수 없다. 엉덩관절의 움직임이다. 통상적으로 모든 비틀기 아사나에서 우리는 엉덩관절과 척추의 움직임의 조합을 보게 된다.

마리챠아사나 C로 돌아가자. 골반이 중립 상태에 있을 때 다리가 중간선을 넘어가면 그쪽 골반이 앞으로 끌려나오게 마련이다. 왼쪽 다리를 굽히고 무릎을 오른쪽으로 움직이면 왼쪽으로 비틀기를 하는 동안 왼쪽 반이 앞으로 당겨진다. 골반(또는 척추의 아랫부분)이 몸통의 윗부분과 반대 방향으로 움직이면서 자동적으로 비틀기가 깊어진다고 말할 수도 있다.

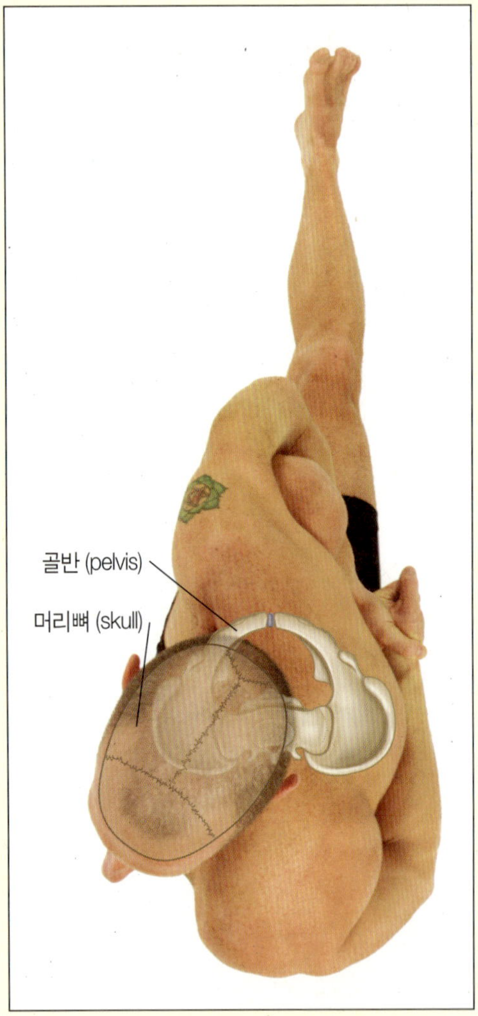

그림 11.12 : 골반이 전방을 평행하게 바라보는 자세에서 비틀기는 전적으로 척추에서만 일어난다.

그러나 골반이 비틀기와 같은 방향으로 움직이면 정반대의 작용을 한다. 척추에서 비틀기가 줄어든다. 맞는가? 비틀기 자세에 들어간 사람이 골반이 비스듬한(즉, 매트의 앞면과 평행하지 않은) 모습을 보면 거의 틀림없이 비틀기를 하고 있는 방향으로 돌아가 있다. 이런 골반 움직임이 반드시 틀린 것은 아니지만 척추의 비틀기 총량을 줄여 버린다. 사람에 따라서는 엉치엉덩관절이나 척추의 상태에 따라 이럴 필요가 있을 수도 있다.

골반이 매트의 앞면과 평행하다면 골반은 중립 위치에 있기 때문에 모든 제약은 척추 자체와 직접적으로 연관된 요소들에서 비롯된다. 척추 비틀기의 잠재적 제약 요소는 배근육(구체적으로 배빗근)과 척추의 후관절을 둘러싼 작은 근육들이다. 그러나 가장 중요하고 분명한 비틀기의 제약 요소는 갈비뼈와 갈비사이근이다. 안타깝게도 이것들이 간과되는 일이 비일비재하다.

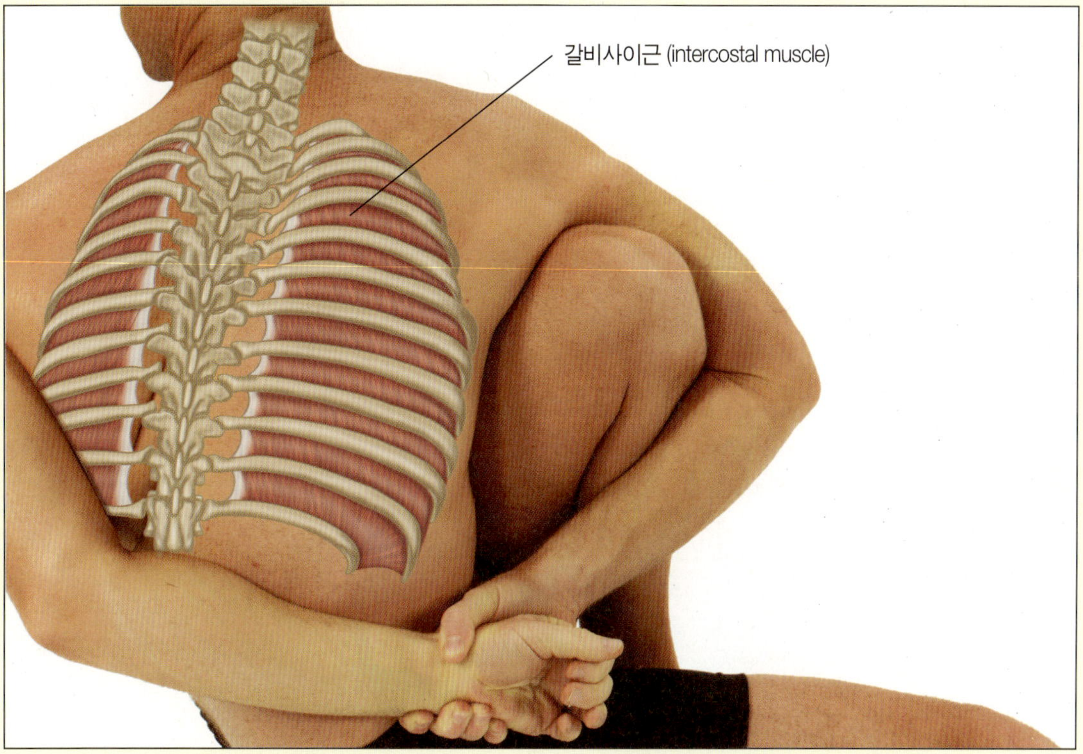

그림 11.13 : 갈비뼈와 갈비사이근이 비틀기에서 일으킬 수 있는 긴장이 얼마나 중요한지 우리는 잊고 있다.

갈비사이근은 갈비뼈 사이에 있는 세 겹의 근육이다. 비틀기를 할 때 우리는 갈비뼈뿐만 아니라 그 사이에 있는 조직에도 압박을 가한다. 이것들이 비틀기의 가장 뚜렷한 저해 요소들이다. 이 조직에서 일어나는 긴장의 영향은 호흡을 관찰함으로써 알 수 있다. 비틀기 상태에서는 호흡을 하기가 더 힘든데 갈비뼈가 서로에 대해 움직이면서 들어오는 공기를 위한 공간을 만들기 힘들어지기 때문이다. 무엇 때문에 갈비뼈가 움직이지 못하는가? 갈비뼈가 붙으면서 동시에 관절로 이어져 있는 척추뼈에 대해 갈비뼈의 위치가 변화하기 때문이다. 비틀기를 하면 이 조직들(갈비사이근)과 갈비뼈에 긴장이 일어나면서 비틀기도 더 힘들어지고 호흡하기도 더 힘들어진다. 반대로 말하자면, 비틀기가 조직을 스트레칭해 줌으로써 이 자세에서 비틀기를 더 깊이 하고 더 쉽게 호흡할 수 있는 능력이 커진다.

이 요소들 즉, 골반과 팔, 어깨, 갈비뼈, 척추는 각각 비틀기에서 팔을 묶는 능력을 제한할 수 있다. 몸은 한 가지 제약을 피해 작동하는 데에는 능하지만 두세 가지 제약을 피하기는 더 힘들다. 나는 이 자세를 이런 식으로 해체함으로써 당신이 수련을 하면서 어떤 부분을 강조할 수 있을지 보다 분명하게 깨닫기를 바란다. 장기적으로 보다 통합된 자세, 더 깊은 비틀기, 나아가 묶기까지 하는 결과로 이어질 수 있을 것이다!

아르다 마첸드라아사나 (Ardha Matsyendrasana)

아르다 마첸드라아사나를 살펴보자. 이 자세의 최고급 형태에서는 팔로 바깥쪽 넙다리를 감싸고 무릎 바깥쪽으로 바닥에 놓은 발을 잡아야 한다. 매우 깊은 비틀기이다.

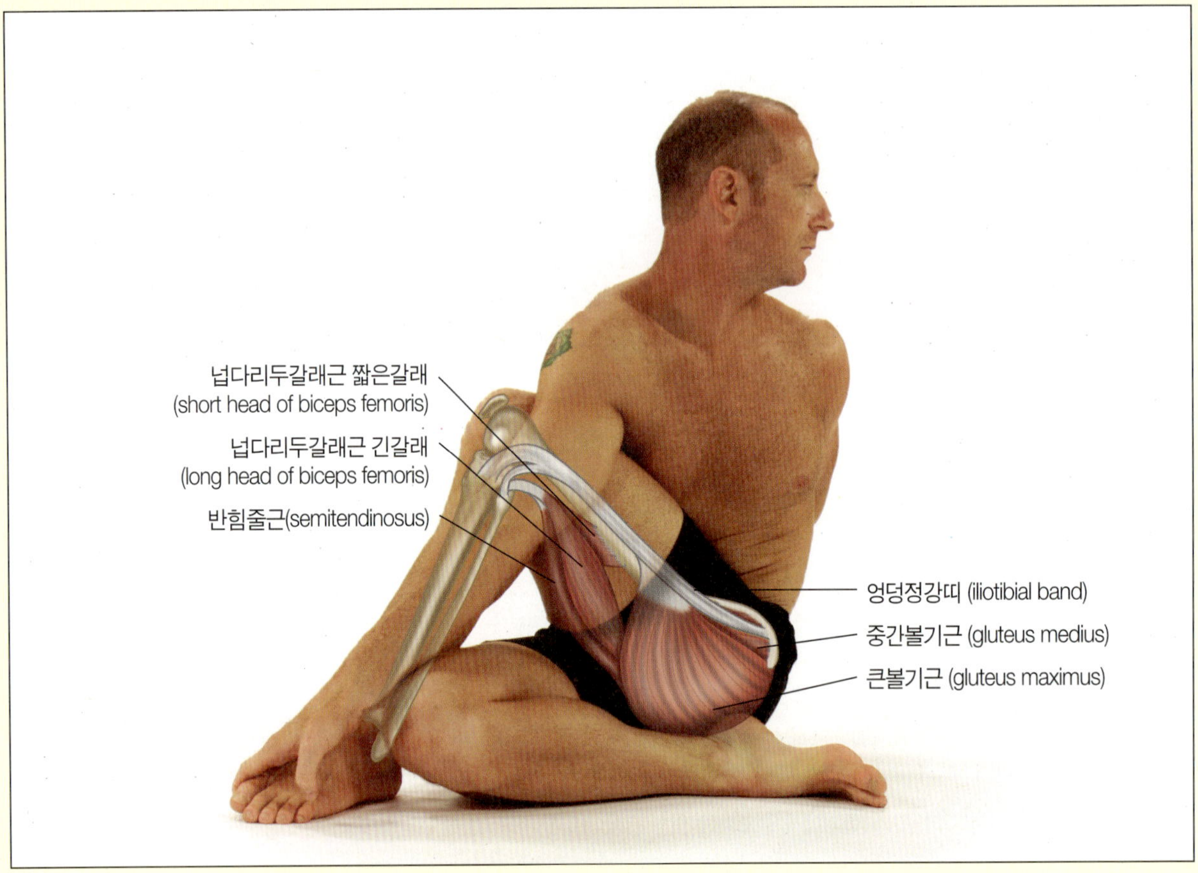

그림 11.14 : 엉덩관절을 모으고 겨드랑을 넙다리와 무릎에 최대한 가깝게 끌어당길 때와 비슷한 제약이 있다.

그 어떤 자세보다 이 비틀기는 척추 자체의 비틀기와 엉덩관절의 직접적 관계를 보여준다. 준비 동작 자체도 힘겨울 수 있다. 여기에서는 다시 왼쪽을 예로 사용하겠다. 그러므로 오른쪽 다리가 접혀서 오른쪽 발꿈치가 왼쪽 엉덩관절의 바로 앞에 놓이게 된다. 오른쪽 다리는 가쪽면이 바닥에 닿고 오른쪽 엉덩관절은 가쪽돌림 된다. 오른쪽 다리는 그저 접혀서 돌림 되었기 때문에 골반의 오른쪽은 (매우 자연스럽게) 바닥에 놓인다.

왼쪽 다리는 무릎과 엉덩관절 모두에서 굽혀지고 왼발은 오른쪽 무릎의 바깥쪽에 놓인다. 엉덩관절이 타이트하다면 골반의 왼쪽은 이 자세를 취하면서 바닥에서 떨어질 것이다. 왼쪽 다리를 오른쪽으로 넘기고 왼발을 오른쪽 접은 무릎 근처 바닥에 놓기 위해서는 왼쪽 다리가 중간선을 지나 오른쪽 다리를 넘어갈 때 왼쪽 엉덩관절을 모아야만 한다. 왼쪽 다리를 넘겨서 왼발을 오른쪽에 놓는 것만으로도 어려운 사람들이 있을 수 있다. 엉덩관절이 타이트할수록 왼쪽 다리가 넘어갈 때 왼쪽 골반과 궁둥뼈결절은 바닥에서 더 높이 들릴 것이다.

다리의 위치를 잡고 나면 손을 묶기 위한 작업을 할 시간이다. 팔이 발에 뻗기 위해 파리브르타 파르스바코나아사나에서 팔을 바닥에 고정시키기 위해서 했던 것과 비슷한 접근법을 취할 것이다.

우선 중요한 것부터 하자. 우리는 똑바로 앉을 수 있어야 한다. 이렇게 하지 못하는 주된 이유는 타이트한 엉덩관절이다. 즉, 골반이 넙다리뼈머리를 축으로 돌아가지 못하기 때문이다. 똑바로 앉을 수 있게 되면 다음 과제는 겨드랑을 넙다리에 최대한 가깝게 끌어당겨서 묶기를 시작하는 것이다. 파리브르타 파르스바코나아사나에서처럼 여기에서는 여러 동작의 조합이 반드시 일어나야 한다. 척추를 돌리는 것과 더불어 왼쪽 엉덩관절의 굽힘과 모음을 해야 한다.

왼쪽의 볼기근과 엉덩관절 바깥 근육이 타이트하다면 오른쪽 겨드랑을 왼쪽 넙다리 쪽으로 끌어당기기가 매우 힘들 것이다. 다리의 모음 능력이 엉덩관절의 제약을 받기 때문이다. 충분히 모음이 되지 않으면 위쪽 팔을 뻗어서 발에 닿게 할 수 없다. 발에 닿지 않으면 이런 자세가 다리 바깥쪽의 조직과 갈비뼈 사이의 조직들을 열 수 있는 기회를 잃게 된다. 즉, 이런 묶음이야말로 자세를 유지하고 스트레칭을 깊이 하는 데 핵심이다.

파리브르타 파르스바코나아사나에서 적용했던 것과 동일한 기법과 모든 제약이 여기에서도 적용된다. 비틀기가 매우 달라 보이지만 제약이 되는 엉덩관절은 동일하다. 제약을 되풀이해서 말하기보다는 두 아사나를 비교해 보자.

분명히 다른 첫 번째는 아르다 마첸드라아사나에서는 바닥에 앉아 있다는 점이다. 이 때문에 넙다리를 향해 앞쪽으로 움직이는 힘을 받기가 더 힘들어진다. 선 자세에서는 체중과 중력이 넙다리 쪽으로 우리를 끌고 가는 데에 도움을 준다. 앉은 비틀기에서는 그 방향으로 움직이려면 똑바로 앉아야만 한다. 엉덩관절이 타이트한 사람들에게는 일반적으로 이것이 더 힘들다. 그러므로 선 자세에서의 비틀기에서 엉덩관절에 집중적으로 초점을 맞추어 준비작업을 하는 것이 더더욱 중요해지는 것이다.

앞으로 충분히 몸을 내밀었다면 손이 최종 목적지인 발에 닿을 수 있도록 팔로 넙다리를 눌러야 한다. 팔 뒷면과 다리의 바깥쪽 사이의 상호관계가 바로 묶음의 핵심이다. 우리는 팔이 발을 향해 일직선이 될 수 있도록 다리를 반대쪽으로 눌러야 한다. 동시에 넙다리가 팔을 반대쪽으로 누르면서 척추 비틀기를 돕고 (특히 초반에) 척추 비틀기 자세가 만들어지고 깊어질 수 있게 해 준다.

팔을 반대쪽으로 누르고 손이 발을 향해 움직이면 우리는 묶기를 할 준비가 된다. 대개 처음에는 팔꿉에서 스트레스나 긴장이 느껴질 수 있다. 엉덩관절에 긴장이 있다는 또 다른 증거일 수 있다! 엉덩관절이 타이트할수록 (다리가 모은 위치에서 벗어나려고 하기 때문에) 다리와 팔 사이에 더 많은 압력을 일으킨다. 이 압력은 대개 팔꿉의 젖힘으로 나타난다. 묶기는 양방향으로 힘을 일으킨다. 팔을 돌려서 이 지점에서 팔꿉의 문제를 피할 수도 있지만 너무 오랫동안 이 문제를 회피하려고 하지 마라. 대신 팔꿉에서 일어나는 압력을 줄이기 위해 엉덩관절을 더 열도록 노력하는 데 집중하라.

마리차아사나 D(Marichyasana D)

우리의 '정점 자세'로 마리차아사나 D를 선택하기는 했지만 아르다 마첸드라아사나가 될 수도 있었을 것이다. 두 자세는 묶음의 유형이 다르고, 그래서 서로 다른 방식으로 힘들다. 둘 다 깊은 비틀기가 된다. 묶기를 제외하고 둘 사이의 가장 중요한 차이는 다리의 위치이다.

마리차아사나 D에서 우리가 묶지 않는 다리는 아르다 파드마아사나 위치에 있다. 이것 때문에 새로운 차원의 제약이 생긴다. 제약은 실제로 척추에서 일어나는가? 아니다. 여기에서 제약은 다시 엉덩관절에서 일어난다. 오른쪽 다리를 아르다 파드마아사나로 하고 왼쪽 무릎을 감싸려고 한다고 하자. 우리는 마리차아사나 D에서 필요한 파드마아사나, 엉덩관절 모음, 왼쪽 무릎을 오른팔로 감싸서 묶기 등의 여러 요소들과 동작들에 이미 익숙하다. 그러나 왼쪽 무릎을 향해 몸통을 움직이는 것에는 추가적인 요소가 있다. 이렇게 되려면 골반이 넙다리뼈머리를 축으로 돌아가면서 더 깊은 엉덩관절 굽힘이 일어나야만 한다. 오른쪽 무릎이 아르다 파드마아사나로 접혀 있는 상태에서 또한 엉덩관절 역시 상당한 가쪽돌림 능력을 갖고 있어야 한다. 무릎은 이미 여기에서 다치기 쉬운 위치에 있지만 이제 여기에서 더 많이 돌리는 것이다. 아르다 파드마아사나를 취한 오른쪽 다리의 위치 때문에 이 동작은 오른발을 왼쪽 넙다리 안쪽에 두는 식으로 오른쪽 무릎을 더 압박할 수 있다.

생각해보라. 왼쪽 무릎을 향해 더 앞으로 움직이면서 굽히고, 모으고, 비틀면, 반대쪽(오른쪽) 엉덩관절은 반드시 거기에 맞게 변화하고 적응해야 한다. 이 경우에는 양쪽 끝(오른쪽 엉덩관절 끝과 발/발목 끝)에서 오는 압력에 대처하려고 노력한다. 똑바로 앉음으로써 우리는 오른쪽 엉덩관절이 더 많이 돌아가게 만든다. 오른쪽 엉덩관절이 타이트하다면 긴장은 오른쪽 무릎까지 전해진다. 오른쪽 넙다리뼈가 골반의 오른쪽 엉덩관절이 아니라 오른쪽 무릎 쪽 끝에서 돌아가기 때문이다. 그리고 왼쪽 다리를 모음으로써 우리는 오른발을 배와 골반 쪽으로 누르고 있다. 이렇게 하면 오른쪽 무릎에 압력은 더 커진다. 결론적으로 마리차아사나 D는 파드마아사나 상태의 무릎에 더 큰 압력을 가한다. 주의하면서 진행하라.

이에 더해 마리차아사나 D에서는 우리가 손을 등 뒤로 묶을 때 어깨를 안쪽돌림을 해야 한다. 이 묶음은 또한 이미 압력이 가해진 자세에서 또 다시 긴장을 더한다.

묶기(Taking the Bind)

완전한 묶기를 향해 가는 도중에 나는 중간 단계의 형태를 제시하고자 한다. 나는 항상 어떤 자세의 완벽한 표현까지 이어지는 변형이나 수정을 만들려고 노력한다. 그래서 완전한 자세의 패턴을 검토한 다음 왜 그런 자세가 되지 않는지를 고려하려고 한다. 그럼으로써 나는 몸이 옳은 방향으로 나아갈 수 있게 해 주는 변형을 만든다.

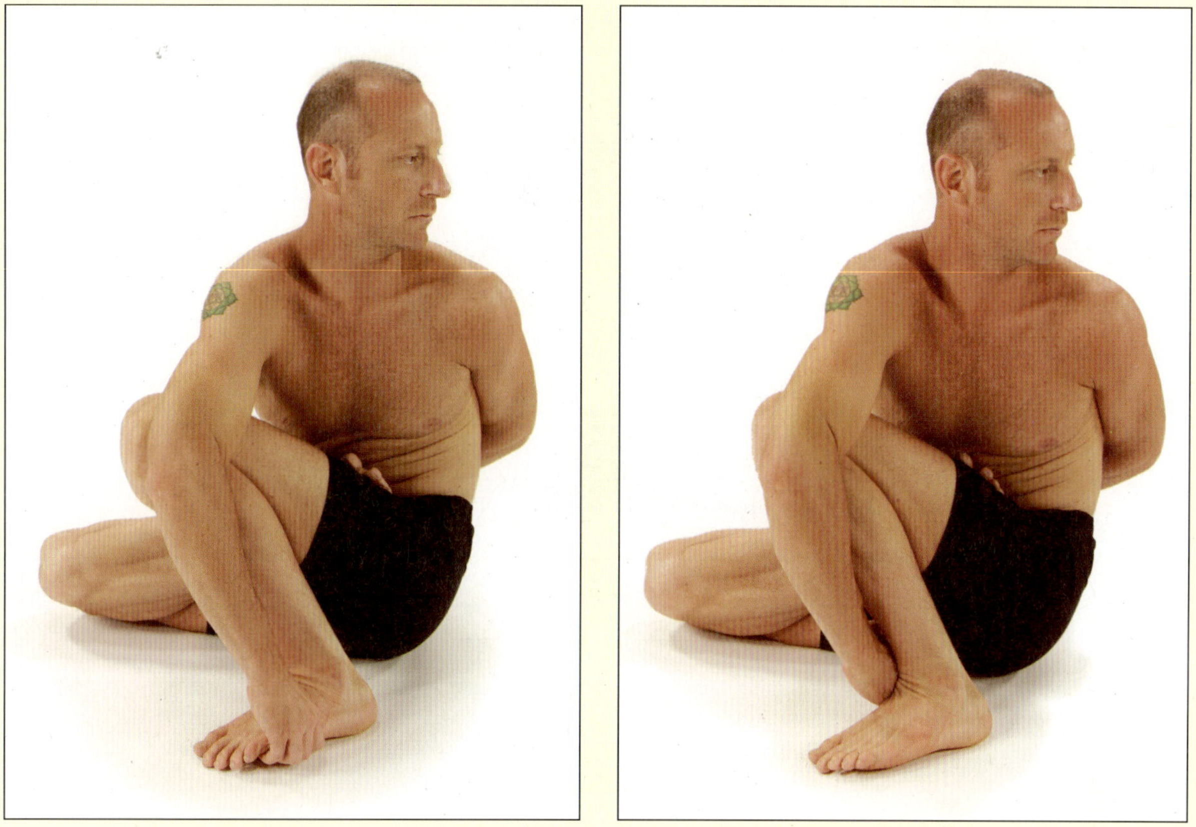

그림 11.15 : 중간 단계의 묶기는 엉덩관절에 압력을 늘이고 파드마아사나 상태의 무릎을 조절할 수 있게 도와준다.

아르다 파드마아사나를 하고 있다고 가정할 때, 우리는 왼쪽 무릎을 가슴 쪽으로 끌어당길 수 있다. 이렇게 하면 엉덩관절, 무릎, 발목, 그리고 때에 따라서는 척추의 감각까지 살펴볼 수 있게 된다. 비틀기에 차근차근 다가가면서 우리는 감각을 평가하고 어떻게 진행해야 할지를 결정할 수 있다. 내가 중간 단계의 묶기라고 부르는 것에는 몇 가지 방법이 있다. 발의 바깥쪽 끝을 붙잡거나 손을 발 바로 안쪽으로 집어넣거나 그냥 무릎을 끌어안는 방법이다.

이제 묶기를 시도할 준비가 되었다고 가정하자. 마리챠아사나 C에서와 동일한 기법이 여기에도 적용된다. 우리는 겨드랑이 넙다리에 가깝도록 또는 올려지도록 충분히 앞쪽으로 나가야 한다. 몸통이 너무 멀리 떨어져 있으면 어깨관절의 돌림이 제한되고 팔꿉은 필요한 방식으로 굽혀지지 못할 것이다. 팔꿉이 넙다리와 무릎을 지나가지 못하면 묶을 도리가 없다.

나는 학생들에게 첫 번째 목표는 팔을 최대한 깊이 묶는 것이라고 말한다. 첫 번째 팔이 묶여야 비로소 두 번째 팔을 등 뒤로 돌릴 수 있다. 첫 번째 팔을 처음에 최대한 깊이 돌리지 않으면 두 번째 팔이 붙잡을 곳이 없어진다.

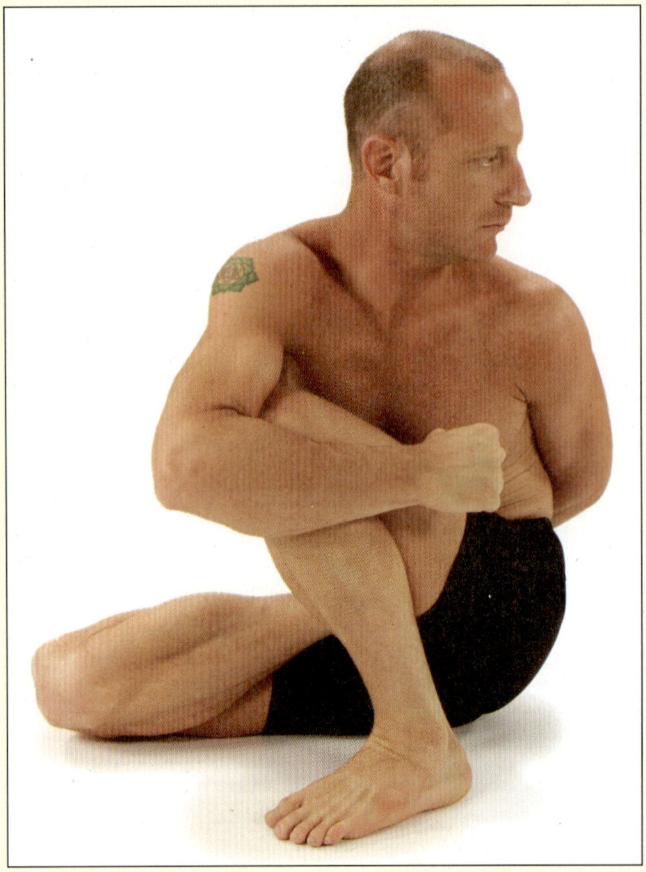

그림 11.16 : 우리가 묶기에서 아무리 더 멀리 떨어진 상태라고는 해도, 이것만으로도 똑바로 앉은 상태에서 올바른 방향으로 향하기에는 충분하다.

비틀기의 난제(CHALLENGES IN TWISTS)

비율(Proportions)

비율은 정말 중요하다. 이런 비틀기와 같은 자세들에서 묶기에 필요한 것보다 비율이 더 중요한 곳은 없을 것이다. 이 경우 가장 중요한 비율은 몸통 길이에 대한 넙다리뼈의 길이일 것이다. 몸통이 길고 넙다리뼈가 짧다면 묶기가 더 힘들어진다. 몸을 앞으로 접을 때 겨드랑이 무릎보다 위쪽에 놓일 것이기 때문이다. 어떻게 묶은 상태를 유지할 수 있겠는가?

자세에 따라 서로 다른 방법이 있다. 일반적인 앉은 비틀기에서는 몸통의 길이를 줄이거나 넙다리뼈를 늘여야 한다. 넙다리뼈 자체를 늘이기란 불가능하지만 일시적으로 상체를 줄일 수는 있다. 그렇게 어렵지는 않지만 척추를 늘이려는 자연스런 경향에는 배치된다. 일반적으로 우리 목표는 비틀기에서 척추를 늘이는 것이다. 그러나 우리가 예외를 허용할 수 있는 한 가지 사례가 있다면 바로 이것이다. 몸통을 줄이려면 척추를 특정한 방식으로 굽혀야 한다. 기본적으로 살짝 허리를 구부리는 것이다. 이렇게 하면 어깨와 골반 사이의 거리가 줄어든다. 어깨가 낮아졌으니 묶기가 가능해질 수 있다. 이상적이지는 않지만 효과는 있다.

파리브르타 파르스바코나아사나에서는 또 다른 방법이 있다. 몸통을 줄여야 할 수도 있지만 무릎을 사용하여 묶기에 도움을 받을 수도 있다. 넙다리뼈를 실제로 늘이지는 못하겠지만 앞쪽 무릎을 더 깊게 굽힘으로써 다리의 바깥쪽과 팔 사이의 압력을 늘이고, 그럼으로써 묶은 상태를 그대로 유지하는 데에 도움이 된다.

손 묶기(Binding the Hands)

어떤 사람들은 팔이 짧아서 등 뒤로 손을 묶을 수 없다고 말한다. 비율이 중요한 또 다른 경우가 이것이다. 나머지 몸에 비해 팔이 상대적으로 짧다면 묶기를 하기가 더 힘들 수 있다. (손목 잡기는 영원히 안 될 수도 있다!) 그러나 묶기에서는 이것이 가장 흔한 문제가 아니다. 대개 문제는 올바른 기법을 못 찾고 있다는 것이다.

일반적인 문제는 사람들이 급히 묶기를 하려다가 실패하는 것이다. 전체를 구성하는 데에 필요한 자세의 각 요소들을 최대한 활용하지 못하는 것이다. 묶기에 문제가 있다면, 우리가 개별적으로 논의했던 각 부분들을 살펴보고 비틀기와 묶기의 전체적인 성공에 어떤 부분이 도움이 되지 못하고 있는지 확인하라. 그리고 나면 어디에서 작업을 해야 하는지 알 수 있을 것이다.

또 다른 흔한 실수는 뒤로 기울어진 채로 앉아서 너무 빨리 비틀기를 하는 것이다. 초보자였을 때의 비틀기에서부터 계속 이어진 패턴일 경우가 흔하다. 우선은 똑바로 앉기 위해 손을 뒤쪽 바닥에 놓는 것이 필요할 수 있다. 그러나 그렇게 할 때에 뒤로 기울어지면서 묶으려고 하는 넙다리에서 몸통이 떨어지기가 십상이다.

다음과 같은 순서로 자세를 시도해야 한다. 첫째, 몸통을 넙다리 앞으로 가져가서 겨드랑이 다리에 꼭 붙게 한다. 비율에 문제가 있다면 여기에서도 몸통을 줄여라. 둘째, 묶으려고 시도하라. 첫 번째 팔을 우선 최대한 깊게 감아라. 팔의 안쪽돌림이 잘 안되면 이 조직들을 늘이는 다른 자세에 집중하거나 가능한 중간 단계의 묶기를 활용해 보라. 이 팔을 최대한 깊이 감은 상태에서야 비로소 두 번째 팔을 등 뒤로 늘여야 한다. 묶기는 이렇게 하는 것이다.

자세의 마지막 부분은 비틀기에서 여는 것이다. 순서가 중요하다. 충분히 유연해서 그런 생각을 하지 않고도 비틀기를 할 수 있는 사람에게는 중요하지 않겠지만 나머지 사람들에게는 중요하다! 일단 그 자세를 취하면 인체의 해부학적 부위들은 그 자세에서 자기 위치를 이해하며, 그리고 나면 더 쉬워진다.

호흡하기(Trying to Breathe)

호흡은 비틀기 자세에서 가장 하기 어려운 것 중 하나이다. 당신도 수련하면서 이런 경험을 해 본 적이 있을 것이라고 나는 확신한다. 이는 호흡이 비틀기와 얼마나 밀접하게 연관되어 있는지를 보여준다. 보다 구체적으로 말하자면, 갈비뼈가 어떻게 척추와 연결되어 있는지 갈비뼈 사이의 조직들이 갈비뼈 사이의 움직임 및 호흡 능력과 어떻게 연관되는지를 알려준다.

호흡을 할 때 갈비뼈가 들리면서 서로 벌어진다. 비틀기처럼 배가 제한된 상태에서는 특히 그렇게 된다. 수련에서 반다를 활용하지 않더라도 비틀기 자세에서 배는 누구나 압축된다. 부드러운 배를 통해 호흡이 바깥으로 움직이지 못하면 자연스럽게 위쪽으로 향하면서 가슴으로 간다.

갈비뼈는 들리려고 하지만, 비틀기의 압력을 동시에 받고 있음을 명심하라. 비틀기를 하면 가슴우리에 가해지는 힘의 양도 늘어난다. 또한 갈비사이근에 가해지는 긴장의 양도 늘어난다. 갈비뼈와 갈비사이근은 스트레칭되고 스트레칭은 긴장을 키운다. 비틀기로 인해 이렇게 추가적인 긴장이 일어난 상태에서 갈비뼈는 또한 서로 멀어지면서 폐가 확장될 수 있게 한다. 폐가 확장되면 이미 스트레칭된 조직에 더 많은 긴장을 가한다. 그러므로 우리는 갈비뼈 사이의 조직들, 즉 갈비사이근을 늘여야 한다.

그렇다면 질문은 우리가 어떻게 이 조직을 늘여서 묶은 비틀기 상태에서 호흡을 할 수 있게 되느냐 하는 것이다. 답은 질문 속에 있다. 우리는 호흡하기 어려운 자세를 취하고서 더 깊이 호흡하도록 노력해야 한다. 우리 호흡을 사용해서 안쪽에서부터 조직을 스트레칭하는 것보다 더 나은 방법이 어디 있는가? 우리 몸의 측면을 스트레칭하는 자세들 예를 들어, 트리코나아사나나 파르스바코나아사나가 도움이 될 수 있지만 이 경우에는 해당 자세 자체에서 호흡하는 것이 제한을 일으키는 조직들을 스트레칭하는 최선의 수단이 된다.

질문 자체로 질문에 대한 답을 하는 것이 바보 같아 보일 수 있지만, 우리 몸과 수련에 대한 더 큰 진리를 말해 준다. 우리는 우리의 장점만을 살리는 것이 아니라, 우리가 잘 하지 못하는 것에 좀 더 노력을 기울여야 한다. 무엇이든(이 경우에는 요가 자세) 더 나아지려면 우리는 반드시 나아지려 하는 것과 동일한 작업을 더 많이 함으로써 전반적인 자세 작업에 도움이 될 모든 요소들에 집중해야만 한다.

궁둥뼈결절: 위? 아래?(Sit Bone Up or Down?)

궁둥뼈결절이 위로 가야 하는(바닥에서 떨어져야 하는) 자세가 있는가 하면, 아래로 가야 하는(바닥에 붙어야 하는) 자세들도 있다. 여러 자세들은 궁둥뼈결절이 뜬 상태에서 시작해서 내려간 자세로 나아간다. 우선 각 자세의 종류를 구분해야 한다. 또한 몸의 특정 부위 전체를 늘이거나 넓히려는 우리 의도를 고려해야 한다. 개인적 차원에서 다음과 같은 질문을 해야 한다. “내 몸은 내가 궁둥뼈결절을 낮추게 할 수 있는가? 또는 그렇게 될 가능성이라도 있는가?”

비틀기는 궁둥뼈결절을 바닥에 붙여야 할지 말지에 대해 논쟁할 수 있는 주제 중 하나이다. 해부학적 가능성과 의도 사이에 차이가 있음을 인정해야 한다. 궁둥뼈결절을 바닥에 붙이려고 노력하는 것은 실제로 그렇게 하는 것과는 다르다. ‘노력하는 것’이 의도를 만든다. 실제로 붙이는 것은 자세의 물리적 변화를 일으킨다.

우리의 정점 자세가 훌륭한 예가 된다. 대부분의 사람들은 마리챠아사나 D에서 궁둥뼈결절이 들린다. 궁둥뼈결절을 바닥에 붙이면 아르다 파드마아사나로 접힌 무릎이 대개 바닥에서 떨어진다. 왜 궁둥뼈결절이 들리는가? 왜 무릎이 올라가는가? 이 질문에 대한 답은 다시 엉덩관절로 돌아간다.

궁둥뼈결절을 바닥에 붙이겠다는 의도에는 전혀 잘못이 없다. 척추가 길어지고 똑바로 앉게 되는 것과 같이 의도에 반하는 효과가 일어날 수도 있다. 그러나 실제로 그런 일이 일어나고 무릎이 공중에 뜨면 우리는 더 위태로운 자세에 놓이게 될 수 있다. 왜 그런가? 무릎은 이미 접히고 돌림이 되어서 다치기 쉬운 위치에 있기 때문이다. 무릎이 공중에 떠 있으면 우리는 자연스레 무릎을 바닥으로 끌어내리려고 한다. 무릎을 내리누르면 무릎관절에는 더 많은 압력이 가해진다. (이에 대해 복습하고 싶다면 무릎에 대한 해부학 항목을 다시 참고하라.)

물론 예외가 있다. 언급했다시피, 비틀기에서는 비율이 중요하며 이는 묶기에서뿐만 아니라 궁둥뼈결절을 낮추는 데에도 마찬가지다. 넙다리뼈에 대한 정강뼈의 비율이 특이하고 엉덩관절이 충분히 열려 있다면 궁둥뼈결절은 파드마아사나 상태의 다리가 들리지 않고서도 내려갈 수 있다. 그러나 그렇다고 해서 이것이 옳거나 그른 것은 아니다. 그 순간에 당신이 어떤 것을 달성하고자 하느냐, 그리고 그것이 어떻게 이 자세의 장기적인 발전과 연결되느냐의 문제일 뿐이다. 바람직하지 않은 부위에 압력이 늘어나는 것을 피하면서도 올바른 부위에 압력을 더하는 방식으로 자세를 어떻게 할지를 결정해야만 한다.

스스로 이렇게 질문할 수도 있다. “궁둥뼈결절과 무릎을 동시에 낮추면서도 부상의 위험이 없는 방향으로 작업을 할 능력이 있는가?” “내 신체 비율이 그것을 가능하게 할 수는 있는가?” “이 자세의 변형을 억지로 함으로써 무릎관절을 취약하게 만들고 있는가?” 답은 우리 몸이 안다.

결론(CONCLUSITON)

비록 이번 장은 비틀기에 관한 것이지만 동시에 엉덩관절과 어깨에 관한 것이기도 하다. 모든 아사나에서 그러하듯이 우리는 전체를 구성하는 개별 부분들을 살펴보아야만 한다. "나는 비틀기가 잘 안 돼."라고 말하는 함정에 빠지기는 쉽다. 더 큰 진실은 우리가 비틀기를 할 만큼 엉덩관절이나 어깨가 충분히 유연하지 못하다는 것이다. 또한 그것 때문에 우리는 척추를 더 깊이 움직이지 못할 수도 있다. 남은 것은 수련뿐이다! 우리가 비틀기에 속하는 모든 자세들을 점진적으로 해 나가다 보면 몸은 서서히 열릴 것이다.

12 팔균형 자세의 해부학적 패턴 (Anatomical Patterns in Arm Balances)

아도 무카 브르샤아사나를 가볍게 할 수 있기를 바라지 않는 사람이 있겠는가? 모임에서 대단한 장기 자랑이 될 텐데 말이다. 게다가 기분도 좋을 것은 두 말할 나위가 없다! 아도 무카 브르샤아사나가 매트 위에서 우리가 키우고자 하는 신체적 우아함, 근력, 균형, 유연성의 완벽한 표현이 아니라면 다른 무엇이 있을지 궁금하다. 너무나 많은 수련자들이 아도 무카 브르샤아사나를 열망하는 것도 놀랄 일은 아니다. 게다가 재미있다! 또한 신체적으로나 정신적으로 상당한 도전이다. 무게 중심을 조절할 수 있는 힘과 능력을 요구한다. 정신적으로는 넘어짐이나 균형 상실에 대한 본능적 두려움을 어느 정도는 유발한다. 아도 무카 브르샤아사나는 우리가 한계라고 인식하는 것에 도전한다.

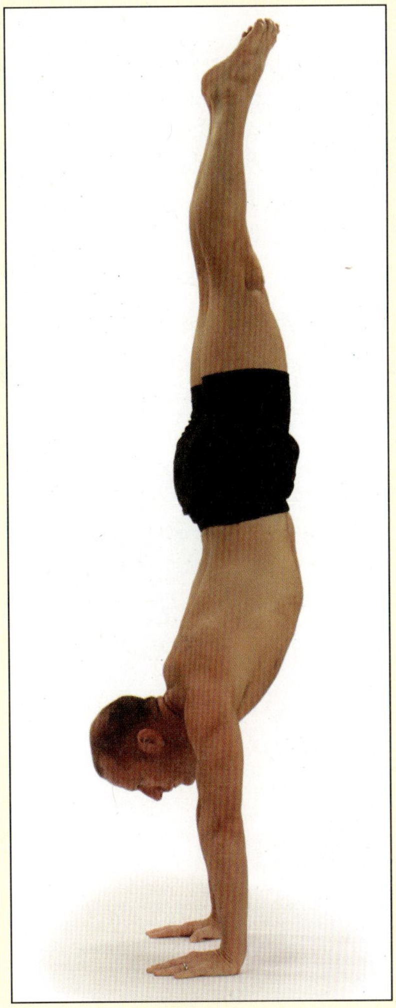

그림 12.1 : 아도 무카 브르샤아사나.

아도 무카 브르샤아사나는 여러 방법으로 접근할 수 있다. 당연히 해부학적 관점을 택한다. 그렇긴 하지만 정신적 요소가 때로는 적용되는 기술만큼 또는 기술 이상으로 중요하다는 점 역시 인정한다. 넘어지는 것에 대한 두려움의 극복은 요가 매트에서 떠나서 일상에까지도 직접적으로 가져갈 수 있는 교훈 중 하나이다.

이런 자세에서는 신체적 근력의 기초를 형성하고 자신이 인식하는 능력과 두려움에 대한 사고 패턴을 서서히 변화 또는 적응시켜 나가는 것이 절대적으로 중요하다. 그렇게 하면 궁극적으로 우리가 마음속에 갖고 있는 최종 목표에 도움이 될 것이다. 몸에 적절한 신경근육 패턴을 형성함과 동시에 신체적, 정신적 힘을 기르자는 발상이다. 그리고 아직 당신이 아도 무카 브르샤아사나를 수련해 보지 않았다면 좋은 소식이 있다. 당신이 이미 익숙한 아사나들을 사용하면 한 번에 조금씩 몸을 거꾸로 세우는 데에 필요한 힘과 기술을 키울 수 있다는 것이다.

이제 이 모든 것에 대해 이해하고 이론을 만드는 것도 다 좋지만 결국은 '실제로' 수련할 마음을 먹어야 한다. 노력의 결실을 보려면 거듭 되풀이해서 수련을 할 만큼 단련이 되어 있어야 한다. 이 원칙은 아사나 수련뿐만 아니라 우리가 배우고자 하는 무엇에든지 적용된다. 매트 위에서의 작업에서 얻을 수 있는 또 하나의 삶의 교훈이 바로 이것이다.

나는 내 스승인 존 스콧에게서 아도 무카 브르샤아사나를 배웠고 그가 나에게 보여주었던 것과 같은 기법을 다른 사람들을 가르치는 데에 사용하고 있다. 아도 무카 브르샤아사나를 한 번에 한 단계씩 진정으로 참을성 있게 수련하는 학생들은 거의 없다. 당신 자신과 강사에 대한 절대적인 신뢰와 믿음이 필요하다.

그의 방법은 매우 간단하며 여러 작은 단계로 쉽게 나눠 볼 수 있다. 먼저 그는 벽을 쓰지 말라고 강조했다. 그래서 넘어지는 것에 대한 두려움이 즉시 구도에 들어갔다. 나는 방 한가운데 매트 위에서 뛰어오르게 되었다. 다행히 나는 아도 무카 브르샤아사나를 위해 별짓을 다하고 있는 것은 아니었다. 나는 오직 내가 바닥에 양손을 놓고 거기에 기댄 다음 무릎을 굽히고 위-바카아사나(Up-Bakasana)를 취하려고 뛰어오르고 있었다.

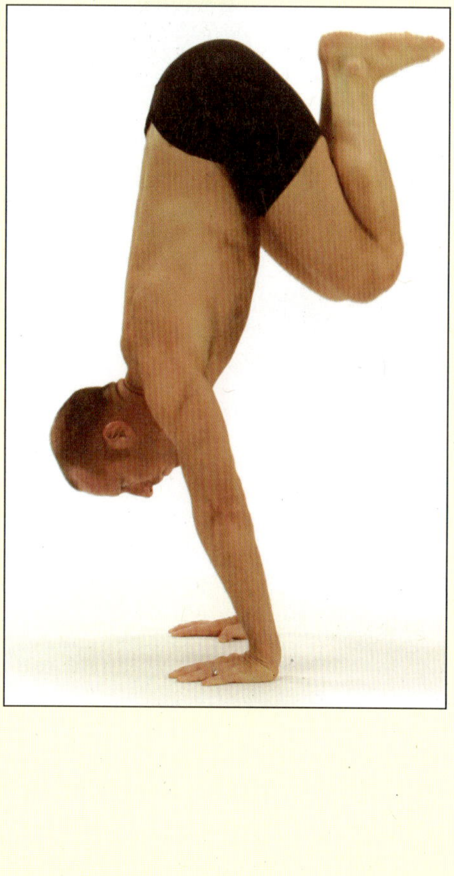

그림 12.2: 위-바카아사나 (Up-Bakasana).

존은 내가 숨을 들이쉬면서 이 자세를 취한 다음, 한 번 크게 숨을 내쉬고 들이쉴 동안 자세를 유지한 다음, 숨을 내쉬면서 내려오기를 바랐다. 내가 자유자재로 이렇게 할 수 있게 되기까지는 두 달 동안의 연습이 필요했다. 오랫동안 나는 숨을 들이쉬며 올라갔다가 내쉬면서 내려왔다. 자세를 유지할 수가 없었다. 위-바카아사나를 유지하는 데에는 더 많은 시간이 필요했고 나는 아직 다리는 곧게 펴지도 못하고 있었다. 약 석 달쯤 뒤에 존에게 돌아갔을 때에야 나는 다음 단계로 넘어갈 수 있었다.

석 달 후에 존과 다시 작업을 시작했을 때, 그는 나에게 그 위-바카아사나에서 완전한 아도 무카 브륵샤아사나로 넘어가는 방법을 가르쳐주었다. 그러기 위해서는 내가 양다리를 위로 끝까지 뻗어 올려서 내 몸 위로 곧게 펼 때 숨을 들이쉬어야 했다. 이 방법을 찾아내는 데에 얼마나 오랜 시간이 걸렸는지는 정확히 기억이 나지 않지만 내가 첫 단계에 도달하는 데에 걸렸던 시간에는 절대 미치지 못했다. 더 중요한 사실은 내가 아도 무카 브륵샤아사나에서 하는 작업과 내가 하고 있거나 하려고 했던 여러 자세들 간의 관계에 대해 이해하기 시작했다는 점이다.

나는 여러분 모두가 적절한 기법과 충분한 수련 시간만 있다면 아도 무카 브륵샤아사나를 할 수 있다고 믿는다. 그러나 필요한 작업을 할 준비와 의지가 있는 학생은 거의 없다. 우리 대부분은 그만큼 참을성이 없다. 우리는 성공적으로 마지막에 이르는 데에 필요한 모든 단계를 거치기도 전에 목표를 달성하는 데에만 집착한다. 한마디로 우리는 눈 깜짝할 사이에 바라는 일이 일어나게 해 줄 비밀의 해법 같은 지름길을 원하는 것이다. 성공을 빕니다!

그 지름길이란 무엇인가? 당신의 말이 들리는 것 같다. 아도 무카 브륵샤아사나를 6년 동안 연습했지만 여전히 방 한가운데에서 전혀 자세를 유지하지 못한다고? 정말이다. 잠깐 이렇게 생각해보자. 지난 6년간 똑같은 일을 해 왔는데도 여전히 목표에 도달하지 못했다면 접근법을 다시 생각해볼 때가 아닐까?

이미 마음으로는 아도 무카 브륵샤아사나를 할 수 없다고 확신하는 것 아닌가? 아도 무카 브륵샤아사나를 방해하는 것이 다름 아닌 잘못된 방법 아닌가? 내가 추측컨대 당신은 벽을 사용해서 연습하고 있었을 것이다. 맞지 않는가? 어떤 식으로든 발을 하늘로 차올려 벽에 대고 있지 않는가? 당신이 이 자세에서 진전이 없는 것은 벽 탓이 아니다. (벽에서) 한 발 물러서서 신경근육 패턴을 만든다는 관점에서 시나리오를 바라보자. 생각해보라. 발을 차올려 벽에 댈 때에는 어떤 패턴을 만들고 있는 것인가? 그렇게 할 때 어떤 패턴을 만들지 '않고' 있는 것인가?

대개는 발을 차올려 벽에 대면 큰 추진력이 쌓인다. 그러나 이런 추진력의 패턴은 보통 방 한가운데에서는 도움이 되지 않는다. 보통은 아도 무카 브륵샤아사나처럼 보이는 뒤쪽 굽힘이 되고 만다. 이 논의에서는 만들어지지 '않는' 것이 더 중요하며 의미가 있다. 통상적으로 발을 차올려 벽에 기대는 학생들에게서 두 가지가 보인다. 첫째, 이들은 무게중심이 손 위쪽으로 올라갈 때에 이를 통제할 수 있는 코어(core) 근력과 능력이 부족하다. 둘째, 이들의 어깨는 손에 비해 충분히 앞으로 나와 있지 않다. 결과적으로 학생들은 발을 벽에 대기 위해 너무 많이 뒤쪽 굽힘을 하거나 벽에서 떨어지자마자 즉시 넘어진다.

이렇게 말은 했지만, 벽을 사용해서 팔의 근력을 키우고 방 한가운데에서도 당신을 지탱해 줄 수 있는 패턴을 만드는 한 가지 방법이 있음을 실토해야겠다. 내가 누군가를 돕기 위해 벽을 사용하려고 할 때에는 내가 얻으려고 하는 특정한 효과가 있다. 처음에 가장 중요한 요소는 손과 비교해서 어깨의 위치가 어디에 와야 하느냐 하는 것이다. 당연한 말이지만, 사람들은 앞으로 넘어지는 것을 두려워하며 따라서 절대로 어깨를 손목에 비해 충분히 앞으로 내밀지 않으려고 한다.

이런 방법이 편해지고 근육을 단련시키려면 처음부터 똑바로 자세를 잡아야만 한다. 손을 짚고 앞으로 기울어지려고 한다면 정수리가 벽에 닿을 정도가 될 만큼 양손을 벽에 아주 가까이 대야 한다. 즉, 정면을 바라보고 있어야 한다는 뜻이다. 손으로 체중을 옮겨갈 때에도 정수리는 벽에 닿아야 한다. 어깨 가장자리에서 손을 내린다고 하면 손목보다 몇 센티미터 앞에 와야 한다.

다음 단계는 머리를 벽에서 떼고 이 시점에 발을 차올려 벽에 대는 것이다. 그런 다음 앞을 보면서 정수리를 벽으로 가까이 가져간다. 준비 자세가 올바르다면 이렇게 정렬된 상태에서 발을 벽에서 쉽게 뗄 수 있을 것이다. 그렇다고 해서 발을 급하게 떼라는 것은 아니다. 발을 천천히 벽에서 뗀다면 벽에 댄 머리를 이용하여 안정성을 더 높일 수 있을 것이다.

손으로 바닥을 단단히 누르면 아도 무카 브륵샤아사나에 관련된 아주 중요한 근육 하나가 활성화됨을 곧 깨닫게 될 것이다. 두 다리가 하나인 것처럼 생각하고 다리를 서로 스퀴즈하라. 마지막으로 배근육에 긴장을 좀 더 추가해서 핵심을 안정시켜야 할 수도 있다.

여기에는 두 가지 주의 사항이 있다. 첫째, 너무 지나치게 하려고 하지 말라. 과하게 하면 손목에 문제가 일어나기 시작할 수 있다. 둘째, 뒷목에 너무 힘을 주지 말라. 머리를 치켜들더라도 너무 타이트하게 되지 않게 하라.

요약하면, 손으로 몸을 거꾸로 떠받침으로써 얻게 되는 일정한 자유가 있다. 이 자세에는 아마도 아동기의 열망과 관련된 본연의 즐거움이 있다. 아무튼 정말로 기분이 좋고 굉장히 힘이 난다. 그리고 참을성, 전념, 올바른 접근법을 갖춘 사람이라면 누구나 할 수 있다.

팔균형 자세의 두 가지 유형(TWO TYPES OF ARM BALANCES)

쉽게 접근 가능한 더 많은 아사나들이 아도 무카 브륵샤아사나의 기초를 이룬다. 이 장에서 우리는 더 편하게 손으로 받치고 몸을 뒤집을 수 있게 해 줄 팔균형 자세들을 탐구한다. 여러 자세의 다양한 변형들이 팔균형 자세 유형에 포함된다. 우리는 이를 두 가지 유형으로 살펴볼 것이다. 내가 이렇게 구분하는 이유는 각 유형이 상체의 '핵심'에서 요구하는 기능이 서로 다르기 때문이다. 엉치뼈바닥 주변의 무게 중심 및 척추와 관련된 우리에게 익숙한 '핵심'과 같이, 팔균형 자세를 하려고 할 때에는 가슴 중심 근처에 있는 또 다른 핵심이 있다.

팔균형 자세의 첫 번째 유형에서는 골반이 어깨를 지나는 가상의 수평선 위쪽에 오게 된다. 아도 무카 브륵샤아사나를 예로 들 수 있다. 두 번째 유형에서는 골반이 동일한 가상의 선보다 아래에 온다. 예를 들어, 티티바아사나에서 골반은 어깨보다 훨씬 아래에 있고 양발은 위쪽을 향한다. 이 자세들은 대부분 정적으로 '아사나 상태'에 있다.

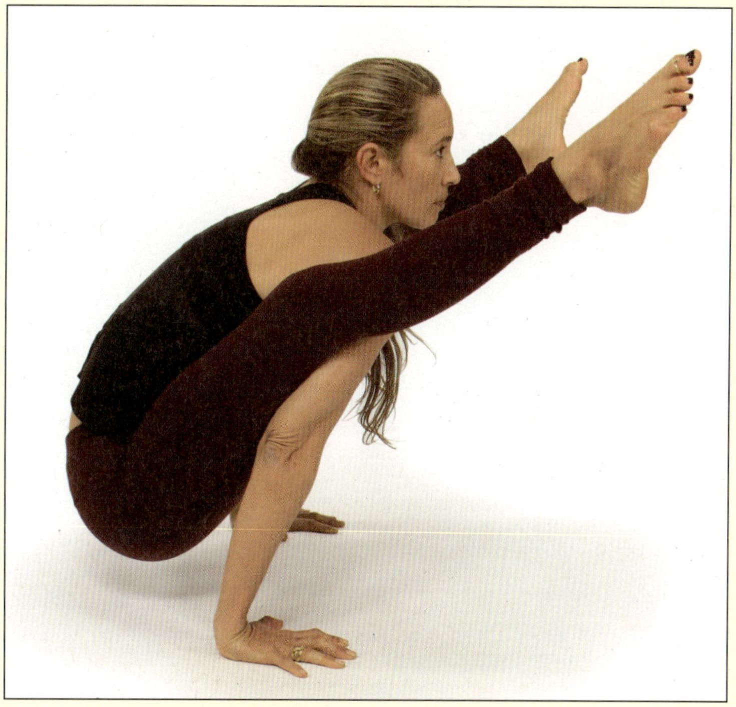

그림 12.3 : 티티바아사나.

그러나 때로는 한 자세에서 다른 자세로 넘어가는 도중에 팔균형 자세에 있기도 하다. 한 가지 흔한 전환 자세는 티티바아사나에서 바카아사나나 완전한 아도 무카 브륵샤아사나로 넘어가는 동작이다. 이런 중간 자세 또는 전환 자세는 근육의 기능을 복잡하게 만들지만, 근본적으로는 정적 자세와 동일한 근육에 의지한다.

상체 핵심의 안정성과 가장 밀접하게 맞닿아 있는 근육은 앞톱니근(serratus anterior)이다. 우리가 논의하려고 하는 자세에서 이 근육을 활성화시키기 위해 우리는 반드시 손, 그리고 손과 바닥의 관계를 활용해야 한다. 앞톱니근은 팔균형 자세에서 어깨뼈의 강력한 작용근이자 안정자이다.(보다 자세한 사항을 위해서는 '상체의 큰허리근'을 다시 참고하라.) 그러나 팔로 균형 잡기에서 사용하는 구체적인 근육과 작용을 더 깊이 파고들기 전에 우리의 토대인 손부터 먼저 확실히 해 두자.

토대(THE FOUNDATION)

모든 팔균형 자세의 기초에는 손(가끔은 아래팔)이 있다. 우리가 거꾸로 서 있을 때에는 손이 모든 체중을 지탱하면서 발과 같은 역할을 수행한다. 발의 표면적이 몸의 나머지 전체에 비하면 말도 안 되는 크기라고 생각했다면 손은 어떤가? 게다가 손은 뼈가 정렬된 방향도 다르다. 발에서는 뼈 자체가 몸에서 아래로 정강뼈를 타고 내려온 체중이 발 전체에 균등하게 분산되도록 정렬되어 있다. 체중의 약 50퍼센트가 발꿈치로 가고, 나머지 50%는 정강뼈 선의 앞쪽으로 분배된다.

손의 뼈대 구조는 그렇지 않다. 우선 아래팔뼈의 선에서 뒤로 튀어나온 부분이 없다. 체중의 거의 전부가 아래팔뼈 아래(손바닥 둔덕)에 실린다는 뜻이다. 앞쪽으로 손가락이 떠받치는 체중은 아주 약간에 불과하다. 또한 체중 대부분을 우선은 손바닥 둔덕가, 다음으로는 손바닥이 떠맡는다는 뜻이기도 하다. 그러므로 손끝은 체중을 짊어지는 데에 온 힘을 쓰지 않고 균형 잡기를 도와줄 수 있다. 역자세에서 체중이 팔을 타고 전달되는 방식 때문에 손목은 손의 압력을 최전선에서 감당해야 한다.

자세에 따라서는 팔꿉을 굽히고 뒤로 움직여서 손목의 각도를 줄일 수 있는 자세도 있다. 이렇게 하면 손목의 가장 윗부분에서 일어날 수 있는 잠재적 압축을 최소화할 수 있다. 그러나 다른 자세들은 팔꿉을 곧게 펴도록 하기 때문에 손목 윗부분에 압력이 걸리게 되기 십상이다. 근력과 유연성의 균형을 이루지 않은 상태에서는 이런 동작이 통증과 불편의 원인이 될 수 있다.

손목이 팔균형 자세에 있을 때보다 젖힘 상태에 있을 때 손과 손목의 굽힘근육이 더 강해진다는 말을 했던 기억이 날지 모르겠다. 팔균형 자세에서는 이 굽힘근육들이 젖힘에 저항하면서 동시에 우리가 자세의 균형을 잡을 수 있게 도와준다. 바로 이 근육들이 통제하는 손가락들이 손으로 지탱하는 균형 자세를 취하거나 유지할 때에 매우 활발하게 동작한다.

이런 점에서 손가락은 체중이 손가락으로 전해질 때에는 꽉 쥐어졌다가 체중이 사라지면 들리면서 마치 발가락처럼 움직인다. 손가락은 바닥을 '느끼는' 것만이 아니다. 손가락은 우리가 손바닥을 통해 바닥에 고정되는 것뿐만 아니라 바닥을 내리누르는 방식에 대한 감각을 키워 준다. 이런 알아차림 덕분에 우리는 손에서부터 위쪽의 자세도 더 잘 잡을 수 있게 된다.(아헹가의 『요가 디피카』의 그림들을 보면 그가 팔균형 자세에서 손가락을 사용하고 있음을 볼 수 있다.)

겨드랑 사용하기(WORKING THE ARMPIT)

팔균형 자세에서 손이 바닥을 내리누를 때 그 압박이 시작되는 지점이 있을 것이다. 반드시 기억해야 할 중요한 개념이다! 힘과 안정성의 초점을 손에서부터 더 위에 있는 팔이음뼈로 옮겨 주기 때문이다.

다양한 팔균형 자세를 하는 데에 필요한 힘과 안정성을 실제로 만들어 주는 것은 팔이음뼈의 어깨뼈, 빗장뼈, 위팔뼈의 움직임과 작용의 조합이다. 내가 앞서 설명했던 '상체의 큰허리근'이 이 조합의 중심에 있다. 복습해 보자. 상체의 큰허리근은 두 개의 근육으로 되어 있다. 바로 앞톱니근과 넓은등근이다. 앞톱니근이 어깨뼈를 내밈과 위쪽돌림을 하고, 어깨관절의 근육들이 할 수 있는 범위를 넘어서 어깨뼈와 위팔뼈를 앞쪽과 머리 위로 움직인다. 팔이 이 위치에 놓이면 가장 강력한 어깨 폄근육인 넓은등근이 어깨관절을 안정화시키는 데에 도움이 될 수 있다.

하이플랭크와 같은 자세에서 양손이 바닥에 있을 때 앞톱니근은 (엄밀히 말해 어깨관절과는 별개로) 어깨뼈를 안정시킨다. 가슴우리를 두 어깨뼈 사이로 들어 올림으로써 어깨뼈가 가슴우리에 단단히 고정된 상태를 유지하도록 도와주는 것이다. 팔균형 자세를 취하고(움직임) 유지하는(안정성) 데에 필요한 패턴을 구축하는 핵심이 앞톱니근인 것이다. 이러한 동작은 대개 어깨뼈의 내밈을 요한다.

더불어 팔균형 자세에서는 어깨관절 자체의 안정화와 움직임도 모두 고려해야 한다. 어깨세모근, 큰가슴근, 돌림근띠가 이런 이중 활동을 수행한다. 팔균형 상태를 취하는 방법을 익히고 그 자세를 유지하려면 상체의 여러 근육의 기교와 조화를 요한다.

패턴 형성(CREATING THE PATTERN)

우리는 팔균형 자세에서 수축 또는 이완해야 하는 근육들을 검토하는 것과 더불어 신경근육 패턴에 대해서도 검토해야 한다. 우리가 완전한 아도 무카 브륵샤아사나에서 사용하게 될 근육들을 강화하기 위해 수련을 하는 동안 이 패턴들에 집중할 수 있다. 이 작업은 어디에서부터 시작하는가? 어깨뼈를 내밈과 위쪽돌림 해야 하는 다른 자세들이 무엇인지 자문해 보라. 생각보다 시퀀스의 아주 앞부분까지 돌아가야 할지도 모른다! 어떤 자세가 팔을 이 위치에 두게 만드는가? 계속 생각해보라. 앉아 있더라도 아도 무카 브륵샤아사나를 한다고 생각하고 팔을 들어보라. 이제 생각해보자. 어떤 요가 자세가 위팔과 어깨뼈를 이 위치에 두는가? 아도 무카 스바나아사나? 뒤쪽 굽힘? 팔꿉을 굽히면 핀차 마유라아사나, 나아가 시르사아사나가 보일 것이다. 이 모든 자세들에서 앞톱니근이 어깨뼈를 내밈, 위쪽돌림, 안정화시킨다. 아하!

가장 처음 부분(The Very First Piece)

잠시 우리 시퀀스의 앞쪽으로 돌아가 보자. 수리야 나마스카라에서 바로 이 근육들을 단련할 기회가 있던 순간들이 있다. 첫 번째 앞쪽 굽힘에서 양손을 바닥에 내린 직후이다. 이 위치에서 어떻게 아르다 우타나아사나를 해야 할지에 대해서는 이견이 분분하다. 보통은 등을 최대한 곧게 펴고 손끝으로 몸을 떠받치게 된다. 이렇게 하면 긍정적일 수도 있는 특정한 패턴이 만들어지지만 팔균형 자세와 아도 무카 브륵샤아사나에 필요한 우리가 바라는 상체 강화 패턴은 아니다.

긍정적인 면을 보면 척추를 곧게 하고 몸을 들어 올리면 등이 길고 곧아진다. 이렇게 하면 허리의 굽힘이 줄어드는데, 이는 척추사이원반 문제가 있는 학생들에게는 매우 중요할 수 있다. 그렇다면 문제는 자세를 개발할 때에 특정 개인이 특정한 시점에 특정한 패턴을 만드는 데에 무엇이 도움이 되느냐 하는 것이다. 이 동작에서 이 학생은 무엇을 배우려고 하고 있는가?

이처럼 쭉 뻗은 아르다 우타나아사나에서는 등근육이 타이트해짐으로써 부분적으로 척추를 들어 올리고 곧게 펴도록 만든다.

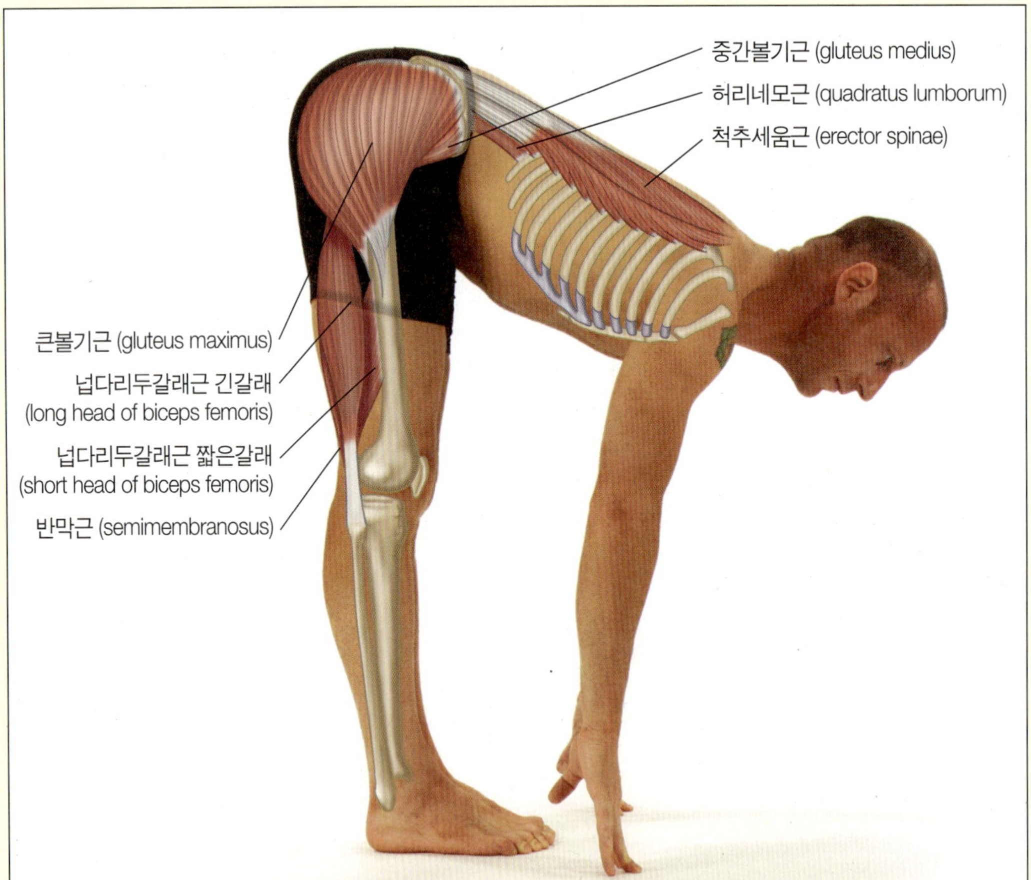

그림 12.4 : 이런 식으로 몸을 들어올리기 위해서는 허리 근육과 뒤넙다리근이 수축해야만 한다.

또한 뒤넙다리근이 수축하면서 넙다리뼈머리를 축으로 골반이 돌아가게 한다. 따라서 이 패턴은 척추사이원반 문제가 있는 학생들, 골반을 움직이는 방법을 알아내고자 하는 학생들, 뒤넙다리근으로 사용하는 미묘한 차이를 배우려고 하는 학생들에게는 적절할 수 있다. 또한 손, 바닥, 그리고 아도 무카 브릑샤아사나로 가는 작업 사이의 관계를 이미 확실히 이해한 수련자들에게도 적절할 수 있다. 그러나 팔균형 자세를 목표로 작업하는 학생들에게는 대안이 있다. 안타깝게도 좀 다른 방식으로 더 힘들고 더 많은 노력을 요구한다.

이 패턴에서는 팔균형 자세에서 하듯이 양손을 바닥에 평평하게 댄다. 양손을 발가락이 만드는 선과 나란히 놓는 것이 이상적이지만 이제 처음 시작하는 사람들은 반드시 그러지 않아도 된다. 학생에 따라서는 발가락이 만드는 선 앞쪽의 바닥에 양손을 평평하게 대야 할 수도 있다.(다만 누구나 양손을 어깨 넓이만큼 벌리고 바닥에 대야 한다.) 바닥에 손을 닿게 하려면 무릎을 굽혀야 할 수도 있다.

다음으로 양손에 체중을 적당히 실어서 앞으로 몸을 숙인다. 앞으로 몸을 기울여 양손을 바닥에 대면 일련의 현상이 일어난다. 우선 손끝이 바닥의 감촉을 느끼면서 시간이 지나면서 더 튼튼해진다. 둘째, 양손에 체중이 전해지면서 바닥을 내리누르기 시작한다. 이렇게 할 때 우리는 팔이음뼈 근육을 사용하기 시작한다. 팔균형 자세에서 안정 작용을 하는 나머지 어깨 근육들은 나머지 조직들과 동시에 움직이면서 수축하도록 훈련된다.

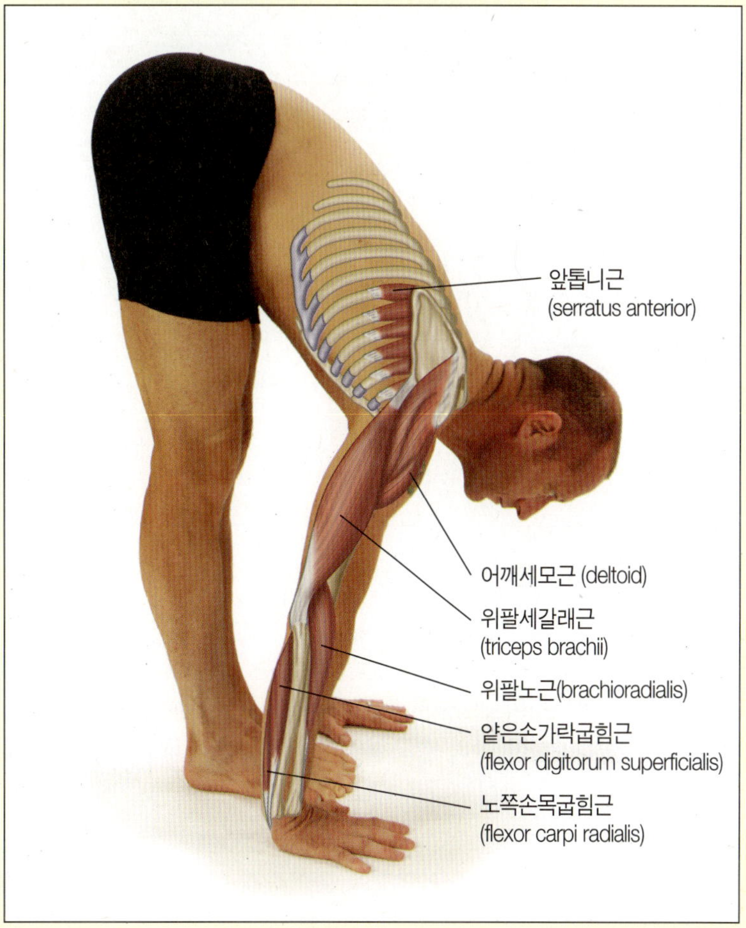

그림 12.5 : 양손에 체중을 실음으로써 아도 무카 브릑샤아사나에 필요한 안정 작용을 하는 근육들이 활성화된다.

패턴의 이 단계에서 우리는 팔이음뼈 외부에 있는 또 다른 구성 요소를 추가한다. 바로 뒤넙다리근이다. 발에서 손으로 체중을 옮기면서 뒤넙다리근은 균형을 잡기 위해 이전만큼 수축할 필요가 없어진다. 우리 손이 책임을 얼마 정도 부담하게 되었기 때문이다. 다시 말해, 이 새로운 패턴에서는 뒤넙다리근이 어느 정도 이완할 수 있다. 더 이상 신장과 수축을 동시에 할 필요가 없어진 것이다.

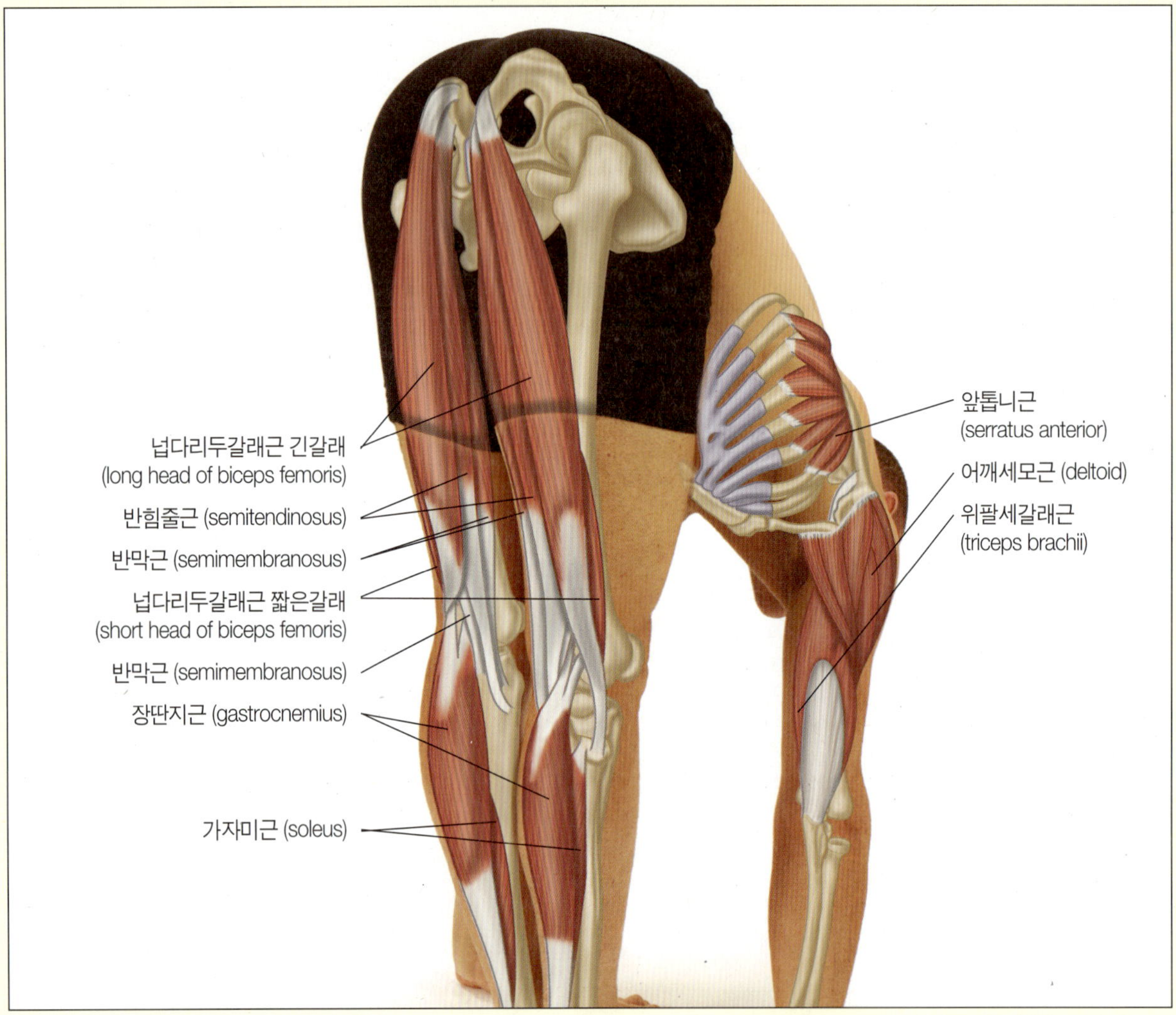

그림 12.6 : 또한 체중이 손으로 옮겨지면 뒤넙다리근이 더 이완될 수 있다.

이 모든 것들이 자리를 잡은 상태에서 우리는 시선을 손에서 위로 올린다. 이런 시선의 변화는 우리가 작동시키려고 하는 바로 그 근육들을 작동시킨다. 이렇게 하면 우리가 체중을 손으로 옮기고 그 감각에 편안해지는 방법을 매우 미묘하게 익힐 수 있다. 또한 여러 팔균형 자세에서 재현되는 손에 대한 어깨의 정렬 상태 간의 특정한 관계가 정립된다. 아도 무카 브륵샤아사나를 하고 측면에서 그 자세를 바라본다면, 우리는 일반적으로 어깨가 손목보다 약간 앞쪽에 있음을 보게 될 것이다. 즉, 우리가 어깨의 앞쪽 끝에서 선을 내린다면 그 선은 손목보다 앞에 있고 손끝보다는 뒤에 있는 손의 어딘가에 떨어지게 된다. 이 책의 여러 그림에서 이런 정렬 상태를 볼 수 있지만 동일한 패턴을 다른 요가 책이나 잡지의 거의 모든 팔균형 자세에서도 발견하게 될 것이다. 직접 찾아보시오!

왜 이 모든 잠재적 패턴 훈련이 수리야 나마스카라에 있는가? 그리고 왜 그 시퀀스 내에서도 바로 이 지점에 있는가? 우리의 첫 번째 아도 무카 브륵샤아사나가 수리야 나마스카라의 다음 동작에 있기 때문일 것이다. (점프 백을 한다고 가정하자.) 점프 백을 할 때 체중 전부는 잠시 양손에 실리는 것이다. 수련의 이 단계에서 우리는 들숨과 날숨 이외에는 이 패턴의 어떤 부분도 지속하지 않기 때문에 일정 기간(한 번의 수련이 아니라 매우 많은 여러 번의 수리야 나마스카라)에 걸쳐 팔균형을 지속하는 데에 필요한 근력을 키울 수 있다. 아도 무카 브륵샤아사나를 간단히 정의한다면 이것이 될 것이다. 그러나 어쨌든 여러 가지 정의 중 하나일 뿐이다. 진짜 질문은 정말로 이 방법을 아도 무카 브륵샤아사나의 정의 중 하나로 취급하고 있느냐 하는 것이다.

차투랑가 단다아사나(Chaturanga Dandasana)

점프 백 할 때의 착지점이 되는 차투랑가 단다아사나를 살펴보자. 앞톱니근을 찾고 활성화시키는 훌륭한 방법이 되기도 한다.

몸을 낮추기 전에 하이플랭크에서 시작하면 어깨뼈가 내밀어진다. 사실 '내밈이 맞다.' 내 요점이 이것이다. 하이플랭크로 잠시 있으면서 양손으로 바닥을 단단히 밀면 앞톱니근이 활성화된다. 이 동작을 계속하면서 차투랑가 단다아사나로 몸을 낮추는 동안 어깨뼈를 움직이지 않도록 노력하라. 물론 움직이기는 하겠지만, 몸을 낮추는 동안(등장력수축) 앞톱니근이 계속 작용하게 할 수 있는지 살펴보라. 이렇게 하면 앞톱니근을 강화하는 데에 도움이 된다.

바카아사나 상태(Being in Bakasana)

이제 해부학적 관점에서 정지한 상태의 팔균형 자세를 검토해 보자. 그런 다음에는 근육의 활동에 대해 살펴보기 위해 멈춘 바카아사나 상태로 넘어가고 다시 그 다음으로 나아가는 방법을 논의할 수 있게 될 것이다. 우리는 바닥에서부터 이 자세를 쌓아 나갈 것이다. 손은 바닥에 평평하게 놓고 손목은 젖힌 상태이다. 팔꿉을 굽히든 펴든 어깨는 항상 손목보다 앞에 있어야 한다. 팔꿉을 굽힌 상태에서는 손목의 젖힘이 덜하다. 손의 반대쪽 끝(다리)에 전해지는 체중을 상쇄하는 데에 도움을 주기 위해 어깨가 우리의 균형점인 양손보다 앞에 있다는 것이 얼마나 중요한지에 대한 실마리를 얻을 수 있다. 머리 역시 체중과의 균형을 잡는 작업에 일조한다. 바카아사나와 다른 팔균형 자세에서는 머리의 위치가 지극히 중요하다! 반드시 머리를 들어야 한다.

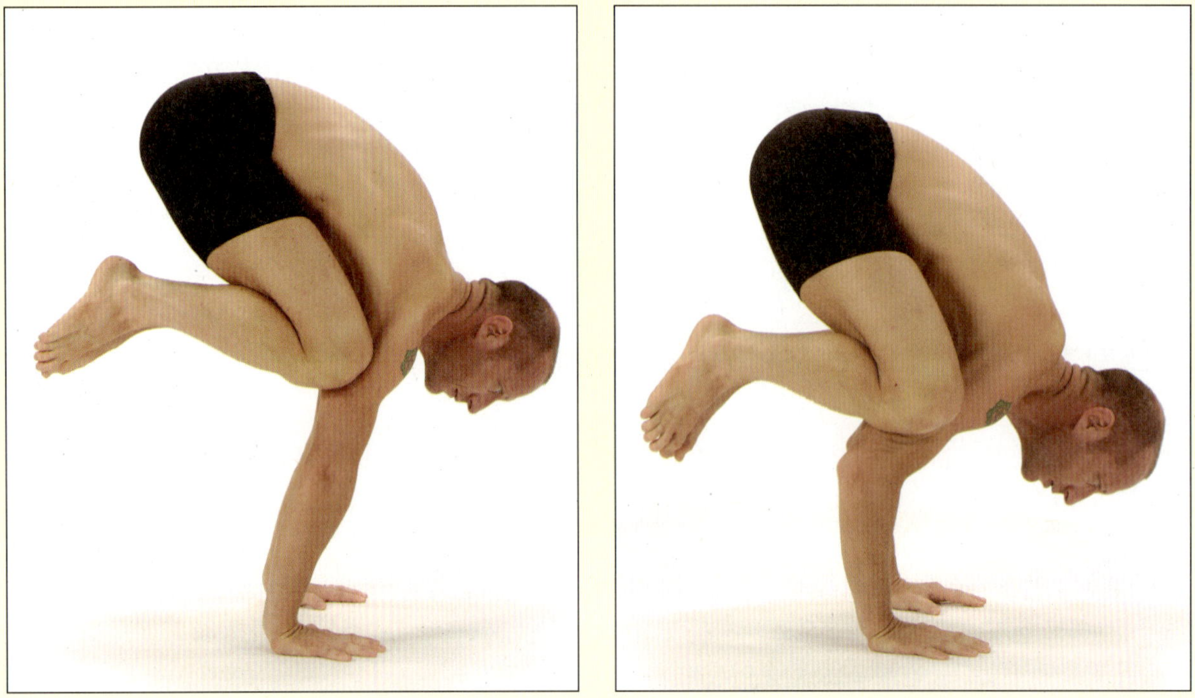

그림 12.7 : 팔꿉을 굽혔든 폈든 몸통은 최소한 팔에 대해 직각이 되어야 하며 어깨는 손보다 앞에 있어야 하고 머리는 들어야 한다.

주의: 몸통은 팔이 만드는 각에 대해 거의 직각이다. 무게중심인 골반은 토대인 손보다 훨씬 뒤에 있어서 중력이 우리를 바닥으로 끌어당기고 있다. 머리와 어깨의 위치가 이렇게 아래로 끌어당기는 힘에 균형을 잡아 준다.

바카아사나를 할 때 우리는 무릎과 엉덩관절을 굽힌다. 무릎은 최종적으로 팔꿉 또는 팔의 위쪽에 놓여야 한다. 우리가 손으로 떠받치고 앞으로 몸을 기울일 때에는 핵심의 힘뿐만 아니라 엉덩관절과 무릎 굽힘근육으로 다리를 올리고 있어야 한다. 다리를 끌어당김으로써 우리는 하체의 무게를 무게중심 가까이로 끌어당기고 무게중심은 아사나의 균형점에 가까워지게 된다.

넙다리네갈래근이 타이트하면 가능한 무릎 굽힘의 양이 줄어들 수 있다. 뒤넙다리근이 타이트하면 엉덩관절 굽힘의 양(무릎이 팔꿉보다 위로 올라가는 정도)이 줄어들 수 있다. 엉덩부위가 전반적으로 타이트하다면 하체를 공 모양으로 만들기가 더 힘들어질 것이다. 이렇게 되면 바카아사나를 하는 데에 다른 어려움들이 따른다.

일단 바카아사나를 하면 안정자들이 모두 일을 시작하게 된다. 이 모든 내용을 하나의 근육으로 요약하려고 할 수도 있지만, 이는 비현실적이다.

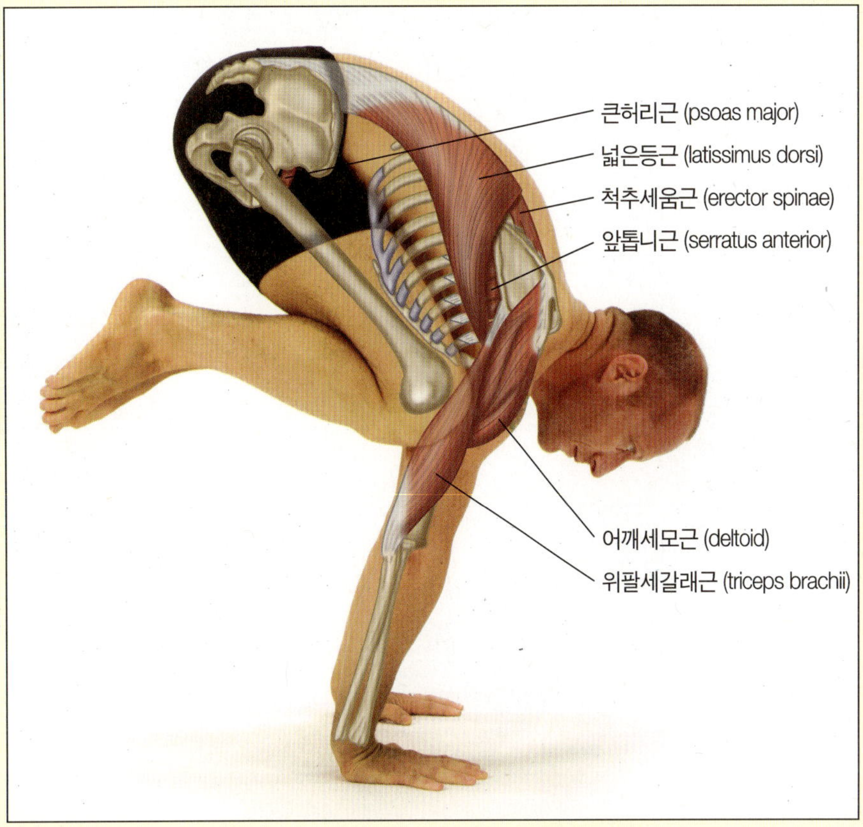

그림 12.8 : 바카아사나를 만들고 안정시키는 모든 근육들.

몸의 모든 것들이 이렇게 연결되고 기능함을 명심하라. 그러나 이 자세에서는 어깨가 반드시 이처럼 몸통을 말도 안 되는 각도로 유지시킬 수 있을 만큼 튼튼하게 안정 작용을 해야만 한다. 이런 안정 작용을 도와주리라고 생각하기 힘들지만 실제로 그런 활동을 하는 것들이 몸 뒤쪽의 근육 무리인 척추옆근육이다. 이 근육들이 수축하면서 골반이 떨어지는 것을 막고 척추를 곧게 유지시켜 준다.

그러나 척추옆근육은 등에서만 작용한다. 척추옆근육의 활동에는 균형이 필요한데 그래서 우리의 핵심으로 돌아가야 한다. 큰허리근과 배근육 역시 바카아사나에서 우리의 무게중심을 조절하는 활동을 하는 것이다.

티티바아사나에서 바카아사나로 넘어가기 (Moving from Tittibhasana to Bakasana)

나는 사람들이 대부분 티티바아사나에서 바카아사나로 넘어가기 힘들어 한다는 점을 깨닫는다. 이 문제는 아도 무카 브륵샤아사나를 발전시키는 데에 필요한 근력과 안정의 핵심으로 우리를 데려다 주기 때문에 여기에서 언급할 만한 가치가 있다.

이런 자세 변화에는 두 가지 핵심적 조절 위치가 있다. 일단 다리를 움직여야 하지만 사람들이 생각하는 것만큼 움직임이 크지는 않다. 티티바아사나에서 바카아사나로의 다리 운동은 사실 별로 그렇게 크지 않다. 사실, 우리는 단지 무릎을 굽힐 뿐이다.

이 자세 변환에서 정말 힘든 일은 골반을 어깨선 아래에서부터 어깨선과 평행하거나 그 이상이 되도록 움직이는 것이다. 이렇게 생각해보자. 골반이 공중에서 위로 움직여야 한다. 어떻게 이런 일이 일어날 수 있는가? 내 말은 골반 자체가 앞이나 뒤로는 기울어질 수 있지만, 위로 들리려면 몸통 역시 움직여야 하지 않을까 하는 것이다. 골반을 이런 식으로 움직이게 하려면 몸통은 어떻게 움직여야 하는가? 티티바아사나의 그림을 본 다음 바카아사나로 넘어가자.

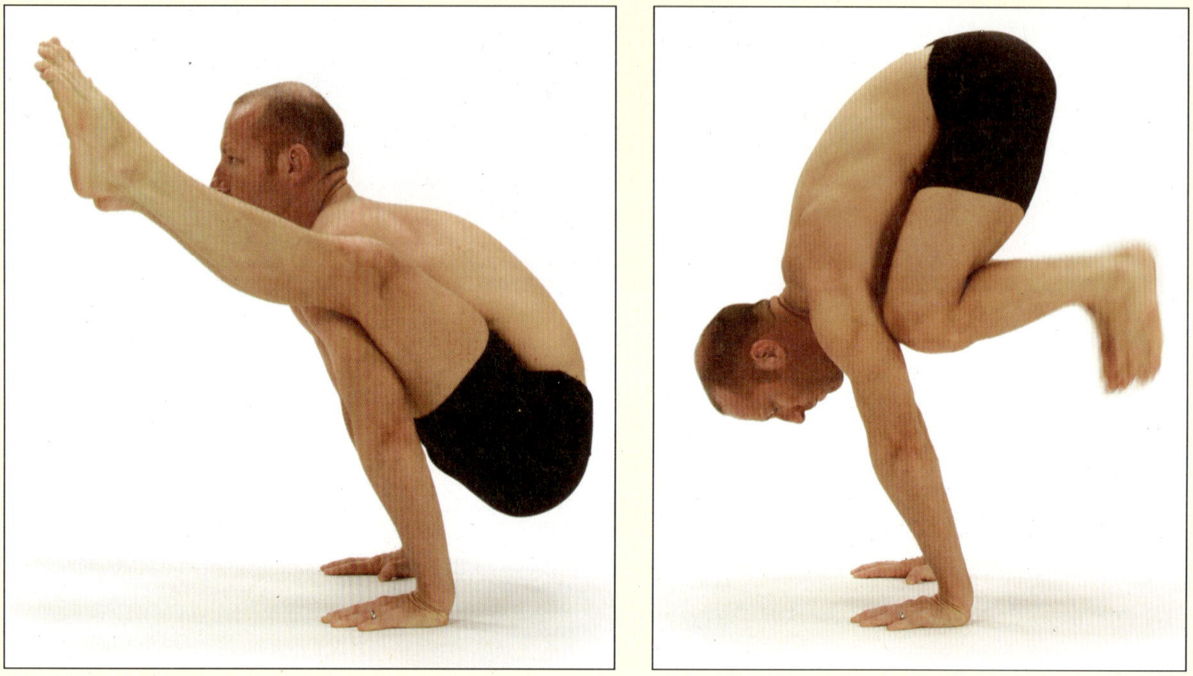

그림 12.9 : 한 자세에서 다음 자세로 넘어가기 위해 팔이음뼈에서 몸통의 각도가 변화한다.

첫 그림에서는 몸통이 뒤쪽 아래를 향해 경사진다. 두 번째에서는 몸통이 뒤쪽 위를 향한다. 첫 번째 그림에서 다음 그림으로 무엇이 바뀌었는가? 가장 급격한 변화는 팔이음뼈에서 일어난다. 이러한 변화는 팔과 몸통 사이 각도의 변화로 이어진다.

티티바아사나에서 몸통은 양팔의 각도와 거의 평행하다. 바카아사나에서는 수직이거나 그 이상이다! 따라서 티티바아사나에서 바카아사나로 넘어가기 위해 필요한 동작은 팔이음뼈와 어깨뼈에서 일어난다. 그렇다면 우리는 한 자세에서 다음 자세로 넘어갈 수 있게 해 주는 어떤 동작에 대해 이야기하고 있었던 것인가? 바로 어깨의 굽힘과 어깨뼈의 위쪽돌림이다.

주의: 사람에 따라서는 같은 작용 덕분에 몸을 들어 올리고 점프 백을 할 수 있게 되기도 한다. 다만 이런 동작을 하려면 어깨의 작용으로 몸통이 양팔을 지나서 다시 차투랑가 단다아사나로 돌아가는 다른 복잡한 요소들이 필요하다.

바카아사나에서 더 위로 가기(Moving from Bakasana Upwards)

바카아사나에서 계속해서 더 위로 가서 아도 무카 브륵샤아사나를 하는 것은 동일한 동작을 더 인상적으로 표현하는 것 이상이다. 여기에서 한 층을 더하고 책의 전반부에서 나왔던 개념 하나를 적용해본다. 어깨뼈의 위쪽돌림과 어깨의 굽힘에 대해 생각할 때에는 어깨뼈나 위팔뼈의 움직임을 생각하게 된다. 우리가 바카아사나에서 아도 무카 브륵샤아사나로 넘어갈 때에는 근육 몇 개의 이는곳과 닿는곳의 기능을 뒤집게 된다. 이는 위팔뼈머리가 제자리에 있어야 함을 의미한다. 어깨관절에서 더 많은 굽힘이 일어나려면 위팔뼈를 중심으로 어깨뼈가 돌아가야 한다. 그런 다음, 나머지 일은 어깨뼈 안에서 몸통을 위로 움직이기 위해 어깨뼈의 위쪽돌림근육이 담당한다.

이 동작은 두 근육군이 담당해야 한다. 하나는 어깨뼈의 위쪽돌림근육이고 또 하나는 위팔뼈의 굽힘근육이다. 어깨뼈의 위쪽돌림근육들(앞톱니근, 등세모근)이 몸통을 어깨뼈 사이로 들어 올린다. 위팔뼈의 가장 강한 굽힘근육들(어깨세모근, 큰가슴근, 거기에 돌림근띠까지)이 어깨관절의 움직임과 안정에 필수적이다.

바카아사나에서 위로 향하는 동작은 어깨만의 문제가 아니다. 이 동작에는 무게중심의 통제가 밀접하게 연관된다. 이 경우 무게중심(골반)은 체중 때문에 끊임없이 바닥으로 끌려가고 있다. 바카아사나에서보다 골반을 더 높이 올리기 위해 중력을 극복해야 한다는 뜻이다.

반다와 우리 무게중심의 관계에 대해 언급하기에 여기가 좋을 것 같다. 당신의 반다는 지탱과 가벼움의 에너지 요소 이상의 것들을 만들어 낸다. 반다는 신체적 힘, 기술, 집중력도 키워 준다.

경험적 관점에서, 양손으로 바닥을 단단히 누르면 이러한 골반의 위쪽 움직임을 개시하게 된다. 손, 어깨, 골반은 이런 식으로 상호 연관된다. 어깨 근육이 작용하여 몸통을 움직이고 척추옆근육이 작용하여 척추의 지나친 굽힘을 막아 줌으로써 실제로는 척추가 펴지기 시작한다. 척추가 펴지면서 골반은 앞쪽기울임을 시작한다. 일반적으로 앞쪽기울임을 일으키는 엉덩관절 굽힘근육 역시 바카아사나에서 넓적다리를 몸통 쪽으로 붙이면서 활성화된다.

골반이 더 높아지면서 이 모든 요소들이 협력하여 균형 상태에 이르게 된다. 이 시점에서 골반에 대해 어깨와 머리, 손의 위치가 균형을 이루게 된다.

점프 백, 점프 스루(JUMP BACK, JUMP THROUGH)

앞서 언급했듯이 수리야 나마스카라에서 점프 백은 이러한 들어올리기 작업을 수련하고 경험하기 좋다. 아도 무카 브륵샤아사나 전에 이 자세가 와야 하는지에 대해서는 논쟁의 여지가 있다. 다만 나는 아도 무카 브륵샤아사나와 점프 백의 관계에 대해 지적하고 당신 자신이나 학생이 이 작업을 하기에 적절한 시점이 언제인지에 대해 고민하게 만들도록 하겠다.

빈야사 요가 수련자들은 흔히 리프트 업(lift up)과 점프 백에 대한 관심이 많다. 내가 그 문제에 집중했을 때가 기억난다. 수련의 흐름에 관해서는 분명히 도움이 되지만 그렇다고 더 훌륭한 사람이 되는 것은 아니며 못한다고 해서 나쁜 사람이 되는 것은 더 더욱 아니다!

흔한 불평은 "내 팔이 너무 짧다!"라는 것이다. 솔직히 말해 특정한 아사나를 수련하거나 그 자세가 궁극적으로 어떤 모습이 될지는 신체 비율에 따라 차이가 분명히 생길 수 있다. 그러나 리프트 업을 할 수 있느냐에 대해서라면 팔이 짧다고 방해가 될 것은 아니다. 그렇다고는 해도 몸통이 길면 양팔 사이로 다리를 끌어당기기가 힘들어질 것이다. (도전은 기회라고 생각하라.)

자기 팔이 짧은지는 어떻게 알 수 있는가? 다리를 앞으로 뻗고 바닥에 앉는다. 양옆의 바닥에 손을 뻗는다. 바닥에서 손이 3센티미터 이상 떨어져 있다면 사실이다. 몸통에 비해 팔이 짧은 것이다. 그러나 그렇다고 해서 바닥에서 리프트 업을 할 수 없다는 뜻도 아니고 점프 백을 해서 양팔 사이로 다리를 통과시킬 수 없다는 뜻도 아니다.

우선 사람들은 대부분 이 자세에서 바닥에 손이 겨우 닿을 것이다. 손이 바닥에 닿는다고 해도 팔꿉이 거의 전혀 굽혀지지 않을 것이다. 그런데 우리가 보려고 하는 것은 팔꿉이 굽혀지는 것이다. 팔을 곧게 펴면 엉덩이가 들리기 때문이다. 내가 바닥에 이 자세로 앉으면 내 손이 바닥에 닿기는 하지만 팔꿉이 조금밖에 굽지 않는다. 이 자세에서 내가 팔을 쭉 펴도 내 몸은 바닥에서 들릴락 말락 한다.

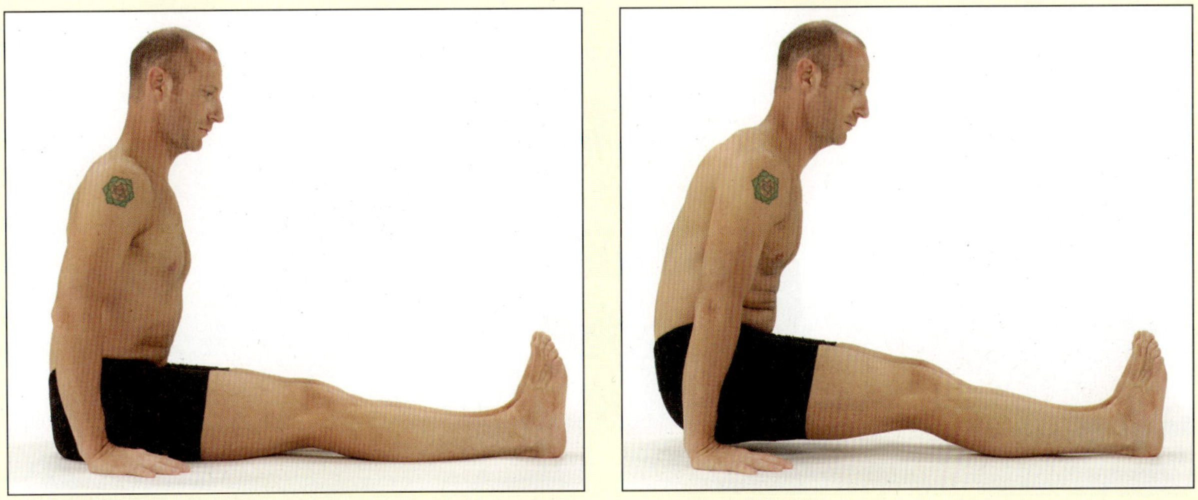

그림 12.10 : 양손이 아주 뒤로 가 있으면, 바닥에서 몸을 높이 들어 올리기가 힘들다.

매우 간단하면서 당연한 요소를 지적하겠다. 다리를 앞에 둔 채로 몸을 들어 올리려면 팔꿉을 살짝 굽혀야 한다. 어떻게 그렇게 하는가? 간단하다. 어깨를 바닥과 가깝게 하면 된다. 이렇게 하면 팔꿉을 굽힐 수 있다. 어깨를 어떻게 바닥과 가깝게 하는가? 발가락에 손이 닿거나 가까워질 수 있도록 허리에서부터 몸을 충분히 숙이면 된다.

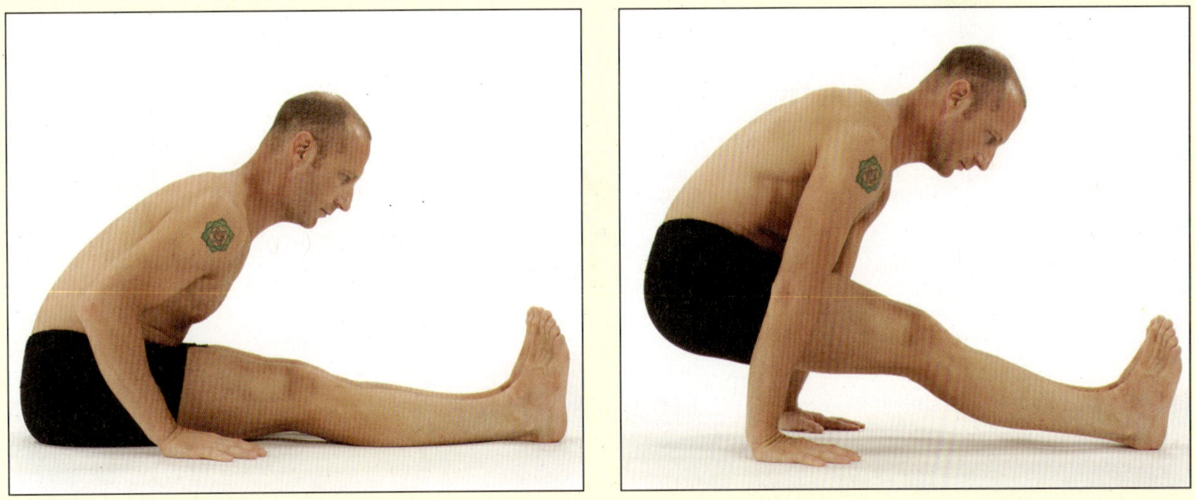

그림 12.11 : 첫 번째 그림에서 어깨가 이제 바닥에 더 가까워졌고 팔꿉이 더 굽혀졌음을 볼 수 있다. 이제 바닥에서 몸을 들어 올릴 수 있다.

이렇게 하고 나면 양손을 엉덩부위와 무릎 사이 중간의 바닥 쪽으로 옮긴다. 이제 팔꿉이 상당히 굽혀졌을 것이다. 다른 모든 것들이 잘 된다는 전제 하에 당신이 바닥에서 엉덩이를 들어올리기 위해 필요한 최소한이 바로 이 굽힘이다. ('다른 모든 것들' 이라 함은 다리를 골반에 안정시키고 어깨에는 필요한 힘이 있다는 뜻이다.)

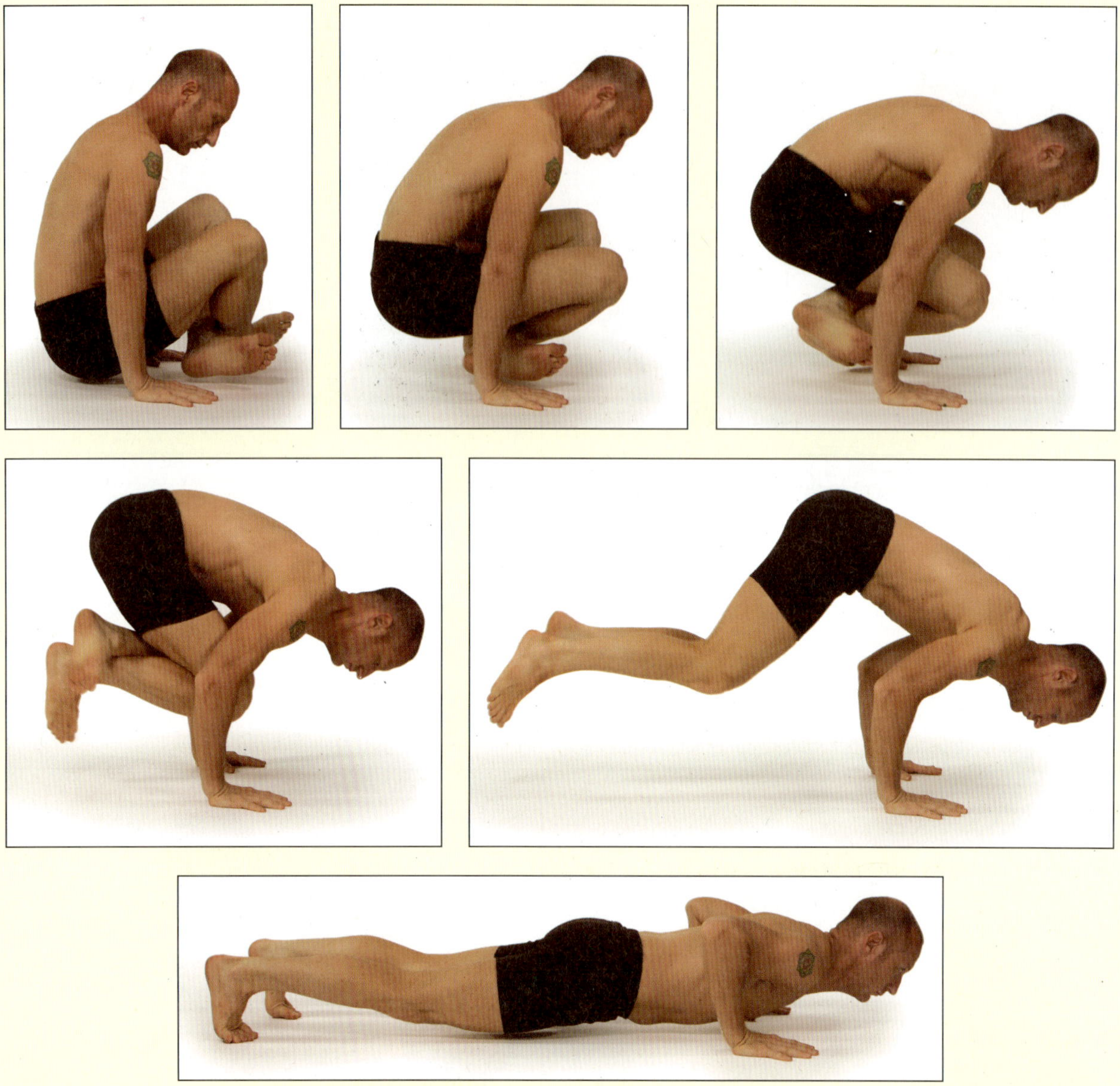

그림 12.12 : 어깨, 머리, 몸통의 동작과 위치는 우리가 지금까지 이야기했던 것과 모두 비슷하다.

앞으로 몸을 기울임으로써 우리는 가슴이 거의 바닥에 향할 정도가 되도록 몸통을 두게 된다. 더불어 양 어깨는 틀림없이 양손보다 앞에 있으며 어깨뼈는 내밈 될 경우 몸통을 들어 올려 줄 수 있는 방향을 가리키고 있다.

주의: 이 모든 요소들은 우리의 팔균형 패턴과 연관되어 있다.

이 자세를 리프트 업에서 점프 백으로 바꾸려면 다른 것들도 고려해야 한다. 우선 양다리를 교차시켜야 한다. 양다리와 몸통을 더 작고 딱 붙게 만들수록 더 좋다. 이렇게 하고 나면 양손을 다리를 편 상태에서 했던 것처럼 엉덩부위 앞쪽에 두어야 한다. 그런 다음 몸을 앞으로 기울여 양손으로 무게를 받치고 어깨를 양손보다 앞에 둔다. 이는 수리야 나마스카라에서 '아르다 우타나아사나' 를 할 때의 손과 어깨의 관계와 다르지 않다.

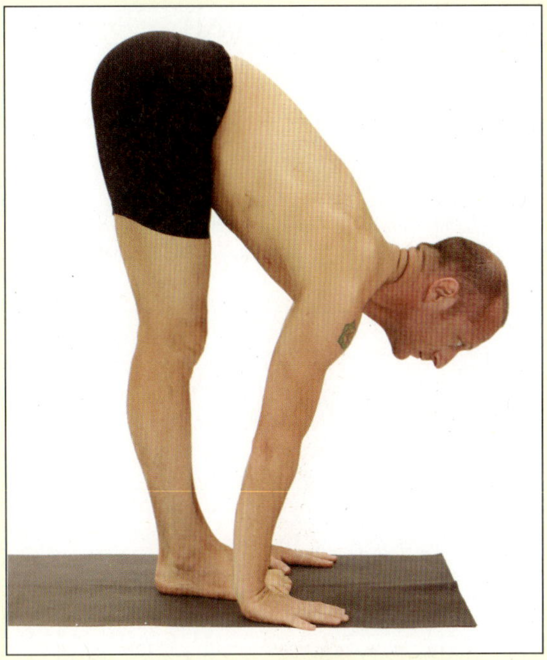

그림 12.13 : 바카아사나와 티티바아사나에서처럼 아르다 우타나아사나에서도 어깨는 같은 위치에 있다.

이 자세에서 리프트 업을 하고 나면 다음 단계는 몸통을 다시 팔 사이로 돌려서 빼는 것이다. 몸통을(따라서 다리도) 팔 뒤로 돌리는 동작은 사실 어깨에서의 움직임을 요한다. 몸통과 다리가 양팔 사이로 해서 뒤로 움직이려면 어깨뼈의 위쪽돌림과 어깨관절의 굽힘이 조합되어야 한다. 이는 티티바아사나에서 바카아사나로, 다시 아도 무카 브륵샤아사나로 넘어갈 때 살펴보았던 동작과 거의 같다.

특정한 시점에서 엉덩부위가 충분히 높아지면 두 다리를 휘둘러서 다시 차투랑가 단다아사나로 착지할 수 있게 된다. 보라! 간단하지 않은가! 사실 처음에는 나도 이렇게 할 수 있게 되기까지 꽤 시간이 걸렸다. 무엇이 실제로 동작을 일으키는지에 대한 관점을 바꾸면 다음 단계로 넘어가는 데에 도움이 될 것이다.

처음부터 당신이 몸을 앞으로 기울여 양손으로 바닥을 누를 때 이미 코어근육들(core muscles)을 써야 한다. 코어근육들이 수축하면 반다의 에너지적 속성을 자극하는(또는 에너지적 속성에 의해 자극을 받는) 데에 도움을 준다.(더 자세한 내용에 대해서는 이 주제를 다룬 장을 참고하라.) 반다와 핵심은 리프트 업과 점프 백의 중요한 일부이다.

거꾸로 서기(TAKING IT UPSIDE DOWN)

아도 무카 브르샤아사나와 연관 짓고 싶은 자세가 두 가지 더 있다. 핀차 마유라아사나와 시르사아사나(Headstand)는 모든 팔균형 자세에서 보았던 것과 비슷한 어깨의 작용 또는 패턴을 활용한다. 시르사아사나는 머리가 바닥에 살짝 닿는 핀차 마유라아사나로 생각하면 도움이 된다. Headstand(시르사아사나)라는 용어 자체가, 잠재의식 차원에서라도, 머리에 체중을 많이 싣는다고 생각하게 만들 수 있기 때문이다.

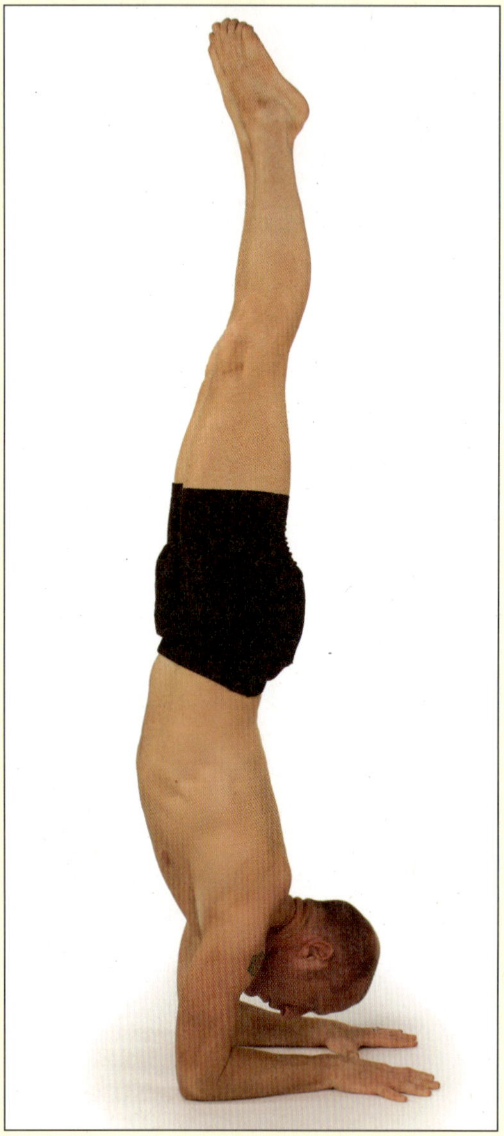

그림 12.14 : 핀차 마유라아사나.

핀차 마유라아사나와 시르사아사나는 지금까지 이야기했던 앞톱니근과 다른 팔 근육들의 힘을 사용한다. 이 자세들은 모두 어깨뼈가 위쪽돌림과 내밈 되어야 한다. 그리고 이것이 바로 앞톱니근의 두 가지 핵심 기능이다. 이 모든 것들은 팔이 굽혀진 상태에서 일어나게 되는데 어깨세모근과 다른 근육들이 동원된다.

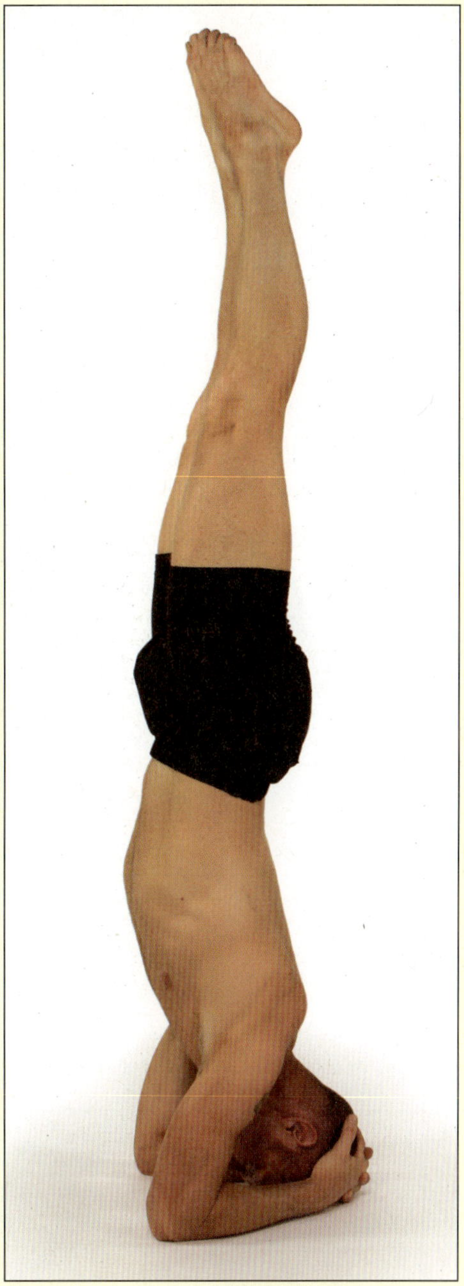

그림 12.15 : 시르사아사나.

다른 역자세에서와 마찬가지로, 이 근육들에서 근력과 패턴의 기초가 없으면 이 자세들은 어려워질 것이다. 나는 오랜 기간 동안 시르사아사나와 핀차 마유라아사나로 고생했던 학생들을 많이 보았다. 이 자세들은 또한 넘어지고 머리와 목에 부상을 당할 위험에 대한 두려움을 일으킨다.

이 자세들에서는 모두 팔꿉으로 바닥을 단단히 누르면 올바른 근육을 활성화시킨다. 우리는 대개 어깨뼈가 귀에 너무 가까이 있는 학생들이나, 이따금 심하게는 어깨뼈가 등에서 튀어나와 있는 학생들에게서 이런 자세가 부족한 모습을 볼 수 있다. 이 두 자세를 다음 번에 하게 될 때에는 팔꿉으로 매트를 단단히 누를 때 일어나는 어깨뼈의 움직임에 유의하라.

골반 (The Pelvis)

핀차 마유라아사나, 시르사아사나, 아도 무카 브릑샤아사나에서 균형을 잡으려면 반드시 골반이 토대와 정렬되어야만 한다. 이 자세들 모두에서 골반의 기울임 패턴이 이런 정렬을 만드는 데에 도움을 준다.

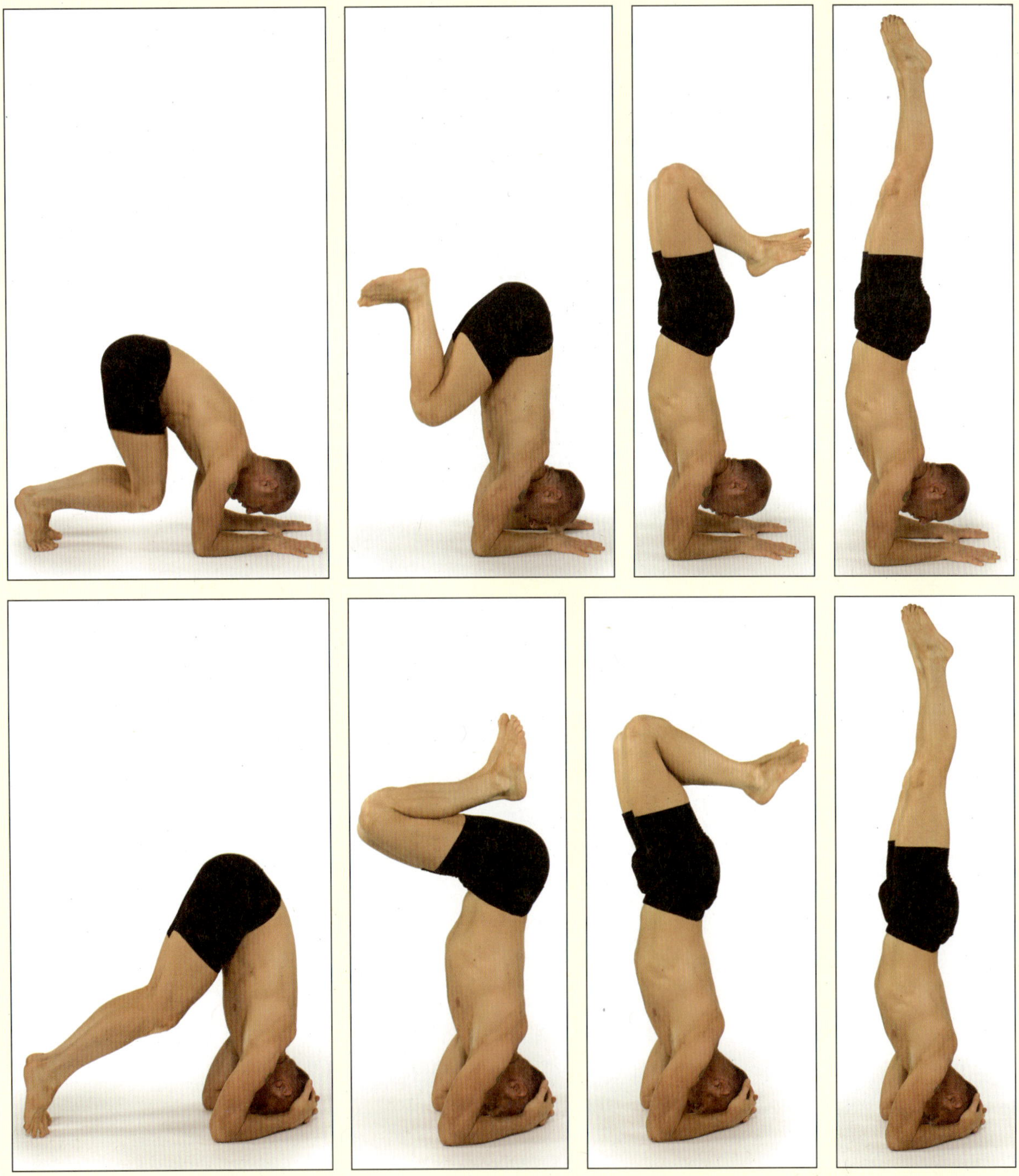

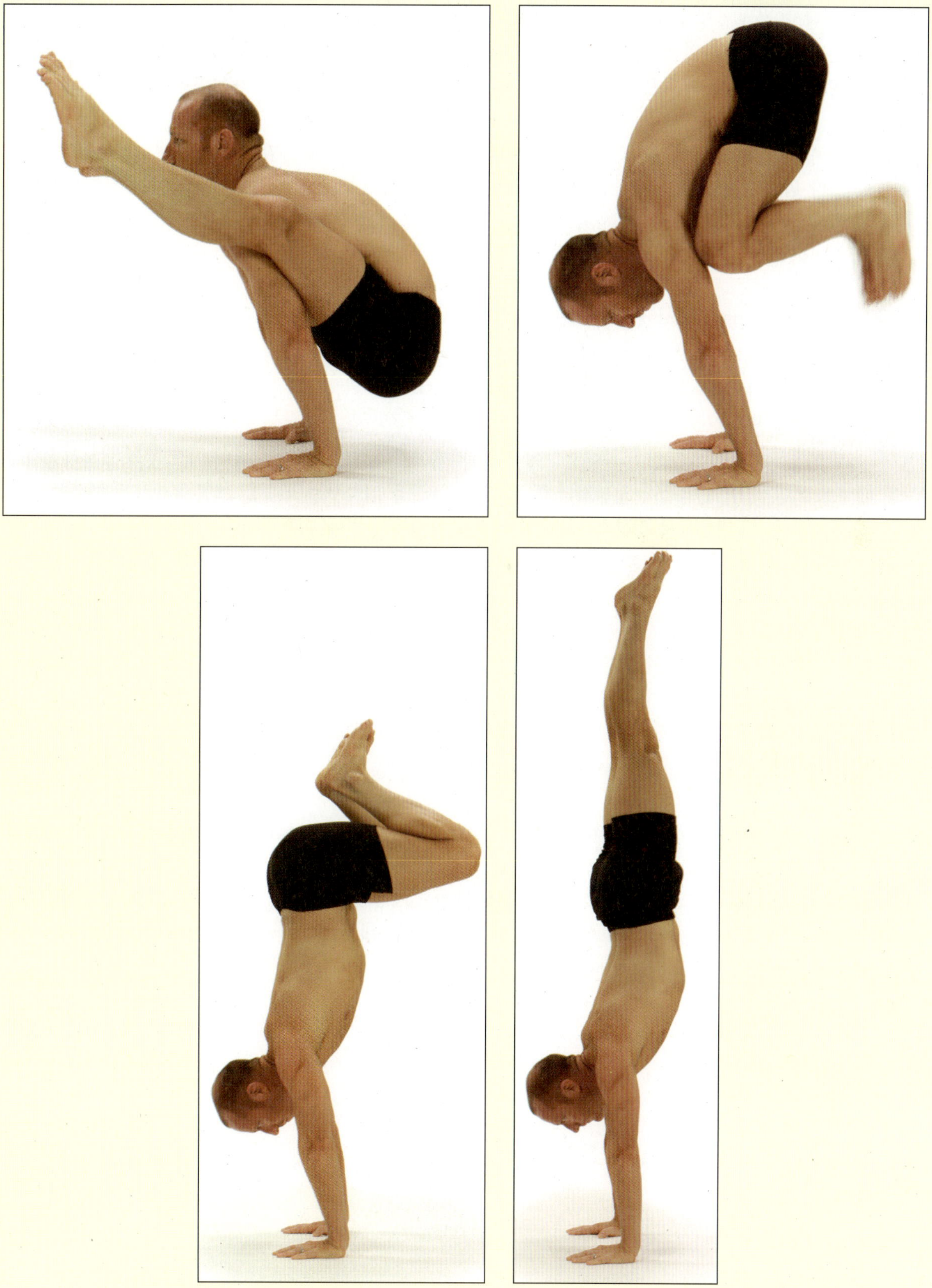

그림 12.16 : 어깨, 머리, 그리고 마지막으로 골반의 움직임의 유사성에 주목하라.

아도 무카 브르크샤아사나, 시르사아사나, 핀차 마유라아사나에서 몸을 거꾸로 세울 때에는 골반이 토대의 위에 오면 골반을 기울여야 한다. 엄밀히 말하자면 앞쪽기울임을 하려고 하는 것이다.(뒤집어진 상태에서는 상상하기가 힘들다.) 이런 기울임은 허리에 작은 굽이를 만든다. 굽이가 너무 크면 자세가 무너질 수 있다.

무게중심은 엉치뼈바닥 근처에 있다는 점을 명심하라. 그러므로 골반의 움직임과 위치는 우리가 이렇게 손이나 아래팔보다 위에 있는 자세에서 균형 상태에 있는지에 대해 많은 것을 말해 준다. 골반이 올바른 방식으로 기울어져 있지 않으면 우리는 위로 끝까지 올라갈 수 없거나 중력에 의해 바닥으로 다시 끌려 내려갈 것 같은 느낌을 끊임없이 받게 된다.

허리에 굽이를 너무 심하게 주면 정확히 우리가 항상 피하려고 하는 방향 즉, 등 쪽으로 무너질 수 있다. 물론 우리가 넘어지는 데에는 다른 이유들이 있다. 토대가 부실하다거나 골반을 기울이지 않고 뒤로 몸을 숙이는 것이다.(시르사아사나에서는 너무나 자주 이런 모습을 본다.)

이러한 골반의 앞쪽기울임은 또한 바카아사나에서 위-바카아사나, 또는 그것을 넘어 아도 무카 브르크샤아사나를 할 때에도 쓰인다. 이 근육들이 정상적인 이는곳과 닿는곳을 뒤바꾸는 모습을 보면 흥미로운 해부학적 교훈을 얻을 수 있다. 이 경우에는 정상적으로라면 척추를 안정된 골반에 대해 곧은 위치로 유지시키는 척추옆근육이 위아래로 뒤집힌다. 이제 뒤집어진 상태에서 이 근육은 골반을 약한 뒤쪽 굽힘 자세로 끌어당기는 작용을 한다.

서로 다른 아사나를 할 때에는 여러 부분들이 움직인다. 여기에 나오는 마지막 세 자세에서는 뒤집어져 있다는 이유만으로 혼란이 일어나기가 쉬워진다. 따라서 토대를 세우기 위한 훌륭한 패턴을 정립할 필요가 최우선이다. 지금 우리에게 중요한 것은 이 자세들 간의 관계를 이해하는 것이다. 이러한 인식이 팔균형 아사나를 더욱 발전시키기 위한 첫걸음(그리고 큰 걸음)이 된다.

첫 번째 부분은 토대이다. 토대는 바카아사나에서는 바닥에 놓인 손이 될 것이고 시르사아사나와 핀차 마유라아사나에서는 바닥에 놓인 아래팔일 것이다. 바닥을 누르는 작용이 일어나면서 앞톱니근과 다른 어깨 근육들이 활성화된다. 두 번째 부분은 척추옆근육과 더불어 배근육을 통해 핵심을 안정시키는 것이다. 이 작업들은 세 번째 부분 즉, 골반을 기울이는 것과 더불어 골반을 손이나 아래팔과 같은 토대와 정렬시키는 작업을 포함한다. 이 자세들에서는 모두 비슷한 작용이 일어난다.

제약이 있는 상황에서의 작업(WORKING WITH LIMITATIONS)

기초적인 팔균형 자세에서의 가장 흔한 제약은 근력이다. 일부 자세들은 근력에 더해 일정량의 유연성이 필요한 것이 사실이지만(예를들어, 티티바아사나에서는 다리가 팔 뒤로 갈 수 있도록 뒤넙다리근과 모음근이 충분히 열려 있어야 한다), 이 자세들에서는 대부분 상체의 근력이 문제이다.

어려움은 곧 기회이다. 내가 시작했을 때 할 수 없던 것들과 지금 내가 할 수 있는 것들을 생각해보면 무엇을 바꿀 수 있는지 훨씬 쉽게 알 수 있다. 신체적 변화에 대해서만 이야기하고 있는 것이 아니다. 무엇이 가능하다고 스스로 믿고 있는지를 꾸준히 물어보는 것 역시 중요하다. 발가락에 손이 닿지 않는 데에서 시작해서 손이 닿게 되는 것까지만 해도 대단히 기분이 좋다. 그러나 그런 것은 빙산의 일각에 불과하다.

아도 무카 브륵샤아사나에 대해 오랫동안 작업했으면서도 성공하지 못했다면 동일한 방식으로 계속 노력하려고 하지 마라. 가능하지 않다고 생각하지 마라. 방향만 있다면 무엇이든 변할 수 있고 변할 것임을 깨달을 만한 경험을 당신이 오랜 시간에 걸쳐 쌓아 왔다고 나는 확신한다. 오랜 기간에 걸쳐 근력을 키우는 작업을 하고 수련에서 부족할 수 있는 주제나 패턴을 찾아라. 동일한 어깨 근육이 다른 몇 가지 자세에서 나타나서 당신을 깜짝 놀라게 할 수도 있다. 이런 발견들을 하다 보면 결과적으로 아도 무카 브륵샤아사나를 할 수 있다는 정신적 의지가 더 강해질 것이다.

주의 사항 (Caveats)

어떤 깨달음과 새로운 연관관계를 이해하고 흥이 나서 시작하려 할 수 있다. 그렇다면 부디 당신에게 효과가 있는 과정을 만들도록 명심하기 바란다. 즉, 당신에게 필요하다고 생각하는 모든 변화들을 하루아침에 일으키려고 하지 말라는 뜻이다. 대신에 오랜 기간, 최소한 몇 달에 걸쳐 여러 부분들과 개념들을 더해 나가도록 하라.

이러한 장기적 관점을 취하지 않으면 우리가 지금까지 이야기했던 모든 요소들에 대해 과하게 할지도 모른다. 특히 팔균형 자세에 대해 작업을 할 때에는 손목에 무리가 갈 수도 있다. 어깨와 겨드랑의 더 큰 근육들로 오랜 시간에 걸쳐 서서히 작업하면서 올바른 패턴을 만들어라. 어깨와 앞톱니근이 새로운 역할을 편하게 받아들이게 하는 동안 손목 주위의 아래팔 근육들을 키워라.

아도 무카 브륵샤아사나 패턴 확립 (ESTABLISHING HANDSTAND PATTERNS)

아도 무카 브륵샤아사나를 하고 싶어 하는 사람이나 아도 무카 브륵샤아사나를 하려고 노력하고 있는 사람들을 만나면 나는 그들의 수련 전체를 살펴본다. 나는 그들이 수련을 하는 과정에서 어떻게 손의 토대를 세웠고 손으로 바닥은 단단히 내리누르는지, 그리고 우타나아사나에서 아르다 우타나아사나 하기, 몸을 낮춰 차투랑가 단다아사나로 들어가는 방식, 바카아사나와 시르사아사나는 어떤지와 같이 우리가 이야기했던 패턴들, 또 손으로 누르기와 앞톱니근 활용과 같은 기초적인 내용들을 살펴본다. 학생이 수리야 나마스카라에서 어떻게 아르다 우타나아사나를 하고 점프 백을 하는지 보면 많은 것들이 드러난다. 손과 바닥의 이와 같은 특성 또는 관계는 여러 선 자세에서도 마찬가지로 드러난다. 손이 바닥에 닿을 때마다 나는 손이 정말로 바닥을 내리누르고 있는지 살펴본다. 온 힘을 다해 바닥을 누르고 있을 필요는 없다. 관찰하는 사람인 내가 보기에 눈에 확실히 띌 정도면 된다.

그것이 제대로 되어 있지 않으면 나는 그 부분부터 시작한다. 그런 기본적 패턴과 아도 무카 브륵샤아사나의 연관관계에서부터 시작하면 강력한 동기부여가 된다. 학생들이 이 관계를 이해하고 나면 제대로 작업을 하게 된다.

어깨 준비하기(Setting up the Shoulders)

손에 대해 어깨를 올바른 위치에 두는 법을 가르치기란 고역이다. 학생이 아르다 우타나아사나를 하면서 이렇게 하지 않았다면 어깨에 큰 '부담'이 갈 가능성이 크다.(어깨에 익숙한 것보다 어깨가 더 많은 일과 노력을 해야 하기 때문에 '부담'이라는 단어를 쓴 것이다.)

다음 단계로의 동작을 시작하려면 어깨가 손끝과 거의 일렬로 있어야 한다. 때로는 어깨를 이만큼 내미는 것만으로도 얼굴로 떨어지는 두려움이 일어나거나 몸을 지탱할 만큼의 근력이 없다고 깨닫게 될 수 있다. 가르침을 주기에 좋은 순간이다. 선생으로서 당신은 이 위치를 수련의 다른 부분들 즉, 우타나아사나나 바카아사나에서의 올려 보기와 연관 지을 수 있다. 돌아가는 방법은 없다. 아도 무카 브륵샤아사나를 하려면 어깨가 반드시 튼튼해야 한다.

아도 무카 브륵샤아사나의 시작(The Beginnings of Handstand)

어깨가 손에 대해 올바른 위치에 오게 되면 뛰어올라서 위-바카아사나를 하기 시작한다. 대개 학생들이 뛰어오르기 시작할 때, 어깨가 손목의 선이나 그보다 더 뒤로 다시 돌아간다. 이렇게 되면 체중이 중력선 뒤로 가면서 전혀 올라가지 못한다. 어깨가 손목 바로 위에 오게 정렬하는 것도 나쁘지는 않지만, 이는 출발점이 아니라 목표점이 되어야 한다.

내가 흔히 보는 또 다른 패턴은 학생들이 발을 손보다 너무 뒤에(거의 아도 무카 스바나아사나만큼 멀리) 놓아서 위로 뛰어오르는 것 이상으로 앞으로 뛰어야 하는 경우이다. 이렇게 되면 앞으로의 추진력 때문에 뭔가가 나서서 멈춰 주어야 한다. (아마도 이런 패턴을 익히게 된 문제의 근원일 가능성이 큰) 벽이 없다면 어깨가 체중을 지탱하는 것뿐만 아니라 앞으로의 관성을 멈춰 주는 브레이크 작용까지 해야 한다. 가능하기는 하지만 정말 고급 기술이다.

우리는 몸이 앞으로 가기보다는 위로 가는 패턴을 만들고자 한다. 학생이 양손을 바닥에 놓을 때 나는 이들의 발을 양손에서 약 30센티미터 정도만 뒤쪽에 둔다. 그런 다음 어깨가 바람직한 위치(손목선 바로 앞)에 올 때까지 학생들에게 앞으로 몸을 기울이라고 한다. 제자리에 오면 무릎을 굽혀서 엉덩이가 바닥을 향하게 할 수 있고, 그러면 앞이 아니라 위로 뛰어오를 수 있다.

처음에는 학생들에게 위-바카아사나를 오래 지속하지 말라고 한다. 나는 숨을 들이쉬면서 올라갔다가 내쉬면서 내리게 한다. 이렇게 함으로써 패턴에서 달성 가능한 작은 부분들부터 시작하는 것이다. 나는 말로 신호를 보내 손으로 바닥을 단단히 누르고 어깨를 앞으로 내민 상태를 유지하게 한다. 나는 보통 학생 옆에 가까이 붙어서 학생의 엉치뼈가 최종적으로 오게 될 대략의 자리에 내 손을 둔다. 학생이 너무 멀리 가면 나는 엉치뼈를 원래 자리로 다시 밀어준다.

위-바카아사나를 유지할 수 있게 되기까지 나는 거의 두 달 동안 매일 연습했다는 점을 기억하라. 자신에게든 학생에게든 조바심을 내지 말라.

벽 사용하기(Using the Wall)

벽을 사용하고 싶다면 알맞게 활용할 수 있다. 우리가 추구하는 패턴을 만들기 시작하는 방식으로 벽을 사용하되 우리가 바라지 않는 패턴은 피하도록 하라. 어쨌든 거꾸로 서기는 여전히 재미있으며 팔과 어깨의 힘을 키우는 데에 도움이 된다.

핵심은 어깨가 충분히 앞으로 나오도록 벽에서 준비 자세를 잡는 것이다. 어깨가 손목과 일직선에 있다면 벽에서 발을 뗀 상태로 아도 무카 브륵샤아사나를 유지할 수 있을 가능성이 낮다.(장기적으로는 이런 자세가 유익할 수도 있지만 처음부터 이렇게 할 수 있는 사람은 본 적이 없다.)

벽에서 아도 무카 브륵샤아사나 준비 자세를 잡을 때에는 머리를 사용할 것을 권한다. 문자 그대로 머리를 써라. 나는 학생의 준비 자세를 잡아 줄 때, 벽에 다가가서 어깨는 앞으로 내밀고, 고개는 들고, 정수리가 벽에 닿게 한다. 그러면 벽은 학생들이 어깨가 너무 앞으로 나가지 않게 해 줌과 동시에 넘어지는 것도 막아 준다.

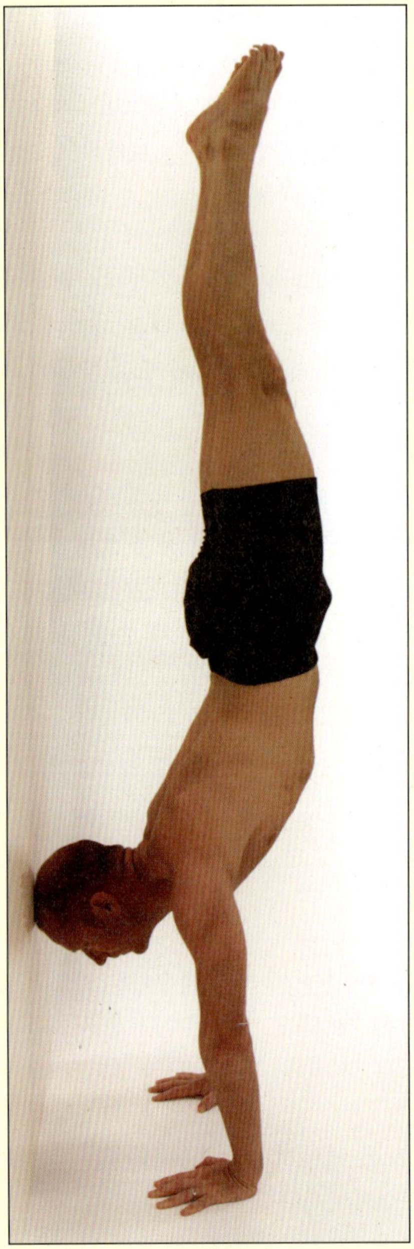

그림 12.17 : 머리를 써서 벽에 기댄 다음, 발을 벽에서 떼면 어깨가 올바른 위치에 오는 것이 익숙해지는 데에 도움이 된다.

처음에는 학생들이 어깨와 머리의 위치를 잡는 기초를 이해할 수 있도록 다리를 벽 위로 아무렇게나 치켜들게 내버려둔다. 그러다가 일정 기간이 지나면 위-바카아사나를 하는 것과 같은 방법을 사용하여 뛰어오르게 함으로써 자신의 핵심에 좀 더 집중할 수 있게 한다. 학생이 어깨를 앞으로 내밀고 머리를 벽에 댄 상태로 벽에서 아도 무카 브륵샤아사나를 할 수 있게 되면, 그때가 서서히 발을 벽에서 떼야 할 시점이다.

대부분의 습득은 이 시점에서 일어난다. 어깨의 모든 조직들이 아도 무카 브륵샤아사나에 필요한 근력을 발달시키기에 '적합한' 위치에 놓이게 된다. 다리가 벽에서 떨어져 있기 때문에 우리는 핵심근육을 사용하여 몸통을 바로잡고 안정시키고, 골반을 사용하여 중력과 우리의 토대를 관통하는 균형 잡힌 선을 유지해야만 한다.

13 뒤쪽 굽힘의 해부학적 패턴 (Anatomical Patterns in Backbends)

뒤쪽 굽힘(후굴)은 나에게 길고도 느린 과정이었다. 나는 유연한 척추를 갖고 태어나지는 않았고 그래서 이 자세에서는 여전히 더 할 일이 남았다고 느낀다. 아사나는 결코 끝나지 않는다! 그러나 이 범주에 속하는 자세들에 대해 스스로 고생하면서 나는 상호작용하는 해부학적 부위들을 알아내는 실험실로 내 몸을 사용할 기회를 얻었다. 일단 그 원리를 깨치고 나면, 서로 다른 요소들을 활용하여 내 몸에 영향을 주고 변화를 일으킬 수 있게 된다.

이 과정 때문에 나는 우르드바 무카 스바나아사나가 내 뒤쪽 굽힘과 어떻게 관련이 되어 있는지, 그리고 뒤쪽 굽힘을 하는 동안 내가 편안한 상태에 있지 못하도록 다양한 관절 주변에서 어떻게 긴장이 일어나는지에 대해 살펴볼 수밖에 없었다. 허리에서 일어나는 꼬집는 듯한 느낌이 정말 우르드바 다누라아사나에서 필요한가? 알고 보면, 반드시 필요한 것은 아니며 나는 그러한 깨달음을 나에게 가져다준 그 여정에 정말로 감사한다.

이야기를 이어나가기 위해 우르드바 다누라아사나가 뒤쪽 굽힘의 정점이라고 하자. 뒤쪽 굽힘 상태에서 무릎을 꿇고 발이나 발꿈치를 잡는 카포타아사나처럼 더 인상적이고 깊은 뒤쪽 굽힘도 있다. 이 범주의 일부로서 다시 뒤쪽 굽힘로 되돌아갈 수도 있다. 그렇다고는 해도, 우르드바 다누라아사나는 우리의 논의를 위해 충분히 보편적이다.

척추의 위치만을 보면 특정 자세를 뒤쪽 굽힘 자세로 쉽게 분류해 낼 수 있다. 나는 한걸음 더 나아가서 두 개의 기본 유형으로 나눈다. 첫 번째 유형은 엎드린 자세이다. 여기에서부터 우리는 몸을 일으켜 세워 뒤쪽 굽힘을 한다. 여기에는 살라바아사나, 부장가아사나, 우르드바 무카 스바나아사나, 다누라아사나가 포함된다. 두 번째 유형은 바로 누운 자세이다. 이 자세들에서는 팔다리가 대개 어떤 식으로든 뒤쪽 굽힘을 지탱하게 된다. 지지 · 지지대 · 지탱(support), 보조(assist): 예를 들어, 우르드바 다누라아사나는 척추 근육만을 사용한 뒤쪽 굽힘이 아니라 손발로 바닥을 밀어서 뒤쪽 굽힘을 더욱 깊이 하는 아사나이다. 이런 경우에 '지지 · 지지대 · 지탱, 보조' 등의 표현을 쓴다. 살라바아사나처럼 손발로 바닥을 민다든지 하는 것이 없는 경우에 '보조 없이' 등의 표현을 쓴다. 여기에는 우스트라아사나, 카포타아사나, 세투 반다아사나, 우르드바 다누라아사나가 포함된다. 내가 이렇게 구분을 하는 이유는 각각의 유형이 서로 다른 근육 작용을 요하며 그래서 느낌 또한 상당히 다르기 때문이다. 예를 들어, 엎드린 유형에서는 통상적으로 우리가 보조 없는 운동범위(unassisted range of motion) 이상으로 움직이지 않는다. 바로 누운 유형은 팔다리를 지렛대로 삼아서 뒤쪽 굽힘을 더 깊이 한다. 한 가지 예외는 우르드바 무카 스바나아사나로서 엎드린 뒤쪽 굽힘이지만 손과 발의 지탱을 받는다. 우리가 어떤 식으로 분류하든 모든 뒤쪽 굽힘 자세에서 더 중요한 요소는 이들 모두가 여러 관절 사이의 상호관계에 의존하고 있다는 것이다. 이렇게 더 큰 그림을 보는 것이 필요한 조직들의 근력과 유연성의 올바른 패턴을 형성하는 데에 중요하다.

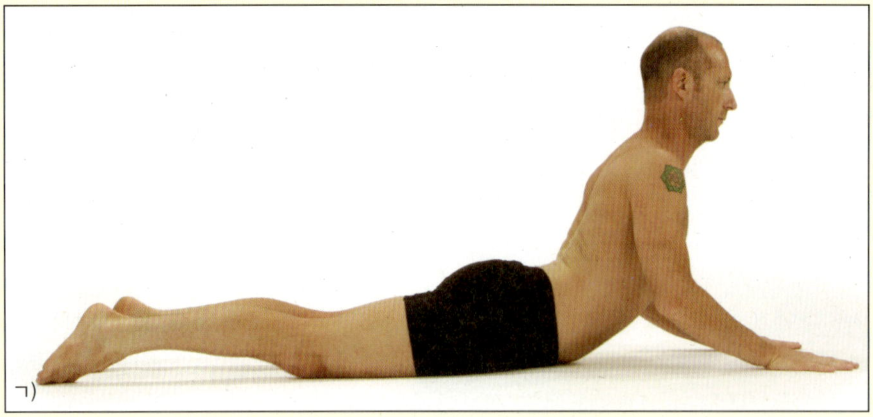

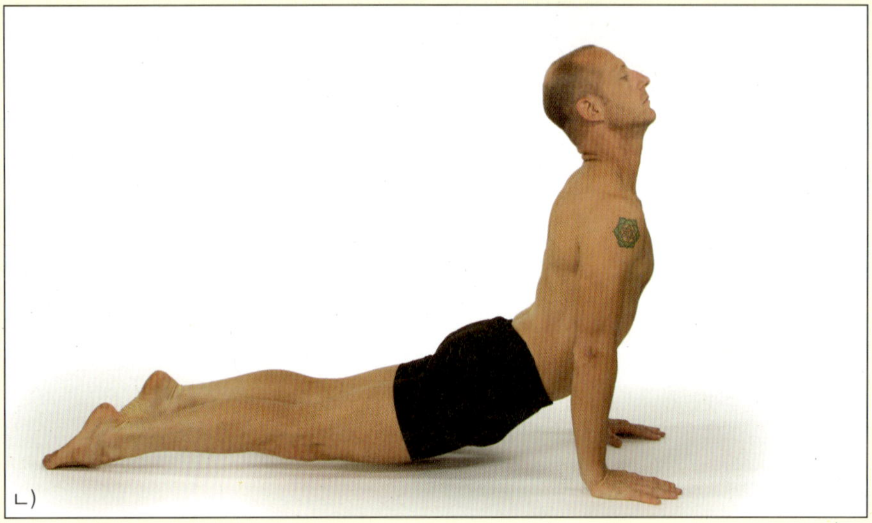

그림 13.1 : ㄱ) 부장가아사나, ㄴ) 우르드바 무카 스바나아사나.

전체를 보기(TAKING IN THE WHOLE)

자세와 해부학적 기능 사이의 연관관계를 만든다는 생각에 걸맞게 뒤쪽 굽힘 유형은 우리에게 많은 과제를 준다. 늘 그렇듯이, 우리는 통합이라는 우리의 주제를 기억해야 한다. 뒤쪽 굽힘은 척추의 모든 부분 사이의 동작을 통합하는 법뿐만 아니라 팔·다리 역시 가능한 한 자세의 움직임 속으로 통합하는 법도 가르쳐준다. 이렇게 함으로써 가장 유연한 부분을 과도하게 사용하지 않게 되고 뒤쪽 굽힘을 전체적으로 활용할 수 있게 된다.

학생들이나, 때로는 교사들까지도, 뒤쪽 굽힘에 척추 이외의 것들이 개입된다는 사실을 간과할 수 있다. 우리는 뒤쪽 굽힘 자세에서 척추를 더 많이 굽혀야 한다고 생각하는 경향이 있다. 나는 완전한 뒤쪽 굽힘을 가능하게 만들거나 제약하는 조직들에 대해 이야기하고 싶다. 따라서 내가 우르드바 다누라아사나로 가게 되는 우리 여정에서 만나게 되는 다양한 자세들이 반드시 뒤쪽 굽힘일 필요는 없다. 즉, 우리가 뒤쪽 굽힘에서 팔과 다리의 역할을 탐구할 것이므로 이 장의 자세들 중 일부는 우리의 정점 자세인 우르드바 다누라아사나의 이러한 요소에 초점을 맞추게 될 것이다.

뒤쪽 굽힘로 가는 길(ON THE WAY TO BACKBEND)

보다 전통적인 지지대를 사용한 뒤쪽 굽힘에 너무 깊이 들어가기에 앞서 잠시 엎드린 자세를 살펴보자. 이 자세들은 보조 없는 운동범위를 보여준다. 살라바아사나와 부장가아사나와 같은 자세를 할 때 우리는 근육 긴장에 저항하여 근육을 사용한다.

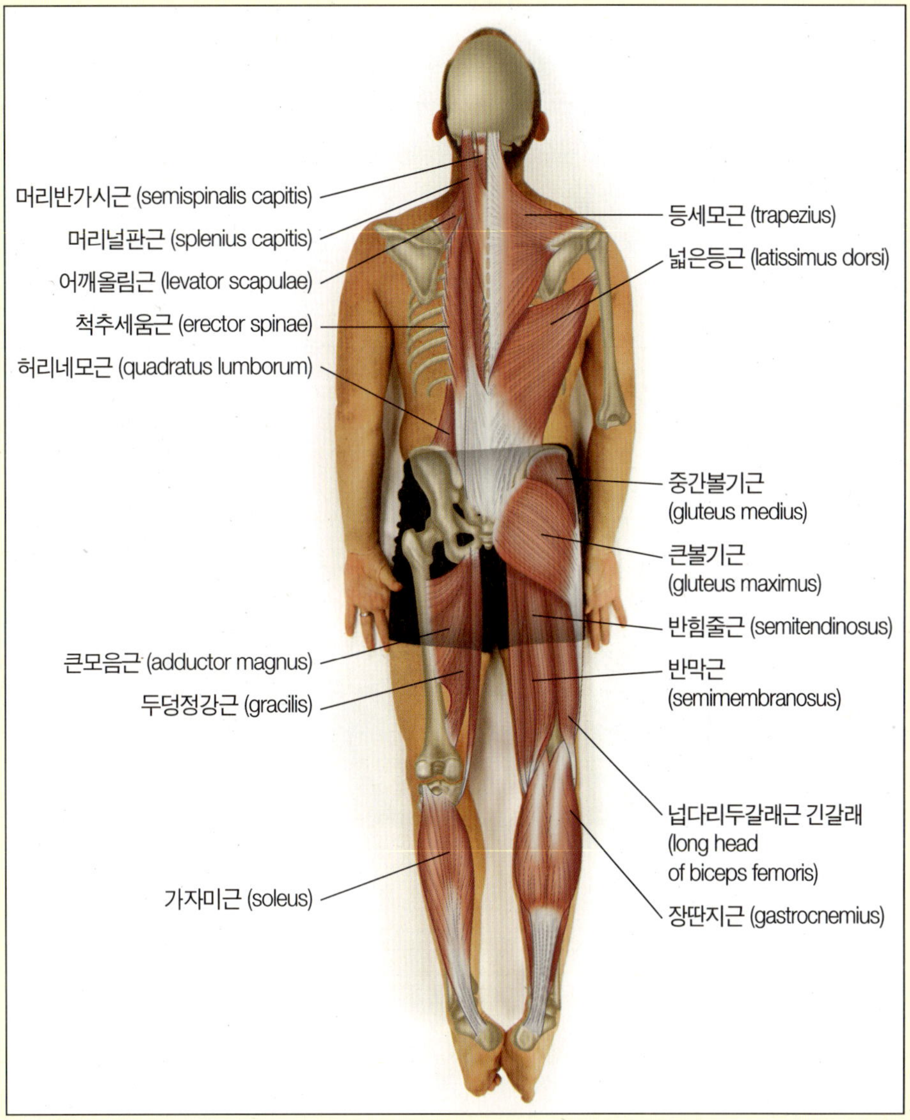

그림 13.2 : 뒷몸 전체가 몸을 바닥에서 일으키도록 도와준다.

예를 들어, 살라바아사나에서 우리가 몸을 일으킬 때에 우리 몸의 뒤면에 있는 근육 전체(장딴지 근육, 뒤넙다리근, 볼기근, 척추옆근육부터 목 뒤쪽까지)가 수축한다. 이 근육들은 무엇에 저항하고 있는가? 이 근육들은 몸의 앞면과 중력의 저항에 맞서 작용하고 있다. 앞정강근, 넙다리네갈래근, 엉덩관절 굽힘근육, 배근육은 모두 신체의 뒷부분이 이겨내야 하는 긴장을 일으킨다.

여기서 우리는 중력과 앞면 조직들의 저항에 대항하는 뒤면 조직들의 근력을 확인할 수 있다. 우리가 뒤면 조직에 조력을 더하면 보조를 한 운동범위를 사용하고 있는 것이다. 다누라아사나와 우르드바 무카 스바나아사나는 우리가 뒤면 근육의 힘을 사용하면서도 동시에 보조가 없는 운동범위를 키울 수 있도록 도와준다. 우리가 보조를 하면 근육이 닫히지 않는다.

다누라아사나(Dhanurasana)

다누라아사나를 할 때 우리는 보조 없는 운동범위를 넘어서 움직인다. 우리는 손을 뒤로 뻗어 발이나 발목을 붙잡게 되는데 그러면 흥미로운 일이 일어난다. 우리는 이 자세에서 몸을 일으키는 작용을 시작하는 손의 당김과 발의 밀어냄 사이의 긴장을 일으키게 된다. 손과 발의 관계는 이 자세를 더 깊은 위치까지 끌고 간다. 이 관계가 없다면 우리는 살라바아사나와 동일한 높이에서 한계에 도달할 것이다. 발을 붙잡음으로써 생긴 긴장과 결합한 볼기와 척추옆근육의 동시 수축은 우리가 몸을 더 높이 일으키고 그 상태를 유지할 수 있게 해 주는 것이다!

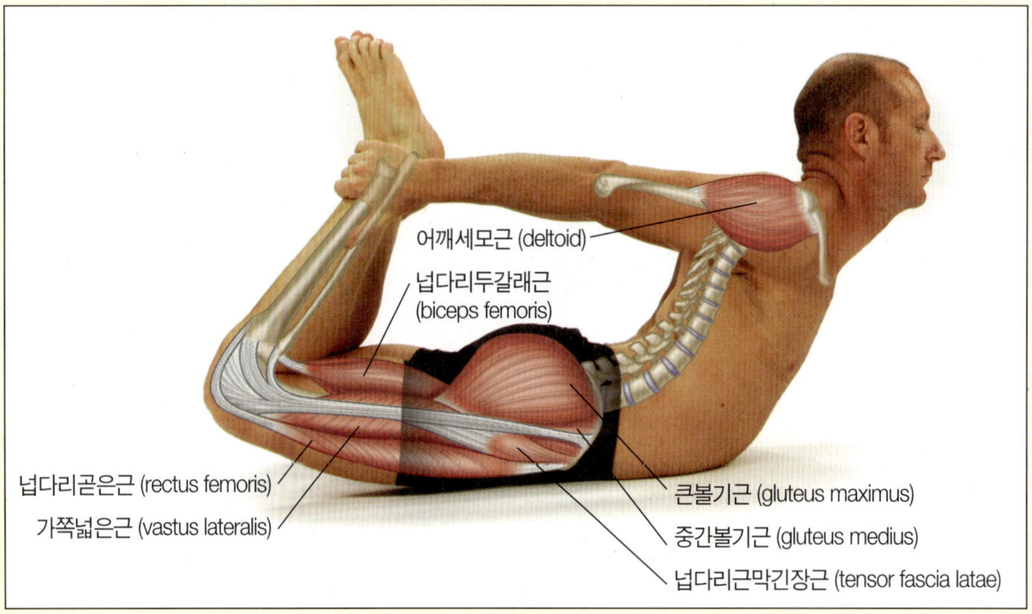

그림 13.3 : 저항력에 대해 작용하는 넙다리네갈래근이 우리가 더 높이 몸을 일으킬 수 있게 도와준다.

발로 손을 끌어당기면 가슴이 더 높이 들리면서 대개 두덩뼈 부위까지 몸이 뒤로 넘어간다. 밀고 당김의 역학과 그것이 몸에서 움직임으로 나타나는 모습은 흥미진진하다. 정강이에서 긴장을 일으키면, 보다 정확히는 손의 저항력에 맞서 정강이를 곧게 펴면 엉덩관절에서 반대 방향으로의 움직임이 가능해진다. 이렇게 되면 엉덩관절에서 폄이 일어나면서 더 깊은 뒤쪽 굽힘이 가능해진다.

우르드바 무카 스바나아사나(Up Dog)

대개 수련에서 처음 접하게 되는 뒤쪽 굽힘이 우르드바 무카 스바나아사나이다. 많은 강의에서는 차투랑가 단다아사나와 아도 무카 스바나아사나 사이에 대개 우르드바 무카 스바나아사나를 끼워 넣은 수리야 나마스카라의 변형으로 시작한다. 사실 앞의 두 아사나를 우르드바 무카 스바나아사나와 이렇게 순서를 배열하면 두 아사나는 또한 뒤쪽 굽힘과 연관된다.

우르드바 다누라아사나로 가는 길은 서로 다른 뒤쪽 굽힘 자세들로 되어 있음을 명심하라. 이와 같은 다른 자세들이 우리 몸의 신경근육 훈련을 시작한다. 우르드바 무카 스바나아사나는 수련에서 대개 일찍 실시하기 때문에 뒤쪽 굽힘의 패턴이 여기에서 자리를 잡을 가능성이 크다.

수련을 발전시키는 과정에서 우르드바 무카 스바나아사나에서 척추를 뒤쪽 굽힘하는 데에만 전적으로 집중하는 일은 드물지 않게 일어난다. 이것이 자세의 핵심이기는 하지만, 진정한 가르침은 다른 곳에 있다. 우르드바 무카 스바나아사나는 뒤쪽 굽힘의 에너지가 어디에서 비롯되는지 가르쳐준다. 우르드바 무카 스바나아사나는 전신 뒤쪽 굽힘의 역학을 만들어 내는 법 역시 가르쳐준다. 이를 통해 더 깊고, 편안한 우르드바 다누라아사나로 이어지는 패턴이 나타난다.

우르드바 무카 스바나아사나로 더 깊이 들어가기에 앞서 잠시 한걸음 물러서 보자. 대개 차투랑가 단다아사나를 통해 우르드바 무카 스바나아사나에 도달하게 되며 따라서 우리는 우르드바 무카 스바나아사나의 뒤쪽 굽힘을 깊이 하는 데에 필요한 지렛대 지점 즉, 손과 발의 위치를 정하게 된다.

차투랑가 단다아사나(Chaturanga)

차투랑가 단다아사나에서 손과 발의 거리가 우르드바 무카 스바나아사나로의 전환에 직접적인 영향을 미친다. 매트를 가로질러 양손의 손꿈치 부분을 연결하는 가상의 선을 그려보라. 그런 다음 같은 방식으로 엄지발가락을 연결하는 선을 그려보라. 이 두 선 사이, 즉 손과 발 사이의 거리는 우르드바 무카 스바나아사나가 어떤 모습인지를 (그리고 어떤 모습처럼 느껴질 것인지를) 결정하는 데에 매우 중요하다. 핵심은 우르드바 무카 스바나아사나의 뒤쪽 굽힘이 우리가 차투랑가 단다아사나에서 만드는 토대 사이에 맞아떨어져야 한다는 것이다. 여기에서 우르드바 무카 스바나아사나의 보상이 시작되는 것이다.

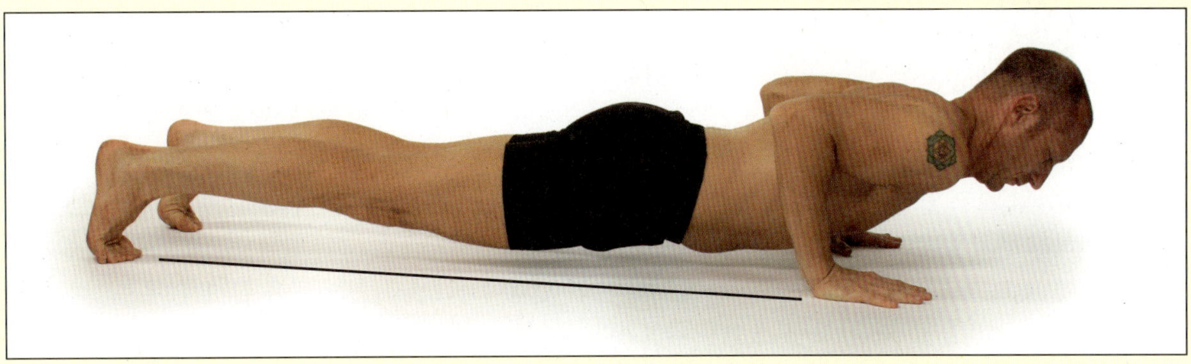

그림 13.4 : 차투랑가 단다아사나에서 발가락과 손 사이의 거리는 우르드바 무카 스바나아사나를 이해하는 데에 필수적이다.

토대 만들기(Creating the Foundation)

차투랑가 단다아사나에서 만드는 토대는 문자 그대로 우르드바 무카 스바나아사나까지 흘러 넘어간다. 당신이나 학생이 이런 전환을 어떤 식으로 하는지 관찰하는 것이 필수적인데, 특히 어깨통증이나 등통증, 허리통증이 동반되는 경우라면 더욱 그렇다. 차투랑가 단다아사나가 항상 어깨통증을 일으킨다고 욕을 먹는다고 알고 있지만, 어떤 자세도 외부와 단절된 상태에서 일어나지 않음을 명심해야 한다. 한 자세는 그것을 둘러싼 모든 자세들과 이어져 있다.

손과 발의 거리가 차투랑가 단다아사나에서 너무 짧으면 우르드바 무카 스바나아사나에서도 아마 동일할 것이며 어깨가 손보다 너무 앞으로 나오게 된다. 어깨의 앞쪽 끝에서 수직으로 선을 내리면 바닥에 놓인 손끝 앞쪽 어딘가에 떨어질 것이다. 여기에서는 아도 무카 브륵샤아사나나 이와 연관된 자세를 할 때처럼 어깨가 손목보다 살짝 앞에 있어도 괜찮다. 그러나 어깨가 너무 앞으로 많이 튀어나오면 틀림없이 고통스러운 결과가 발생할 수 있다.

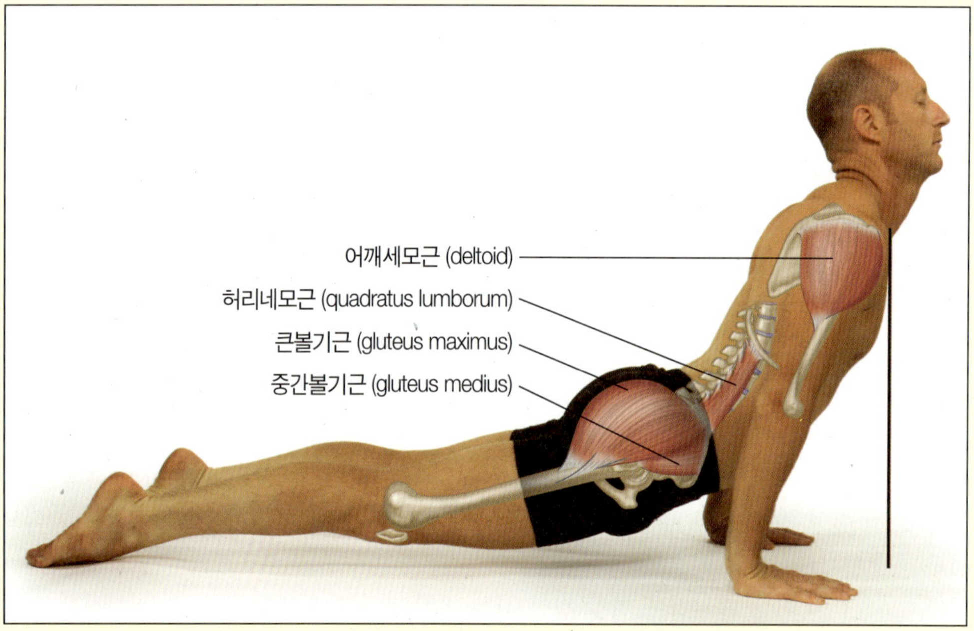

그림 13.5 : 차투랑가 단다아사나에서 짧아진 거리는 이제 어깨, 손목, 허리에 압력과 무리를 일으킨다.

발가락 굴리기(Rolling Over the Toes)

어깨가 너무 앞으로 나오게 되는 데에는 최소한 네 가지 요인이 작용한다. 1) 차투랑가 단다아사나의 토대 즉, 손과 발 사이의 거리, 2) 손, 팔꿉, 어깨의 정렬 상태, 3) 발가락 굴리기, 4) 척추의 유연성이다. 차투랑가 단다아사나와 관련하여 이미 논의했던 것들 중 몇 가지를 복습해 보자. 우리가 손, 손목, 팔꿉의 위치에 대해 이야기했던 것이 기억날 것이다. 팔꿉이 손목 위에 오면 손목은 더 큰 각도로 꺾이고 상체의 무거운 부분이 토대가 되는 손보다 바깥으로 튀어나온다. 손이 팔꿉 아래에 오면 당연히 발에도 더 가까워진다. 발가락이 땅에 붙은 상태로 젖혀진 위치에서 굽힌 위치로 넘어간다. 즉, '발가락을 굴려서(roll over the toes)' 발등 쪽 발가락 부위를 땅에 대고 체중을 지탱한다. 예를 들어, 차투랑가 단다아사나에서 '발가락을 굴려서' 우르드바 무카 스바나아사나로 전환할 수 있다. 그림 13.11을 참고하라.

학생들이 차투랑가 단다아사나에서 우르드바 무카 스바나아사나로 넘어가면 발가락을 굴릴 때 흔히 몸을 앞으로 내밀게 된다. 이렇게 되면 발은 손에 더 가까워진다. 척추가 유연하다면 그래도 괜찮을지 모른다. 그러나 척추가 그렇게 잘 구부러지지 않으면 보상이 시작되고 만다! 보상이 가장 흔하게 일어나는 부위는 발이다. 이에 대해서는 이미 친숙할 것이다.

발의 보상 (The Foot Compensation)

척추가 덜 유연하다면 발가락을 굴려서 우르드바 무카 스바나아사나를 한 다음에 발이 뒤로 밀려날 수 있다. 이런 현상은 다양한 방식으로 나타난다. 차투랑가 단다아사나에서처럼 발가락 끝으로 발을 버틴 모습이 될 수도 있다. 발꿈치가 위를 향한 채로 체중이 발가락의 '관절'에 얹히게 될 수도 있다. 발꿈치가 가쪽을 향한 모습으로 발이 가쪽으로 돌아 나갈 가능성도 있다.

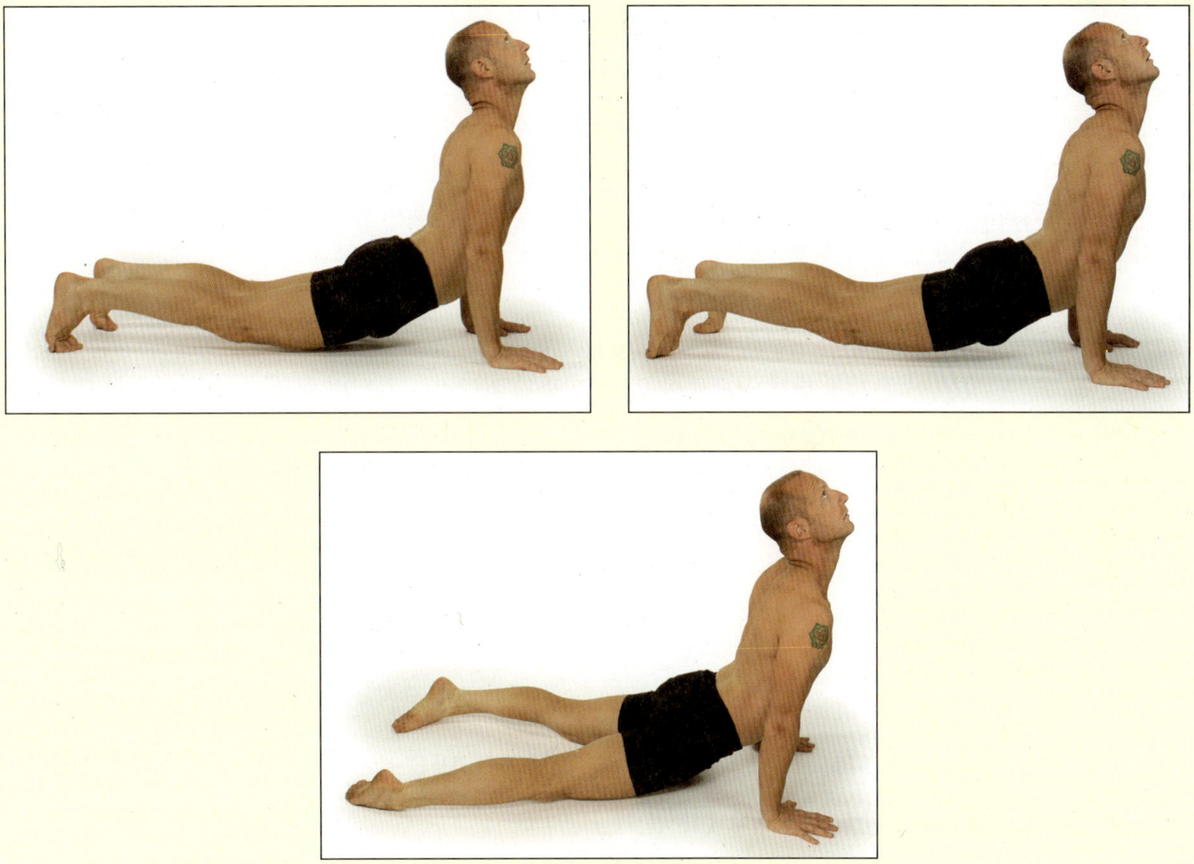

그림 13.6 : 3가지 형태는 모두 손과 발 사이의 거리가 적당하지 않음을 말해 주고 있다.

이런 것들이 사소한 기술적 문제처럼 보일 수는 있지만 분명히 무엇인가를 말해 주고 있다. 이는 손과 발 사이에 불충분한 거리를 몸이 보상하고 있다는 증거다. 3가지 작용은 각각 몸통과 어깨를 제자리로 되돌려 놓는다. 때로 이 3가지 작용은 몸에 무리가 가지 않을 만큼 몸을 뒤로 충분히 빼기도 하지만 그렇지 않을 때도 있다. 놀랍게도 이렇게 짧아진 토대가 일으키는 무리한 힘을 의식하지 못할 수도 있다. 나는 이 한 가지 미묘한 차이를 여러 차례 바로잡아 주었는데 학생들의 어깨와 등과 허리에는 매우 다행한 일이었다.

불편함이 느껴지든 아니든 어깨가 손끝보다 앞으로 나와 있으면 무리가 된다. 상체의 체중과 힘이 토대보다 훨씬 바깥으로 튀어나와 있기 때문에 어깨가 부담을 대부분 떠안게 된다. 나는 차투랑가 단다아사나 자체만큼이나 이런 자세가 사람들의 어깨에 문제를 일으키는 원인이 된다고 장담할 수 있다.

어깨가 손보다 앞으로 나오게 되면 손목이 엄청난 압박을 받는다 (그림 13.5 참고). 어깨가 더 많이 튀어나올수록 손목은 더 많이 젖혀진다. 손목이 더 많이 젖혀질수록 손목에서는 더 많은 압력이 느껴진다. 이러다가 어떻게 되는지는 상상할 수 있을 것이다. 손목의 장기적 압박은 금세 통증으로 이어진다.

이 지점에서 발이 손으로부터 얼마나 멀리 또는 가까이 있는지를 조정하는 것이 어깨와 손목을 조정하는 것보다 더 큰 영향을 미친다. 우르드바 무카 스바나아사나를 하고 있는 사람을 옆면에서 본다고 상상해 보라. (양손은 고정된 상태에서) 발을 들어서 앞으로 또는 뒤로 옮긴다고 하면 어깨와 손목의 위치가 바뀌는 것이 보일 것이다. 그러나 그런 움직임은 등과 허리에도 영향을 미친다.

등과 허리의 반응(How the Back Reacts)

어깨가 너무 앞으로 나와 있으면 등과 허리의 근육이 타이트해진다. 이러한 수축은 척추의 형태를 온전히 유지시키고 전체 구조의 붕괴를 막아 준다. 어깨가 버틸 수 있는 체중에는 한계가 있다. 뒤쪽 굽힘 자세이기는 해도 등과 허리의 근육은 자연스레 짧아지고 수축한다. 토대가 너무 짧아서 이런 일이 일어나면 척추는 더 유연해지는 것이 아니라 더 경직된다.

등과 허리의 근육을 타이트하게 만드는 것에 더해 우리는 볼기근을 지나치게 타이트하게 만들 위험을 초래하게 된다. 볼기근은 사실 이 문제에 대해 선택권이 없다. 이렇게 짧아진 우르드바 무카 스바나아사나는 살라바아사나와 우르드바 무카 스바나아사나 사이의 어떤 자세로 변해 버리기 때문이다.(살라바아사나에서는 손/팔과 다리/발의 지렛대가 없기 때문에 척추 근육이 작동해야만 한다.)

이 모든 요소들에서 일련의 보상작용이 파생된다. 이는 개인마다 동작의 패턴, 근력, 유연성에 따라 여러 가지 다른 방식으로 드러난다. 보상에는 타이트한 볼기, 짓눌려진 어깨, 굽은 목, 접힌 허리 등이 있다. 문제의 근본적 원인으로 되돌아가려면 진지하게 탐구를 해야 할 수도 있다. 그 원인은 바로 발의 위치이다!

우르드바 무카 스바나아사나의 일반적 패턴 (COMMON PATTERNS IN UP DOG)

스퀴즈할 것인가 하지 않을 것인가 (To Squeeze or Not To Squeeze)

우르드바 무카 스바나아사나에 대해서는 큰 논쟁 하나가 있다. 볼기를 스퀴즈해야 하나 말아야 하나? 이 논쟁에 대한 내 입장을 이야기하기에 앞서 양측의 주장을 모두 들어보자.

왜 스퀴즈하는가?(Why Squeeze?)

내가 추측하기에는 대부분의 사람들이 우르드바 무카 스바나아사나에서 무의식적으로 볼기를 스퀴즈한다. 몸의 신경근육계통이 근육의 움직임과 수축을 통제해서 최종적 결과물인 뒤쪽 굽힘을 일으킨다. 볼기(특히, 큰볼기근)를 스퀴즈하면 엉덩관절을 펴고 뒤쪽 굽힘 자세를 하는 데에 도움이 된다. 큰볼기근은 강력한 엉덩관절 폄근육이다. 물론 당신이 하려고 하는 것이 뒤쪽 굽힘이라면 뒤쪽 굽힘을 깊이 하게 만드는 근육을 사용해야 한다고 주장할 수 있다. 왜 굳이 사용하지 않으려고 하는가? 훌륭한 주장이다.

볼기를 스퀴즈하면 허리나 엉치엉덩관절에서 압박을 느끼는 사람들도 있다. 이런 현상은 정말 사례별로 다르기 때문에 어떤 유형의 사람이 문제를 겪을 것인지 아닌지를 말할 수는 없다. 더욱이 볼기를 스퀴즈함으로써 여러 부위에서의 통증이나 압박이 오히려 줄어드는 사람들도 있다. 헷갈리지 않는가?

볼기를 스퀴즈하는 동작이 만드는 패턴과 그 작용의 관계에 대해 살펴보면 문제를 보다 명확히 이해하는 데에 도움이 될 것이다. 이 패턴은 보다 진화한 뒤쪽 굽힘의 형태인 우르드바 다누라아사나에서 더욱 완전한 모습으로 나타난다. 여기에서는 우리가 우르드바 무카 스바나아사나에서 사용했던 신경근육 패턴이 분명해진다. 완전한 우르드바 다누라아사나를 하려면 큰볼기근을 사용해야 한다는 것이 당연히 말이 된다. 그러나 거기에는 결과가 따른다. 큰볼기근은 강력한 엉덩관절 폄근육임과 더불어 엉덩관절 가쪽돌림근육이다. 우르드바 다누라아사나에서 이렇게 강력한 근육이 일으킨 가쪽돌림은 무릎을 서로 벌려 놓는다.

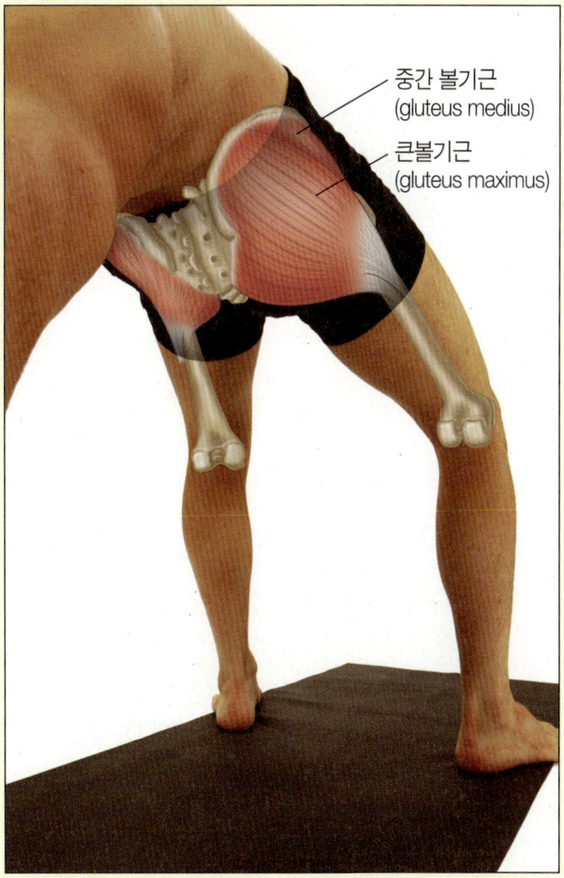

그림 13.7 : 큰볼기근은 엉덩관절을 펴는 데에 도움이 되지만, 가쪽돌림을 너무 많이 일으켜서 무릎을 서로 너무 떼어놓기도 한다.

그렇다면 문제는 큰볼기근의 돌림 힘을 사용하지 않고도 이 근육의 폄을 활용할 수 있느냐 하는 것이 된다. 답은 '그렇다'이지만 여기에는 고급 수준의 조절 기술이 필요하다. 우르드바 무카 스바나아사나에서 엉덩이를 서로 꽉 조이는(clench) 것을 반대하는 이유는 아마도 이것이다. 볼기를 꽉 조이지 않으려고 해야 하는 또 다른 이유는 엉치엉덩관절과 허리에서 일어날 수 있는 압박이다.

왜 스퀴즈하지 않는가?(Why Not Squeeze?)

그런데 우르드바 무카 스바나아사나에서 볼기를 이완하라고 하는 사람들도 있다. 기본적으로 두 가지 작용 중에 이쪽이 더 힘들다. 스퀴즈하기를 멈추기는 힘들다. 힘도 더 많이 든다. 그러나 노력의 방향은 뭔가를 하는 것이 아니라 놓아 버리는 것에 있다. 몸의 정상적이고 무의식적인 패턴을 깨 버린다는 점에서 이것이야말로 신경근육에 관한 훌륭한 가르침이다.

우르드바 무카 스바나아사나에서 볼기 수축을 중단하면 자세는 다른 부분에서부터 비롯되어야만 한다. 다른 엉덩관절 폄근육이 큰볼기근이 하던 일을 떠맡아야 한다. 볼기를 이완하면 또한 손과 발에 의존하게 된다. 손발이 뒤쪽 굽힘을 일으키는 동력원이기 때문이다. 결과적으로 만들어지는 자세는 수동적이며 어떤 사람들은 '올바른' 자세가 아니라고 느낄 수도 있다.

우르드바 무카 스바나아사나에서 큰볼기근을 이완시키면 우르드바 다누라아사나에서 우리가 몸의 위 · 아래를 뒤집을 때 일어나는 패턴도 상쇄할 수 있다. 이론적으로는 우르드바 무카 스바나아사나에서 볼기를 이완시키는 훈련을 했다면, 우리가 하고 싶다면 우르드바 다누라아사나에서 똑같이 하기가 훨씬 쉬워야만 한다. 이 문제를 해결하면 무릎이 양옆으로 벌어지려고 하는 문제도 해결된다.

우르드바 무카 스바나아사나에서 볼기를 어느 정도 수축시키는 것은 아무런 해가 되지 않는다고 생각한다. 엉치엉덩관절이나 허리에서 통증이 일어난다면 개별적으로 그 문제에 대해 작업해야 할 것이다. 결론적으로, 엉덩관절의 폄을 돕기 위해 볼기를 충분히 사용하되 자세의 토대로서 손과 발을 대신할 정도까지 힘을 써서는 안 된다.

우르드바 무카 스바나아사나에서 볼기를 과도하게 사용하면 다른 비 뒤쪽 굽힘(non-backbending) 자세에까지 영향을 미칠 수 있다. 내가 학생들과 함께 흔히 연관 짓는 자세들은 엉덩관절이 가쪽돌림을 할 수 있을 만큼 열려 있을 것을 요하는 자세들이다. 파드마아사나처럼 간단한 자세일 수도 있지만 사람에 따라서는 머리 뒤로 다리를 올리는 것과 관련이 될 수도 있다. 이 학생들이 우르드바 무카 스바나아사나에서 볼기를 수축시킬 때마다 이러한 다른 자세들에서는 도움이 되지 않는 신경근육 패턴을 강화시키는 셈이다. 타이트한 볼기근은 엉덩관절의 가쪽돌림 능력을 제약한다.

허리의 지나친 사용(Over-Doing the Lower Back)

허리는 우리가 뒤쪽 굽힘을 하게 되는 주요한 부위이다. 그렇다고 나는 말했다. 부정할 수가 없다. 이 책의 해부학 항목에서 이미 알고 있듯이 허리뼈는 앞쪽 굽힘과 뒤쪽 굽힘을 할 수 있게 생겼다. 이 기능을 부정하거나 여기에서부터 뒤쪽 굽힘을 하려고 하지 말아야 한다는 것이 아니다. 우리는 그런 식으로 생겼다. 우리는 다른 선택의 여지가 없다. 그렇다고는 해도, 우리가 쉽게 허리로 뒤쪽 굽힘을 하면 약점에 대한 간과 또는 근력에 대한 지나친 강조로 이어질 수 있으며 결과적으로 문제나 통증을 일으키는 더 큰 불균형으로 이어질 수 있다.

우리의 목표는 동작과 뒤쪽 굽힘에 척추를 통합하는 것이다. 등을 뒤쪽 굽힘하지 않은 채로 허리만 뒤쪽 굽힘하려는 것이 아니다. 이렇게 되면 허리에 더 많은 압력과 긴장이 가해진다.

신경 써서 움직이지 않으면 몸은 자세를 달성하려는 의도에 부합하도록 단순히 할 수 있는 동작을 하게 된다.

즉, 척추를 젖히는 것이다. 척추가 타고나게 유연하지 않으면 볼기, 척추, 어깨에서 일반적으로 보상이 일어날 가능성이 커진다.

등에서 뒤쪽 굽힘의 부족(Lack of Bend in the Upper Back)

등이 충분히 뒤쪽 굽힘되지 않는 것은 그저 해부학적인 문제일 수 있다. 가장 적게 뒤쪽 굽힘되는 부분은 당연히 등 부분이다. 내 생각에는 그렇기 때문에 이 부분에 더 집중해야 한다. 힘들기는 하겠지만 뒤쪽 굽힘에서 등 부분을 더 많이 의식하면서 압력을 가하면 허리에 가해지는 압력을 조금 완화시킬 수 있다. 또한 척추의 모든 부위가 자세의 이 작용에 포함될 수 있게 해 준다.

등을 어떻게 뒤쪽 굽힘하는가? 쉬운 문제는 아니며 의지와 집중력이 필요하다. 얼마 동안은 속도를 늦추는 것이 도움이 된다. 시간을 충분히 들여서 당신이 이미 하고 있는 것이 무엇인지, 그리고 만들려는 새로운 패턴이 무엇인지를 인식하도록 하라. 등이 더 많은 압력을 받으면 등 부위의 12개의 등뼈 및 이에 상응하는 관절들을 활용할 수 있다. 시간과 압력, 의지가 있다면 등이 바뀔 수 있다.

질문을 하나 하겠다. 우리는 어디에서 처음으로 손과 바닥을 연결시키고 압력을 등으로 전달하는가? 똑딱똑딱. 그렇다! 아르다 우타나아사나이다. 우리는 이것과 더불어 연관된 패턴에 대해 이야기했다. 이것 중 일부는 수리야 나마스카라에서 아르다 우타나아사나를 할 때 당신이 어떤 단계에 있는지에 따라 달라질 것이다. 나의 스승이 나에게 손을 바닥에 평평하게 붙인 상태로 억지로라도 아르다 우타나아사나를 하게 했을 때가 기억난다. 나는 머리를 약간 움직인 것 빼고는 움직이지 않았다. 그러나 그것은 전체 과정의 시작에 불과했다. 내가 척추의 어떤 부분을 움직이지 않고 있는지를 드러내 보여주었다. 이 생각을 명심하라. 이 항목의 끝부분에서 한 단계 더 나아가도록 하겠다.

목 움츠림(Neck Scrunching)

우르드바 무카 스바나아사나에서 흔히 나타나는 또 다른 패턴은 머리를 최대한 뒤로 젖히는 것이다. 나는 이런 현상을 우르드바 무카 스바나아사나를 하기 전에 볼기가 타이트해지는 것과 연관 짓는다. 이 두 가지는 같이 갈 가능성이 크다. 여기서도 척추의 각 부분들 사이에 통합이 어느 정도 부족하다는 것을 보여준다. 그렇다. 머리와 목은 자세를 완전하게 표현한 상태에서 거의 뒤쪽 끝까지 간다. 문제는 거기까지 가는 방법과 그 이유이다.

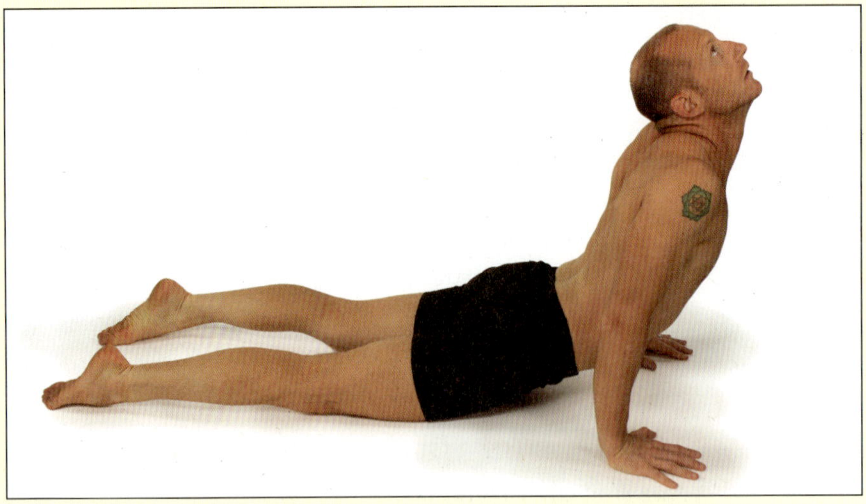

그림13.8 : 목을 움츠리고 머리를 뒤로 젖히면 뒤쪽 굽힘이 실제보다 더 깊다는 느낌을 준다.

머리를 뒤로 젖히는 것은 우리가 뒤쪽 굽힘을 실제보다도 더 깊게 하고 있다는 느낌을 주는 또 다른 무의식적인 방법이다. 실제로는 뒤쪽 굽힘의 대부분이 목뼈에서 일어날 뿐이라고는 하더라도 말이다. 몸은 무의식적으로 자세의 최종 종착점에 집중하게 된다.

머리가 실제로 얼마나 뒤로 젖혀져야 하는지에 대해서 자주 논쟁이 일어난다. 머리를 너무 뒤로 젖히면 척추뼈를 다치거나 목뼈 관절이 마모될지 모른다는 두려움이 있다. 나는 그 말을 믿지 않는다. 분명히 특정 증상이나 심지어 특정 연령대에서는 예외가 있을 수 있지만, 대부분의 사람들은 머리를 곧게 뒤로 젖혀도 아무런 문제가 없다. 목 뒷부분을 압박할 수 있는가? 당연하다. 그래서 우리는 '방법'의 문제로 다시 돌아와야 한다. 목을 늘이면 문제가 될 가능성이 적어진다. 사실 나는 목을 좀 더 자주 뒤로 젖혀야 한다는 주장을 설득력 있게 할 수도 있다. 당신은 지금 앉아서 이 책을 읽고 있다. 움직이지 말고 당신 목의 위치를 의식해 보라. 이 위치에 아주 많이 있을 것이다. 책을 컴퓨터나 아이폰, 다른 기기로 바꿔 보라. 앉아 있는 것만으로도 엉덩관절 굽힘근육이 짧아질 수 있듯이 (많은 사람들이 하루에도 몇 시간씩 그러듯이) 목을 이 위치에 두면 목 앞쪽의 조직이 짧아질 수 있다.

우르드바 무카 스바나아사나는 이를 되돌리기 위한 기회이다. 너무 심하게 할 수도 있는가? 그렇다. 하지 말아야 하는 사람도 있는가? 그렇다. 그러나 이들은 예외적인 경우일 것이다. 마찬가지로 사람들이 목의 뒷부분을 타이트해지게 부추기지 말라. 목을 뒤로 젖히기 전에 목을 늘임으로써 궁극적으로는 목 앞부분도 길어지도록 도와주기만 하라.

어깨 스퀴즈하기(Squeezing the Shoulders)

우르드바 무카 스바나아사나에서 흔한 또 다른 패턴은 어깨뼈를 지나치게 스퀴즈하는 것이다. 이런 동작을 하는 기법 중 하나로 이따금 가르치기도 하는 것을 알고 있지만 나는 여기에 반대한다. 옳다 그르다는 문제로 씨름을 하고 싶지는 않다. 사람들이 얻는 것이 없는데 굳이 그렇게 할 이유가 없을 것이라고 확신한다. 나름의 발전과 탐구 단계에 있는 수련자에게 적당하다면 굳이 말리지 않겠다. 다만 나는 그런 식으로 가르치지 않는데 그 이유를 말해 주겠다. 내 의견으로는 어깨뼈를 스퀴즈하면 뒤쪽 굽힘을 할 때 내가 나중에 보지 않았으면

하는 특정한 패턴이 몸에 밴다. 내가 이롭지 않다고 생각하는 3가지 것과 연관된 패턴이다. 목 움츠리기, 위팔뼈의 지나친 가쪽돌림, 우르드바 무카 스바나아사나에서 숨을 들이쉬기 어려워지는 것이다.

어깨 스퀴즈하기와 목(The Squeeze and the Neck)

어깨뼈를 스퀴즈하려면 두 근육, 즉 마름근과 등세모근을 사용하게 된다. 마름근은 목과는 직접적으로 연결되지 않은 비교적 얇은 근육이다. 이 근육은 어깨뼈 들임을 하고, 어깨뼈 올림을 보조한다. 등세모근은 뒤통수뼈를 통해 목과 직접적으로 이어져 있다. 등세모근의 다른 작용은 어깨뼈의 올림과 위쪽돌림이다.

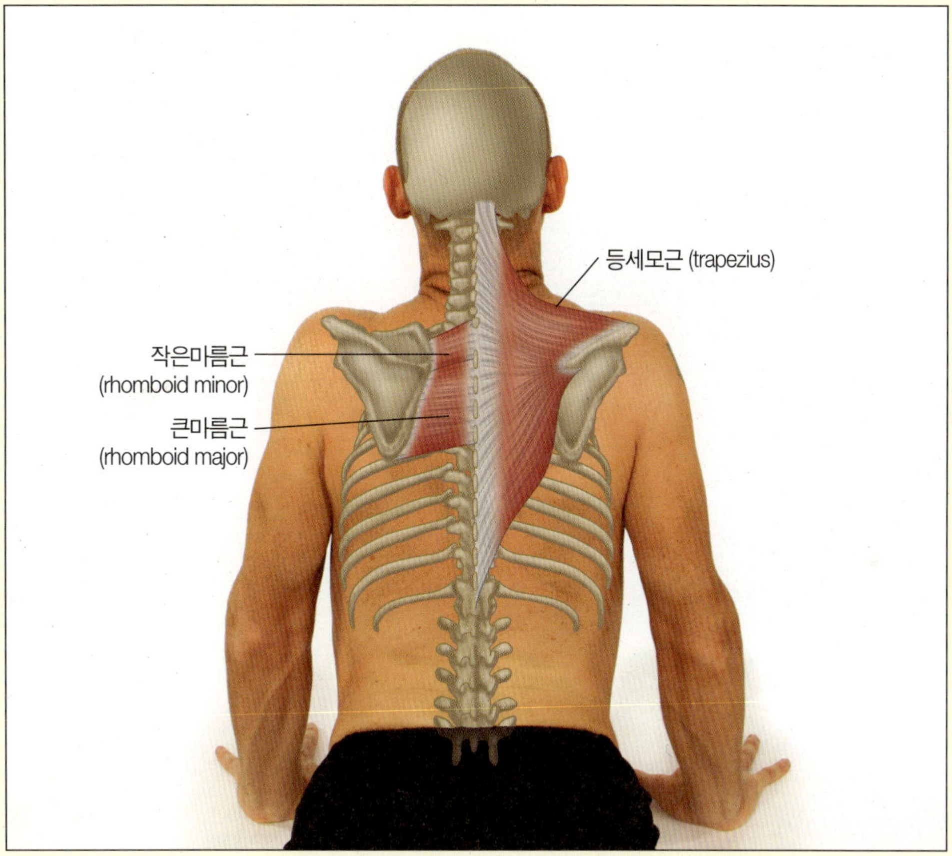

그림 13.9 : 어깨뼈를 스퀴즈하면 목을 무리하게 쓰고, 손이 땅에서 떨어지며, 호흡이 제약될 가능성이 있다.

마름근과 등세모근이 강하게 수축하면 다른 기능이 이 움직임에 섞여 들어가기 쉬워진다. 즉, 어깨뼈 들임 상태에서 양 어깨뼈를 함께 강하게 스퀴즈하면 목이 뒤로 젖혀질 수 있다. 이런 스퀴즈 자체가 이런 작용을 한다는 뜻은 아니지만, 등세모근의 2차적 작용이기도 하다.

어깨뼈 올림은 마름근과 등세모근이 함께 일으키며 우르드바 무카 스바나아사나에서는 역시나 바람직하지 않다. 양 어깨뼈를 함께 스퀴즈한다는 것은 결국 양 어깨를 스퀴즈해서 귀 쪽으로 올린다는 뜻이 아닌가? 아니다. 그러나 초보자 또는 이런 차이를 제대로 설명 받지 못한 사람에게는 이런 작용이 뒤섞일 가능성이 큰 반면, 숙련된 수련자들은 이런 작용을 서로 떼어놓기가 쉽다.

위팔뼈의 지나친 돌림(Over-Rotating the Humerus)

위팔뼈의 지나친 가쪽돌림이 바람직하지 않은 또 다른 작용이다. 이 경우 어깨뼈가 들임이 되고 있기 때문에 위팔뼈가 뒤로 가고, 위팔뼈가 어깨뼈와 맞물리는 각도 때문에 어깨뼈를 서로 스퀴즈하면 자연스레 위팔뼈는 가쪽돌림이 된다. 의식적으로 통제하지 않고 패턴이 생겨 버리면 양손이 바닥에서 떨어질 수 있다. 돌림은 자연스레 엄지손가락 쪽의 손바닥이 바닥에서 들리게 만든다.

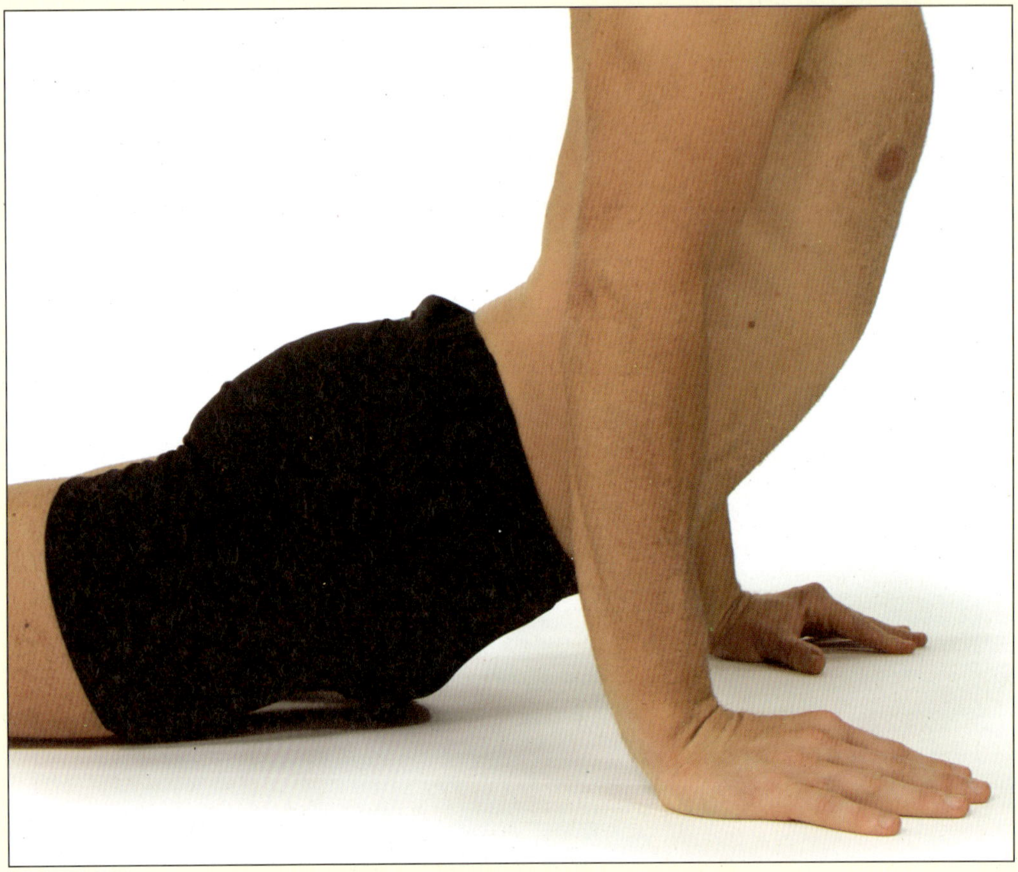

그림 13.10 : 어깨뼈를 스퀴즈해서 위팔뼈가 돌아가면 손이 바닥에서 떨어질 수도 있다.

호흡과 어깨뼈(Breath and Scapulae)

마지막 한 조각은 호흡이다. 아쉬탕가 빈야사 수련자로서 나는 숨을 들이쉴 수 있는 능력에 엄청난 중요성을 둔다. 나는 또한 우르드바 무카 스바나아사나에서 사람들이 호흡을 얕보기 쉽다는 것도 알고 있다. 척추가 젖혀진 상태에서는 가슴우리에 가해지는 압력 때문에 호흡이 더 제약된다. 어깨뼈를 스퀴즈하면 갈비뼈에 긴장과 압력이 더 커진다. 충분히 쉽게 느낄 수 있을 것이다. 어깨뼈를 중립 상태에 두고 크게 숨을 들이쉰 다음 어깨뼈를 스퀴즈하고 다시 숨을 깊게 들이쉬어 보라. 나는 이 모든 효과가 어깨뼈를 스퀴즈하는 의도는 아니지만 그럼에도 실제로 일어나는 일임을 알고 있다.

모든 습관을 결합하기(Tying the Habits Together)

우르드바 무카 스바나아사나에서 가장 잘 움직이는 부분은 통상적으로 허리, 어깨뼈, 머리, 목이다. 이 모든 부분이 한꺼번에 움직이면 깊은 뒤쪽 굽힘을 하고 있다는 느낌을 받게 된다. 허리가 비교적 유연하지 않은 학생들은 상대적으로 더 잘 움직이는 어깨뼈와 목을 이용하게 되기 쉽다. 그렇기는 해도 시간이 지나면 모든 것들이 바뀔 수 있고, 우르드바 무카 스바나아사나에 관해서는 그런 일을 거듭 지켜보았다.

이 모든 동작을 하면서도 척추 전체를 깊이 뒤쪽 굽힘하는 것도 가능하다. 그러나 사람들은 대부분 그렇게 하지 않는다. 특히 초보자들은 이 모든 동작을 일으키는 것을 힘들어 한다. 그러면 어느 부분부터 우선 가르쳐야 하는가? 우르드바 무카 스바나아사나를 하고 있는 사람이 작동시켜야 하는 부분을 움직이고 반대로 가장 움직이기 쉬운 부분은 사용하지 않도록 하려면 어떻게 해야 하는가?

우르드바 무카 스바나아사나를 하는 법(How to Do Upward Facing Dog)

이런 제목을 붙이려니 걱정이 된다. 우르드바 무카 스바나아사나를 하는 나의 방법은 나 또는 나에게 이끌려 함께 작업을 하는 학생들에게는 맞지만, 이 방법이 당신에게도 잘 맞거나 효과가 있을지는 확실치 않다. 그러나 우리가 우르드바 무카 스바나아사나를 갈가리 해체해 놓았으므로 다시 제대로 합쳐 놓는 것이 마땅할 것 같다.

아래의 설명은 모두 나의 권장 사항일 뿐이다. 한참 전에 이 책의 머리말에서 언급했던 것처럼 수련법이나 강습법을 가르치는 것은 내 의도가 아니다. 내 목표는 당신이 무엇을, 왜 하고 있는지 생각하게 만드는 것이다. 궁극적으로는 당신 자신의 경험을 바탕으로 가르치거나 수행해야 한다. 다만 이 권장 사항이 긍정적인 영향을 미치기를 바랄 뿐이다.

우르드바 무카 스바나아사나는 그 토대가 되는 손발에 전적으로 의지하고 있다. 이것이 바로 내가 차투랑가 단다아사나에 대해 그리고 우르드바 무카 스바나아사나로의 전환에 대해 그토록 많은 시간을 들여 이야기했던 이유이다. 손과 발 사이의 적절한 거리를 찾아내기 위해 나는 학생들에게 몇 가지 선택 사항을 준다.

손과 발 사이 거리에 대처하는 법(Dealing with the Hand-to-Foot Distance)

우르드바 무카 스바나아사나에서 어깨가 손과 손목으로부터 너무 멀리 떨어져 있고 발은 너무 가깝다는 생각이 들면 몇 가지 선택 사항이 있다. 그러나 이에 앞서 일단 우르드바 무카 스바나아사나 자체에 대한 작업을 할 것을 추천한다. 나는 학생들에게 손에 대해 발이 올바른 위치에 오게 시킨다. 대개 그러하듯이 어깨가 너무 앞으로 나와 있으면 어깨의 앞쪽 끝이 손목 주름 바로 앞에 올 때까지 발을 뒤로 물리게 한다.

이렇게 올바른 자세가 어떤 느낌인지 알게 함으로써 학생들은 최종 목적지가 어디인지를 운동감각적으로 배우게 된다. 차투랑가 단다아사나에서부터 넘어오는 과정을 추가하면 몇 가지 선택 사항이 있다. 한 가지는 차투랑가 단다아사나를 재교육함으로써 발이 손에서부터 더 멀리 떨어지게 하는 것이다. 이렇게 하면, 발가락을 굴린 다음 학생들의 발의 위치는 어깨와 견주어 올바른 위치에 더 가까워지게 된다.

또 다른 방법(내가 하고 있는 방법이다)은 발가락을 앞으로 굴리기 전에 발가락을 약간 뒤로 미끄러뜨리는 것이다. 앞으로 가기 전에 뒤로 가는 것이다. 이 방법은 약간 더 복잡하며 잠재적으로 다른 위험 요소가 있다. 예를 들어, 엄지발가락 피부가 까질 수도 있다. 그렇기는 해도 올바른 거리를 만드는 한 가지 방법이다!

끝으로 그냥 한 발씩 따로 뒤집어서 발등이 바닥에 닿게 하는 방법이 있다. 초보자들에게는 흔히 이런 방법으로 가르친다. 이렇게 하면 학생들이 발가락을 굴리는 것보다 발이 손에서 더 멀어진다. 그렇게 해서 거리가 너무 멀어질 수도 있는데, 그러면 발이 올바른 위치에 오도록 매트 위에서 발을 살짝 앞으로 끌어당기게 한다.

튼튼한 토대 세우기(Establish a Strong Foundation)

우르드바 무카 스바나아사나에서 우리는 다리를 바닥에서 완전히 떼고자 한다. 이렇게 되려면 자세의 토대 작업을 해야 한다. 손과 발이 바닥을 단단히 누르고 있어야 한다. 이런 작용에 필요한 에너지는 관절 사슬의 한참 위쪽에서부터 시작된다.

많은 강사들은 "손으로 바닥을 누르세요."라는 말로 우르드바 무카 스바나아사나를 개시하는 신호를 준다. 그러나 누르는 동작은 손에서만 나올 수도 없고 그래서도 안 된다. 여기에서도 우리는 겨드랑에 있는 근육들, 특히 이 경우는 어깨뼈를 내리는 근육들(작은가슴근과 등세모근 아래부분)을 작동시키게 된다. 흥미롭게도 우리가 이 동작을 바르게 한다면 어깨뼈 자체는 움직이지 않는다. 대신 가슴우리가 어깨뼈 사이로 올라간다.

발의 경우 에너지는 엉덩관절에서 비롯된다. 내가 우르드바 무카 스바나아사나를 할 때, 의도는 다리를 기다란 하나의 부품으로 사용하려는 것이다. 잠시 동안은 다리가 여러 부분으로 되어 있지 않다고 상상하는 것이다. 나는 발등으로 바닥을 누르기 위해 엉덩관절 굽힘을 약간 시작한다. 무릎을 곧게 유지하려고 노력하고 있기 때문에 넙다리네갈래근은 이미 이 동작에서 힘을 주고 있다. 사실 넙다리곧은근(넙다리네갈래근 중 한 갈래로 엉덩관절을 가로지른다)이 여기에서 약간의 엉덩관절 굽힘을 일으키는 것은 자연스러운 현상이다.

볼기(The Buttocks)

양 넓적다리를 스퀴즈하고 일반적인 뒤쪽 굽힘 속성의 자세를 하는 조합은 볼기에 쉽사리 힘이 들어가게 한다. 나는 처음부터 긴장이 보이는 사람이거나 전반적으로 자세를 '과하게' 한다고 느껴지는 사람들과 그들의 타이트한 볼기에 대해서만 작업을 한다.

이런 패턴을 없애기 위해 나는 일단 사람들을 엎드리게 한 다음 이완하게 한다. 다음으로 우르드바 무카 스바나아사나를 할 때처럼 손을 바닥에 놓게 한다. 때로 팔의 이런 동작만으로도 볼기근이 수축한다. 그럴 경우 나는 학생들이 이런 사실을 의식하게 하고 처음부터 다시 시작하게 한다. 다음 단계에서는 학생들이 손을 바닥에 둔 상태에서 볼기를 수축시키지 않고 몸을 들어 우르드바 무카 스바나아사나를 하기 시작한다. 때로는 신체에 운동감각적인 느낌을 심어 주기 위해 수축과 이완을 되풀이하게도 한다.

나는 학생들이 차투랑가 단다아사나에서 우르드바 무카 스바나아사나로 넘어갈 때까지 이 작업을 한 단계씩 쌓아 나가면서 학생들에게 집중한다. 그러면서 나는 우르드바 무카 스바나아사나가 끝날 무렵까지 볼기를 이완하라고 계속 말로 상기시켜 준다. 이 지점에 도달하면 넓적다리를 약간 스퀴즈해도 더 깊은 자세가 나올 뿐이므로 괜찮아 보인다. 내가 막으려고 하는 것은 우르드바 무카 스바나아사나를 시작할 때에 무의식적으로 넙다리를 스퀴즈하는 것이다.

등에 대한 작업을 하는 요령(A Trick to Working into the Upper Back)

내 스승이 내가 등을 뒤쪽 굽힘하고 있지 않다고 주의를 주었을 때, 나는 내가 희한한 과제를 받았다고 느꼈다. 그때는 2001년이었는데 그때 달성할 수 없을 것처럼 보였던 일이 결과적으로는 매우 보람 있고 즐거운 작업이 되었다. 내가 등뼈들을 실제로 움직이고 있는 것일 수 있겠다는 느낌을 조금이라도 받게 되는 데에는 1, 2년이라는 오랜 시간이 걸렸다.

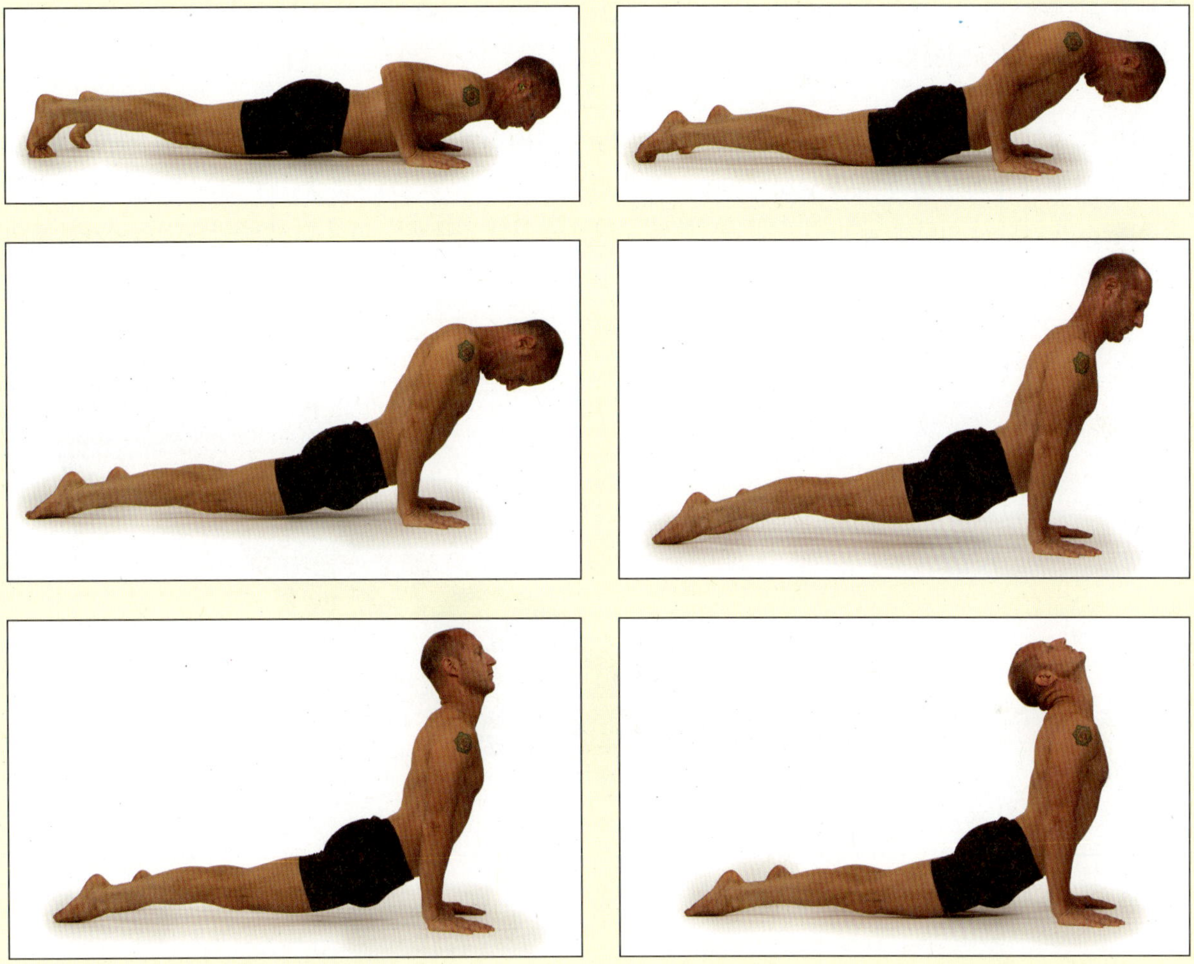

그림 13.11 : 이 기법은 등에서 공간을 발견하고 여기에 집중할 수 있도록 도와줄 수 있다.

존 스콧은 흥미로운 방식으로 그 씨앗을 심어 주었다. 차투랑가 단다아사나에서 우르드바 무카 스바나아사나로 넘어가는 전통적인 방식이 아니었다. 그러나 몇 년이 지나서 나는 그 방법이 어떻게, 왜 나에게 효과가 있었는지 깨닫게 되었다. 기법은 매우 간단하다. 직접 한 번 해보면, 이런 전환 동작을 하는 것에 몸이 얼마나 쉽게 따라갈 수 있는지 알게 될 것이다. 차투랑가 단다아사나에서 우르드바 무카 스바나아사나로 넘어갈 준비가 되자마자 고개를 숙여서 턱이 가슴에 가까워지게 하라. 힘을 주지 말고 그냥 이완하라. 그런 다음, 다시 우르드바 무카 스바나아사나를 하려는 도중에 머리와 목의 자세를 다시 풀면서 호흡과 몸의 움직임과 맞추도록 하라. 끝까지 최대한 머리와 목을 쓰지 않으면서 뒤쪽 굽힘을 하라. 최종 목적지는 동일하지만 이런 기법을 통해 척추의 모든 부위가 강제로 움직이게 된다.

이 기법을 뒷받침하기 위해 나는 이야기를 지어냈다. 고개를 숙이고 우르드바 무카 스바나아사나를 따라 머리를 끌고 가면서 우리는 목과 등을 굽히게 된다. 이런 자세는 우리가 궁극적으로 추구하는 방향과는 반대이다. 척추뼈를 '중립'에서 이렇게 굽힌 위치에 둠으로써 우리는 동일한 척추뼈를 펴서 다시 중립으로 돌아가게 해야 한다.

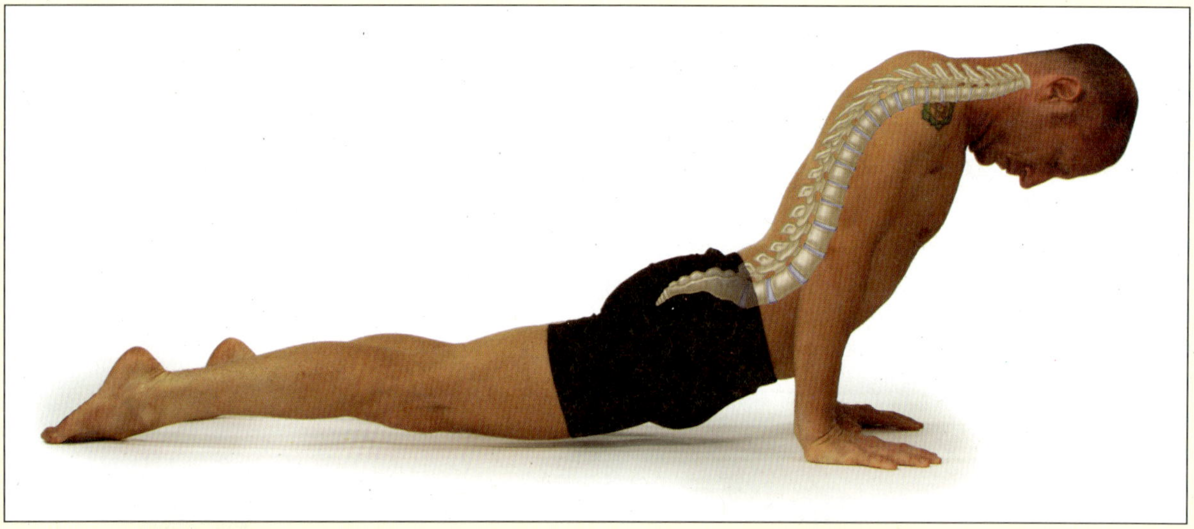

그림 13.12 : 척추뼈를 구분함으로써 폄으로 향하는 동작을 찾을 수 있게 도와준다.

굽힘에서 중립으로 가는 동작을 개시함으로써 우리는 굽힐 때 사용한 것과 동일한 근육을 사용하여 척추를 펴게 된다. 이런 식으로 우리는 우르드바 무카 스바나아사나를 할 때에 이 근육들이 작동하도록 가르치는 신경근육 패턴을 만들게 된다. 움직임이 결코 크지는 않다. 그러나 등뼈를 움직이겠다는 의도를 일으키기에는 충분하다.

어깨를 처리하는 방법(What to Do With Your Shoulders)

어깨에 대한 작업은 등을 움직이는 작업의 연장선상에 있다. 많은 사람들의 경우 어깨뼈를 스퀴즈하면 등이 더 많이 뒤쪽 굽힘되는 것 같은 느낌을 받는다고 이미 말한 바 있다. 어깨에 대한 작업을 하는 간단한 방법이 있다. 가능한 한 중립 상태를 유지하라는 것이다. 그렇게 함으로써 뒤쪽 굽힘하는 느낌을 받을 때 가장 움직이기 쉬운 부분을 배제할 수 있다. 이렇게 하면 어깨와 척추의 움직임이 서로 뒤섞이지 않으면서 우르드바 무카 스바나아사나 동작에 대한 통제를 더 잘 할 수 있게 된다.

나는 학생들에게 척추와 수직인 막대기가 등을 가로지르고 있다고 상상하게 한다. 나는 대개 학생들의 어깨뼈 한가운데를 만짐으로써 학생들이 어느 부분을 뒤쪽 굽힘했으면 하는지에 대한 운동감각적인 연결을 하게 한다. 또한 이따금은 같은 부위에 내 팔을 가로지름으로써 등에 막대기가 걸쳐 있는 것 같은 느낌을 준다. 어깨뼈를 움직이지 않음으로써 우리는 등뼈를 보다 쉽게 사용할 수 있게 된다.

우르드바 다누라아사나에서의 일반적 패턴 (COMMON PATTERNS IN URDHVA DHANURASANA)

우르드바 다누라아사나를 할 때 나타나는 몇 가지 흔한 패턴들이 있다. 우리 모두에게는 각자의 장점과 약점이 있다. 우리의 작업은 이들 사이의 균형을 잡는 방법을 결정하는 것이다. 우리의 목표는 뒤쪽 굽힘 자체일 수도 있지만 우리는 균형 잡힌 우르드바 다누라아사나를 형성하고 이에 이르게 하는 자세와 패턴에 대해서 보다 총체적으로 생각할 필요가 있다.

뒤쪽 굽힘을 하는 데에는 고려해야 할 많은 변수들이 있다. 단순화하자면 대개는 세 개의 주요 부위의 유연성과 근력의 문제로 귀결된다. 세 부위는 어깨복합체, 척추, 엉덩관절이다. 이 세 부분을 명심하는 것만으로도 뒤쪽 굽힘에 대한 이해를 넓히는 데에 도움이 될 것이다. 또한 다른 자세에서 보게 될 제한들이 이 부위들에서의 제약과 어떻게 연관되는지를 이해하는 첫걸음이 될 것이다.

우르드바 다누라아사나에서 상체의 큰허리근 (The Psoas of the Upper-Body in Urdhva Dhanurasana)

제1부에서는 어깨의 해부학을 다루었다. 여기에서 나는 그 정보를 우르드바 다누라아사나에 곧장 적용하려고 한다. 상체의 큰허리근이 뒤쪽 굽힘에서 큰 역할을 한다. 두 개의 근육이 상체의 큰허리근을 형성한다는 말을 상기하라. 바로 앞톱니근과 넓은등근이다. 넓은등근은 뒤쪽 굽힘에서 전면에 나선다. 양 어깨 사이로 몸을 내미는 정도를 제한할 수 있기 때문이다. 그러면서 척추에도 영향을 미친다.

우리가 하려는 동작을 제약하는 것은 무엇인가?(What Restricts the Actions We Want?)

뒤쪽 굽힘을 할 때 어깨뼈는 어느 위치에 있게 되는가? 등으로 누워서 어깨 근처에 손을 놓으면 우리는 일반적으로 양팔과 팔꿉이 서로 평행하게 만드는 편이다. 손이 이 위치에 있으면 어깨뼈를 내밀면서 위쪽으로 돌리게 된다. 뒤쪽 굽힘 자세로 몸을 들면 어깨뼈가 같은 방향으로 계속 돌아가야 한다. 그렇게 하면서 어깨관절은 굽혀지면서 가쪽으로 돌아간다. 등으로 누워서 뒤집힌 상태에서는 실제 움직임이 무엇인지를 구별하기가 더 어려워진다. 이 경우 가쪽돌림은 팔꿉이 양옆(안쪽돌림)이 아니라 우리가 향하고 있는 방향과 같은 쪽을 가리키고 있는 것이다. 잠시 눈을 감고 당신이 뒤쪽 굽힘 준비 자세를 취한 다음 뒤쪽 굽힘을 하는 모습을 시각화해 보라.

우리가 만들려고 하는 동작이 어깨뼈의 아래쪽돌림근육과 어깨관절의 폄근육 및 안쪽돌림근육의 저항을 받는다는 것을 의미한다. 이 모든 것들을 하는 근육이 어떤 것인지 알고 있는가?

근육 자체(The Muscles Themselves)

아래쪽돌림근육은 작은가슴근, 마름근, 어깨올림근이다. 이 근육들은 모두 별로 크거나 강하지 않다. 어깨 폄근육은 큰가슴근 일부, 넓은등근, 큰원근, 위팔세갈래근 긴갈래이다. 끝으로 안쪽돌림근육은 큰가슴근, 넓은등근, 큰원근, 어깨세모근 빗장부분이다. 폄근육과 안쪽돌림근육이 되는 근육들이 중복되고 서로 관계가 있음을 눈치 챘을 것이다. 뒤쪽 굽힘에서는 이 근육들이 어깨의 가장 강력한 제약 근육이 된다. 이 제약의 중심에는 넓은등근이 있고, 여기에 작은 조력자로 큰원근이 따라온다.

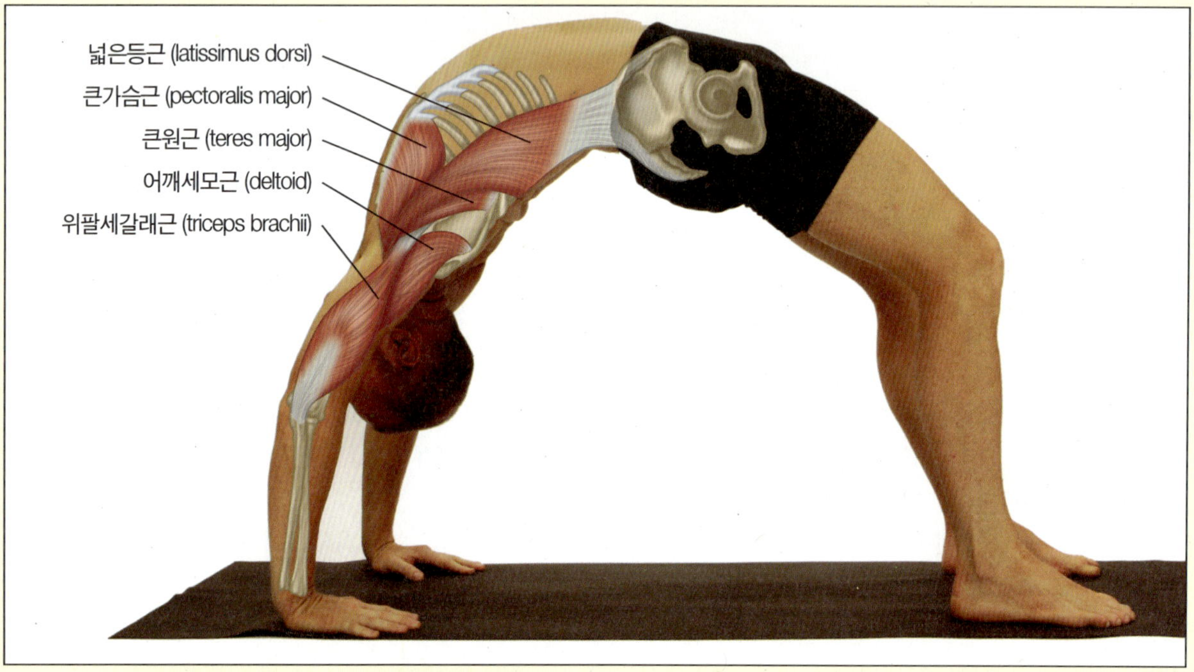

그림 13.13 : 뒤쪽 굽힘을 제약할 수 있는 어깨 주변의 근육들.

내가 넓은등근을 상체의 큰허리근의 일부로 선택했던 이유가 정확하게 이것이다. 넓은등근은 진짜 큰허리근이 엉덩관절 폄을 제약할 때 나타나는 모습을 거의 흡사하게 반영하고 있다. 이 동작과 근육이 서로 어떻게 대칭을 이루는지에 대해서는 상체와 하체의 비교 부분으로 돌아가서 내용을 읽어보면 더 상세히 알 수 있다. 일단은 진짜 큰허리근이 엉덩관절의 폄과 안쪽돌림을 제약한다는 사실을 기억하는 것으로 충분하다.

어깨를 놓고 보면 뒤쪽 굽힘을 할 때 상체의 큰허리근이 우리가 바라는 식으로 어깨를 굽히고 돌리는 능력을 제약할 수 있다는 뜻이 된다. 이런 제약은 우리가 직면하게 되는 가장 흔한 패턴 중 하나일 뿐이다. 특히 넓은등근은 양팔이 서로 평행한 상태에서 팔꿉을 곧게 펴는 데에 가장 큰 난관이 된다. 뒤쪽 굽힘에서 양팔이 곧게 펴지지 않고 팔꿉이 가쪽을 가리키게 되는 주요한 이유 중 하나가 이것이다.

상체의 큰허리근 스트레칭(Stretching the Psoas of the Upper Body)

문제는 이 조직들의 긴장을 어떻게 충분히 풀어서 어깨가 더 편하고 깊게 동작할 수 있게 하느냐 하는 것이다. 뒤쪽 굽힘 패턴에서 우리는 넓은등근을 늘여야 한다. 여기에는 앞톱니근을 작동시킴으로써 앞톱니근이 어깨뼈를 위로 돌리고 넓은등근과 다른 근육들을 정렬시켜서 이 근육들이 올바르게 늘어날 수 있게 하는 세밀한 조정이 필요하다.

아도 무카 스바나아사나와 우르드바 다누라아사나 (Down Dog and Urdhva Dhanurasana)

흥미롭게도, 뒤쪽 굽힘에서 어깨를 여는 데에 아도 무카 스바나아사나가 도움이 될 수 있다. 이상적으로 생각하는 아도 무카 스바나아사나와 어깨의 모습이 어떤 것인지 생각해보자. 어깨뼈가 등에서 서로 모이기를 바라는가? 아니다. 아도 무카 스바나아사나를 하는 동안 팔꿉이 가쪽을 향하기를 바라는가? 아니다. 어깨뼈 사이에 공간이 있기를 바라는가? 그렇다. 어깨뼈에서 이는 무슨 작용을 뜻하는가? 내밈과 위쪽돌림이다. 앞톱니근이 수축하면서 어깨뼈의 위치를 정확하게 잡아 준다.

아도 무카 스바나아사나에서 어깨뼈를 가슴우리 둘레에 둔다. 위팔을 돌림으로써 팔꿉이 가쪽을 향하는 대신 바닥을 향하게 한다. 이렇게 자세를 잡으면 넓은등근과 큰원근에 압박을 가한다. 어깨뼈의 위치와 중력의 작용 때문에 뒤쪽 굽힘에서 목적으로 삼는 것과 동일한 어깨 폄근육을 늘일 기회가 생긴다. 단지 등을 둥글게 휘면서 어깨뼈가 서로 스퀴즈하는 모습을 보는 것과는 다르다.

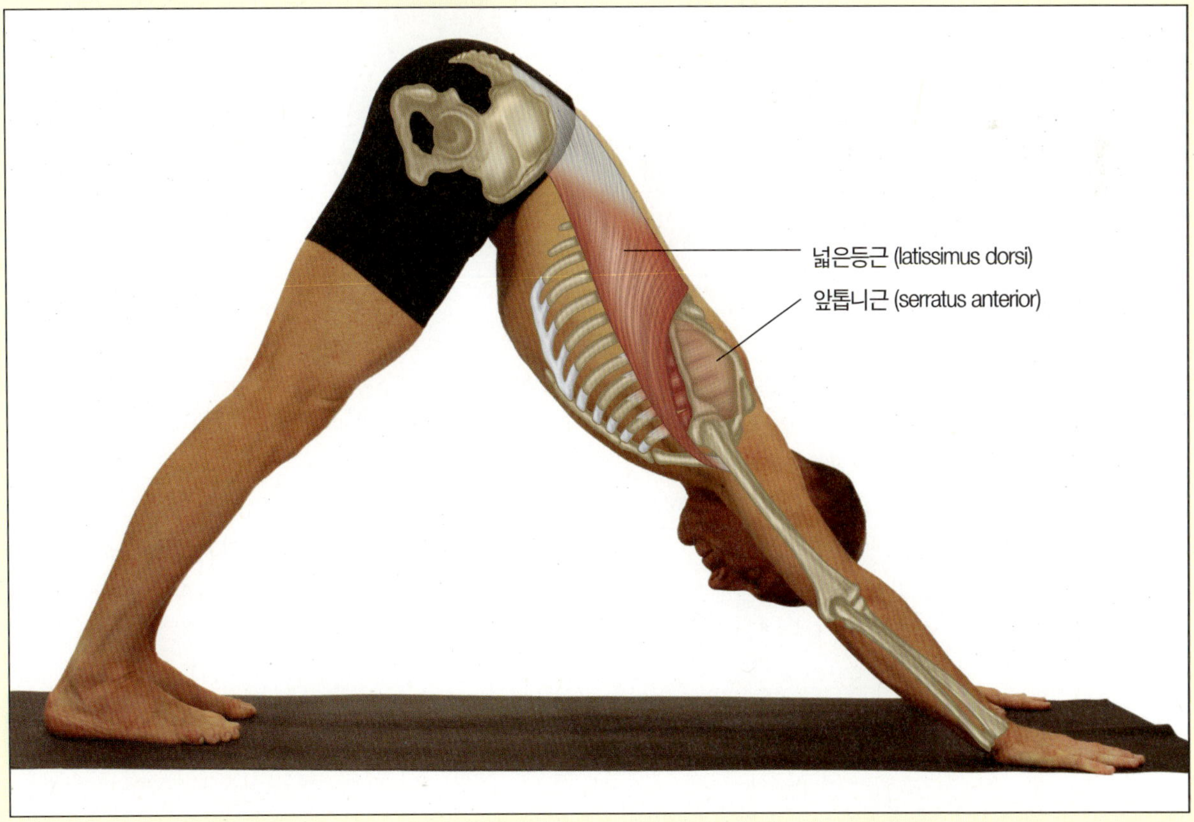

그림 13.14 : 앞톱니근은 어깨뼈를 앞쪽으로 가져옴으로써(내밈) 이 자세에서 넓은등근이 늘어날 수 있는 방식으로 넓은등근을 정렬시킨다.

뒤쪽 굽힘을 하는 동안 좀 더 애를 쓰면 이와 동일한 경험을 할 수 있다. 뒤쪽 굽힘에서 위로 들어 올리는 과정 또는 들린 상태에서 아도 무카 스바나아사나에 대해 이야기했던 것과 비슷한 방식으로 팔의 모양을 잡으면 발이 바닥을 누르는 힘에서 비롯된 압력이 넓은등근과 다른 어깨 폄근육에 압박을 가한다. 이렇게 하면 뒤쪽 굽힘과 아도 무카 스바나아사나에서 흔히 나타나는 '가쪽을 향한 팔꿈' 패턴을 없애는 데에 도움이 된다.

한 가지 기술(A Technique)

나는 아도 무카 스바나아사나에서나 뒤쪽 굽힘에서 팔의 모양이 대체적으로 동일해야 한다고 믿는다. 여기에 동의하지 않는다면 이 기법은 당신에게는 맞지 않다. 이 자세를 사용한다면 팔의 운동형상학적 사슬을 활용하여 어깨관절을 이완하고 결과적으로 우리가 바라는 방식으로 어깨를 돌릴 수 있게 될 것이다. 한번 해 볼 텐가?

아도 무카 스바나아사나에서 팔꿈을 살짝 굽혀라. 이렇게 하면 어깨관절과 어깨뼈가 다음 단계로 움직일 준비가 된다. 팔꿈을 굽히고 나면 얼굴 앞에 가상의 공이 놓여 있다고 생각하고 팔을 돌려서 팔꿈으로 그 공을 스퀴즈하라. 어깨뼈가 어떻게 내밈 되기 시작하는지를 느껴 보라. 그런 다음 서서히 팔을 곧게 펴기 시작하라. 사람들은 대부분 겨드랑 바깥쪽 끝에 더 큰 압박이 가해짐을 느끼게 된다. 여기에 넓은등근과 큰원근이 있으므로 이런 느낌이 생기는 것이 맞다.

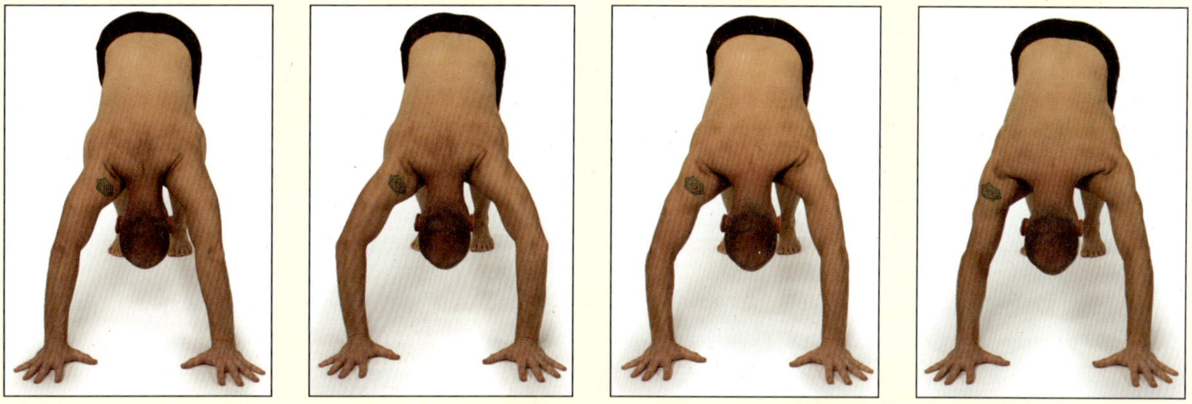

ㄱ) ㄴ) ㄷ) ㄹ)

그림 13.15 : ㄱ) 어깨뼈 들임, 어깨관절 안쪽돌림 상태. ㄴ) 팔꿈을 굽혀 관절 사슬을 열어 준다. ㄷ) 팔꿈이 굽혀진 상태에서 어깨뼈가 이제 내밈이 된다. ㄹ) 양 어깨뼈는 사이가 넓으며 내밈 되어 있고 양팔은 가쪽돌림이 되고 있다. 같은 기법을 뒤집어서 뒤쪽 굽힘에서도 사용할 수 있다.

이것을 뒤쪽 굽힘에 적용하면 뒤쪽 굽힘에서 올라간 상태에서 같은 지시 사항을 되풀이하면 된다. 즉, 팔꿈을 살짝 굽히고 양쪽 팔꿈이 얼굴 앞쪽에서 서로 마주보도록 돌리면서 서서히 팔을 펴라. 여기에서 주요한 차이점 하나는 지금은 발로 밀면 어깨 부위에 압력이 느껴지게 된다는 점이다. 힘을 다해서 스퀴즈하거나 밀지 '말라!' 우선 느낌을 받기 위해 근력의 20% 정도로만 작업하라.

더 나아가기—카포타아사나의 팔 모양 (Taking it Further—Kapotasana Arms)

나는 한 단계 더 나아가서 팔에서 카포타아사나를 예로 활용하고자 한다. 왜? 우리에게 필요한 어깨 열기의 양을 더 키워 줄 수 있기 때문이다. 이 작업은 우리가 뒤쪽 굽힘에서 보게 되는 또 다른 흔한 패턴을 끌어들이는 데에도 도움이 된다. 즉, 양손을 평평하게 하면 바닥에 손이 닿지 않거나 바닥에서 떨어지지 못하게 되는 패턴이다.

뒤쪽 굽힘에서 어깨에 대해 우리가 이야기했던 모든 요소들이 여기에서도 적용된다. 그러나 나는 위팔세갈래근도 추가하고 싶다. 왜 위팔세갈래근인가? 왜냐하면 두관절근육(two-joint muscle)이기 때문이다. 그것이 왜 중요한가? 한 관절의 위치가 다른 관절 주변의 위치와 긴장에 영향을 주기 때문이다.

해부학 항목에서 뒤넙다리근이나 넙다리네갈래근 같은 다른 두관절근육에 대해 이야기했던 것이 기억날 것이다. 위팔세갈래근은 팔의 넙다리네갈래근이다. 이것은 팔꿉이 굽혀지면 위팔세갈래근의 긴장에 제약을 받는다는 뜻이다. 해부학자세에서는 이런 제약을 느끼지 못할 것이다. 그러나 위팔세갈래근 긴갈래는 어깨관절을 지나며 어깨 폄근육으로 알려져 있다. 팔꿉이 굽혀진 상태로 어깨를 굽히면 팔꿉이 얼마나 심하게 제약되는지를 느낄 수 있을 것이다.

이렇게 해 보라. 하고 싶은 대로 일어나거나 앉되 팔을 곧게 편 상태로 어깨관절에서 팔을 굽힐 수 있을 만큼의 공간을 확보하라. 어깨관절을 최대한 깊이 굽히고 위팔의 각도를 살펴보라. 아마도 수직에 가까울 것이다. 이제 팔을 내려서 팔꿉을 완전히 굽혀 보라. 팔꿉을 굽힌 상태를 유지하면서 어깨관절을 다시 굽혀 보라. 긴장에 차이가 있음을 느낄 수 있는가? 각도가 달라진 것이 보이는가?

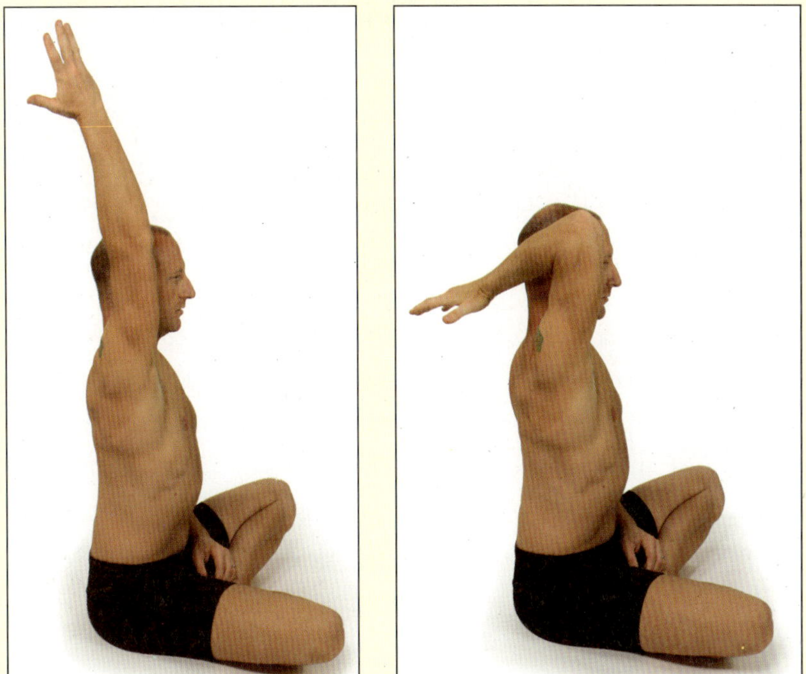

그림 13.16 : 팔꿉이 굽혀지면서 내가 아무리 열심히 애를 써도 팔꿉이 위팔세갈래근의 긴장과 역학 때문에 앞으로 움직이는 것을 볼 수 있다.

아쉬탕가 빈야사나 더욱 친숙한 라자카포타아사나에서 하듯이 이를 카포타아사나에 적용해 보라. 여기에서 팔을 뒤로 뻗고 팔꿉을 굽혀서 양쪽 발목이나 한쪽 발을 잡으면 어깨를 늘이기가 훨씬 어려워진다. 팔꿉이 벌어지는 것도 흔히 일어나는 현상이다. 뒤쪽 굽힘에서와 동일한 이유로 이런 일이 일어난다. 타이트한 엉덩관절 굽힘근육과 타이트한 어깨는 뒤쪽 굽힘이나 카포타아사나에서 서로 대칭적으로 나타나기까지 한다. 팔꿉과 무릎은 팔에서 위팔세갈래근의 긴장, 다리에서는 엉덩관절 굽힘근육(예를 들어, 넙다리네갈래근)의 긴장을 피하기 위해 벌어진다.

이런 사실을 뒤쪽 굽힘, 특히 손을 바닥에 닿는 데에 어려움이 있거나 바닥에 손은 닿지만 몸을 들어올리기 힘든 사람들의 경우에 연관 지어 보자. 손을 바닥에 제대로 붙이기가 힘든 것은 유연성의 문제일 수 있다. 바닥에서 일어나지 못하는 것은 근육이 늘어난 위치에 있어서 일어나는 근력 문제일 수 있다.

팔의 위치, 굽힌 팔꿉, 굽힌 위팔뼈 때문에 위팔세갈래근에는 더 큰 긴장이 생기고 따라서 길이도 길어진다. 위팔세갈래근의 근력이 있어야 팔꿉을 곧게 펴는 데에 도움이 된다. 사실은 위팔세갈래근이 이 작용을 일으키는 유일한 근육이다. 이 근육이 최대한 늘어나면 힘이 약해진다. 근육섬유가 서로 떨어지면서 수축하기가 더 힘들어지는 것이다.

다른 부분들 역시 작용한다. 뒤쪽 굽힘 전에 엉덩관절 준비운동을 하고 처음으로 바닥에서 머리를 뗄 수 있었던 학생의 이야기를 기억하는가? 이 경우에는 골반을 더 높이 들어 올리고 반대쪽에서는 어깨가 몸을 떠받치는 각도에 변화를 일으키기 위해 엉덩관절 굽힘근육이 좀 더 길어져야 했다. 모든 부분이 서로 관계를 맺고 서로 영향을 주고 있음을 보여주는 좋은 예이다.

우르드바 다누라아사나에서 엉덩관절의 해부학 (HIP ANATOMY IN URDHVA DHANURASANA)

뒤쪽 굽힘의 비밀 하나를 살짝 가르쳐주겠다. '뒤쪽 굽힘'이라기보다는 '앞쪽 열기'를 더 생각하라. 몸 앞쪽의 조직들이 유연하지 않으면 뒤쪽 굽힘을 제약한다. 특히 엉덩관절 굽힘근육, 그리고 골반을 둘러싼 조직들의 긴장 때문에 골반이 편안하게 떠올라서 엉덩관절을 더 높이 들어 올릴 수 있는 능력을 엉덩관절 굽힘근육이 어떻게 제약하는지에 대해 이야기하고 있다. 엉덩관절이 더 높이 올라가면 척추와 어깨 역시 영향을 받는다.

엉덩관절이 제약을 받아 척추에 비해 낮은 위치에 놓일 때에도 비슷한 패턴이 나타난다. 골반이 낮으면 무릎은 대개 이를 보상하기 위해 더 많이 굽혀져야 한다. 무릎을 전혀 굽히면 안 된다는 뜻이 아니다. 무릎은 굽혀야 한다. 무릎을 곧게 펴는 데에서 비롯된 추가적이 압력이 허리를 압축시킬 수 있기 때문에 무릎은 곧게 펼 수 없다. 엉덩관절 굽힘근육이 골반을 뒤쪽 굽힘하는 방향으로 기울이지(뒤쪽기울임) 못하게 하기 때문에 이런 현상이 일어난다. 팔은 굽힐 수도 펼 수도 있다. 팔이 곧게 펴져 있다면 팔의 각도는 수직과는 한참 멀어져 있을 것이다. 무릎 쪽을 향해 최대 45°까지 기울어져 있을 수도 있다. 이런 패턴은 손목관절에 큰 압박을 가하게 될 수 있다.

같은 패턴에서 엉덩관절 굽힘근육의 긴장을 풀 수 있다면 무릎은 더 곧게 펴질 수 있다. 무릎이 더 곧게 펴지면 골반이 어깨 방향으로 움직인다. 이렇게 되면 어깨는 손과 더 일렬에 가까워진다. 그리고 이렇게 되면 손목의 압박도 줄어든다. 모든 것은 이어져 있다.

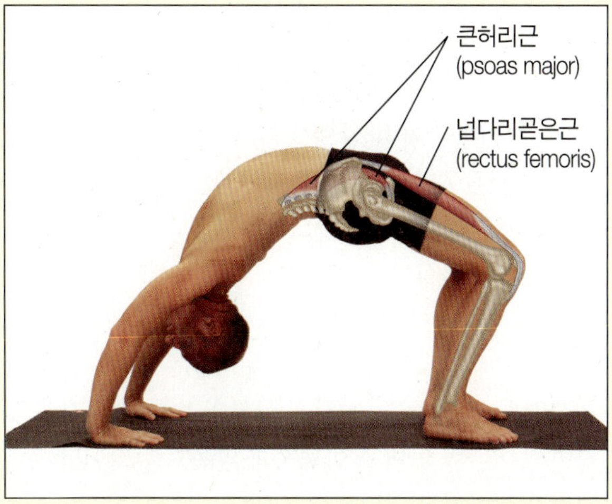

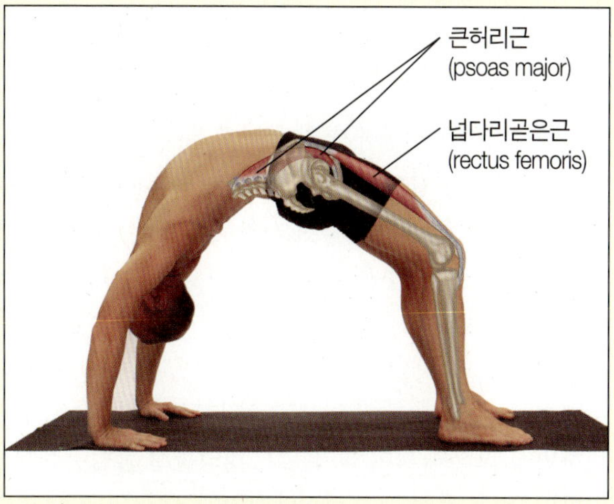

그림 13.17 : 첫 번째 그림에서 엉덩관절 굽힘근육은 타이트해서 골반의 들어 올리고 돌리는 능력을 제약한다. 두 번째 그림에서 엉덩관절 굽힘근육이 이완되면서 무릎이 곧게 펴지고 골반이 들리며 올바르게 돌아간다.

우르드바 다누라아사나에서 벌어진 무릎 (Wide Knees in Urdhva Dhanurasana)

뒤쪽 굽힘에서 벌어진 무릎은 흔히 수업에서 교정된다. 이 작업을 하는 방법은 여러 가지가 있다. 무릎이 쳐지는 해부학적 이유는 무엇인가? 우리는 엉덩관절 모음근육의 근력 대비 벌림근육과 가쪽돌림근육의 유연성에 대해 이야기해 볼 수 있다. 두 가지 모두에 대해 작업할 수 있고 작업해야 한다.

뒤쪽 굽힘에서 몸을 들어 올리려면 큰볼기근이 수축해야 한다고 보는 것이 맞다. 이 근육은 정확히 이런 동작을 하려고 생긴 근육이다. 뒤쪽 굽힘을 시작하는 데에는 큰볼기근이 필요할 수 있지만 큰볼기근을 지나치게 수축시키면 우리가 반드시 할 필요가 없는 다른 패턴들이 생길 수 있다.

큰볼기근은 순수한 동작과 작용이라는 측면에서 두 가지 기능을 수행한다. (우리가 뒤쪽 굽힘에서 하는 것처럼) 엉덩관절을 폄과 가쪽돌림을 한다. 큰볼기근을 과하게 수축시키면 엉덩관절을 공중에 들어 올릴 뿐만 아니라 엉덩관절의 가쪽돌림까지 일어난다. 뒤쪽 굽힘에서 무릎이 가쪽을 향하고 발이 대개 거기에 따라가면서 흔히 나타나는 모습이다.

내가 아는 이 문제의 해결법은 두 가지가 있다. 1) 큰볼기근의 수축을 줄이는 법, 2) 좀 더 미묘하지만 엉덩관절 가쪽돌림근육으로서의 큰볼기근의 기능을 줄이는 방법이다. 이렇게 하려면 모음근육을 작동시켜라. 이렇게 하면 큰볼기근뿐만 아니라 무릎이 가쪽으로 튀어나오게 하는 모든 벌림근육의 가쪽돌림 기능을 차단하는 데에 도움이 된다. 어떤 근육들이 이 기능을 하는가? 깊은 곳에 있는 작은볼기근과 중간볼기근이 엉덩관절의 주된 벌림근육이다.

좀 더 무의식적으로 무릎이 가쪽으로 나가는 또 다른 이유가 있다. 엉덩관절 굽힘근육을 피하는 것이다. 이것은 몸이 목표를 달성하기 위해 무슨 짓이든 하는 또 다른 사례이다. (팔꿉이 바깥으로 벌어지면서 어깨 폄근육을 피하듯이) 무릎이 벌어지면 엉덩관절 굽힘근육을 따라 흐르는 긴장의 양이 줄어든다. 핵심은 넙다리네갈래근 특히, 엉덩관절을 가로지르는 넙다리곧은근에 있다. 엉덩관절 굽힘근육이 타이트할수록 그 저항에 대항해서 엉덩관절을 펴기 위해 큰볼기근이 더 열심히 일해야 한다는 점을 명심하라. 이렇게 되면 큰볼기근을 차단하기는 더 어려워지고 때로는 불가능해진다.

무릎이 서로 더 가까이 있으면 이 넙다리네갈래근이 골반에 깔끔한 긴장선을 만든다. 무릎이 벌어지면 각도가 변하면서 긴장의 양이 줄어든다. 엉덩관절 굽힘근육에서 긴장이 늘어나면 골반을 아래쪽과 앞쪽으로 끌어당기는 경향이 있다. 특히 뒤쪽 굽힘에서 이런 현상의 흔한 결과는 허리가 짧아지고 압박되는 것이다.

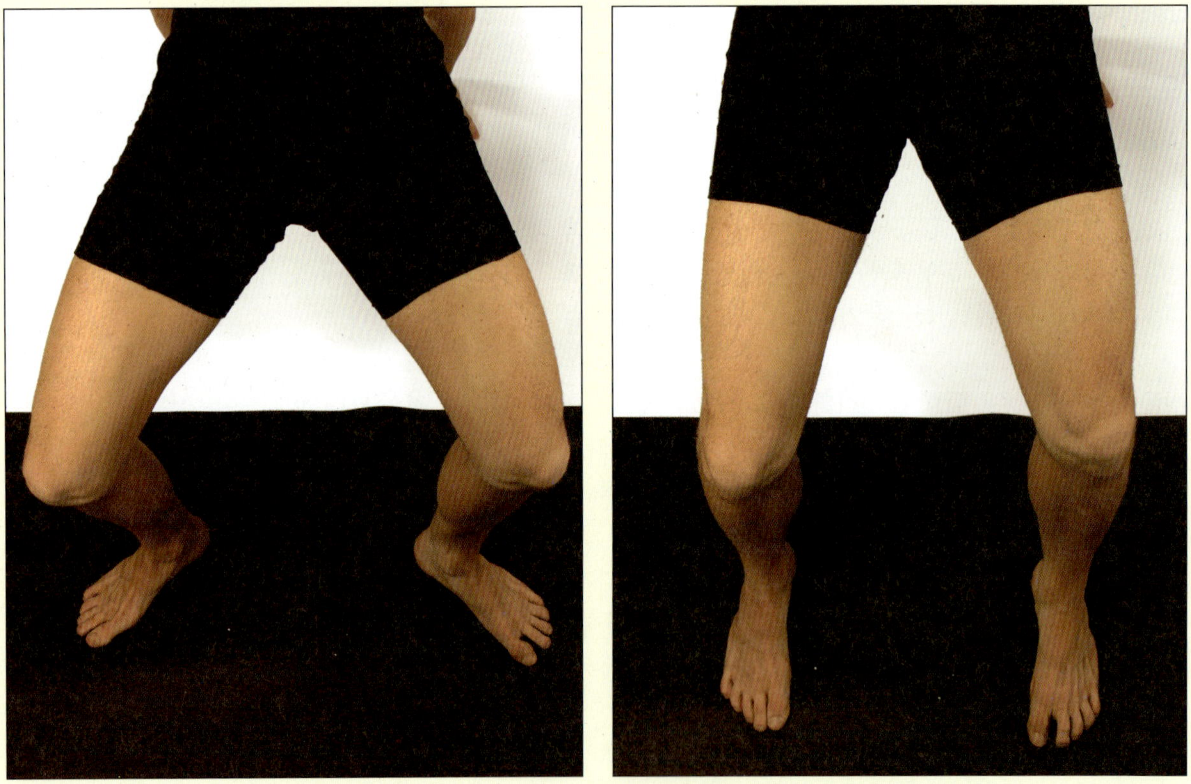

그림 13.18 : 무릎을 더 넓게 벌리면 골반과 무릎 끝 사이의 거리가 줄어든다. 양 무릎이 가까울수록 엉덩관절 굽힘근육이 길어져야 한다.

숩타 비라아사나에서도 같은 일이 일어난다. 우리는 무릎을 모으려고 그러나 무릎이 모이면 보통 허리의 아치가 커진다. 엉덩관절 굽힘근육의 긴장이 커지면서 이 근육들은 골반 앞쪽을 끌어당기고 아래쪽으로 돌린다. 이렇게 되면 허리의 아치가 더 커진다. 우리는 엉덩관절 굽힘근육의 당기는 힘에 저항하고 아치의 크기를 줄이기 위해 골반을 반대로 돌릴 수 있다.

뒤쪽 굽힘이나 숩타 비라아사나에서는 무릎 위치에 항상 예외가 있다. 엉덩관절은 다른 어떤 관절보다 모양이 다양하며 골반의 크기와 모양 역시 사람마다 다르다. 본인의 엉덩관절 굽힘근육 긴장이 얼마나 큰지 보고 싶다면 뒤쪽 굽힘이나 숩타 비라아사나에서 무릎을 모으려고 애써 보라. 허리나 엉치엉덩관절에서 압력의 양이 커지는지 아니면 심지어 작아지는지 살펴보라.

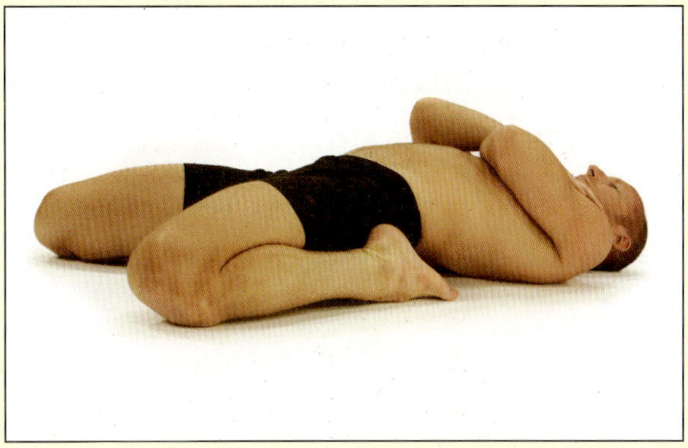
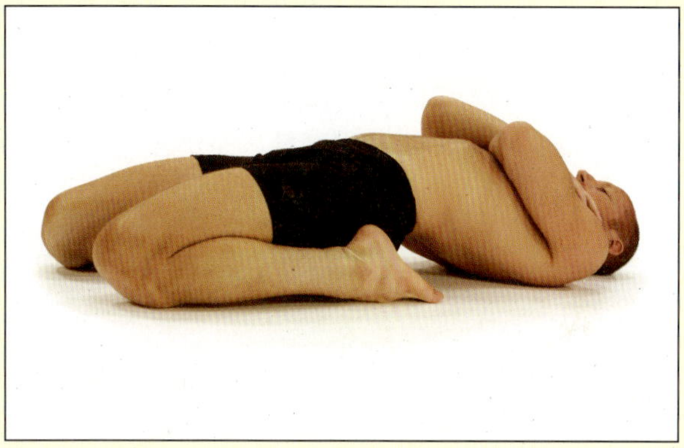

그림 13.19 : 무릎을 벌린 상태에서는 등이 평평하다. 무릎을 서로 스퀴즈하면 등에 아치가 생긴다. 무릎을 모으면 엉덩관절 굽힘근육에서 비롯된 긴장이 골반을 끌어당겨서 강한 앞쪽기울임을 일으킨다는 뜻이다.

뒤쪽 굽힘을 할 때 무릎을 많이 벌리는 사람들을 몇몇 만난 적이 있다. 나는 이들에게 발을 모으고 다시 한 번 해 보라고 한다. 그들 중 일부는 발과 무릎을 이 위치에 놓은 상태에서 바닥에서 일어나는 것조차 힘들어한다. 내가 보기에는 그들의 엉덩관절 굽힘근육의 긴장이 얼마나 크고 무릎을 넓게 벌리는 패턴이 이 긴장을 피하게 해 주는지를 보여주는 증거이다. 그런 패턴을 바꾸고 거기에 수반되는 해부학 역시 바꿔야 할 때이다.

우르드바 다누라아사나라는 우리가 명시한 목표에 최종적으로 이르는 모든 자세들에 대한 작업을 하려는 것임을 명심하라. 엉덩관절 굽힘근육이 열리고 볼기에서 돌림 요소들이 부드러워지면서 무릎은 자연스레 서로 모이고 좀 더 쉽게 그 자리에 버티게 될 것이다.

결론(CONCLUSION)

어깨와 엉덩관절을 거치고 나면 남은 것은 척추 자체뿐이다. 척추가 뒤쪽 굽힘이 잘 안 되는 것은 분명히 가능한 일이다. 그렇다고는 하지만 (융합이나 척추사이원반 기능장애 같은) 해부학적인 기능장애가 없다면 누구나 척추를 어느 정도는 뒤쪽 굽힘할 수 있다. 희소식은 어떤 척추에서든 자연스러운 뒤쪽 굽힘의 양은 규칙적인 요가 수련을 통해 바뀔 수 있다는 것이다.

뒤쪽 굽힘을 최대한 깊이 하는 모습은 틀림없이 감명 깊다. 누군가가 뒤쪽 굽힘을 하는데 마치 앞쪽 굽힘처럼 보인다면 나는 거기에 작용하는 해부학에 감탄하고 경탄한다. 어떤 사람은 그런 능력을 타고난다. 다른 사람들은 거기에 이르기 위해 열심히 노력해야 한다. 아무튼 둘 다 감동적이다.

그렇게 유연한 사람들도 우리와 같은 나머지 사람들과 같은 것들로 만들어진 사람들이다. 척추뼈가 더 많다거나 더 부족한 것이 아니다. 다만 그들에게는 훌륭한 유전자와 열린 결합조직과 정말 열린 엉덩관절 굽힘근육과 유연한 척추와 열린 어깨가 있을 뿐이다. 각 부분이 나름의 역할을 하면서 깊은 뒤쪽 굽힘을 만들어 낸다. 이런 유연함이 당신에게 좋은지는 두고 볼 일이다. 요가 실험은 여전히 현재 진행형이다.

뒤쪽 굽힘은 몸의 상호관계와 통합적 기능을 확인하기 위해 기술과 능력을 다듬을 수 있는 훌륭한 기회이다. 뒤쪽 굽힘의 각 부분이 각각 역할을 하며 하나가 막히면 다른 부분에 대개 영향을 미친다. 특정 위치에서 무릎이나 팔꿉이 벌어지거나 각도가 좁아지는 모습에서 드러나는 신호를 읽어보라. 그리고 그것이 당신이나 당신의 학생이 뒤쪽 굽힘 자세를 시도하는 것과 어떻게 연관되어 있는지를 숙고해 보라.

결론(Conclusion)

요가의 여정은 신체의 해부학보다, 이 책보다 훨씬 더 멀고 크다. 그리고 이 책은 당신뿐만 아니라 나에게도 하나의 여행이었다. 해부학의 주제는 광대하고 해부학을 연구하는 관점은 다양하다. 나는 다만 내 관점을 제시하고 최선을 다해 이 여정을 당신이 따라오면서 이해할 수 있게 노력했다. 나는 당신 몸의 기능해부학을 훑어보는 여행에 해설자 역할을 맡아서 그 과정에서 당신이 해부학과 요가를 연관 지을 수 있도록 도와주고자 했다. 자세의 서로 다른 측면들 사이의 유사점, 그리고 자세와 해부학적 기능의 관계에 대해 짚어 주고자 했던 것이 내 의도였다. 나는 이 책이 당신에게 새로운 관점, 요가 자세의 상호 연관을 바라보는 새로운 방식을 제시해 주었기를 소망한다.

우리 모두의 여정은 끝나지 않았다. 당신이 이 책에서 얻어 가기를 바라는 것이 한 가지 있다면 우리 해부학과 그 기능과 형태가 기적과도 같다는 점이다. 미묘한 부분에서부터 보다 큰 생리적 기능에 이르기까지 우리는 정말로 통합된 존재이다. 여기에는 의문이 있을 수 없으며 당신이 우리가 얼마나 통합적인 존재인지에 대한 감을 잡고 이 책을 마무리한다면 나는 행복할 것이다.

책의 전반부에서 우리는 해부학 자체의 통합과 결합을 보았다. 몸을 여러 부분과 조각들로 나눈 다음 다시 의미 있는 방식으로 합치는 것은 고통스러운 과정이다. 아사나의 복잡한 물리적 본질과 해부학을 읽다 보면 점점 더 복잡해지고 심지어는 꼬일 수도 있다.

나는 늘 내 해부학 학생과 요가 학생들이 자유로운 사상가가 되어 단지 의심하기 위해서만이 아니라 깊이 숙고함으로써 주제에 대한 경험적 지식을 습득하기 위해 자신이 안다고 '생각하는' 것에 의문을 제기하기를 바라 왔다. 우리 여정은 여기에서 계속되어야 한다.

내가 당신이 안다고 생각하는 것에 의문을 갖게 만들었다면 나는 행복하다. 내가 당신이 자신의 몸으로 실험하게 만들었다면 나는 성공한 것이다. 이 책을 읽기 전에 가졌던 것과 동일한 관점으로 당신이 돌아간다고 해도 나는 괜찮다! 당신이 다른 관점에 귀를 기울일 만큼 열려 있는 사람이라는 점은 학생이나 강사로서 우리가 직면하게 될 어려운 문제에 대한 독단적인 답을 피하게 하는 데에 중요한 요소이다.

해부학의 모든 요소 또는 모든 아사나를 다루는 방법은 도무지 찾을 수가 없었다. 내가 설명하는 방식을 당신에게 떠먹여 주려는 것은 내 목적이 아니다. 대신 나는 당신에게 해부학의 각 분야 사이, 서로 다른 아사나 사이, 그리고 해부학과 아사나 사이의 관계를 보여주고 싶었다. 내가 성공했기를 바란다.

이 책은 요가와 해부학에 대한 나의 최종적인 결론이 결코 아니다. 내가 안다고 생각하는 것에 갇혀 있지 않기 위해 나는 미래에 나 자신의 주장을 반박하고 내 생각을 바꿀 권리를 보유할 것이다. 나는 그런 열린 마음을 갖고서 오늘날 요가에 대한 여러 논의에 대해 이 책을 제시하고자 한다.

나마스테
데이비드 카일(David Keil)
David Keil

위치와 방향을 기술하는 용어 (TERMS TO DESCRIBE POSITION AND DIRECTION)

해부학자세(anatomical position)는 표준 기준점을 제공한다. 곧게 서 있는 자세로 얼굴, 눈, 발가락은 모두 앞을 향한다. 팔과 손은 몸통 옆에 있으며 손바닥도 앞을 향한다.

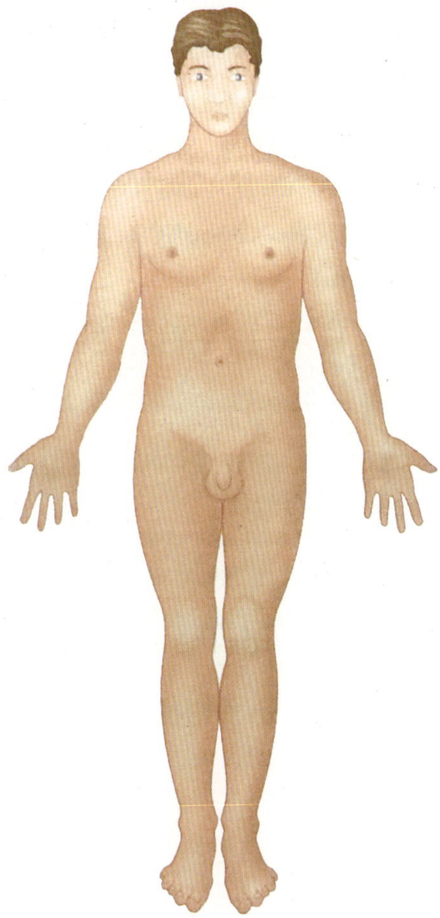

가쪽(lateral)	몸의 중간선(midline)에서 멀리 위치하는. 안쪽(medial)의 반대이다.
깊은(deep)	체표에서 멀리 위치하는. 얕은(superficial)의 반대이다.
날(efferent)	몸의 중심에서 나가는. 들(afferent)의 반대이다.
뒤(posterior)	몸의 뒤쪽에 위치하는, 또는 뒤쪽으로. 앞(anterior)의 반대이다.
들(afferent)	몸의 중심으로 들어오는. 날(efferent)의 반대이다.
등(dorsum)	손등(dorsum of hand), 발등(dorsum of foot).
말초(peripheral)	중심으로부터 멀리 있는.
먼쪽(distal)	팔다리에서, 몸통에서 멀리 위치하는. 몸쪽(proximal)의 반대이다.
몸쪽(proximal)	팔다리에서, 몸통에서 가까이에 위치하는. 먼쪽(distal)의 반대이다.

바닥쪽(palmar)	손의 앞면과 관련된.
바닥쪽(plantar)	발의 아랫면과 관련된.
바로누운(supine)	배와 가슴을 위로 하고 누운. 엎드린(prone)의 반대이다.
아래(inferior)	머리에서 멀리 위치하는. 위(superior)의 반대이다.
안쪽(medial)	몸의 중간선에 가까이에 위치하는. 가쪽(lateral)의 반대이다.
앞(anterior)	몸의 앞쪽에 위치하는, 또는 앞쪽으로. 뒤(posterior)의 반대이다.
얕은(superficial)	체표 가까이에 위치하는. 깊은(deep)의 반대이다.
엎드린(prone)	배와 가슴을 아래로 하고 엎드린. 바로누운(supine)의 반대이다.
위(superior)	머리에 가까이에 위치하는. 아래(inferior)의 반대이다.

참고도서(References)

1. Wilson, F.R., The Hand. (Vintage Books, 1998)
2. Levangie, P.K. & Norkin. C.C., *Joint Structure and Function, Third Edition.* (F.A. Davis Company, 2001) (p. 369)
3. Zihlman, A.L., *The Human Evolution Coloring Book.* (HarperCollins, 2000)
4. Zihlman, A.L., *The Human Evolution Coloring Book.* (HarperCollins, 2000)
5. Werner, R. & Benjamin, B.E., *A Massage Therapist's Guide to Pathology.* (Williams & Wilkins, 1998) (p. 102)
6. Werner, R. & Benjamin, B.E., *A Massage Therapist's Guide to Pathology.* (Williams & Wilkins, 1998) (p. 101)
7. Werner, R. & Benjamin, B.E., *A Massage Therapist's Guide to Pathology.* (Williams & Wilkins, 1998) (p. 94)
8. Levangie, P.K. & Norkin. C.C., *Joint Structure and Function, Third Edition.* (F.A. Davis Company, 2001) (p. 328)
9. Zihlman, A.L., *The Human Evolution Coloring Book.* (HarperCollins, 2000)
10. Levangie, P.K. & Norkin. C.C., *Joint Structure and Function, Third Edition.* (F.A. Davis Company, 2001) (p. 336)
11. Levangie, P.K. & Norkin. C.C., *Joint Structure and Function, Third Edition.* (F.A. Davis Company, 2001) (p. 331)
12. Cailliet, R., *Knee Pain and Disability, Edition 3.* (F.A. Davis Company, 1992) (p. 12)
13. Levangie, P.K. & Norkin. C.C., *Joint Structure and Function, Third Edition.* (F.A. Davis Company, 2001) (p. 298)
14. Levangie, P.K. & Norkin. C.C., *Joint Structure and Function, Third Edition.* (F.A. Davis Company, 2001) (p. 292)
15. Levangie, P.K. & Norkin. C.C., *Joint Structure and Function, Third Edition.* (F.A. Davis Company, 2001) (p. 292)
16. Levangie, P.K. & Norkin. C.C., *Joint Structure and Function, Third Edition.* (F.A. Davis Company, 2001) (p. 293)
17. Levangie, P.K. & Norkin. C.C., *Joint Structure and Function, Third Edition.* (F.A. Davis

Company, 2001) (p. 294)

18. Kapandji, I.A., *The Physiology of the Joints, Second Edition, Volume Two, Lower Limb.* (Longman Group Ltd., 1980)
19. Kapandji, I.A., *The Physiology of the Joints, Second Edition, Volume Two, Lower Limb.* (Longman Group Ltd., 1980)
20. Myers, T., Fans of the hip joint. (*Massage Magazine,* January/February 1998).
21. Travell, J. & Simons, D., *Myofascial Pain and Dysfunction: The Trigger Point Manual, Volume Two.* (Williams and Wilkin) (p. 92)
22. Myers, T., Psoas–piriformis balance. (*Massage Magazine*, March/April 1998)
23. Walker, J.M., The sacroiliac joint: A critical review. *Phys. Ther.* 72:903, 1992
24. Kapandji, I.A., *The Physiology of the Joints, Second Edition, Volume Three, The Trunk and the Vertebral Column.* (Longman Group Ltd., 1980)
25. Levangie, P.K. & Norkin. C.C., *Joint Structure and Function, Third Edition.* (F.A. Davis Company, 2001) (p. 120)
26. Gorman, D., *The Body Moveable.* (Ampersand Press, 1981)
27. Bigliani, L.U., Morrison, D.S. & April, E.W., The morphology of the acromion and its relationship to rotator cuff tears. *Orthop. Trans.* 1986;10:228

기타 참고 도서(Other Resources)

Cailliet, R., *Low Back Pain Syndrome, Edition 5.* (F.A. Davis Company, 1992)

Cailliet, R., *Shoulder Pain Syndrome, Edition 3,* (F.A. Davis Company, 1992)

Kapandji, I.A., *The Physiology of the Joints, Second Edition, Volume One, The Upper Limb.* (Longman Group Ltd., 1980)

Myers, T., *Anatomy Trains: Myofascial Meridians for Manual and Movement Therapists.* (Elsevier Health Sciences, 2001)

찾아보기(Index)

ㅅ

ㅇ

ㅈ

ㅎ